问题导向学习之理念、方法、实务与经验

—— 医护教育之新潮流

PBL

Problem-Based Learning

（第2版）

关超然　李孟智　著

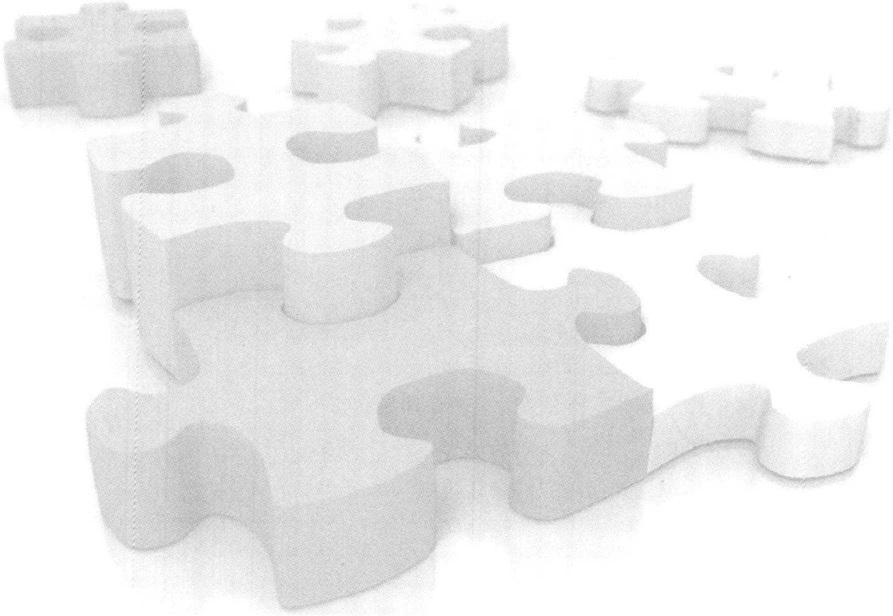

北京大学医学出版社

WENTI DAOXIANG XUEXI ZHI LINIAN FANGFA SHIWU YU JINGYAN
——YIHU JIAOYU ZHI XIN CHAOLIU

图书在版编目（CIP）数据

问题导向学习之理念、方法、实务与经验：医护教育之新潮流 / 关超然，李孟智著. —北京：北京大学医学出版社，2015.9

ISBN 978-7-5659-1186-6

Ⅰ. ①问…　Ⅱ. ①关… ②李…　Ⅲ. ①医学教育－教学法　Ⅳ. ① R-42

中国版本图书馆 CIP 数据核字（2015）第 183152 号

北京市版权局著作权登记号：图字：01-2014-4791
问题导向学习之理念、方法、实务与经验——医护教育之新潮流，第 2 版
ISBN：9789866052378

问题导向学习之理念、方法、实务与经验——医护教育之新潮流（第2版）

著： 关超然　李孟智
出版发行： 北京大学医学出版社
地　　址：（100191）北京市海淀区学院路38号　北京大学医学部院内
电　　话： 发行部 010-82802230；图书邮购 010-82802495
网　　址： http：//www.pumpress.com.cn
E-mail： booksale@bjmu.edu.cn
印　　刷： 中煤涿州制图印刷厂北京分厂
经　　销： 新华书店
责任编辑： 赵　欣　　**责任校对：** 金彤文　　**责任印制：** 李　啸
开　　本： 710mm × 1000mm　1/16　　**印张：** 24.75　　**字数：** 513千字
版　　次： 2015年9月第1版　2015年9月第1次印刷
书　　号： ISBN 978-7-5659-1186-6
定　　价： 98.00元

简体版关序

PBL 的医学教育在 1969 年自加拿大的 McMaster 大学诞生后，终于在千禧年初登陆神州大陆。我在 McMaster 大学服务了近三十风雨，经历了原汁原味 PBL 的熏陶，深深感到有将 PBL 介绍到华人的学术圈的使命。于是，1992 年我将 PBL 带入香港大学，2003 年转向中国台湾，成为面向中国大陆推展 PBL 的跳板。2013 年退休后受邀来到广东汕头大学任职教师发展中心主任，后来接任汕大医学院的医学教育资深顾问，全力进行深化医学院自 2009 年就开展的 PBL 课程，有组织性地将 PBL 教师的培训精致化，并每年举办全国或地区性的 PBL 工作坊与各友校分享成果。

近十年来，在华人的学术圈，PBL 迎着高等教育改革的呼声，犹如雨后春笋般地回应。由于 PBL 源自加拿大，华人学者之中精通 PBL 者亦仅属龙鳞凤羽。我观察到其中不乏对 PBL 的误解、扭曲及削足适履的现象，导致 PBL 的实践往往在偏离 PBL 的理念精神下，用自以为是的思维执行，当然学生也就达不到期望的学习目标与成效。可悲的是很多的学校很少严格地对 PBL 教育原文的文献做正规阅读研究的培训，而东颦西效地去仿学传承第二手或第三手的 PBL（包括一些国外的变相 PBL 课程），注重外在形式方法而忽略内涵精神品质，因此浪费了很多的资源，而事倍功半，仅触及 PBL 的皮毛。不主动接受原本 PBL 的熏陶，不鼓励研讨国际教育期刊的 PBL 论述，缺乏以华文撰写的标准 PBL 参考书籍是主要的弱点。

2007 年我决定动手以中文编著撰写一本 PBL 专书告知 PBL 本尊的精髓，并予以诠释解惑。与台湾中山医科大学李孟智教授合作以中文繁体撰写且非翻译外文的原著 PBL 书首版，于 2009 年底由在荷兰的世界著名医学出版社 Elsevier（台湾分公司）发行问世之后，在华人的医护健康教育界广受读者热烈的爱戴，并已经过了三次印刷；远及新疆、四川、辽宁都有学者来函询购。为回应大众的需要，2013 年 7 月第二增订版也面世了。过去 4 ～ 5 年来，PBL 的教育理念在台湾及大陆因为时空的转运伴随着政治、社会、经济的需要与转型，对高等教育不断地产生了潜移默化的影响。当然，这本 PBL 书应该称得上最具经典及原汁原味的 PBL，根据我在 PBL 发源地 (McMaster 大学) 三十年的经验，完全遵循着 McMaster PBL 哲理凝聚而成的结晶。在第二增订版中，我删除了所有首版中我翻译外国友人的章节，而让宝岛内的作者能有较多的空间去追述这几年来PBL课程上的新拓展，加强海峡两岸学者对PBL的共识；同时也追加了十个新的章节，包括一整篇有关PBL评价层面的四个章节，弥补了我先前对第一版深感不足的遗憾。一些篇幅章节也做了适当的调整，反映出PBL已深入了医学领域以外的专业，如通识、牙医、护理、药学、商学、工程等。事实上，这几年我在宝岛及大陆受邀做PBL工作坊的院校已有半数以上是没有医学院的大学或技职学院，而且还包括了中学。这也应验了我过去的预言："PBL是最先进高等教育的理念，造就未来，不分专业，一以贯之"。

念及神州广大读者的需要及方便，北京大学医学出版社将我第二版PBL书以简体中文印刷发行，让更广大的中国高等教育学者获益，也让正宗的PBL教育理念被泽神州大地，帮助实践我的使命。我感激北京大学医学出版社对这本PBL专书的钟爱。我感谢我的益友，李孟智教授，与我由零开始共同开辟这片新天地编著这本经典的华文PBL，由第一版沿伸到第二版，由繁体文转译成简体文。当然，有众多海内外学者、朋友、领导表达对我的协助与肯定，恕我不能一一道名传达谢意。至重要的，我要感谢我在加拿大的家人，年迈九十二岁的母亲廉灵华，内子萧茜莉及我们三位儿女，Tony，William及Emily，对我十年来离乡背井，忽略家庭生活的宽容及容许我只身在外致力学术奉献所表示的支持。

关超然

序记于汕头2015年7月

简体版李序

问题导向学习（problem-based learning，PBL）于20世纪60年代中期在加拿大McMaster University生根，历经20世纪70年代之成长及20世纪80年代之推展，而至20世纪90年代已被公认为自主学习及小组交互式学习的典型模式，并同时引入亚洲各高等院校的医学教育改革当中。21世纪起，PBL更延伸至包括护理、口腔医学及传统中医药学之教育中，其发展形式与规模或许在各专业、各地、各校略有不同，但就“学生为中心”“问题为蓝本”“小组为平台”“讨论为模式”及“合作为精神”的基本原则上，应是共通不变的规律。

关超然教授与本人合著之增订第二版，其中增添了团队为导向学习（team-based learning，TBL）、跨专业学习（interprofessional learning，IPL），以及PBL在医学以外专业之应用等新的内容，期盼各界续予指教。个人近期参加2014年欧洲医学教育年会，会中热烈讨论了PBL的未来发展，例如与循证医学（evidence-based medicine）及临床技能训练相结合，这些都在本书中已有论述，值得大家共同进行探索与突破，冀望本书改版能提供同道以良好参考。

李孟智

识于台湾台中市

序言

百年来的医学教育从早期的师徒制转成学院制之后，随着科技的进步，各专科领域也都得到相当快速的发展。在当今知识爆炸的时代，传统课堂授课的学习模式已经无法满足学习者的需求。医学生于课堂所学的，在面对病人时却觉得束手无策，虽然“学富五车”却无从用来解决病人的问题。相较之下，企业管理或法学课程以案例分析的方式则对学生较有实用性。自然而然地，以呈现病人状况让学生自我寻找解答的问题导向学习（PBL）模式应运而生。

此一新的学习模式，打破了基础与临床的分界线，培养学生找出问题所在，以及寻求解答的能力，这样的能力学生可终生受用并且符合现今医学教育的潮流。因此 PBL 推出之后逐渐地被许多医学院采纳，台湾的医学院自也不例外地纷纷将 PBL 纳入课程中。然而，这一套强调学生主动学习的学习法是否可适用于熟悉填鸭式教学的台湾学生呢？访查台湾各医学院所呈现的所谓 PBL 的样子及做法，其品质并不一致，有时候 PBL 甚至变成学生的小型的读书报告！

本书两位编著者，一位是来自 PBL 发源地，加拿大 McMaster 大学的关超然教授，另一位是台湾中山医学大学医学系 PBL 推动小组召集人李孟智教授，这两位都是多年在医学教育界 PBL 的专家推手。本书 21 个章节依序介绍 PBL 起源、精神、理念、教案撰写、师资培育以及评量等各项理论，邀请各校专家学者作经验的分享，是一本难得的 PBL 巨著，相信它可以提供读者 PBL 的正确观念以及适当的做法。

林其和　院长

成功大学医学院

李序 无限感恩、深深期待

关教授与我自 2009 年联合编撰本书，历经一版、修订版，承蒙同道之爱护与指教，殷切盼望本书能大幅增订以飨读者，故在 Elsevier 出版部协助下，吾人将章节做了系统性调整，尤其增添了 PBL 之衍生学习，如团队为导向学习（team-based learning，TBL）、跨专业学习（interprofessional learning，IPL），以及 PBL 在医学以外专业之应用等新的内容，期盼各界续予指教。

自 21 世纪起，PBL 从医学系延伸至包括护理、口腔医学及传统中医药学之教育中，其发展形式与规模或许在各专业、各地、各校略有不同，但就“学生为中心”“问题为蓝本”“小组为平台”“讨论为模式”及“合作为精神”的基本原则上，应是共通不变的规律。吾人深信 PBL 之精神与态度不会也不能因不同时空或专业而有所谓适用性或可行性的疑义，反倒是始终如一地引导学习者更具自主性、思辨性及实用性是盼。

李孟智
台湾中山医学大学 PBL 召集人
谨识于台中

关序

这一本全部以中文撰写且非翻译的原著 PBL 书，自从 2009 年首版问世之后在华人的医护健康教育界广受读者的欢迎，并已经过了三次印刷；远及新疆、四川都有学者来函询购。过去三年来，PBL 的教育理念在中国台湾及大陆因为时空的转运伴随着政治、社会、经济的需要与转型，对高等教育不断地产生了潜移默化的影响。当然，这本 PBL 书应该称得上最经典的原汁原味 PBL 著作；它是根据我在 PBL 发源地（McMaster 大学）三十年的经验，遵循着 McMaster Philosophy 凝聚而成的结晶。在第一版中，为了抛砖引玉，我邀请了加拿大、日本及澳大利亚的典范 PBL 教育学者提供章节叙述他们当初引入 PBL 教育理念过程中的奋斗与辛酸。这些学者也曾都很热心地将 PBL 的种子传播到亚太地区。我亲自将他们的英文稿翻译成中文；对侨居国外四十年的我，翻译成中文及以中文撰写专业书籍的确是个双重的挑战。如今，中国台湾内的各医学院校 PBL 亦已经过寒窗十年，尘埃落定；有的鞭策迈前持续不懈，有的维持原状按兵不动，有的正逐渐转型消声匿迹。也有新成立的医学院校，如马偕医学院，备加努力迎头勇追。在这第二增订版中，我删除了所有来自国外我翻译的章节，而让中国台湾的作者能有较多的空间去追述这三年来 PBL 课程上的新拓展；同时也追加了 PBL 评量层面的章节，弥补了我先前对第一版深感不足的遗憾。

在第二增订版中，一些篇节也做了适当的增减调整并反映出 PBL 已渐受医学领域以外的专业，如通识、牙医、护理、药学等的青睐。事实上，这几年我在中国台湾受邀做 PBL 工作坊的院校已有一半以上是没有医学院的大学或技职学院，如商学院、社会学院、管理学院、通识中心 / 学院、艺术学院或体育学院。这也应验了我过去的预言：“PBL 是目前最先进高等教育的理念，造就未来，不分专业，一以贯之。”

在第一版我强调 PBL 主要是个学习的理念，并不是个教学的方法。可是常常会看到中文书籍或教育文献论文中写着：“PBL 教学法是……”或“PBL 采用小班教学……”；甚至在很多教育研讨会上也常听到这种说法。可见传统“教学”的思维已形成一个沉重的历史包袱，弃之不舍，甩之不去。因此，在这第二增订版中，我还是要不厌其烦地叮咛强调，PBL 的理念不是教学（teach；以老师为中心）而是使学（let learn；以学生为中心）。这个观念若没有沟通好的话，犹如换汤不换药，则达不到学生自主学习的目的，PBL 也失去实施它真正的意义。

我要感谢我的益友，李孟智教授，与我由零开始共同开辟这片新天地，编著这本经典的 PBL 书及其沿续的第二增订版。Elsevier（台湾）在本书的设计、排版及营销中充分显示出其专业的优越特质，令本书锦上添花，不愧为具有国际水平的出版业者，铭谢于心。我也感激台湾“中国医药大学”对我过去七年来的照顾，并成为我在亚太宣传推广 PBL 的平台基地。当然，有众多海内外学者、朋友表达对我的协助与肯定，恕我不能一一道名传达谢意。尤为重要的，我更感谢我在加拿大的家人，年迈九十岁的母亲廉灵华女士、夫人萧茜莉女士及我们的三位儿女，Tony、William 及 Emily，对我离乡背井只身赴台致力学术奉献所表示的支持与宽容。

关超然
序记于台中，2012 年 10 月

目录

第一篇

PBL 理念在高等教育之建构与沿革

第一章

“问题导向学习”的精神：它的震撼、魅力与教训

■ 关超然　撰

前言：一般对 PBL 的认知犹如雾里看花

PBL 的命名来自在加拿大首创 PBL 的 McMaster 大学医学院。PBL 在字面上的定义是 Problem-based learning（以问题导向学习），但在教育上的定义却具有更深奥多元化的内涵。McMaster 大学把 PBL 定义为一种教育哲学，并称之为“McMaster philosophy ”。PBL 在欧美经过了三十年岁月才登陆亚洲，PBL 的定义不但经过蜕变，也遭受扭曲。在台湾的一般大学里，一些初入门 PBL 的老师（曾参加过一两次 PBL 演讲或工作坊）或大部分外行的老师（只晓得单向授课的教师）现在大概都已听说过 PBL ，但对 PBL 的了解仍犹如雾里看花。大致上对 PBL 的印象是如下述般的大同小异。

最常听说的就是“PBL 是一种教学的方法”，就像大学普遍的大堂 lecture 课或分组带实验课，或是像研究生常上的杂志论文阅读以个人简报形式上课；总之，PBL 仅被视为各种教学手腕中较新、时尚的一种而已。当然，至今仍然有很多老师以为 PBL 仅适用于医护教育；这种观点是因为 PBL 的理念及应用起源于医学专业的教育，不同于其他的教学方式，PBL 是用临床教案或病例做为情景让学生自我学习的平台。我也在教育会议上听过一些对 PBL 一知半解的教育主管说：“教学的方法有很多种，PBL 仅是一种教学方法。”这使我想起在海外四十多年常被问及我们在中国信仰的宗教是不是孔教，在孔子的教堂是如何祈求祝福的；令我啼笑皆非。PBL 是一个教育理念，却往往被当作一种教学形式去看待。

形式上，PBL 很难在大课堂上执行是很多老师可以达到的共识。因此，在一些学校 PBL 就以“小班教学”的形式去执行，还是以老师为主导指定学生的角色及学习方向，甚至还给同学们上课，或让同学们轮流报告做小老师。这些现象也是一

些大学对 PBL 某些层面上从传统思维范畴为出发点的认知。

很多老师也被告知在 PBL 的环境里应持有“以学生为中心”并以“自学为本”的精神，所以，老师不应授课教书，甚至可以不言不语；而让学生“百花齐放”“天马行空”或“随心所欲”，并给予学生额外的自修时间（self-study/learning），而把 self-directed learning（学生团队自行主导学习，简称为自主学习）的真正意义误解扭曲。

教案（英文称之为 problems, cases, triggers or scenarios）是 PBL 的灵魂，所以撰写 PBL 教案的老师被告知要写得人性化、生活化及趣味化。结果一些教案不是愈写愈像韩语电视剧的脚本那么花哨复杂，就是写得像样板戏那么千篇一律。我看过很多医护专业的教案过度关注专业知识与技巧的深化，而忽略了专业能力与素质的培养。PBL 教案的本意是将临床或职场的相关性注入基础能力与知识的汲取，结果很多的教案却把医学生不自觉地领入了他们尚未做好准备的临床技术及领域（尤其教案的撰写仅靠临床医师，又没有完善的教案审核机制），大大削减了学生对基础知识及概念应有的认知。

不少老师一定很不了解，为什么这种看来就像是一个没有系统又缺乏组织的教学，会成为近代高等教育的典范及时尚。甚至很多传统教育的卫道者同时也在振臂疾呼：“学生不被教，怎会学到东西？！”甚至有些会妄自菲薄地把学生淹没在自己胡乱搅拌的文化酱缸：“我们（儒家文化体系）的学生跟欧美的学生不一样，本来就很沉默被动，PBL 在这里（台湾）不符合我们的文化是行不通的”。读者们，对以上的情境与论调你有共鸣的感觉吗？

那么台湾的学生对 PBL 的看法呢？这就要分两个层面来讨论了：一个层面是学生在当下这个教育体制中对 PBL 的看法，而另一个层面是学生与他们所在的教育体制隔离的情况下对 PBL 的看法。我初进香港大学医学院任职讲座教授之时，医学院对引入 PBL 学程采取相当保守的态度；因此我就以生理系主任的身份及权责先在生理教学里试行 PBL，为日后香港大学采用 PBL 学程做了一个先锋。我亲自向很多学生咨询他们的看法，他们回应：“PBL 的环境很尊重学生的意愿又能将学习变得很有趣，且对所学的东西印象深刻。PBL 让我们真正体会到知识并不是教育的全部，也让我们感受到老师对学生人性化的关注”。可见当学生在传统教育体制之外，置身 PBL 中如鱼得水。接着学生有点为难地叹道：“不过，PBL 对我们在学校的学习没有很大的作用”。“为什么这么说？”我明知故问。学生表示：“PBL 要花很多时间去找资料、研读及讨论。虽然有一定的成就感而且可按照个人的能力与兴趣决定学习深度，但是我们要上的其他课程科目太多，考试又频繁；整天奔波在课堂之间，课余要应付很多的测验及考试，根本没有心情与时间去 enjoy PBL”。这个看法就突显出学生在传统的教育体系中很无奈地受到旧制度与老观念的束缚，在无能为力的逆境下，连那丁点的自主力、批判性与青年人应有的创新思维都被抹杀殆尽。促成这种教育体系的就包括了老师、学校及社会。换而言之，我们应质疑我们社会宏观的教育全人化之不足，采纳并改善能与国际接轨的教育体系及建立教师重新培训以加强成长的机制。

腐朽的传统教育思维是 PBL 的绊脚石

PBL 理念是违反一部分传统教育的思维。所以 PBL 才会在全球的高等教育界带来很大的冲击，甚至让传统教育的卫道者产生侧目与恐慌。这是可以理解的，因为要能够接纳 PBL 的理念必须舍得摒弃一大部分传统教育的思维，否则，实施起 PBL 来就会蕴藏着挂羊头卖狗肉的危机，而成为一个带着"PBL 方法"的面具而骨子里却是"传统思维"的教育模式。世界上不少的大学或医学院很不幸都是采用这种比较简易的能顾及两端的模式。这当然也是根深蒂固的传统在作祟。这种"变"是表面形式上的变而不是内在实质上的变；不过，采用这种较容易看到的变不能通过时间的考验而且很易暴露原形。事实上，近十年来，亚洲各国高等教育改革此起彼落如雨后春笋，大学评鉴亦推展得如火如荼，令很多大学闻风丧胆。很多大学就在这近十年间不约而同地试行 PBL 以求创新与国际接轨也许不是巧合。若是大学或医学的评鉴促使了对 PBL 的认同，这种认同或采纳就是"外源动机"（extrinsic motivation）的促酶反应，也反映出传统被动反射（passive reactive reflex）的心态，完全源自传统教育的思维。不过，即使是被外源动机驱使下而实施 PBL，还是很有可能因为尝过了 PBL 的清泉甘露而激发了内源动机。不过这种转型（transformation）通常会在三五年内发生，而且会在政策上有震撼性的正面改变。

什么是传统教育的思维？"传统"在字面上的定义就是传承过去的系统，它所代表的价值就是"古旧""墨守成规"及"以不变应万变"。而"教育"在字面上的定义是教诲与育化，教诲以"言教而使知之"育化则"使蕴育而化之"。"知"与"化"都是成长过程中对环境做应变的准备条件，所以教育的本身就必须为了"应变而变"，所以教育的真理是"以变应万变"（coping with changes by changing）或"不变者之为恒变"（change is a constant）。说穿了，我们终其一生都在学习应变；我们的生死成败都系在"变"这一个字。"传统"教育就是不愿认同改变的教育。所以，突破传统是一件很艰难的事，尤其在一个历史悠久的传统社会体制（physicality）与文化（mentality）中。传统承载的就是累积下来的沉重的历史包袱。怪不得一些受尽传统束缚而不愿意或不懂得改变及提升自己的老师们把自己教化学生之无能怪诸学生及中华文化，令我不禁感叹唏嘘。这些老师们（有些可能有一定的年资、地位或名望）需要被重新造化或培训，大学里有这种机制吗？有人才吗？有能力吗？传统经过时间的沉淀已成铜墙铁壁，时间愈久愈难穿透。

不可否认地，在任何一种文化里，教育是改进人类素质最有力量和有长远效果的一种手段。它是一种表现人类情意智慧交感的最高艺术。教师，则是社会至善灵魂的守护者。教育绝不能用一种机械式的设计去达到其所要追求的目标（也就是改进个人、群众、社会的素质），教育的工作是要由人性化的互动去催化智能的汲取与建立，不能以科技的操弄去取代人脑心智（例如，一些 e-PBL 应用的崛起过于专注 e- 化的手段而忽略了人与人的互动与沟通。科技是达成教育目的的种种工具之一，不应以机械性的科技去主导教育的流程）。教育的成果，更不能庸俗化、数量化。当今很多国内外的教育管控机构所做的种种似乎都与此背道而驰。

PBL 的震撼来自反传统的创新

PBL 是近代高等学习的典范及潮流。PBL 的雏形理念源自于 20 世纪 20 年代商业管理的小组学习培训教育的理念，也是一种行为教学（action learning）理论的表现。20 世纪 50 年代，**临床教案（clinical cases）**以大课堂授课的形式出现在医学教育中。二者共通之处都是把学习"情境化"及"生活化"而进入建构学习理念的初期；但学习之途径仍以老师为主导。四十年前，当**加拿大安大略省（Ontario）**的 McMaster 大学要建立一个崭新的医学院时，才综合了以上的两种形式融合出一种教育理念，以学生自主学习为主轴，就成为当今的以"问题导向学习"的教育磐石；并"以学生为中心""以问题为教材""以小组为平台"及"以讨论为模式"的学习精神建立了世界上第一所以 PBL 为轴心课程的医学院；因此 PBL 也代表了建构主义（constructivism）之教育理念的高峰。McMaster 大学的教育先驱者想趁这个机会彻底地把多年传统教育堆积起来的多种弊病摒除。这些累积的弊病包括了：①课程过度专业；②缺少多元评量；③考试驱动学习；④被动学习态度；⑤学习与应用脱节；⑥人文素养欠缺。早在四十年前 McMaster 大学就已经意识到以上弊端与日俱增的严重性，这些弊病至今仍散布在世界各个角落，深藏在很多的高等学府中，蕴酿着更多、更大的危机。于是 McMaster 大学冒着抗拒传统势力的巨大风险建立了一个划时代的教育理念而命名其为"problem-based learning，如今家户皆晓的简称 PBL "。在华人的社会里，我们称之为"问题导向学习"或"以问题为本位学习"。PBL 的目的无非就是除去传统教育累积下来的弊病，符合目前社会人才的需要及改善高等教育本质的实施。有些人把 PBL 当作一种教学方法（pedagogic methodology），就像授课或带实验等不同的教学方法。若我们把 PBL 当作是一种教育理念（educational philosophy）来考量及实践，我们也许更能体会到 PBL 深厚的力量及其蕴藏的魅力。因为方法是一种运行于表的形式或行为，理念却是涵养于内的素质或精神。

知识是历史与经验重复的累积，就像是银行所支付的复利（compound

interest），向来都是以非线性的速度增长；它更通过促进科技的提升加快了知识扩展的速度，当传统科目组合模式的课程及以教师为中心的单向大课堂授课方法再也无法承担持续性及多元化的知识爆炸及其震波扩展的威力时，终会导致知识暴涨过程中因弊病的累积而引起的恶性循环。这些恶性循环是什么？那就是"课程膨胀失控"与"填鸭式单向教学"。在一个传统性、组合性、线性式的教育体系里，新的知识技术都很典型地用新的科目的形式累加进入现有的课程。150 年前一间医学院，只有解剖与生理两个科系代表了学习人体生命的结构与功能，如今一个典型的医院与医学院的科系及课程细分得琳琅满目，比餐厅的餐牌还复杂。目前在台湾的医学大学至少有 1500 门必修及选修的课程。只要有较新的或时髦的领域，最方便省事的应对方式就是多开一些新的课程；因此，课程一年比一年增多，最终导致"课程肥大症"（我戏称之为 curriculomegaly）。另一方面，知识的暴增带动课程的增加，令学生面对选课及编排上课的困扰，也使得老师疲于授课，Powerpoint slide 加多了，讲义加厚了，讲课也加快了。这样也导致教学的"包罗万象炎症"（我戏称之为 coveritis）。这两种目前高等教育恶性循环的长期病痛就是当前以"学而不思""被动学习""急功近利"为主的症状已充分显示在学生学习的态度上。自然而然随之而来的副作用就是考试变得更频繁了，为了"考学生考到会"，所以有小考、大考、前试、后试、期中考、期末考、抽样考、随堂考等；老师有考必算分，而学生则有考必争分。因此，为了争取更多的时间准备应付考试，学生只好道高一尺魔高一丈，以跷课、小抄及写共笔（这一点是台湾学生的特色）去应变。这就是"用考试驱动学习"的教育文化。教育行政机构要负起这个社会责任。也有些文人及教育学者（我不愿称其为教育家）认为这种"被动学习""急功进利"的态度是我们古代传统儒家文化的遗害（好像不是我们"现代人"的责任而怪罪于古人）。其实这就是反映近代学者不会或不愿"穷其理而致其知"的现象。中华民族的教育思想虽然以儒家思想为主，但是在这个超过两千年的悠长文化岁月，儒家思想也不断地在蜕变。当一些近代教育家把教育的怪象或缺失的责任推搪到自己的文化而妄自菲薄，让在国外异乡漂流了四十多年的我甚感唏嘘。其实，近代高等教育无论在台湾还是在大陆或在侨居地，炎黄子孙所接触的教育理念与体制都是来自外国。因此，我所谓的传统是近代教育所传承下来的外来心态与体制，再融合了宋朝以后功利主义崛起的俗儒思想。而以孔子为首的先秦儒家教育思想的传承，虽被誉为是中华优良传统文化蕴酿出来的伟大教育思想，却走进坎坷不平的历史。对这一点上，我会在另一章节细述先秦儒家教育思与 PBL 教育理念的比较。

PBL 的魅力是以人为本的基本理念

异于传统教育，加强 PBL 小组讨论必须成为教改方针的实际策略，使学生会自己对学习负责，也对他/她的学习环境负责。所以，PBL 必须是一种**情境化**的学习。医者的职业情境不只是对疾病，更重要的是对病人；而且不只是对病人个人，而是对社区群体。儒家亦云："道不离人，道离人则不可为道"。医若有道，也可以说"医不离人，医离人则不可为医"。医护教育一定要"以人为本"，就是："顾及自身及他人"；自身就是自知、自学与自律；他人就是尊重与关怀。PBL 就是以此为依据。以上已述，PBL 的精神涵盖了 **P for Population**（家庭，群体，社区，国家，全球），**B for Behavior**（行为，心态，伦理）；**L for Life Sciences**（生命科学，通识）的学习领域。做学生时若培养"自主学习"的精神与习惯，执业时就懂得"自我成长"而能"终生学习"。做学生时若有机会去体验**"以学生为中心"**的学习精神，执业时才会懂得应用**"以病人为中心"**的医疗理念。做学生时若培养了"自发求证"的科学精神，执业时才会懂得应用"循证医学"（evidence based medicine 或简称 EBM）的医疗概念或医病关系。值得一提的是"循证医学"就是随着 PBL 理念，20 世纪 90 年代初在 McMaster 大学医学院再次发展出来的新观念而风行全球医护界。所以，作为一个医者，光是有广博的专业知识（to know）及解决病人问题的医疗技巧（to do）是不够的。一个医者先要会做人（to be）——也就是经过通识培养的人文素养，包括团队精神、专业操守及沟通技巧。

在教育理念上，PBL 是以学生为中心（学生对自己的学习规划负责），异于传统的以教师为中心（教师是学生汲取知识的源泉）。在学习的领域里，PBL 注重学习的过程（如何学及为什么学），而传统注重学习的内容（学什么）。因此，PBL 的精神在于自主学习，而传统是促使被动学习。PBL 以小组讨论为学习平台，而传统则以大课堂授课为基磐。PBL 以回馈为改善学习过程的评量理念去打破传统的科举考试制度遗留下来的恶习。在课程的规划上，传统式的教育理念只能凑合（并组）科系和内容而不能像 PBL 能整合（融合）各方面的观念与知识。只有 PBL 形式的自主学习才能深入达到全人教育的境界及终生学习的目的，而不是像传统形式的推广教育或在职教育那种"终生受教"的被动学习。传统被动授教方法已属落伍，不能与现代的社会形态意识接轨，罔论在国际学术人才培育市场上激烈的竞争。

教育若以学生为本才能达到自主化、生活化、全人化与整合化。在当今的知识爆炸、学海无涯、日新月异的纪元，以大传统式的大课堂教授，以教授局限之所知作为学生知识的源泉的概念已全然落伍并与现今的社会意识形态脱节。即使自己在医护的某个领域里是一位专家，我们已深感所知仅犹如秋毫，必须不断地去自我追求汲取新的知识——"学如逆水行舟，不进则退"。若学生自己不愿意或不能够承担学习的责任，就已经没有具备终生学习的最基本的元素。不愿或不能对自己学习负责的学生，又没有经过以人为本理念的洗礼，能够成为一个为他人的健康或生命负责的医护专责人员吗？不懂人文素养生命伦理的人，会有正心、诚意及修身的感性吗？能了解齐家、治国、平天下之服务社区的群体意识吗？人文通识、生命伦理、人际关系能以大课堂授课、教科书及讲义或被动考试的传统方式达到育化的目的吗？这些技能是要从实际的生活情境中去亲身体验感受领悟的。换而言之，现代高等教育要从理性教育松绑出来，用实践教育去体现。学习人文通识教育的课程是可以用 PBL 情境学习的理念及方式把临床技巧和基础医学贯穿做整合式的规划。

PBL 的引入所带来的教训：传统的反击

我在台湾做 PBL 顾问的多年经验里，对用 PBL 小组讨论来改善学习态度的过程中，在很多的医学院校遇到一些共同的困境与教训，因此，对教师适当的初阶培训及进阶的技巧提升是务急必行、不容迟缓之事。如今在中国大陆，PBL 之风亦如雨后春笋，当然也遭遇到相当程度同样的困境。有些时候遭遇到了困境却不自知，仍在雾里赏花自得其乐；这篇文章的开头我就叙及一二，再归纳如下：

PBL 理念的混淆与误解：PBL 并不只是一种独特的教学“方法”，而更是一种多元化的教育理念。若把 PBL 只当作一种教学的技巧手段，所能做得到的只是表面的皮毛功夫，而不一定能涵盖 PBL 应有的精神。因此，以传统的思维来考量崭新的方法，犹如换汤不换药，治标不治本。例如，误将“小班教学”当作“小组学习”，把“自主学习”误解为“自修时段”，把“以学生为中心”误为纵容学生天马行空。或者，将“团队互动讨论”演变成“个人轮流汇报”而不自知。这一个层面先前亦有述及。

PBL 专业训练与管理素质的欠缺：一个真正的 PBL 课程的建立需要有计划、有远见、有专业的设计及不断的训练。因此，建立一个有专业领导的教师培育成长中心（Center for Faculty Development）才可以针对这些理念及方法用工作坊与研讨会的形式对师生做陆续不断的培训与提升。任何一个环节的脱节失误都可能导致 PBL 课程推行的迟缓、误导、停顿或失败。尤其是在教育理念上转换的困难会使得教案的撰写及 PBL **引导老师（tutor）**角色的扮演技巧不易上手。行政、评量及资源上的配合也极其重要。这些都不是客串行政的老师或非专业的行政助理可以承担起的重大责任。例如，有些学校规定第一线的老师都要去接受 PBL 的训练，甚至作为他们晋升的条件之一，然而学术主管甚至教育行政主管却都不参加，造成对 PBL 误解或一知半解，引致行政配套的不当或脱节。学术主管不能或不愿以身作则，也会无形中造成一般老师对培训仅仅敷衍搪塞，只为了签到交差，最后取得培训时数认证。我在某些医学院举办的 PBL 培训工作坊，亲自目击一些医院医师（甚至包括主管级）派遣助理或请同事代为签到，也见过一些老师来签到及签退，却没有入会场参加。当我看到这些现象，除了心痛也很心寒。心痛的是这些为人师表的学术知识分子竟然那么庸俗不堪；心寒的是以他们的低素质又能够教育出什么样的学生及未来的医师。

举一个实际的例子，我在亚洲多所大学的医学教育机构做PBL顾问时，访视过一间进行了混杂型PBL有七八年之久的学校，虽然在几年前从国外聘请了一位在PBL领域知名的专家为该校的教师提升做教学培训的服务，然而该校PBL的发展竟仍然非常地缓慢；我分析该校有两个严重的缺失，一个缺失是PBL学时仅占传统课程的一小部分，既没有专业规划或品质管控，更无发展计划。整个学校的PBL在零星的几个学系各自为政。至于礼聘来的PBL专家仅给予教学培训服务的权限而不赋予学术行政的权责去做PBL与其他学程的规划与统合，所以将之大材小用，根本帮不上PBL的范畴与品质上的提升的忙。第二个重大缺失是该校对PBL老师的教学时数之认证仅相当于传统授课老师时数的一半，非但没有鼓励而且相当于压制，所以除了认同及热心PBL的少数老师之外，很难征集到足够的PBL老师，当然该校的PBL发展很慢并渐渐落后于其他的学校；我曾向提出这个规定的主管咨询如此薄待PBL老师的原由，原来这位主管认为授课老师要备课及讲课，而PBL老师只像是带实验课只需看管着学生而不用授课或备课，所以教学贡献价值不大。我听后哑然，对这位主管的教育观及对PBL的认知产生了很大的质疑。这位主管对PBL老师的角色及工作难度肤浅的认知可见一斑。

此外，我也很惊讶这个规定居然可以在这所学校的主管会议或课务会议通过而完全不受质疑。这也反映出传统教育理念根深蒂固的负面影响：在尊师重道、顺从主管、洁身自保的教条主义下，即使面对不正确或不公平的处境，只要自身的利益不受影响就保持沉默、无视与被动。师长、主管若如此表现，当然学生也就画葫芦效尤，校园文化就是这样子沉淀堆积而形成的。若从传统负面的角度去推测，也许那所学校执行PBL的动机是为了追随“别人有，我也有”的时髦感，或者是为了教育评鉴的需要。我倒是为那位聘请来的国外PBL专家打抱不平，那所学校很明显没有重用他的专长及潜力，而且还可能利用了该专家的国际知名度为学校的形象及评鉴加分。

PBL课程与教案设计不良：一些学校的PBL是在某一指定的学科里有限度地进行（所谓的**discipline-based PBL**）。这种PBL模式，除了师资来源不足以外，亦难达到整合医学及全人学习的目标。而且基础与临床也不能很有效地衔接起来。如果若干个学科一起同心合力做PBL整合课程，以上的问题则可迎刃而解。这就需依赖精明的领导魄力及各学系学术及行政上的配合。缺乏经验的教案撰写者往往只强调知识面或个人的专业，不够多元化，因而失去应有的全人化及整合性的优势；教师指南也主要是知识内容导向（我看过很多一个教案有超过二十页的教师指南），而缺乏对学习态度与流程方面的指引。其实一个好的教案应在十页以内，而且教师指南应针对学生在学习流程、概念及启发方面的提示。

劣质表面化的PBL充斥泛滥：很多的医学院校实施的PBL是以传统式被动学习在大课堂授课为主轴的混合型态（**hybrid-PBL**），在授课期间穿插些少数临床教案作为点缀，取其表而无其实。在两种矛盾的理念下（主动与被动心态的对立；以学生为中心学习与以老师为中心教学的对立；整合与组合课程的对立；合作与竞争学习心态的对立；形成式回馈与总结式考试评量法的对立），学生及老师自然会尾随早已习惯的传统而不会去关注、接受与理会不甚熟悉的 PBL 新观念。故此，台湾学生盲目补习追求假性安全感及为应付考试而学习的传统恶风非但难以杜绝，而且在过去十年更加助长不息。**Hybrid（混杂式）**-PBL 虽较易接受，但容易造成学生学习态度上的混淆（上述之对立心态）。虽然混杂式 PBL 若能适当地设计也可达到部分“学以致用”的成效，但是其后续的改善空间极小。若只以极少的 PBL 成分来点缀混合型态 PBL 课程，反而会事倍功半不易贯彻执行，并可能导致老师及学生怨声载道，得不偿失。若要以 PBL 改善教育成效，必须要扩展 PBL 整合型的课程环境，尽量减少促成被动学习的传统大课堂授课，加多小组讨论机会，贯彻以学生为本位的自主学习精神，提高教案素质及强化老师引导（而不是授课）技巧以达到教改真正的成效与目的。

参考文献

1. Kwan，C.Y. A note of caution in conducting PBL tutorials: observations in a medical school that newly adopted a PBL curriculum. J. Med. Educ. 5：87-93，2001.
2. Kwan，C.Y. Problem-based learning：properly balanced learning? Trends in Pharmacol Sci.，23：163-164，2002.
3. Kwan，C.Y.(tutor)，T. Griffin，A. Hosein，K. Howell，J. Huber-Okraine. Y. Hussain. Students' perspectives on early clinical exposure during the first twelve weeks of medical education at McMaster university. J. Med. Educ. 7：3-14，2003.
4. Kwan，C.Y. Learning of medical pharmacology via innovation：a personal experience at McMaster and in Asia. Acta Pharmacol Sinica 25：1186-1194，2004.

第二章

问题导向学习（PBL）在亚洲医学教育中的沿革与发展

■ 关超然　撰

前言：PBL 理念的萌芽

以问题为导向的学习（简称问题导向学习—problem-based learning 或 PBL）是近代高等学习的典范及潮流。PBL 源由于 20 世纪 20 年代商业管理的小组学习培训教育理念。于 20 世纪 50 年代以**临床教案（clinical cases）**用大堂授课的形式出现在医学教育。在 20 世纪 60 年代中期才由**加拿大安大略省（Ontario）**的 **McMaster 大学**综合了以上的两种形式融合出一种教育理念，以学生自主学习为主轴，就成为当今以“问题导向学习”的教育哲理，并“以学生为中心”“以问题为教材”“以小组为模式”及“以讨论为学习”的形式建立了世界上第一所 PBL 为轴心课程的医学院。

以问题为导向建立学习平台是近代高等教育的典范及潮流，因为 PBL 的精神在于教导学生学习态度的蜕变：由传统化的被动学习升华成为自主学习。若从教学层面考量，PBL 不是专注在传统的单向、单调、单元的“授教”，而是强调学生主动、互动的学习。医学教育使用 PBL 的目的是为了达到让学生领悟、体会，并能将来力行“以人为本”的社会医疗服务宗旨；也就是把医学教育在群体化、全人化、自主化、人性化及生活化的学习平台上具体地实施出来。就在“以人为本”的大环境思维下，为了贯彻“以病人为中心”的临床医疗行为，PBL 根据“以学生为中心”而异于传统以教师为中心的教育理念。PBL 注重学习的态度过程，而传统则注重学习的内容多寡。PBL 以情境化的教案与实例作为学习导向，而传统则以制度化的教科书及讲义作为教学依凭。PBL 以小组讨论作为行动学习（action learning）的模式，而传统则以大堂专业讲授作为理论学习的基磐。PBL 以多元回馈作为改善学习过程的评量理念，打破传统的科举考试制度遗留下来连锁性的恶习。因此，传统式的教育理念只能凑合科系知识内容，而不能像 PBL 能自主整合多层多元的知识观念。同此，PBL 才能达到全人教育的境界及终生学习的目的。传统式的传承授教导致被动学习的教学方法早已日渐落伍，而且不能与现代的社会意识形态的发展及需要接轨。近十几年来，国际学术人才培育市场上激烈的竞争，科技知识非线性的爆增及对人文伦理专业素养的忽略也促使 PBL 的理念在高等教育领域中再度萌芽。加拿大的 McMaster 大学在 1965 年经过四年的筹划，综合了“以学生为中心”“自主学习管理”“以小组讨论”的理念与形式，于 1969 年建立了世界上第一所以 PBL 崭新观念为课程主轴的全新的医学院。在那个时代，PBL 所代表的是革命性（revolutionary）而非演化性（evolutionary）的高等教育改革，新观念一般不容易被传统接受；对欲以创新去改变医学教育的 McMaster 大学健康学院而言，它必须清除校内巨大的传统阻力，而对别的高等院校而言，它们也仅能存以坐视的心态观望 McMaster 勇敢的尝试（taking the risk）。

事实上，McMaster 医学院当初的确经过一些为外人所不知的内部风暴。建立及维持经营一所崭新的医学院原本就是一种昂贵的投资，在全校经费的预算及分配当然会受到其他学院的咨责。况且，这一所新的医学院竟要采用尚未经过证实有效的反传统式 PBL 教育，在最高层的校务会议上医学院 PBL 的课程曾被否决。所幸当时有远见及魄力的校长，Henry Thode，使用了他的最高权限说服了其他学院的院长，使得 PBL 终于在 McMaster 大学生根萌芽。这种创新的教育理念与学术的领导魄力建立了 McMaster PBL 在全球医学教育界崇高的地位，也为 20 年后再度创新并风靡全球的“循证医学”奠定了扎实的理论基础。

PBL 在欧美成长

对 McMaster 大学的 PBL 而言，20 世纪 70 年代绝对是一段孤独的岁月，在加拿大没有一所医学院跟随 McMaster 大学的脚步；在美国愿意试行 PBL 之大学寥寥无几，仅有 New Mexico 大学，在欧洲则以 Masstricht 大学，在澳洲则是 New Castle 大学为首尝试实施 PBL 课程。

直到 1980 年医学教育改革之风开始横扫欧美各国，PBL 才逐渐受到瞩目而散布欧美，并直接影响了哈佛大学的医学教育。1985 年，哈佛大学医学院在 PBL 的理念基础上创建了“新途径”课程（new pathway curriculum），成为混杂式的 PBL 课程的典范（即在传统以教师为中心的 lecture 课程中注入 PBL 的理念及小组讨论的方法）。我自 1976 年起就在 McMaster 大学医学院研究与执教，20 世纪 80 年代中亦参与培训哈佛大学医学院来 McMaster 大学接受 PBL 训练的老师。

美国的夏威夷大学医学院也继哈佛大学后尘在 15 个月之内由传统的医学课程转换成混杂式的 PBL 课程（读者请注意：不同于 McMaster 大学始创的 PBL 课程

理念，大部分现行的 PBL 课程均是混杂式的 PBL 模式；其中学生自主学习的分量、方式、流程、评量及 Tutor 师资都参差不齐；在教育文献中也没有一个中肯的定义，也因此造成分析 PBL 实施成效研究的一片灰色地带）。由于夏威夷是东西文化的重要融合点，很多的 PBL 理念与实务也从这里传入亚洲。

英国的 General Medical Council 于 1993 年颁发了一份称为“Tomorrow's Doctor”（明日医师）的教育白皮书，其中述及传统医学教育的种种弊病并提出改善方案，包括了 PBL 的自主、自动、自律的学习态度及情境化的学习平台。这份白皮书在 1998 年重申其重要性并回顾其影响力。它非但刺激了英国的高等教育界，也影响了一些过去以华人为主的英国殖民地（如香港及新加坡）的医学教育。

PBL 在亚洲延伸

自 20 世纪 80 年代 PBL 已散布欧美，亦影响了哈佛大学的课程设计及教育方针。PBL 之风于 1990 年初飙驰入亚洲，首先在日本及马来西亚蔓延。日本东京女子医科大学的吉冈校长于 1991 年造访了 McMaster 大学医学院，回国后就开始领导 PBL 课程的筹备与规划，大胆尝试医学教育改革，于 1992 成为日本第一所引进 PBL 的医学院。隔年，岐阜大学及近畿大学的医学院亦尾随引入 PBL。目前日本 82 所医学院就有 60 余所实施不同形式或规模的 PBL 课程。日本东京女子医科大学 PBL 课程的精心策划者 Kozu 教授，在 2009 年这本书的第一版（已在本版中删略）中也贡献了一个章节，详细地叙述了该校引入 PBL 的缘由、过程、心得与困难。我于 2001 年受邀拜访近畿大学之余也去参观了东京女子医科大学，访视该校的 PBL 小组讨论时，也了解了他们所遭遇的困难；其中一项是 PBL 老师与学生的互动。我看到他们把老师的座位特别安置在 PBL 小组学生座位的外围；有的学生座位是背着老师，所以彼此都没有眼神接触（eye-contacts）。因此，学生把老师看作局外人或评判者而非自己小组的成员。而且老师也不能完全伸展团队动力的管控；他们的 tutor 老师（至少是我当时观察到的）似乎也较机械化，所以会产生师生互动的困难。虽然该校的 PBL 模式主要还是仿照 McMaster 模式，但是 McMaster PBL 小组完全把老师当为一份子融合在小组里。由此可见，虽然在当时该校的 PBL 已实施了近十年，某些表面似乎微不足道而没有考量到的理念及没有符合 PBL 精神的做法，就会不知不觉影响 PBL 应有的成效（尤其是师生在 PBL 的互动及老师在团队动力管控上的技巧）。况且，做法的错误及理念的误解也具有相当的“传染性”；例如，Kozu 教授那时告诉我他会去台湾中部一所医学大学介绍 PBL ，结果，我后来才知道这所大学就是台中的台湾“中国医药大学”，我第一次在台湾“中国医药大学”访视 PBL 小组讨论时，就明显地观察到我在日本东京女子医科大学所看到同样的 PBL 小组组员座位安排，因而我建议“中国医药大学”

医学院去改善。如今日本东京女子医科大学也做了适当的改善。

我也是大阪近畿大学医学院多年的 PBL 顾问。主持该校 PBL 课程的生理系主任，松尾理教授（2011 年退休），也是日本医学教育学会的理事，对 PBL 在医学教育上的角色与我有多层面的共识。我与近畿大学的互动源自 1984 年，至今已有 25 年之久。我们共同进行血管在高血压中病变的研究，而原发性遗传高血压的老鼠模型就是由该校当时的院长冈本教授与他的弟子青木教授（也是我科研上的挚友，当时在名古屋市立大学任副教授，于 1991 年过劳病逝）共同研发出来而闻名于世。我访问近畿大学医学院已不下十余次，该校的 PBL 虽然使学生自学自主能力增强及对自已的信心增高，但是松尾教授认为他们的 PBL 稳定度不够；因为院长本身对 PBL 了解不深，而且任期短；由于医学院院长更换频繁，常会令教育政策摇摆不定，常靠他的个人行政资深及 PBL 经验的支撑。这也是一些台湾医学院校可借鉴之处。事实上，这种迹象已经在一些医学院校开始显示出来而不自知。

马来西亚亦有医学院校在 1990 年初邀请了 McMaster 大学医学院的 Professors Neufeld and Brenda 做 PBL 工作坊并引入了 PBL 课程，尤其是马来西亚的 Universiti Sains Malaysia（USM）大学在 1990 年初建立新的医学院时就全盘引入 PBL。其他对 PBL 比较活跃的医学院校包括了保守的国立大学、University of Malaya（UM）、Universiti Kebangsaan Malaysia（UKM）、University of Malaysia Sarawak（UNIMAS；在沙哕越省）及比较激进的国际化私校 International Medical University（IMU）。过去十年，我多次造访这个在亚洲最具多元文化的国家的几所大学并举办 PBL 工作坊，虽然 PBL 在实施的层面上遇到种种的困难，那群老师以不屈不挠的精神与苦学敬业的态度去分析及解决这些困难很令我感动；也怪不得很多亚太区域性的国际 PBL 研讨会都在马来半岛（包括新加坡）举行。事实上，我于 2000 年在新加坡协助成立的亚太健康科学教育学会（Asia Pacific Association of PBL in Health Sciences），虽在新加坡举行第一届会议，该 PBL 学会是在马来西亚正式立案注册，为非营利的学术团体。我被委任为 2009 年的副会长；2010 年 10 月份将与另一个尚未正式立案的亚太 PBL 会议组织（Asia Pacific PBL Conference Group，2000 年在香港举行第一届 PBL 会议）共同在台湾由新庄市的台湾辅仁大学主持合办联合 PBL 研讨会。

我亦造访过一些泰国、菲律宾及印尼实施 PBL 医学教育的大学，也许是因为社会经济、文化、人才及资讯的限制，PBL 的采纳及应用并不普及，而且一般大学的老师对 PBL 的认知相当有限，甚至有负面的认知。也许这些区域的医学院校需要从基本教育理念的认知及教师角色的培训做起，而非急功近利地去追求时尚。

1992 年至 1996 年我受聘为香港大学医学院生理系讲座教授。犹记得 1991 年 3 月份我去香港大学面试时，当时教授遴选委员会的会长、也是刚卸任的医学院院长 Professor Rosie Young ，知道我来自 PBL 始祖的 McMaster 大学，就问我是否有在香港大学医学院建立 PBL 的打算。我保守地回应："PBL 是目前全球医学教育最崇高的境界，更是将来高等教育的主流。如果港大愿意尝试医学教育改革，我当然愿意提供并分享我在 McMaster 大学所得到的经验与智慧。但是成功的教育改革需要上下一心的认同，应慎重考量、研究与沟通以达共识。我需要时间做些初步的了解。" 1992 年秋我赴港上任，经过一年半的观察及与新上任的院长 Prof. H.K. Ma 及一些医学院系的主任们的会谈试探，觉得当时在医学院的层面上推动 PBL 尚不是适合的时机；于是我决定先在自己生理学系的教学上试行局限性的 PBL。首先在 1993 年 3 月我利用一个周末率领了全系的十二位老师到九龙沙田郊区以 Faculty Retreat 的名义进行了 PBL 工作坊及生理教学改革筹划，说服了老师们减少 30% 的授课时数并以 PBL 小组讨论的形式取代，鼓励老师撰写教案并由我逐一审核改进。此外，我们也把一间大的生理实验室用活动性的门墙隔为六间可容纳十数人的小组学习室（10 ~ 12 人为一组）。克难式的雏型 PBL 就这样在香港大学医学院以拓荒的姿态开展出来了。翌年，我邀请了病理学系的同仁共同申请到香港政府教育管理单位的一个教育基金，给予我机会邀请由 McMaster 大学来的 PBL 顾问（李泽生教授），举办 PBL 工作坊及评量生理系单薄的 PBL 经验及成果。这项经费也允许我派遣生理学系及病理学系各两位老师去加拿大及英国的医学院校进行 PBL 访视。接着，护理学系及口语听障学系（Speech and Hearing）亦皆表示对 PBL 产生兴趣，愿意共襄盛举。

1994 年一位年轻果断的骨科医师周肇平教授被遴选为医学院院长（目前是香港大学的副校长），他极力支持我的心愿，把 PBL 由系所升格到医学院的层面上扩展。当时的周院长对赞成推行 PBL 的激进派（以生理系及病理系为首）及反对实施 PBL 的保守派（以解剖系为首）分别开了数次非正式的咨询会议（他也带了自己收藏的红酒及香槟）亲自聆听了解两方面的看法及策略，并召开国际医学教育研讨会聆听国外的资讯。周院长后来私下对我表示他要引入 PBL 的决心，并请我做幕后顾问（因为我比较激进直言，怕会有反弹作用），所以让院长公开游说，其效果非凡。1995 年周院长也终于公开对全医学院表明，他要在 1997 年秋落实 PBL 课程的成立，并得到了整个医学院全力的支持。经过两年的课程整合及师资培训的筹备，PBL 终于在香港大学医学院落叶生根。System-based PBL 课程（30% PBL）于 1997 年秋正式成立并落实执行。我在香港大学任职的五年中，最主要的愿望与最艰难的任务终于达到了，也正值我倦鸟日落归巢的时候；香港大学医学院的 PBL 至今已过了十二个春秋，也成为亚洲一些大学观摩 PBL 必访之学府。其实，香港大学的牙医学院早在医学院之前就已实施了跨越系所、全面整合的 PBL。

2009 年，台湾"中国医药大学"医学院的牙医学系亦为了引入 PBL 小组讨论，造访了香港大学牙医学院。目前，已成立了五年的中医学院，在董瑶院长（上海中医药大学的前副校长）去年率团来台中访问"中国医药大学"之后，也决定筹划 PBL 课程，响应我在中医药教育改革的呼吁；翌年三四月，我也分别受邀去香港的医务管理局（Hong Kong Hospital Authority）中医药管理及推广小组及香港大学中医学院进行多元性的 PBL 培训工作坊。中医药本身就是一个传统保守的学科，而该学科的内容及教育的手段也更承袭浓厚的传统气息，因此，在近五十年来科学医学及创新科技知识的冲击下备受歧视、冷落与排挤；再加上国外参与中医药教研上的竞争，中医药教育的改革创新是这个领域未来求存的必经之路，也为 PBL 开拓了新天地。

香港仅有两所医学院，各在香港岛的香港大学及在九龙沙田的香港中文大学。很自然地这两所医学院充满了历史性彼起此伏明争暗斗的气氛。香港大学所开展出来的 PBL，香港中文大学当然不会尾随跟进；当我决定在 1997 年离开香港大学重返 McMaster 执教之时，希望离港前能游说香港中文大学考虑引入 PBL 的医学教育模式。于是 1996 年秋完成在香港大学的任务之前，我经由香港中文大学医学院前院长 Prof. Joseph Lee 的介绍拜见了当时新上任的院长锺尚志教授；很可惜我的游说并没有迸出希望的火花。如今已事隔十年，香港中文大学医学院依目前急迫之需进行了脱胎换骨式的课程整合并重新估计 PBL 在整合医学课程的重要性，最近邀聘我为香港中文大学医学院的客座教授及 PBL 整合课程顾问。过去一年内就举办过两场的 PBL 培训营，并预备把试验性的 PBL 教案在 2009 年秋正式投入。据我了解，经过了两年的探讨，还是因为教师对传统的依赖，PBL 一直无法在香港中文大学生根。

我亦于 1999 年受邀访问新加坡国立大学医学院介绍 PBL，并于 2000 年经由药理学系的 Mathew Gwee 教授（他有医学教育硕士的背景，所以成为该校医学院引入 PBL 的主要驱动者）推荐，受聘为药理学系的客座教授及医学教改顾问；以 sabbatical leave（学术休假）的形式进驻该校 6 个月，为该校设计一个混杂型的 PBL 学程，并加强对老师的培训。由于新加坡国立大学医学院是该国唯一的高等医学教育中心，当时的李院长也特别对我强调 PBL 的时数最多不能超过全课程时数的 20%。因此，该校 PBL 就以较单薄的混杂式 PBL 起步。在当下以研究为重的大环境里，虽然几位少数的学术主管希望建立 PBL 课程，但该校在整体共识的营造不足使得大部分老师接受 PBL 培训的意愿并不高，对医院医师参与 PBL 的宣道也做得不够。在我初抵达该校的最先两个月内就亲自推行了四次 PBL 工作坊，而每场次仅有少数人参与。该校的第一线教职员工虽然一般很勤奋，但惧怕犯错，若没有主管的带领或批示，普遍并不愿担负起责任。以上我个人的观察，这也许部分是与新加坡长期性严厉的权威管理体制有关，也许部分是因为 Professor Gwee 不幸身体不适住院进行手术开刀及后续休养，而造成管理上沟通联系的脱节；但这曾令我作为客座顾问产生心有余而力不足的彷徨感。据我了解，新加坡国立大学医学系的 PBL 因不成功而转型。反而，其他以技职为主的理工大学接棒进行 PBL 的尝试。

虽然 PBL 的失败并不代表教育传承的失败，它仅反映教师尚不能达到以学生为中心的教育手段，而学生也未能建立起自主学习的心态。

PBL 在中国台湾登陆

PBL 也于 20 世纪 90 年代末正式蔓延到台湾。虽然台湾大学医学院于 1992 年首先由谢博生教授尝试引入哈佛式的新途径课程（new pathway curriculum；隶属第二代 PBL），而且购入哈佛大学全盘的 PBL 教案，却舍弃不了传统授课的沉重包袱，也没有说服基础医学老师的参与，因此，发展出来的课程较近似传统式以老师为中心的临床教案授课，失去了 PBL 特别强调以学生自主学习及基础临床课程统整的精神。而且由于传统教育体制及过度专业区隔所造成的内源性的弊端，台湾大学医学院的 PBL 实施多年来似乎只局限在临床教育，却无法深入基础医学而达到纵向整合的目标。台湾大学医学院目前 PBL 课程负责人梁继权医师，在这本书中对 PBL 早期的引进所遭遇的传统的阻力与困难做了详细且中肯的剖析。

1998 年台湾阳明大学为了落实医学教育改革，连续访察了北美的几所医学院校，包括了 **McMaster** 大学。虽然阳明大学曾邀请我作为 PBL 顾问并多次培训他们的种子 PBL 老师，鉴于自身能力与资源的限制，阳明大学认为不宜冒然采用加拿大 **McMaster** 大学首创的全盘性原汁原味的 PBL，而选择了美国密苏里大学的第二手混杂型的 PBL。1999 年，台湾第十一所新成立的辅仁大学医学院亦派员来 McMaster 大学考察，包括了第一任院长陆幼琴修女、首任医学系主任邹国英教授及曾在台大医学院协助推动 PBL 的资深教授林瑞祥教授（他自台大退休后到私立辅仁大学协助建立新的医学院）。辅仁大学医学院终于毅然决定采用较广面的类似 McMaster 大学医学院的 PBL 课程，成为台湾第一所，也是唯一一所做出如此重大冒险的抉择的医学院。不过，辅仁大学医学院胆大心细的投资，十年后终于有了丰硕的收获。

台湾医学教育评鉴委员会（TMAC）成立以后，致力于医学教育的改革与强化。虽然 TMAC 并没有硬性规定各医学院校采用 PBL 的课程，因为 PBL 的精神完全符合 TMAC 在医教改革达到全人化、人性化、国际化的宗旨，几乎每所医学院校都开始引进或多或少的 PBL 理念与方法。PBL 之风也已吹向健康护理，甚至商业管理的教育领域。台湾“中国医药大学”甚至把一些 PBL 的方法置入中医药的课程以及部分大学一、二年级的通识课程，成为一项特色。

1998 年以来，我亲自接待了多所台湾医学院校来 McMaster 大学的访问团，随后亦受其中一些院校邀为 PBL 顾问。2004 年，由于台湾医学教育面临白热化的改革浪潮，以及台湾教育主管部门对各医学院校教育品质严格的评鉴，笔者受聘为黄达夫推广医学教育基金的顾问赴台，以 6 个月的时间针对全台湾 11 所医学院校进行 PBL 的理念的洗礼及其实施策略的培训。我将台湾化分为北、东、中、南四个区块，在每个区块让一所医学院校做主办单位：台北医学大学（北区）、慈济大学医学院（东区）、台湾“中国医药大学”医学院（中区）及高雄医学大学（南区）。我当初特意挑选私立医学校是因为我认为在私校比较不受政府行政体系里官僚式与教条式的束缚，实施 PBL 的成功率比较高，因为近几年来台湾私校在评鉴、考核及竞争的压力下必须创新突破以图生存续展，而且私校在行政流程及经费预算上应当比较有灵活性；此外，私校的师资学生水准参差不齐，更须要经过 PBL 的洗礼。因此，我选择了在 2005 年来台湾全力推动 PBL ，一部分是为了执行及满足我个人职业生涯的目标与任务，另一部分是为了试探我的好奇心：在亚洲根深蒂固受东方传统酱缸文化浸润的官方教育，会以什么样的心态接受或执行创新的观念。尤其台湾各教育机构在过去十年受尽教育改革浪潮起伏的冲击，教育者对高等教育的真实心态很容易自然地裸露出来。台湾 11 所的医学院校，在过去十年我都有多次的造访及对 PBL 的宣道，这些医学院校也至少已经过 5 年以上 PBL 的试探与考验，也应烙印出特有的模式与成效。目前以辅仁大学采用的 PBL 课程最为深入积极。辅仁大学医学院的第一届医学生在 2008 年即以 100% 通过率完成了医师执照鉴定考试。辅仁大学的现任医学院院长邹国英教授亦于本书撰文回顾辅大医学院在建立 PBL 医学课程的过程中，在初期资源非常欠缺的逆境下，由尝试到成功的背后隐藏了多少的辛酸与自强不息的毅力。如今，台湾的第十二所医学院——马偕医学院，也步上辅仁大学医学院之后尘，采纳了部分 PBL 学程，却不及辅仁大学大刀阔斧的气魄，而与阳明大学的 PBL 结盟实施混合型的 PBL ，是否具有自己的特色尚有待时间的考验。

PBL 在神州酝酿

香港向来是中国对外交流的窗口。我任职于香港大学以后，其中一个学术行政任务是为该校医学院加强与大陆学术界之交流（当时我是该校王赓武校长直属之下的国际交流顾问委员会成员）。1995 年，香港大学医学院决定将 PBL 纳入课程，我就展开对大陆医学院校宣道 PBL 教育的活动。我在浙江医科大学（杭州，现已合并入浙江大学）、北京医科大学（已合并入北京大学）、中山医科大学（广州，现已合并入中山大学）及宁波医科大学进行了 PBL 讲学，不过当时的整体社会环境并不利于 PBL 的引入。虽然亚太地区自 2000 年以来，每年都有中型（参与人数 150 ~ 250 人）的国际 PBL 医学教育会议，但很少有中国大陆的学者参与。直至东京女子医科大学举办的 PBL 会议上方才见到一大群来自中国大陆的与会者。在那次会议上中国医科大学孙副校长宣布愿意在沈阳主办 2007 年的亚太 PBL 会议，为中国医学教育改革及 PBL 课程的引入建立了交流的平台；在那次会议共有六百人次参与，三分之二来自中国各地。近几年来包括了在台湾“中国医药大学”任职的三年，我前前后后受邀造访了中国大陆的一些医学院校，进行PBL演讲或举办PBL工作坊，如复旦大学上海医学院（过去的上海医科大学）、武汉大学口腔医学院、同济医学院、山东大学医学院、中山大学孙逸仙医学院（过去的中山医学大学）、沈阳的中国医科大学、黑龙江的哈尔滨医科大学及北京的首都医科大学。我发觉现在中国大陆许多的医学院校对PBL有近乎饥渴的需求。正巧也配合了目前中国在国际舞台上角色的发展——提升与扩展，也反映出中国高等教育转型的必要。这个现象充分显示出人才教育及教育人才（尤其是医学教育人才）是应对提升社会群体素质的需要，它随着时代的巨轮转动而不断地在变迁演化，不进则退、优生弱亡是自然竞争的法规。海峡两岸三地必须经过良性竞争，互助互辅，共同争取优质化的全民教育及人性化的群体医疗之国际空间；这些品质的本身就是基于PBL教育的精神。

虽然PBL在2000年左右已在中国大陆酝酿，但仍属闭门造车的姿态；直至2006年沈阳的中国医科大学的孙宝志副校长率团参加了在东京女子医科大学主办的亚太PBL会议，国际上才看到了中国的身影。孙副校长毅然接下了在2008年主办亚太PBL会议的重任，把国际性的PBL带入了中国。自此之后，我也经常受邀赴大陆各地宣道PBL及举行培训PBL师资的工作坊。继2010年在台北辅仁大学举办的亚太PBL会议之后，2012年10月，复旦大学上海医学院也举办了同样的会议，激起中国医学教育界一圈圈的涟漪。当然，这仅是一个新纪元的开始，PBL教育理念上的正确认知仍有很大的空间，例如在上海举办的PBL亚太会议上有80篇论文海报，其中有20篇把PBL误为“教育的方法”，而这20篇均来自中国大陆，验证了我在本书第1章中提到的“腐朽的传统教育思维是PBL的绊脚石”，一味地强调“教学”而忽略让学生“学习”的重要性，就是腐朽的传统教育思想。

第三章

源自加拿大的PBL 理念符合中华文化的教育思想吗？

■ 关超然　撰

中华传统文化矮化了高等教育？

多年来，学者提出近代中华传统教育理念与体制之缺陷，一方面它不足以因应现今及与时俱增的科技及知识爆炸所引起社会各阶层的教育水涨船高的局面，另一方面它又不能弥补学生的学习态度、个人素养、社会与国际观与其专业的培训学习间日渐扩大的空隙。这些绝不是我独特或崭新的见解，而是大家有目共睹却又不知如何应对的现象。比较消极的教育人士亦常无奈地把罪首推到中华传统的文化，或更具体一点，儒家文化的遗孽。我也不畏地指出近代传统教育理念与体制是推广 PBL 的教育理念的绊脚石。不过，PBL 的教育理念与中华传统文化的教育思想真的不能相容吗？还是一些学者断章取义推卸责任？在这个观点上，一些学者，包括了台湾的“中央研究院”旅美院士、美国加州柏克莱大学教授及上海的中国科学院神经研究中心主任浦慕明，在 2004 年 3 月份的 Nature 杂志受邀发表论文质疑儒家文化偏重伦理与服从，影响中国科学研究的风格及阻碍科学发展。他公开质疑“讲求恪遵社会习俗与阶级制度的儒家传统，是近代中国长久以来挥之不去的阴影”。浦院士认为中华大地上长期沿袭儒家文化的大环境无法激发个人的创造力，加上国民唯命是从、墨守成规的心态，造成科学发展之一大阻碍。他也引述了一位剑桥大学的中国科学史巨擘李约瑟（Joseph Needham）教授的研究结论：“中国的官僚封建制度阻碍了现代科学的兴起，如何甩开历史包袱从落伍的行政束缚解脱出来，全面发展有效的研究机制，是中国在新世纪的重大挑战”。

事隔 7 年，我也在香港中文大学的前副校长金耀基教授所撰写的《大学的理念》一书中读到他与李约瑟谈话的一个章节。李约瑟的确认为中国不能从“中古科学”跨进“现代科学”的门槛，主要缘于社会政治的结构，但他没有将之归罪于中华文化，特别是儒家文化。其实，李约瑟相当醉心于中国的道家思想（但是中华文化的融炉已将道家与儒家的思想融为一体），他在研究中国科技史的过程中发现凡是与中国科学与技术有关的东西，一定会同时发现有道家的思想、道家的印迹。他缘于对“道”的悟觉而发现中华文化中有科学与技术的金矿，甚至认为中华文化中“天地人三位一体”的基本理念是“顺自然”的“经验哲学”（experientialism），是可以药救欧美急速飙升的现代“科学主义”所产生“反自然”的“减约哲学”（reductionism）中内源性的弊端（如对自然环境及物种生态的破坏）。西方对生命的现象可以回溯递减到分子或原子的组合，而中国则以阴阳二象为生命现象中相济、相生、共存与互辅的基础，而不会走到“减约哲学”的路上去。这一点也可以在西医的理论及中医的哲学之分歧悟觉出中西科学基础观点之不同。李约瑟的父亲是一位医生，本人也是一位生化学家，因此，他认为把中国的传统医学融入现代医学需要具备一种“典范”（paradigm），且要质属中国哲理、中华文化的典范。否则中国传统医学不易受世界科学或医学界注意，也难产生影响力。典范当然会跟着时代演变的，例如，爱因斯坦的宇宙世界洪流改变了牛顿经典的宇宙物理现象，就如西医的量化科学验证震撼了中医的质化经验传承，但这不会因此改变穷其理而致其知的探讨心态、由探讨中求知和创新的本质。如今 PBL 在中外的医学教育改革中掀起的热潮并非无中生有，而都被认为是典范的转移与改变（paradigm shift）的现象。这也是我这两年来致力于将 PBL 引入中医药教育的原由。

中华传统文化思想初浅的的剖析

中医之为中医是因为悠久中华文化遗产的传承，自然有它对人的生命体及其周遭对完整生命体的影响因子有哲理上的认知及独特文化的根源。从上古时代伏羲氏前的神巫医术（以超自然的神鬼迷信法术为依归，如祈祷、吟唱、巫舞、符咒等）发展到中古时代的崇尚自然的经验医学（注重自然界与生命体之间的均衡协调物为发病与治疗的依据；它包括了草药、按摩推拿、针刺、放血等），直到近代的科学医学（以科学能验证的减约哲理为原则）。因此，要对中医有本质上的认知，就需要对中华文化的渊源有基本的了解。

老子与孔子同是先秦时代的思想家。据说孔子曾向老子问礼，教有儒出自于道之说。老子学派之经典分为上下篇，上篇第一句是“道可道，非常道”。下篇的第一句是“上德不德，是以有德”。因此，后人取上篇的“道”和下篇的“德”字，合称为“道德经”。老子思想教人柔弱，谦下不争；教人愚鲁，弃华取实。谦下不争，就可无我无私；弃华取实，就能反省内观，最后返璞归真。这与儒家思想其实同出一辙。老子（继而庄子）思想之所以难以为一般人所接受，是因为一般人只能看到事物的表面，而老子却能看到里面；一般人只能看到事物的正面，老子却能看到反面。所以有了老子思想，中华文化不仅增加了广度，也增加了深度。同时更使中华文化增加了韧性。

老子思想的“道”就是宇宙的核心，是天地生万物之本源。“道”是超乎时空的形而上存在观，所以《老子》开宗明义便说：“道可道，非常道”。它之所以非常就在于“反者道之动”。(《老子》四十章)。“反”是大道运行的规律，当然也是宇宙万物变化的原则。“反”字有三种层面的意义：即“相反相成”——老子以为道的自身独立超然，宇宙一切现象，都是由相反对立的形态所构成。“反向运动”——宇宙万物既然无不相反对立，而老子特别重视负面的、反面的价值。“循环反复”——这是宇宙变化之法则的极致。因为道的运作，就是反复不已的。道家思想也代表了中华文化自然科学宇宙观的雏形。在待人方面，要无私无我、轻利寡欲、卑弱不争；在接物方面，要无为自然、抱朴守真。儒的本意为“懦”，亦为“柔”，以上的叙述可见《老子》中之教义就是宽柔以教、不报无道，甚至带有放任性，顺其自然的无为不为“柔道”。因此，老子也算是殷商旧儒，不为无据。例如，《老子》教义中之“以德报怨”“犯而不校”的思想正代表儒的古义。而孔子却超越了这个正统旧儒风，树立了刚毅弘大的新儒风，自成新貌；《论语》谓：“以德报怨，何如？”子曰：“何以报德？以直报怨，以德报德。”孔子在《论语》中多处将君子与小人的界线划分得一清二楚。因此，孔老教派虽似同源，但显然不同，一为消极的旧儒而一为刚毅的新儒。

回到先前所述及浦院士对儒家文化阻碍科学发展的指控，可能不应针对旧儒之柔儒及无为，因为孔子的新儒很快地取代了旧儒，且影响了中华文化数百年之久。因此，浦院士其实是针对儒家思想在整体中华文化不断演变中，失去了早期“大儒”(孔子称之为君子儒）之风，在后世受众多附庸时尚、追求名利的“俗儒”(孔子称之为小人儒）所产生片面扭曲的现象，非常异于以孔学为代表的先秦新儒思想。孔子的时代已有“小人儒”，孔子教诲他的弟子：“女为君子儒，毋为小人儒”。因为当时一些俗儒虽然都是习于礼者，却过分计较礼仪的形式，拘泥繁文缛节，以其为衣食之端，而不推求礼之本源而失其气节。

PBL 的精神沿袭了先秦之孔儒思想

孔子的教育理念与实务与当今来自加拿大的 PBL 精神有很多异曲同工之处，我举几个例子比较如下：

PBL 所标榜的至高境界是“**终生学习**”，孔子是第一位突显出终生学习的思想家及教育家，并且身体力行。他对自己终生学习阶段在《论语》中有现身说法：“吾十有五而志于学，三十而立，四十而不惑，五十而知天命，六十而耳顺，七十从心所欲，不逾矩”。孔子亦云：“学而时习之，不亦乐乎”。孔子认为学习是一辈子的事，没有年龄阶层的限制。即使孔子自身始终没有特别提出及发展终生教育这一学术概念，他在2500年前所理解的终生学习内涵也不可能像现在发展出来的终生教育理念那么全面、丰富而深刻，但是孔子的言论和他一生的实践，应该说是已初步体现了这种精神。这种学而不厌的精神，不仅成为千百年来鼓舞中华知识分子“活到老、学到老”的座右铭，而且被进一步发展成为在目前高科技的信息时代最有价值、也最富于创造性的教育思想——终生学习的教育思想，也代表了PBL最崇高的境界。

目前，许多高等教育体系推展出来所谓“推广教育中心”，除了能得到额外的收入盈余以外，也可回馈社会责任，帮助已离开学校环境的成人能再接受“继续教育”或“在职教育”。在目前的教育体制之下，到“推广教育中心”接受培训的民众也许在求学时欠缺“终生学习”能力的培养或早已超过了能“终生学习”的黄金年华，仅为了要在现实的职场或生涯上改道加工去“解决问题”。不过，民众能得到的很可能仅是“终生被教”，而不是“终生学习”。

“**自主学习**”是达到终生学习的必要心态——“被动”的心态是不可能把学习贯彻一生的。孔子曾说：“君子求诸己，小人求诸人”，也叹说：“古之学者为己，今之学者为人”。“为己”就是为自己能量的提升做主，也包含了为自己的决定负责与对自己的行为做约束。孔子也谦虚地说：“吾非生而知之者，好古，敏以求之者也”。“敏以求之”就是一种自主的行动表现。孔子也说：“学如不及，犹恐失之”，也强调了带有责任感、危机感的“自主学习”精神。孔子说“今之学者为人”中之“为人”并不是为了造福人群，而是说现代人的学习动机是为了取悦他人；例如，学生取悦父母、老师，学校取悦家长、台湾教育主管部门，下属取悦领导等。其实，我认为有些人“为人”也未尝不可，“为已者”是领导者的材质而“为人者”则是跟随者的料子，古今社会当然要很多的跟随者和少数的精英分子做领导才能平衡社会的稳定性。当然，在孔子的年代历史背景下，他的教诲的确是针对君子及执政者的领导阶级，而非小人及庶民。

有一次，孔子对弟子们说：“予欲无言”，子贡不解地问：“子如不言，则小子何述焉？”孔回答他说：“天何言哉？四时行焉，百物生焉。天何言哉？”其实，孔子就在训诫弟子说：“我若不说教，你们就不会学习吗？你们天天面对周遭的万物百事的起伏生灭，难道还要老天说教吗？”所以孔子很注重学生的自主学习。《论语》及后代叙述孔子与弟子的互动书籍中，从来没有孔子上大课堂授教的记载。

PBL是建立在“**成人教育**”理念的基础上——成人教育是融合经验、实践与行为的综合教育理念。基于这些理念，PBL的目的是关注学习的过程及培养学习的心态，只要通晓正确的过程及把持良好的心态（to be），知识与技巧的汲取（to know）及应用（to do）当是顺理成章、水到渠成之事。也就是“格物致知”（to know）方能“学以致用”（to do）。成人教育（大学之道，to be）的精髓可以在《大学篇》的起头就反映出来："大学之道，在明明德，在新民，在止于至善"。这种成人教育的过程是有阶段性的，由个人心态的树立（也就是格物致知）到造福于群体（也就是学以致用）。前者包括了正心、诚意、修身，而后者包括了齐家、治国、平天下。PBL 用在医学教育（包括了中医教育）也是追随同样的原则与过程：**"P"**代表了 population（群体）的考量，也就是说医事目的是为了家庭（family medicine）、社区（community medicine）、国家（national health）及全球（global health）的体制与福祉。医事目的必须建立在良好的行为道德伦理的基础上，因此，**"B"**代表了 behavior（行为）的考量，也就是医学伦理（medical ethics）、生命伦理（bioethics）、专业风范（professionalism）、同理关怀（compassion）等。《论语》中也论及"己所不欲，勿施于人"，孟子也说过"老吾老，以及人之老；幼吾幼，以及人之幼"。当然，孔儒教义之首为"仁"，更是医疗中"仁心仁术"的核心。**"L"**代表了生命科学（life sciences）是医事目的及医学教育中不可欠缺的内容与工具。

PBL 精神中的精髓是**"以学生为中心"**——教师若不能认同这个"以学生为中心"理念，学生也无法发展"自主学习"的精神。孔子认为老师与学生之间的互动存在着一个微妙的关系："不愤不启，不悱不发，举一隅不以三隅反，亦不复也"。苏格拉底被喻为西方的孔子，然而他的教育思想有些层面异于孔子的教育思想。苏格拉底认为通过教师连续不断的提问（甚至"逼问"）迫使学生陷入自疑状态，从而把学生的认知逐步引向深入，使问题最终得到解决，其实这是"以老师为中心"的互动教学。孔子则是由教师让学生自己提出问题，由学生自己去思考，等到学生处于"愤"的心理状态，即遇到思维过程中的第一种矛盾而又无法解决时，教师才去指点引发一下，然后又让学生自己再去认真思考，等到学生进入"悱"的心理状态，即遇到思维过程中的第二种冲击且无法解决时，教师又再点拨一下，而使学生有柳暗花明又一村的豁然明朗。以上可见，苏格拉底的对话法实际上是以教师为中心，学生完全被教师牵着手迈步，这种授学式虽然也能使学生进入学习的状态，恐怕对问题难以理解得很深入。而孔子的启发式则是以学生为中心，让学生在学习过程中自始至终处于主动地位，鼓励学生主动提出问题、思考问题，使学生主动去发掘、去探索，教师只是从旁指点，起引发指导和促进作用。两相比较，两种启发式教育都各有特色，能促进学生的思维，但是孔子的启发式有更深刻的认知心理学基础，较符合学生的认知规律，因为孔子的教学是以学生为中心。这一点完全符合 PBL 中以学生为本位的精神理念。而且，孔子启发弟子讨论思维的方式也是 PBL 环境下，老师应扮演一个鼓动者、刺激者与协导者的多元角色。

PBL 的成效建筑在**"小组讨论"**的基础平台上——PBL 所强调的学习过程一般以**"小组"**为形式，以**"讨论"**为动力去进行才会促进学习的成效。在这个所谓的 PBL tutorial 里，学生是老师，老师也是学生，是做中学，也是学中做。"教"与"学"不再是传统的对立角色，却犹如"阴"与"阳"相辅、相生的关系。孔子也说："三人行，必有我师焉"。这不就有小组讨论的色彩吗？其实，孔子一生虽有学徒三千，却只有七十二位贤徒（少于全体学生的3%）及十位高徒哲人而已（不到全体学生的0.5%），古书中尚未见过孔子上大课堂讲学的记载，他的身教言教都是以小组讨论的形式生动地显示在《论语》中。就是因为小组的环境，孔子才能够充分了解经常与他讨教的弟子的能力与个性。因能实施"以学生为中心"讨论式的互动教诲，才能更有效地运用"因才施教"方法。孔子说"有教无类"，这从孔门子弟的出身可见之一斑，并不是一些偏激反古人士认为孔子仅是服侍贵族的儒师。孔子认为"性相近也，习相远也"。他认为每个人先天的禀赋应当是很相近的，应当都有受教权，但是每个人后天学习成效可能会因每个人的习惯和性格不同而产生很大差异。所以，对小组的学习，孔子接着说："择其善者而从之，不善者而改之"。在《论语》中，有不少生动的事例表明，同一个问题，孔子对不同的弟子有不同的教诲，例如在《论语》颜渊篇中记载到樊迟、司马牛、仲弓和颜渊均曾向孔子问"仁"，孔子做出了四种全然不同的回应：

> 樊迟问仁。子曰："爱人。"司马牛问仁。子曰："仁者，其言也讱。"仲弓问仁。子曰："出门如见大宾，使民如承大祭。己所不欲，勿施于人。在邦无怨，在家无怨。"颜渊问仁。子曰："克己复礼为仁，一日克己复礼，天下归仁焉。非礼勿视，非礼勿听，非礼勿言，非礼勿动。"

孔子的弟子有各自不同的特质。以"德行"著称的有颜渊、闵子骞、冉伯牛、仲弓。以"文学"著称的有子游、子夏。以"言语"著称的有宰我、子贡。以"政事"著称的有冉有、季路。樊迟的资质较鲁钝，孔子对他最初就只讲"仁"的最基本概念——爱人；后来樊迟再问仁，子曰："居处恭，执事敬，与人忠"；樊迟第三次问仁，子曰："仁者先难而后获，可谓仁矣"。司马牛因"多言而躁"，孔子就告诫他：成一个仁人要说话谨慎，不要急于表态。仲弓对人不够谦恭，不够体谅别人，孔子就教他忠恕之道，要能将心比心推己及人。颜渊是孔门第一大弟子，已有很高的德行，所以孔子就用仁的最高标准来要求他——视、听、言、行，一举一动都要合乎礼的规范。可见孔子教导弟子用心良苦。做一个PBL的老师也就是要去学习因人而施的团队学习动力管理技巧。所以PBL的老师必须接受特别的专业训练，他们在高等教育中的角色所具的重任决不是一般传统授课老师（有些只能称之为教书匠）所能比拟的。

再举另一个例子：子路闻知某种道理后请教孔子，他是否可以马上就付诸行动，孔子回答："你最好先向父兄们请示商量"。后来，冉求也提出类似的问题，孔子却回答说："可，行之"。有人问孔子为什么同一个问题却给了两个不同的答案，孔子解释说："求也退，故进之；由也兼人，故退之"（冉求较保守退缩，因此要鼓励他；子路过于一意孤行，所以要劝阻他）。可见孔子的教诲是基于对弟子性情的了解；PBL tutor 的角色在小组的环境下，以学生为中心的前提下，亦当可发挥因人施教的学习功效。

PBL 在医护教育的一个特色，就是“**早期临床接触**”（**early clinical exposure**），把基础医学套入临床思维模式以达到“学以致用”的目的，是为了使让问题的探索（基础的建立）与问题的解决（临床的应用）达到“知行合一”，才能贯穿所思、所学、所为，达到临床思辨（clinical reasoning）的境界。换句话说，知识除了通过敏以求之而“知其然”（know what），而且更要通过批判性思维的内化而“知其所以然”（know how）；这也就是孔子说的“学而不思则罔，思而不学则殆”；“学而时习之，不亦乐乎！”

这个章节对 PBL 在过去十几年中如何在中华大地上播种、萌芽与成长，做了较详尽的叙述。在中国大陆，PBL 仍在持续萌芽的阶段。PBL 仍应有很多的空间去发苗、成长与落实。然而，我要顺便提醒，子曰：“苗而不秀者，有矣夫；秀而不实者，有矣夫”。

孔子所代表的先秦儒家思想无可厚非地是二千多年来中华文化的源头，虽然历久年来也受到墨子、荀子等思想家及唯物派或挂羊头卖狗肉的儒生的批评、讽刺与责难，但都不像古代秦朝的“焚书坑儒”及近代“文革”时代的“批孔扬秦”那两次规模之大摧残之重。近年来，随着教育兴国的口号，中国又在各地，甚至于在国外大事兴建“孔子学院”宣扬中华文化。据我了解，McMaster 大学的人文学院下也设置了一所“孔子学院”（Confucius Institute），为了传授中文、中华文化及贸易。我很好奇，McMaster 大学有没有将他们 PBL 的教育特色与孔子教育观串联起来，发扬中华文化中的教育思想。

有人曾说 19 世纪是欧洲的世纪，20 世纪是美洲的世纪，而 21 世纪是属于亚洲的世纪。广义地来说，亚洲的世纪也就是属于中国的世纪。近年来在国际经济及政治舞台上，中国的城市规划与经济建设的突飞猛进的确受人瞩目，但是这仅突显出“文质彬彬”中表象的“文”。一个国家的素质，也就是内涵的“质”，却会突显在其国民的素质，也就是高等教育必定的结果（end-result）。因此，PBL 是最可能达到“文质彬彬”的高等教育思想。既然中医是悠远中华文化的遗产，而 PBL 又符合优良中华文化的思维，用 PBL 的崭新理念去改革传统中医教育，应当可以顺理成章、水到渠成。

第二篇

小组讨论在 PBL 知能内化之流程

第四章

PBL tutor 角色：管控小组讨论流程的团队动力

■ 关超然　李孟智　撰

第一篇的章节已述，PBL 小组讨论（tutorial）学习并不是一个空泛的名词或口号，它的每一个字母缩写都带有深层的意义（图 4-1）。“PBL ”本身就代表了生活化、职涯化、趣味化及情境化的学习理念与实践的平台，它也代表了以人性为根本的社区群体（Population）、以感性为依据的伦理行为（Behavior）及以格物致知为基础的生命科学（Life Sciences）。“小组”之不同于大课堂或大班级就在于其便于形成凝聚力及亲和力。至于“讨论”，就是催化学习的团队动力（group dynamics），它是建立在组员彼此互动沟通的基础上。PBL tutorial 的基本目的也与传统授课不同，不是仅为了像海绵吸满水般地汲取大量的知识，而是培育学生应具备将来职场

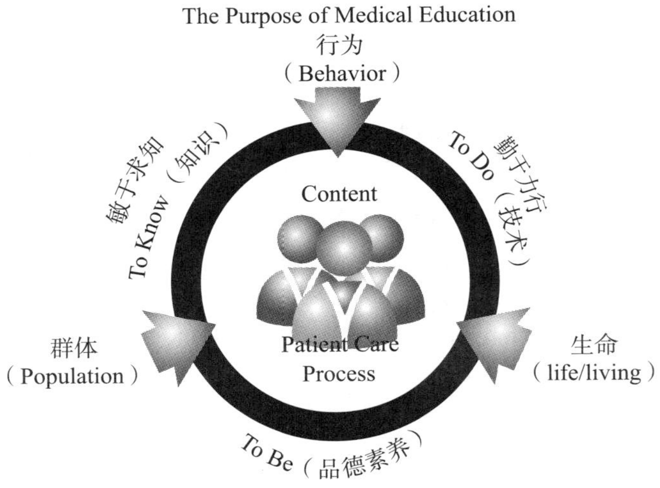

图 4-1　PBL 在医学教育的意义

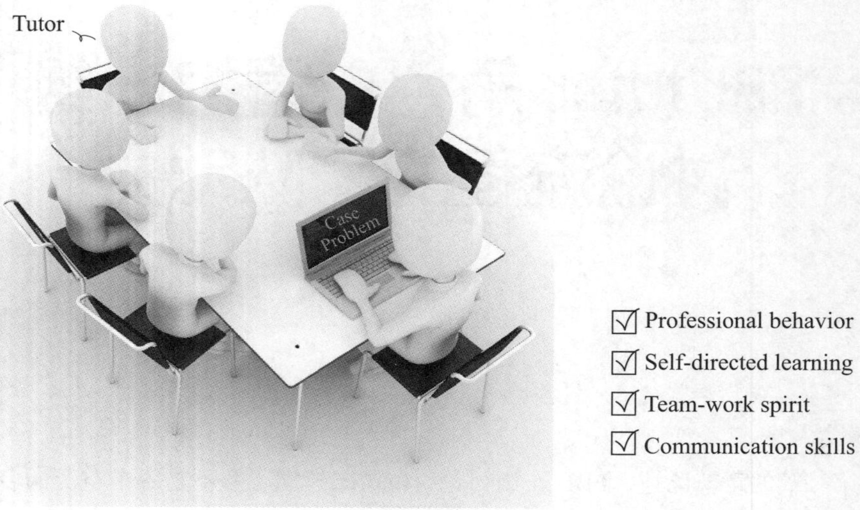

表 4-2 PBL Tutorial 之组成及目的

上需要的专业行为（professional behavior）、自主学习（self-directed learning）、团队精神（team-work spirit）及沟通技巧（communication skills）；知识（to know）及技术（to do）的获得是继承这些软实力（to be）的附带物（图 4-2）。

PBL 小组的组成

PBL 小组讨论一般在可容纳 12 人左右安静的小教室举行。通常这 tutorial room 设有可供学生书写的白板、一台可上网查询的电脑、一台投影机及银幕。Tutorial rooms 之间若装置双向观摩镜则可成为多功能小教室以供观察评量用。通常小教室上端可设有 360° 录像机提供培训或评量多功能的用途。

学生组员数目最佳在六人至八人（至多不超过十人）、小组老师（tutor）一人，另可有观摩实习小组老师一人（co-tutor），偶尔会有小组外课程巡视考评人或访视者（最好能在双面镜后的小教室观察，则不应影响 PBL tutorial 的进行。小组划分方式大可随机分组，有些学校由学生自行分组（但较不推荐）。重新再组的频率以 10 ~ 15 个星期更换为佳，目的是让学生学习接触应对不同的组员（因此会有不同的团队动力），借以强化培训人际间的沟通与互动。若每个教案结束或每一模组课程结束即更换小组组员则显得过于频繁，因为正常良好的人际互动需要 4 ~ 6 个星期；而 tutor 与组员间也要有足够的互动时段才能做出有信效度或公平的评量。

小组成员的角色与功能

PBL 小组组员的角色

1. 小组组员：每位小组同学都是积极、负责、互动的学习者。
2. 学生主席（或称小组长）：组员间可以随机自动或轮流担任。
3. 小组记录人：可以轮流或自愿担任，但也必须参与讨论。
4. 小组评量：每个人都必须完成评量，包括自评、同伴评量及团队评量。

PBL 小组组员的责任

1. 全程的参与者
2. 积极的讨论者
3. 自主的学习者
4. 无私的分享者
5. 诚信的回馈者
6. 终生的学习者

PBL 小组老师（Tutor）

1. 小组老师 tutoring 是教学行为吗?

PBL 的小组老师在英语特别称之为 tutor 而不是 teacher，借以区别于传统教师的角色。PBL tutor 是一位“协导者”（facilitator，有别于传统教学的“主导者”），帮助一个以“情境”导向学习的“小组”自主性地达到课程所设计的学习目标。这个“小组”是由学生组成，他们自然就是把“学习”作为己任，而不依赖老师的授业与解惑。因此，为了要让小组达成目标，小组老师必须担负若干责任，这和传统课程的老师以知识为本的传授任务（to teach）大不相同，小组老师绝非单向的教学者（故绝对不可将小组讨论变为小班教学），既不是领导者也非评断者，而是学习促进者（to let learn）。

2. PBL 是案例知识内容的专业老师吗?

既往的研究并未显示专家型小组老师有绝对的优异性。知识专业型小组老师较注重讨论之内容，也较易介入学生间的讨论，以致妨碍学生间的互动，甚至演变成教学。但会使小组讨论趋向知识汲取的层面、涉及的议题可能多且深；学生若不能花更多时间去准备，则会流于形式而不求甚解。非知识专业型小组老师较注重讨论的过程，教师角色较像促进者（facilitator），促进学生之脑力激荡、批判性思维，使得小组学习过程比较注重软实力的培养。

3. PBL小组老师必须具备什么能力呢?

Tutor需要懂得小组动力管控的能力，包括：①了解“问题导向学习（PBL）”的原理和实务；②了解课程各相关部分的学习目标；③了解各种学习资源；④了解各种评量学生表现的原则和方法；⑤了解如何促进小组和各组员之获得问题解决的能力和技巧、训练其精密思考、训练其自我引导学习及组内互动和同伴回馈的机制；⑥解决冲突与促进沟通的技巧。这些能力绝不是天生具备的或得到高等学位就赋予的，而是需要特殊的专业在职培训。

4. PBL小组老师（Tutor）需要什么样的培训?

小组老师的训练包括很多层面：

（1）小组老师初阶培训：了解PBL的理念、方法与流程，加上实务示范训练。

（2）小组老师进阶培训：熟悉PBL小组讨论的障碍与排除，加上实作训练，以及PBL与其他领域的结合，如与循证医学（EBM）和临床技能训练。虽然PBL tutor并不一定要会写PBL案例；若懂得撰写PBL案例，自然更能强化对PBL流程与团队动力管控的认知。

（3）小组老师共识交流：讨论阶段性PBL实施之优劣成败与未来方向。

（4）教案使用指引及回馈：对将使用之新教案做介绍指引与使用后的讨论改进。

（5）PBL之考评认知：如何对PBL的组员及团队动力进行考评。

（6）PBL之培训人才训练（training PBL trainers）：训练将来能在各校、各院独立训练tutor及PBL认知的人才。

5. 如何征选小组老师?

Tutor来源可以包括医学院教师，含基础及临床教师。小组老师之选择须对小组教学有主观意愿并愿接受各级训练者，有些学校医学系将接受PBL训练作为晋升的必要条件，借以鼓励（或强制）老师做PBL tutors。无意愿做tutor的老师可以参加其他有主观意愿的教学改革项目，如临床技能教学与测验（OSCE）、病例写作教学与审查、医学社会服务教育课程等项目。

附属医院主治医师：附属医院无医学院教职之主治医师（临床讲师）或建教合

作医院兼任教师，甚至助教研究生（以领有研究生津贴之博士生为主）亦可接受培训为 PBL tutors。

鼓励老师参与 PBL 教育除了将参与列为晋升之必要条件，亦可给予优惠之课时计算，例如参与 PBL 同一门课所有 tutors 均依实际带教给予课时认定，甚至时数加权计算。此外，亦可认定教师在 PBL 的继续教育，将参加所有 PBL 活动均给予"教师继续教育"时数认定，为晋升资格加分。有些学校更以钟点费补贴临床医师参与 PBL tutoring，或支付额外奖金给撰写 PBL 案例并通过审核的老师。

PBL tutor 在小组讨论的角色

上节已述及，作为一位 PBL tutor 必须受过一系列的培训，执行 tutor 的任务时，可以依 PBL tutorial 的流程（图 4-3）分开几个时段去考量是否已经做好准备：

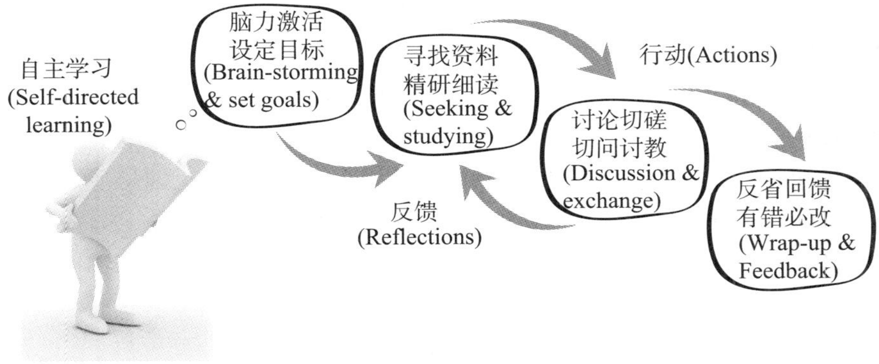

图 4-3　PBL tutorial 的流程图

1. 在第一次参与小组讨论之前

- 你有参加过 CFD 举办的初阶与进阶 PBL 培训工作坊吗？
- 你对 PBL 的理念有足够及正确的认知吗？
- 你有参加过针对 PBL 案例的 Tutor 说明会吗？
- 你对自己身为 Tutor 的角色充分了解吗？
- 你有研读自己带领的小组成员的基本资料吗？

2. 在第一次与小组成员见面时

- 所有成员都来齐了吗？无故缺席是对团队不尊重的行为，是不允许的。
- 有成员迟到了吗？迟到而不通知是欠缺专业风范的表现，你有责任告知。

- Tutor 先行自我介绍，为团队暖身，然后请每位成员也自我介绍（但非报名或点名）。可以先行准备组员的名单与照片去主动认识每一位组员。
- 解释一下 PBL 与大堂听课之不同及其特有的属性游戏规则。
- 设立自己小组的团队规则及营造有安全感的学习环境。

3. 在第一次小组讨论教案时

- 成员的座位适当吗？你可以见到每个学生的颜面吗？强调沟通互动时彼此眼光接触是尊重的表现。
- 你有尽量鼓励及激发学生进行教案的开始吗？
- 避免过长时间的寂静。默读案例倒不如先从几名成员自愿（若最初学生生涩不善自动，则可指派）朗读教案内容为出发点。
- Tutor 不应与学生做一问一答的师生互动，而应让学生之间能互动互辅。
- 要注意团队动力的流畅与均衡，除了学生的发言讨论的互动，更要关心组员在参与中的意向，注意学生颜面表情的流露及肢体语言的沟通。
- 学生的讨论若偏离教案主题太远或太久应予介入导回正轨。
- 讨论内容若过于天马行空漫无目标应予警惕使互动能组织化及层次化。
- 良性的辩解或理论应予鼓励，若互动情况超越行为规范影响专业素质行为时，应在适当场合及时提出改善。
- 有没有成员对时间及内容进展进行管控？尤其是将没有组织结构性的学习议题（learning issues）经讨论、组合、归纳成为有组织结构性的学习目标（learning objectives）。往往学生只提出一大串的 learning issues（10 ～ 20 项议题），却不知如何归纳成精练的 learning objectives（一般在 5 ～ 6 个目标）；在此很需要 tutor 的协导及指示。
- 有没有达成本次教案讨论的目标？设定适当的学习目标及其优先顺序。
- 不应鼓励组员将学习目标以分包方式各自寻觅所选择或分配到的目标内容，因为这会导致个人轮流做简报，且对他人的报告欠缺了解而无法有效地互动。

4. 在第二次小组讨论教案时

- 首先列出第一次讨论所议定出来的学习目标顺序，并以既定之优先次序进入讨论。先让每位组员介绍自己探索的资料来源及过程；不鼓励学生制作 Powerpoint 的简报（这是迷你教学的形式），而以口头互动交流为主。
- 为了能讨论到所有的目标，应当让学员自己设定每项欲花费的时间。
- 所有在第一次小组讨论教案应注意的十条事项仍然要遵守。
- 此外要注意讨论事项的广度与深度是否合理、资料来源的可信度（evidence-based）。

- 所有成员都尽责了吗？尽量鼓励互动讨论询问，且避免让学生轮流做简报报告。

5. 在第二次小组讨论完结时

- 应让整组学员对整个教案做个学习后的总结（wrap-up）。有的学校是由案例撰写者对所有 PBL 团队做总结，有点像传统教学最后给“标准答案”似的心态。由学生组员自己将大家所学到的回归到案例情境才是对以学生为中心的自主学习最有效的结案方式。
- 别忘了让学生练习回馈及评量技巧：每位学生只需花两三分钟。
- 自评（self-evaluation），互评（peer-evaluation），团队表现评量（group performance），老师评量（tutor evaluation），其目的是改善未来的 tutorial 学习流程与能力训练。
- 下一次新教案的开案，再进行以上 5 点的循环流程。

6. PBL tutor 在小组讨论过程中常遇到的问题

一个典范的 PBL tutor 应当能够考量到以下正面影响团队动力的宏观因子：

- 尽量压制在长久传统教育体制下想要授课教学的本能
- 营造一个安全快乐无障碍的学习环境
- 尊重及关怀学生的学习兴趣及需要
- 能容忍学生犯错并帮助学生由错误中汲取教训，促进学习
- 时时表现出自信及协助学生学习的热忱
- 对 PBL 的学习成效持有永续的信念
- 对 PBL 原则面的坚定自守，而在方法管控面的灵活运用

但是在实施团队动力管控之时，往往会遭遇上微观细节的情况与问题。以下我把过去二十余年担任 PBL tutor 所经历到的十八种状况列出作为本章节的结尾，并提供一些可能解决问题的策略；我戏称之为“PBL tutor 之十八般武艺”。这些应对每个状况的几个策略并不一定有标准答案，有的绝对不符合 PBL 的理念，有的还要看实际情况而论，也有的可见仁见智地依循先后顺序处理，可让读者以 PBL 的自主精神自行玩味推理。

情境 1：一位组员所提出的假说很单薄肤浅，应当可以更深入探索

A．你告诉这位学生他所提供的资料很肤浅，并给这位学生你的看法或资料
B．你要求这位学生对他的假说提供更进一步的解说或延伸
C．你可询问其他学员去了解他们对这位学生所提供假说的看法及意见
D．你觉得学生能力有限，不予介入

情境 2：在阅读一个新教案时，学生对教案中很多的专业名称词汇不懂

A．你告诉学生先将这些名称词汇记下当作学习项目，以后再去研习，继续进行讨论

B．你责备学生说你不能接受他们没有具备应该知晓的专业名称知识

C．这些只不过是专业名词，你可为他们一一解说而无伤大雅，不应让他们浪费宝贵的学习时间

D．你让学生立即上网自我寻答案

情境 3：学生用教案中的关键词很有效率地列出十几条的学习项目（learning items）当作学习目标（learning objectives）

A．你告诉学生应再将这些学习项目归纳分类，才不会显得零乱，并能方便以后选题做分工合作的学习

B．你应称赞学生很有效率地列出了这么多学习目标，节省出很多额外的时间，值得为他们打气提高士气

C．你告诉学生，他们应利用过去的经验及现有的知识先行深入讨论，再整理出系统化的学习目标

D．你不介入，让学生自尝其果得到教训

情境 4：学生组员对教案中学习目标的设定，因要求 / 兴趣不同而达不到共识

A．你告诉学生先考虑彼此立场再将不同的学习项目重新合成过滤以求共识

B．你可将学生分组分工各自学习自己有兴趣的项目，避免争议影响学习

C．你现在可以告知学生列举在教师指南中期待他们设定的学习目标，这样就一定可达到共识

情境 5：学生讨论时涉及你的专长领域，他们就要求你给予额外的传授，提高学习效率

A．身为老师，你当然有义务及热忱授予学生知识，因此欣然接受他们的要求

B．你告诉学生他们不要依赖老师，应该自己尝试去寻求知识或答案

C．你应该假装不懂或不知道答案，让学生知难而退，只好自己去找资料

情境 6：读完教案第一页之后学生认为线索不足造成答案模棱两可，希望你能再给予多一些额外资料以便他们设立较完善或更正确的假说

A．你依照学生的要求，给予额外的书面资料去协助他们
B．你坚持要学生先行设立假说，并尽可能广泛讨论
C．你了解学生的困难，让他们翻转到下一页寻觅新的资讯
D．你先传授给学生一些基础知识，让他们有足够条件或资讯去设立假说

情境 7：两位学生对彼此各自找到的资料无法达到共识，争执不已互不相让

A．你这时就应告诉他们谁对与谁错，为他们化解纷争并节省时间
B．你不需要有任何干预，因为这类小纷争会自然而然化解
C．你应该咨询其他学生的意见，以少数服从多数的公平方式求得共识
D．你建议他们介入双方的资料来源，要求学生做进一步较深入批判性的讨论

情境 8：一位学生提出一项有趣的学习议题，但不属于教案的学习目标范围

A．你认为学生仍然可汲取经验而学习到东西，因此，本着以学生为中心的精神，让他们继续探讨这项学习议题
B．你告诉该学生，对不在预定学习目标内的学习议题不应花费宝贵的学习时间，因而干扰整体学习流程
C．你应该咨询所有组员的意见，以学生自主的方式去求共识

情境 9：学生告诉你，别的小组与本组的学习目标不尽相同，他们怕比别组学得少

A．你请学生找出别的小组与本组不同的学习目标，也让他们学习到这些知识
B．你告诉学生，别的小组与本组不同的学习目标不一定是正确的，不要仿效或羡慕
C．你向学生解释，不同组员不同时段而有不同的学习目标是正常的，但是最终总会达到所有主要的学习目标

情境 10：学生对学习过程结尾机械式的回馈已感枯燥，问你能否省略回馈的那一部分

A．你为了不使学生学习枯燥而失去兴趣，同意省略枯燥的部分
B．你告诉学生，对 PBL 的学习做回馈是自主学习的重点，因此不能妥协，请学生

忍耐

C．你让学生在回馈时分析感觉枯燥的原因，请学生做一些建设性的提议来增加趣味

情境 11：所有学生组员向你陈情 PBL 学习流程太费时，他们没有足够的时间去准备，可否减少一些教案

A．你同情学生的难处，答应让你的小组减少讨论两三个教案，让他们多些时间读书

B．你告诉学生不应违反学校的规定，但可商议改进策略并将意见反映给校务部门

C．你告诉你的小组学员，其他学生及你过去的学生都没有这问题，这是他们自己本身的缺陷，应反省改善学习效率

情境 12：学生中对学习的内容支配及正确性产生严重的分歧，已开始有口头上人身攻击的迹象

A．你马上停止学习流程，改天再来重新学习

B．你马上停止学习流程，请全组学生平心静气地来讨论问题症结，并商议解决方案

C．你以老师的身份去审核黑白是非，很快地平息纷争

D．你引导小组离开争议的内容，转移到别的学习内容

情境 13：两位学生来你的办公室要求你对其中一位学员做某些层面上的约束及管训

A．你感谢这两位学生的关心，并答应对那位学员做出适当的协导或规范

B．你会亲自去咨询被指认的学员探讨事情的真相

C．你会把这三人的问题带到小组讨论，让大家提出公平的解决方案

D．你告诉这两位学生，这不是你的职权，你会呈交上级处理

情境 14：你的学生问你，比起专业老师授教，靠自己在 PBL 课程汲取知识的效率不高，而且对医师执照鉴定考试没有直接的帮助，为何学校还要采用 PBL？

A．你解释，PBL 现在已成为全球医学教育的崭新潮流，各医学院校为了竞争及与国际衔接，本校必须要采用 PBL 课程或教法

B．你坦白说，你也不了解 PBL 的重要性，自己也曾是传统教育制度下的产物，不也做了医生（当了教授）？
C．你告诉学生 PBL 是培养学习的正确态度，建立能力与素质，知识则会随之而来，学习的态度不应以学习多寡或效率来衡量，也与考照率没有因果的关联
D．你说，台湾教育主管部门的医教会可能偏爱类似 PBL 的精神，学校若有酷似 PBL 课程则可能较有机会赢得政府教育机构奖助

情境 15：你的一位学生很有自信，知识渊博又准备充分，但是他常会抢先发言表达，同伴敢怒却不敢言

A．你让这位学生继续，观察别的学生会不会最后出面干预
B．你在不同时段制止这位学生发言，好让别人有机会参与讨论
C．你会征求大家是否同意每人都有一样长的发言时段以示公平
D．你可在 PBL 课结束前的回馈时段提出这问题，请大家商讨解决办法

情境 16：你察觉到一位组员几次 PBL 教案讨论都显得特别沉寂安静，不愿意表达己见，他自知有此缺点，以前在小组回馈时他也曾为此抱歉，但仍不见改善

A．你要继续利用小组团队的力量去正面影响他
B．你会呈报 PBL 课程主管及生活指导老师来规范学生之行为
C．这不是你的职责，应由专业人员处理
D．你将邀请这位学生与你私下会谈

情境 17：一位组员几次 PBL 教案讨论时都表现得很消极，而且显示出漫不经心的态度，多次小组评量及回馈后并未见到明显的改善，他觉得大家对他有偏见，于是你邀请该学生与你私下会谈

A．你请他来办公室谈，并告诉他这种不积极的行为会影响他的成绩
B．为了要有人证，你请他的生活导师一起来你的办公室会谈并做会议记录
C．你请他到餐室喝咖啡，尝试了解他这种消极行为的根源
D．你建议他可向最佳的组员讨教

情境 18：你的 PBL 小组讨论已进行了大半个学期，PBL 小组十人中仅有的两位女组员非常生气地哭诉说男同学们歧视她们，从来不把她俩看在眼里，向你提出要求把她们调派到他组。但是目前调动组员会有相当不符实际的困难

A．PBL 注重组员间的尊重，尤其不能容忍性别歧视，于是你召开了 PBL 小组会议了解状况，并追究男组员歧视女组员的行为

B．你报告上级负责人，认定这是特殊状况，尽可能安排调派以免情况更为恶化

C．你安慰劝导两位女生忍耐完成后一小阶段的学习，虽然不能与男组员们为友，但也应学习共事

D．反正所剩时间无几，学生们很快又要重组团队，你觉得不需在这时间点介入

第五章

设计、撰写与审核PBL教案

■ 关超然　李孟智　撰

“问题导向学习”（problem-based learning；PBL）在西方医学教育已有超过四十年的历史，但在中医学教育仍然刚开始萌芽。不同于传统教育以读教科书及听看教师的讲义去驱动学习，PBL 是透过以情境来启发问题的议题，以及透过对问题描述的教案（PBL cases 或 health care problems ，有些学校称之为 triggers）去诱发学员主动、广泛地探讨问题之本质，整合各领域知识，并发展出解决问题之周全性方案。教案虽通常源自真实的医疗状况的病历，但决非像在一般医院晨会上，医师用来练习做报告的病历。PBL 教案也可以是模拟某些特定问题的情境（scenarios）。前者比较适用于临床实习医生的训练，透过临床叙理（clinical reasoning）并以“解决问题”为前提；而后者比较有教育的灵活性，很适合基础医学阶段的学生，做较深入对“问题探讨”的培训。整体而言，PBL 教案呈现的方式，较经济且具广度与深度的灵活性的还是以纸本的模拟情境为主流。不过，在特殊情况下，教案也可以由视讯、多媒体、标准化病人，甚至可用真正病人加以呈现，这类情况，用于评量学生在 PBL 学习效果的方面的应用比较多。重要的是，教案能够催化学生主动学习与独立思考之动机及策略。

因为教案就是 PBL 之学习蓝本及促进催化的力量，故教案之设计、撰写、审核、使用与评估十分重要，通常应在课程委员会中设立 PBL 工作小组负责 PBL 教案之研发与审核，而撰写该教案之专家老师们必须要经过适当的 PBL 培训（但小组老师不需要是涉及该领域之专家）。但撰写教案者通常会是教案里所述主轴议题的专业医生或老师，难免缺乏广面化及多元化，会有不必要的精专深探、过犹不及的现象。因此，编撰及审核者需要熟悉 PBL 之理念与操作，了解教案情境之间的逻辑性，并能融合整体课程与 PBL 教案的相关性。撰写教案绝对不是一件轻而易举的事，指派一些缺乏 PBL 训练的临床教学医师仿照已有现成的病历写 PBL 教案交差，而无课程规划且无审核机制，会是件草率之事。从鼓励教师参与 PBL 教案的撰写到教案的审核，对于有贡献的老师应有奖励机制，如将教案视同学术成果计分、给予奖金或作为晋升之部分依据。此外，教案不应公式化或样板化地千篇一律，而应随课程的进展循序渐进地提升其内涵目标及结构的复杂性；应定期每年检视学生对 PBL 教案的回馈意见，每 3 ～ 5 年进行教案的规划检讨与修正。

在规划的层面上，撰写优秀的教案应注意以下符合 PBL 精神的要点及原则。

整合化以达成全人医疗

一个设计良好的教案所描述的情境应能引发出学习议题（learning issues），促使内化（internalization）、整合（integration）及达到最终的学习目标（learning objectives），刺激学生进行探讨的问题应当能涵盖该课程要求学生达成之学习目的（objectives of the curriculum），并可与该课程其他部分的课程及教案相衔接。不应像传统的教科书仅以片段生命科学知识层面为主（life sciences），还要考量社区、群体与制度（population），并顾及行为、信仰与伦理（behavior）；简而言之，要注重全人化、全方位（holistic）能力的培育与激发。PBL 医学教育有个 4-C 的宏观目标，那就是医事的学习应建筑在 compassion（关怀利他）、context（真情实境）、competence（称职能力）及 constructivism（统整建构）的基础上。

人性化以整合基础临床

整合医护教案相关问题之人群医学、行为科学、基础医学及临床医学等知识与技能内涵，不是仅强调临床问题的解决（problem-solving）或仅以获取最后诊断或治疗为标的，更要注意基础问题的探讨（problem-exploration）。因为处理一个问题，若不懂得内化探索问题，又如何会应用解决问题呢？不过，针对当下使用该教案学生之背景程度，可以有不等程度之调整；如在医学系，给低年级学生用的教案可以强调个案之通识人文及基础医学知识（如结构、功能、判断、说理与品德素养）；而后，高年级医学生用的教案可以增强临床知识与技能之内涵与讨论，并加入社会科学加强人群医学和行为科学（如法律、伦理等问题之叙述与讨论）。有些医护院校除了 PBL 以外亦同时配合临床沟通及简单的临床专业技巧，如问诊、叩诊、望诊、听诊、抽血、测压等。

生活化以诱发学习兴趣

教案除了应有学习议题去完成该课程赋予该教案应达成之学习目标外，其教案情节宜有趣味性及有挑战性，可令同学很想深入研究该案、多方面思考与查证，故在用字遣词、情境安排与留下线索或伏笔部分可适加着墨。此外，教案中可设置一些相关的照片、图表或影像资料，如此更可吸引同学之注意与兴趣。最重要的不外乎将教案“生活化”。通常，学生会注意到或特意关心到的总是他们常常耳濡目染接触到的事务，因为这些事务与他们日常生活息息相关。因此，报章、杂志、电视、网站都有丰富的资讯作为有趣的 PBL 教案。用生活化的教案以同伴讨论形式学习，当然会比聆听老师单调枯燥由专业课本抽取的授课教材有趣而生动多了。

社区化以凝聚族群需要

教育与医疗都是以人为本，而人又是社会的基本元素；社会的模式也是随着时间、体制与经济的交叉齿轮之转动不断地产生变异。为更符合时代性、地区性及国际性之制度、现状与需求，教案之撰写，无论是对问题的主轴还是对该问题所延伸议题之探讨，都应能顾及重要性、常见性、时代性及其他可能的特性：例如在呼吸系统模组中以咳嗽带出问题之教案，应能延伸讨论伤风咳嗽机制（常见性）、肺结核（重要性）、SARS（时代性及地区性）及肺癌或药物引发的副作用（可能性），达到刺激学生脑力激荡的效果。高科技早已打破了国际间的樊篱，医学已成为世界性的专业，医学教育国际化的重要性更是不能忽视，要在通识的教案中反映出来以增强学生的国际观。此外，现今的社会已步入老龄化及少子化加速的时代，将对整个经济、家庭、教育及医疗结构都产生潜在且巨大的冲击及改变。这方面的 PBL 题材更应唾手可及。

合理化且需配合逻辑性

先前提到教案并非病历，病历仅是对病人、病史的直铺陈述，加上医师专业的主观意见；教案是刻意置入涵盖多重教育目的之情境展示，可以是完全虚构模拟的情境或故事，也可以是在根据真实病历以符合教育目的及保留病人隐私之前提下改编。虽然展现出来的情境要使学生能在情意上感受得到并能产生内化，然而问题之呈现无论是病史、检查数据、病程及诊治结果，还是群体及行为的议题上，都应能符合医学逻辑，才具有科学的合理性及专业性，强化思考和逻辑推理之基础。

教案应符合课程之规划

理想的教案设计与应用首先要符合课程之目标、概念与内容，然后可依据课程的顺序逐次实施，并能在教案间（case problems）或教案群模组（blocks/

units）之间做最好的整合（integration）。很多院校已采用器官系统为中心（system/organ-based）的课程（包括了大堂课及 PBL）。在这个基础上若能以“概念为本”（concept-based）依序展现多元教案，当有锦上添花之效。例如，循环系统与呼吸系统虽然是两个不同组织与功能的器官系统，然而两者的生理功能却都是以流体（液体及气体）力学的概念为依据。再者，无氧运动后骨骼肌的酸痛与心肌梗死的胸痛，虽然表面上似乎风马牛不相干，却都是建筑在细胞内线粒体氧化不完全引致乳酸累积的概念上。当然，这方面的学习成效也与教案呈现的次序与数目有关。医学院校大多采用混杂型（hybrid-PBL）课程为主流，若以 PBL 为课程学习的主要驱动力，可能会用到 70 ～ 100 个教案；它们之间的整合规划就非常重要，学生能学到自主学习能力的机会也比较高。如果 PBL 并非医学教育课程的主力，只是以十来个教案点缀穿插，让学生练习应用已在大堂课学到的知识，整合也并没有意义或必要了，学生学习态度也不可能有明显的改善。

教案的教师指南

PBL 小组讨论课程需要大量的小组老师。他们可以来自不同的医护或生命科学专业，对 PBL 的学习理念也有不同程度的培训与认知。因此，以适当的教师指南帮助老师管控团队动力是必要的。每个教案都有其独特之处，所以教师指南不可流于形式化，也不应以充实老师在教案专业知识层面上的不足为目的而给予过多专业的参考知识内容。教师指南的目的是给予小组老师适当的引导方向或特别指引。例如，某个叙述癌症的教案主要目的是为了让学生学习医院的体制及教育不健全而引发的医疗伦理问题，但学生很可能会马上专注在癌症的病理机制及治疗手段层面。在这教案的教师指南中应当给予明确的指引，以免学生浪费时间与精力却又没有达到预期的学习目标。当然在教师指南中也可告诉学生，癌症的病理机制及治疗手段层面会在另一个针对癌症的教案中学习到。在这种情况下，最佳的解决办法是避免误导，可在写教案时加强介入伦理背景的情境，尽量减少生命科学层面的叙述，使得教师指南更有效果。

在实务的层面上，教案的结构与设计也有以下几个重点。

教案之整体设计

教案整体设计格式当然应当反映各医学院校的特色与规格，若同一学校有不同院系的 PBL 教案，最好能维持同一设计格式以便统一管理。因为 PBL 是跨系所、全人化、整合式的学习理念，教案格式统一化有利于审核、储存、修订及资源的分享与整合（tutors，students and cases）。在台湾“中国医药大学”，采用 PBL 教案作为部分课程的系所包括医学系、中医学系、牙医系、药学系、呼吸治疗系及部分通识课程。在台湾，PBL 仅限制在系所的水平，尚无整个医学院进行 PBL 课程规划的先例。有些如公共卫生等学院，其教育课程相当适合发展 PBL，但是却没有接受到或注意到这种认知去发展其特色而成为一种创新课程。附件一展示台湾“中国医药大学”PBL 教案设计的统一格式。

情境的分幕分段

台湾的医学院校通常把教案情境分成几个序幕，有的短至 2 ～ 3 幕，多至 5 ～ 7 幕。台湾“中国医药大学”的 PBL 教案大多分为 3 ～ 4 幕。其实，PBL 个案也可精简成 1 或 2 幕（mini cases），通常用于 PBL 工作坊教案撰写的示范，也比较适用于一些重要、明确而聚焦的议题，不需太多的情境或机械式的鉴别诊断。事实上，McMaster 大学过去采用的大部分 PBL 教案没有明确地按照临床病历的八股式分段叙述去分割剧幕，但就如叙述一个人普通的故事一样分“段落”。每个段落（相当于每个“剧幕”）通常会涵盖不同的概念或目的。他们本着以学生自主的精神，让学生自己决定要以整体教案（宏观）还是个别段落顺序（微观）的方式去学习。有过 PBL 经验的学生喜用前者宏观的方式，初入门的学生较倾向用后者微观的方式。比较僵硬的分幕方式大概主要还是临床医师依照他们看诊处理病人的流程方式撰写教案。若有两三个典型的看诊式案例让学生了解在医院诊所看病人的医疗流程就可以了，不应把所有的案例都公式化套进同一个方程式。事实上，台湾医学教育者早期对 PBL 有一个非常错误的认知，以为 PBL 仅是为了加强医学生的临床学习，所以 PBL 都安排在即将进入临床学习的高年级，而且 PBL 教案的撰写几乎都是由临床专科医师执笔（而且缺乏培训，把教案当成病历的替代品），把 PBL 的分幕按照临床病历依序分段法撰写（由主诉、病史到治疗、预后等阶段）；基础医学老师没有受过写病历的训练，所以都避退三舍，采取隔岸观火的姿态。多年来，这种现象造成 PBL 教案撰写过程中过分强调临床技巧与医疗，而相对地削弱了基础医学与人文素养的培训。因此，基础医学的科学与人文领域只好靠缺乏成效的传统大堂授课去弥补，反而更强化了对 hybrid-PBL 模式的依赖而无力超越。这是台湾医学教育 PBL 在十年实施后尚待改进的一环，也是中国大陆医学教育 PBL 目前正在起步时的前车之鉴，应有所警觉以避免重蹈覆辙（见下段其他教案常见的缺点）。

情境的展示类别：

临床教案样本：附件二展示了一份给台湾“中山医科大学”四年级医学生开始学习临床医学所采用之典型的教案样本（李孟智教授提供）。学生们应即将完成两年的基础医学训练并已开始接触临床。该教案是依据临床看诊的程序，分成数幕来撰写。在台湾“中山医科大学”，典型分幕式以临床为主的教案包括了以下的结构：

1．封面页：说明该教案之名称、模组别及课程别、作者和出版年份。

2．第一幕：病史含主诉、现病历、过去病史、家族史及个案背景资料等。

3．第二幕：理学检查实验室数据及影像资料。

4．第三幕：病程及预后，含诊治经过、结果、预后及未来计划等。有的将第三幕之预后、出院计划及未来照护计划放在第四幕，甚至扩充至第五幕。至于学习资源则包含建议阅读文献、参考书目及可咨询人员，可放在学生教案最后一幕之后供学生运用，或只放在教师指引中即可。

由于 TMAC（台湾医学评鉴委员会）要求各医学院校在大学的头两年实施通识教育而不要设立太多的必修专业科目，因此，在通识领域里实施 PBL 也是一项新的挑战，由于一般非医学领域通识课程的主管及老师大多没有 PBL 的概念及培训经验，因而延迟或阻碍了学生接触崭新学习理念之机会。台湾“中国医药大学”欣然接受这项挑战，让刚入大学的学生早期就受到 PBL 的洗礼。通识的教案从两方面着手撰写：一是生命伦理与社会领域的统整教案；这个层面台湾“中国医药大学”护理系的辛幸珍副教授在另一章节有详细的报告。另一方面是自然人文领域的统整教案；教案的议题较广，例如对基因改造食物的争论、个人理财的认知、动物的生存权与人类的关系等。

通识教案样本：附件三是台湾“中国医科大学”所采用、一个典型的以居里夫人的历史科学人文背景所撰写、医学系曾采用的跨领域通识教案，适用于一二年级的医护领域学生。这个教案与第一个典型刻意注重在临床医学的案例全然不同，它没有强制分幕（但符合“学生为本、自主学习”的精神，让学生选择自行分段学习或整体学习），也没有给小组老师填充大量的知识指引，主要还是让学生多拥有学习主导权。使学生刚入大学就体验、尝试、习惯 PBL 自主学习的方法与态度。

迷你教案样本：附件四是一组几个较短的所谓 mini- 教案样本，我们常将之应用在 PBL tutor 训练工作坊。在 McMaster 大学或辅仁大学都有采纳这类精简教案，目的是让学生操练学习一些与主教案的概念相通、却又没有在主教案中详细涵盖的议题或临床案例，这类教案也有让学生“熟能生巧”的功效。附件四采用的是我以一个家庭各个成员编写出一个广面性、有真实感、具生活化的学习情境，作为在 PBL 教案撰写的工作坊的应用示范。它包括了生、老、病、死等各个人生阶段中，所涵盖的生理、病理、心理、社会、经济、两性、人伦、行为等层面。若加以润饰，很适合应用在通识及医药专业初期的整合课程。

工作坊示范教案：不同的 PBL 案例可以延伸并强调同一个重要的概念，而同一个 PBL 案例故事却又可以经过情境的修改润饰后，给予医学生在不同年级时（基础 vs 临床）于不同层面上发挥尽致。这也表示若教案情境配套叙述得不够清晰具体且模棱两可，学生可能会有似是而非、不知所从的感觉。若教师指引不明确，也有可能造成误导。这一类的教案形式可以用附件五的案例来说明。因此，附件五展示的教案也仅是为了用于教案工作坊的示范，并不是个完整明确的正式教案。以上教案的内容，有些是典型的西医形式，有些只不过是一般生活的情境；有些可置于通识也可放入专业，有些可以用于基础也可用于临床。那么，是否有些教案可以用于西医教育也可以用于中医教育呢？

中医中药教案：中医中药的教案又如何来展现呢？附件六是个比较有代表性的教案。其中有中医的议题，也有中药的议题；有中医临床的考量，也有中西医结合的考量，更有循证医学的议题。我就在此打住，卖个关子，让读者尝试用“自主学习”的 PBL 精神去推敲一下这教案的目的，及其可涵盖让学生学习的目标。而且，重要的是以人参做医疗及研究的文献很多，得到国际性的注目，这个教案应可以充分地融合“循证医学”来进行较高水平的 PBL 学习讨论。此外，略加点缀润饰后，这个教案应可以用于通识课程，亦可以用在药学系。

以上五个 PBL 教案在内容、形式与目的上各有千秋，亦展现出其教育性、多元性与灵活度，可以完全按照国情、地区及校况的教育特色、课程内容及学生程度等综合需要去特别设计定制。这也是以教科书为平台、以大堂授课为主轴的僵化机械性传统课程，以及陈叙性、纪录性、公式化的真实病历所望尘莫及的。

一个良好的 PBL 教案设计要考量到将其应用在 PBL 的 3-S 学习条件（self-directed learning，student-centered learning and small-group learning）、4-C 精神（compassion，context，constructivism and competence）及 5-R 特质（revealing，refreshing，relevant，reassuring and realistic）中。要使得 PBL 教案人性化、整合化、循证化又带有合理性、真实性与趣味性，即使对于一位有 PBL 经验的老师，或对于一位常写病历的医师，最初几次撰写 PBL 教案仍然不会是一件易如反掌、唾手可得的差事，因为撰写 PBL 教案是一件要经过培训、不断磨练才能熟能生巧之事。教案在撰写的过程中大概都会遇到下述十项中的几个情形：

1．教案展现过于单元化；甚至只涉及生物医学里单一特殊的问题或仅探讨生物医学层面，缺乏对人文关怀或对生命伦理及社会意识等层面之探讨。

2．教案叙述太单调；各幕情境平铺直叙，不能引人入胜或欠缺挑战性，无法引发举一反三的连锁效应或只注重解决问题（problem-solving）、寻找答案（answer-seeking），而忽略对问题提出探讨、分析及判断，令学生对疾病经过有更完整的了解与掌握。教案撰写的单调或单元化会使教案的撰写流于形式表面，像套入公式般地呈现，缺乏创意也没有浅进深入的层次感。即使最初学生会有新鲜感，然后就逐渐感到教案的干竭枯燥而失去了求知的兴趣，开始以应付的姿态，照样画葫芦抄捷径而破坏了持续自主学习心态习惯的养成。

3．教案的重点及目的原则上应当明确简洁，但是有技巧地利用暗喻（insinuation）、提示（hints）或启发（inspiration）来适当地润饰，可以帮助引发学生广泛的逻辑思考、联想推理及情境的趣味化。

4．教案之情境流程（如病史）交代不清，也很常见；事实上实施临床PBL之讨论、完整的病史和病程经过，是学生学习逻辑分析和临床决断最重要之依据。不过，故意不将病史交代清楚的教案也可以被有效地运用来测试及训练实习医生专业性的观察力、思考力与判断力，但这种“异常”的情境叙述要在教师指南中明确地指出，并解释其教导的目的或宗旨。否则在审核时会被认为不完善或不合理。

5．理学检查结果与实验室检验数据不完备或欠缺真实性，也会失去让学生完整探讨这些诊断学基本知识与技能的机会与可信度。

6．有些教案应涵盖医疗体系运作之现实性（合理或不合理均可），才能让学生有机会了解现代实际医疗照护体系，如全民健康保险制度下之医疗管理与运作现状。

7．常见到一些教案不是分幕过多，就是每幕情境写得太冗长、太繁琐；没有考虑到学生学习时间的分配规划，也让学生疲于寻找重点线索而缺乏自我思考和脑力激荡。除非有特别的暗喻或明显情绪表达之需要，教案不宜有过多的“对话”情境。

8．教案的撰写过于依赖少数的专家老师（content experts），内容过分专业，导致广而不周、深而不实；尤其缺少多元性的人文教育布局背景，因而束缚了学生多方位的着墨及抑制了批判性的思维。

9．教案的教师指南过于冗长，而且只注重填补小组老师在教案中专业知识面之不足，却忽略了学生学习思维与态度的层面。此外，也会使经验较浅的小组老师偏离了PBL精神而产生误导，再次掉入传统教学的陷阱。

10．最常见也是最严重的缺失在于教案的设计与撰写之行政管理上，没有妥善的培训规划及撰写时程的管控。常听到的两种借口是“找不到适当的老师撰写或审查教案”及“写教案的老师总是在要用教案之前才交稿，来不及审核及修正”。前者的改善需要用“培训”赋予老师“能力”与“安全感”，以及用“奖励”赋予老师“信心”与“认可感”；而后者的改善则需要具有PBL经验或专业威望的“领导”令老师“信赖”及有课程规划手腕的“主管”令老师“信服”。

因此，读者可以看出以上的种种缺点其实是相连贯的现象，绝对是要靠教学行政的威望、效率、经验与手腕才可解决困难。激发老师的“参与感”、培养老师的“自主性”、加强老师的“执行力”、提醒老师的“责任感”及鼓励老师的“创新意”都要通过有效的“培训”及“奖励”。目前台湾各医学院校近五六年来纷纷成立了“教师培育暨发展中心”（类似国外的Center for Faculty Development，简称CFD），以系统化的专业培训加强老师对各种教育理念、学习技巧、教材创新、评量方法、教学研究等的认知及能力。台中的“中国医药大学”在台湾的十二所医学院校中，率先成立CFD，也连续五年取得台湾教育主管部门所授予“教学卓业计划奖励”，并于2010年为全台湾之冠，更是PBL培训规划最完善，采用PBL的系所至众，校内、外老师参与 PBL 工作坊最多者。

将以上所述归纳起来，教案撰写的流程与审核可以根据以下十项原则去进行：

1．确认课程目标（objectives of the curriculum）及本教案欲达到该课程之哪些目标。这方面原则上应与传统校级课程委员会协调以达到共识。实质上，在一些实施 hybrid-PBL 的院校，将这两种背道而驰的教育理念交由同质性的校级课程委员会处理可能会产生有欠和谐的混淆。也许交由特定的 PBL 工作小组（PBL task force or working group）去处理较为妥当。

2．早期实施时，最好同一教案有多位撰写教案者，包括同一学科专业的基础与临床老师。例如，一个有关高血压病人的教案可以由心血管生理、药理、病理及心血管内外科的老师合作撰写；可以有一位或两位老师主写，其他的老师审核及修饰。非常重要的是，所有参与撰写及审核的老师一定要有参与 PBL 培训（尤其是写 PBL 教案之培训工作坊）的经验认证。

3．邀请该领域且对 PBL 有所了解之专家们拟订教案之学习议题和目标（learning issues and objectives），亦即本教案要传达之主要意涵或概念。并决定基础科学、临床议题、社会人文科学等领域认知之分配与均衡（及 P、B 和 L 三层面的分野）。

4．根据上项的规划分配学习议题及情境相应的相关资料；并不一定要在每一个教案中都“均等”分配至不同幕别。其实，均等分配并不符实际，有做作感，也很不真实及自然。

5．将各幕加以情境化及生活化，可以用临床真实个案或媒体新闻专题为蓝本，或者完全虚构加以情境化地重组以达预定学习（而非医疗）的目标。相同或类似概念的情境段落（不宜太多）应集中在同一幕，而不同幕段最好涵盖不同但有连续延伸的概念。

6．教案草稿送该课程委员会或 PBL 工作小组进行内、外部审查。不同的学校会有不同的程序流程，但是流程中若有签核者对 PBL 理念不懂或不同意者，也可能影响 PBL 教案的撰写及其品质。审核者对 PBL 教案的本质及其对评量理论及实务的认知对教案的品质也有甚大的影响。例如，我看过写得很不佳的教案（撰写者从未参加过 PBL 教案写作营），虽然有三位审核老师，他们的审核评语都很肤浅，既不中肯也没有建设性；甚至也有审核的老师数年来从未参加过任何的 PBL 工作坊接受培训。当然，这也反映出该校教学行政的管理缺乏专业的人才或严谨的态度。

7．审核的老师没有达到审核应有的成效，除了以上的因素外，也可能是老师并没有被赋予明确的审核考量要点去遵行，而不知应如何着手审查 PBL 的教案。兹将我为台湾“中国医药大学”设计的评审考量要点（check list）附上（图 5-1），以供读者参考运用。其实这份要点表单也可以给负责撰写 PBL 教案的老师作为教案结构设计的样板平台。

8．教案修改后若有时间，可以由小组老师与学生先行试用，以汲取实务上的回馈。

9．核定 PBL 教案实施的次序及安排针对 PBL tutors 在进行小组讨论之前的“教案说明会”，以澄清 tutors 的疑虑，重申撰写者的教育目的及强调特别的注意事项。

10．教案使用过后，根据师生对教案之评价（evaluation）与回馈（feedback），进行适可的修改或废止。

<table>
<tr><td colspan="2">题目：</td></tr>
<tr><td colspan="2">一、综合意见（请在□ 内打✓）
□ 接受，无须修正　　□ 退稿
□ 依审查意见修正后接受　　□ 依审查意见修正后再呈交重新审核
二、考量项目［请在□ 内打✓（同意）或 ×（不同意），打 × 项目请在以下意见栏填写上解释 / 建议］</td></tr>
<tr><td>整体之格式
案例之题目合理吗□？ 有吸引力吗□？ 与情境的内容符合吗□？
注明案例使用的学生年级□ 与课程□？
把写案例之目的误解为学习目标□ 或案例简介吗□？
将关键词误解为学习重点□？
比较像病历记录□ 还是像教育案例□？</td><td>内涵与分量
符合课程的需要□ 及学习进度吗□？
情境合理□，有趣□ 及有真实感吗□？
有干扰学生思维的悬虚混淆导致离题的情节吗□？
有与学习重点无关□ 或情绪化的语句吗□？
列出期望的学习目标□ 及帮助互动的提问□吗？
有过度要求知识层面深广□ 或强调临床专业医疗技术与管理而忽略基础医学吗□？</td></tr>
<tr><td>PBL 的精神
有涉及 P□、B□、L□ 三个层面吗？
要求概念掌握□ 还是内容完整□？
有给予学生足够学习空间吗□？
学生可在指定时间内完成吗□？
是让学生探索□ 还是解决问题□？
有提供给学生一些参考资料目录吗□？</td><td>TUTOR 指引
符合 PBL tutor 的角色吗□？
有建议 tutor 协导学生的方向或方法吗□？
提供了大量专业知识内容□ 很有可能误导 tutor 去授课或给予学生标准答案吗□？
有给予 tutor 参考资料的来源目录吗□？
全部 tutor 指引少于 3 页□ 或多于 5 页□？</td></tr>
<tr><td colspan="2">关键意见叙述及解释：亦请将具建设性的回馈及更改之处直接写入教案稿内与意见表一并缴回</td></tr>
</table>

图 5-1　PBL 教案审查意见表

附件一　台湾“中国医药大学”的 PBL 教案格式设计

PBL 案例标准格式及内容说明：

问题导向学习案例

Problem-Based Learning（PBL）

小组导师指引

X X X 系统模组

(使用学生　　年级)

案例标题

撰写者：

审查者：

台湾“中国医药大学”医学系

School of Medicine, China Medical University

前言

学生用本案应具备的背景知识（Prerequisite knowledge of students）

请填入学生须先具备的知识基础以便于学习本教案并有效达到学习本教案的目标，越具体越佳，常见的错误是“背景知识”与“标靶知识”混淆在一起。

案例目的（Instructional goals of the case）

请简述本教案设计时，期待学生学到的宏观具体目标与课程间的关系。

案例简介 / 摘要（Abstract/summary）

请简述教案内容，可以一目了然情境故事。

课堂安排（Classroom management）

包含每一剧幕预估的讨论时间、剧幕及图片何时发给学生等；建议情境分为 3 至 4 幕（共约适合三小时四十分钟的讨论内容）。要注意：在学生分享学习成果讨论之前，务必要给予学生足够时间设立可达共识的目标，寻找资料及研读的时间。

本案例包括（请填入场剧幕），剧幕及课堂次数与时间分配如下：

要注意：一堂课虽然可以讨论多幕，但每一幕学生都要设定学习目标及寻找资料。所以案例之课堂安排要在时间分配上特别仔细考量。

第一次：准备课程（学生脑力激荡学习目标，并设优先序列）：请填入分钟

预估的讨论时间，请扣除上次教案总结（wrap up）的时间，15 ～ 20 分钟

第一幕（请填入分钟）：摘要。

第二幕（请填入分钟）：摘要。

第二次：讨论课程（学生讨论分享学习成果，并延伸新议题）：请填入分钟

第（请填入）幕（请填入分钟）：摘要。

第（请填入）幕（请填入分钟）：摘要。

动力流程回馈评量（15 ～ 20 分钟）：组员（包括 tutor）于本案例讨论流程中的个人、同伴及团队整体动力角色，及行为态度的检讨与回馈。

第三次：总结课程（学生围绕案例情境为主轴，去讨论、回顾及总结所有学习议题才结案）：请填入分钟。

注意事项（specific issues of emphasis）

要 tutor 尤其应注意的特殊事项或情况：请填入。

第一剧幕（? 分钟）每一剧幕除方框中之内容外，尚应包含关键字（key words）、学习重点（learning issues）、提示问题（guiding questions）及教师参考资料。需给学生之教案场景、剧幕及图片等相关资料，均置于下列方框中。每一剧幕均请从新的一页开始。建议：3 至 4 幕场景（适合 3.5 小时的讨论内容）。

（请填入教案剧幕）系将案例情形编排为一幕幕的模拟情境，使医学生有身历其境之感，使得基础医学学习时了解其临床相关性及学习在讨论互动时的软能力（沟通、素养、尊重、伦理、团队精神等）。有些专业情境展示可能会用影像呈现，亦可置入此方框中：如 X 光科、病理科、耳鼻喉科、皮肤科、牙科、眼科等。请特别注意以下四个项目：

1. 千万不要以欠缺人性的病历记录形式撰写病历个案，那是忠实的医疗记录，并未经过教育目的的考量，绝对不应当作 PBL 案例来用！
2. 若用影像为辅，必须先要让学生了解讨论影像检测的原理及局限之处。例如 X-ray、EKC、MRI、CT、ultrasound 等影像检测的物理现象原理与其可以应用的范围。
3. 期望学生要学的议题一定要在情境中有效地反映出来（明确或暗喻皆可，但不应让学生猜谜或无中生有）。
4. 若学生的能力可及而且案例情境适当，不妨加入一些循证医学（EBM）的机会，让学生有培养查阅文献及批判能力的训练。

关键字：主要是在剧幕中突显的词汇，也为了检索之方便。

学习重点：说明在此剧幕中学生必须讨论之重点，并以重要的概念为依据及整体大方向为原则。请填入

1.
2.
3.

提示问题：给几个关键性的简要样品问题，尽量是以开放式（open-ended）的方式提问，提供 tutors 引导方向并促使学生思考讨论。这些问题必须在情境中明确叙述或清楚暗喻。请填入

1.
2.
3.

参考资料：让 tutor 能迅速掌握此剧幕中应向学生澄清之相关概念，并引导学生的思维方向。千万不要附上一堆专业知识的讲义。每剧幕之参考资料不应超过半页（文献目录可列出 5 ～ 10 项），整体案例的参考资料应少于三页为原则。

若再有其他接续的剧幕：都请遵照第一剧幕的形式撰写，整体最好维持在 3 剧幕而不超过 4 剧幕为原则，否则学生学习的时间难以分配及管控。

附件二 临床家医科教案范例

问题导向学习教案——胸痛（教师版）

课程：家庭暨社区健康模组——家庭医学
年级：医学系四年级
教案撰写者：李孟智教授
医学系家庭暨社区医学科

第一幕

病　史

45 岁男性商人，吸烟 22 年（目前每日 1 ~ 2 包烟），另有 5 年高血压病史，但无规律服药控制。案主于某晚十点半热水浴后，突感剧烈胸痛，为撕裂性、持续性疼痛，并放射至后上背部。虽经休息，此病痛并未减轻，另有心悸及冒冷汗现象。案主于发病后两小时，被家人送至台湾中山医学大学附设医院急诊室就医。

学习议题

一、胸痛的病因为何？

1．心血管系统：Angina，acute myocardial infarction MI，acute pericarditis，Aortic dissection。
2．肺：Pneumonia，pulmonary embolism，pneumothorax。
3．消化系统：Esophageal spasm，reflux esophagitis，peptic ulcer diseases，pancreatitis。
4．其他：Costochondritis，herpes zoster，neuralgia。

二、哪些紧急状须先排除？

1．Aortic dissection，acute myocardial infarction，threatening arrhythmia 等。
2．中、重度血气胸。

三、应做哪些进一步处置？

1．先进行五个基本理学检查：生命现象（vital sign，如 TPR & BP）、意识状态（consciousness）、一般状况（general conditions，如 general appearance）、周围灌流状况（perfusion）及氧合状况（oxygenation）。
2．进一步病史询问，含系统回顾（review of systems）。
3．若怀疑为急性冠状动脉综合征，必要时先给予舌下硝酸甘油含片及口嚼阿司匹林（aspirin）。
4．安排心电图、胸部 X 线、实验室检查（含心肌酶类）等。

第二幕

患者在急诊室于较稳定的情况下，被安排进行心电图、胸部 X 线及验血检查，各项检查结果如下（心电图、胸部 X 线在此略，可于校内网站下载）:

- Normal cardiac enzymes（CK，CK-MB，LDH，AST）
- Negative Troponin I test
- CBC

	W.B.C	R.B.C	Hb.	Ht.	MCV	MCH	MCHC
91/11/20	17260	513	15.8	45.2	88.1	30.8	35.0
91/11/20	Platelet	Seg	Lympho	Mono	Eos	Bas	Pro-Time
127000	76.6	18.8	3.1	1.3	0.2	12.7	
91/11/20	A.P.T.T.						
	29.2						

- Biochemistry

	BUN	Na	K	Glucose（AC）	CRE	CK	AST（GOT）
91/11/20	17	142	3.5	120	1.2	36	79

学习议题

1. 如何判读心电图：RRIAHI 判读法（Rate，rhythm，intervals，axis，hypertrophy，infarct）。
2. 本案心电图于Ⅱ、Ⅲ及 aVF 道程出现 ST 节段上升征候，其代表意义为何：考虑心室下壁急性心肌梗死。
3. 各种心肌酶类及蛋白之阳性值代表的意义为何？例如，为什么 CK-MB、Troponin T 的释放表示心细胞已濒坏死？
4. 胸部 X 线出现纵隔腔区变宽之意义为何？是主动脉剥离？或纵隔腔肿瘤等？

第三幕

临床经过

患者经胸部计算机断层显像检查及心导管检查确认为 Stanford A 型主动脉剥离并有心室下壁心肌梗死，经紧急安排主动脉瘤切除手术及冠状动脉置入支架术，患者于病情稳定后，自加护病房转入一般病房。

学习议题

1．主动脉剥离症与心肌梗死如何鉴别诊断：如下表。

DD	MI	Aortic dissection
Risk	Many	Hypertension
Age	Elderly	Any
Pain-character	Squeezing，heavy	Sharp，tearing
Pain-onset	Not very acute	Sudden
Pain-radiation	Left shoulder	To the back
PE	Normal peripheral perfusion，no bruits	Poor perfusion，bruits
Murmur of AR	—	Present
Hemodynamic	Relatively stable	Change rapidly
(CXR) widened mediastinum	—	+

2．主动脉剥离有哪几型：如 Stanford classification。

3．急性冠状动脉综合征如何处理：如冠状动脉绕道旁路移植术、支架术（stent）、气囊扩张术等。

4．患者出院准备工作包括哪些：如健康教育、戒烟、高血压及缺血性心脏病之自我照护与规律服药，定期回诊追踪，转介家庭医师与社区健康中心居家追踪访视。

参考学习资源

教科书

1．Friedman HH：Problem-oriented Medical Diagnosis，7th edition，Philadelphia：Lippincott Williams & Wilkins，2001.

2．Braunwald E，et al：Harrison's Principles of Internal Medicine，15th edition，The McGraw Hill Companies，Inc.，2001.

3．谢博生等：一般医学—病人与病征．台北：台湾大学医学院，2001.

论文

1．Bass C，Mayou R：Chest pain. BMJ 2002；325：588-91.

2．Bogart DB，Farrar MW，Carter G，Montgomery MA，Bogart MA：Chest pain evaluation：a common clinical problem. Missouri Med 2002；99：91-100.

3．Botoman VA：Nocardiac chest pain. J Clin Gastroenterol 2002；34：6-14.

4．Conti A，Berni G：Management strategy of chest pain patients with or without evidence of acute coronary syndrome in the emergency department. Eur J Emerg Med. 2002；9：251-7.

5．Pope JH，Selker HP：Diagnosis of acute cardiac ischemia. Emerg Med Clin North Amer 2003；21：27-59.

6．Brady WJ Jr，Aufderheide TP，Chan T，Perron AD：Electrocardiographic diagnosis of acute myocardial infarction. Emerg Med Clin North Amer 2001；19：295-320.

7．Laurino JP：Troponin I：an update on clinical utility and method standardization. Ann Clin Lab Sci 2000；30：412-21.

8．Nienaber CA，Eagle KA：Aortic dissection：new frontiers in diagnosis and management：Part I：from etiology to diagnostic strategies. Circulation 2003；108：628-35.

9．McCroskery JH，Malloy TE，Lantinga LJ，Sprafkin，Warner RA，Hill NE：Mitral valve prolapse and neuroticism in chest pain patients with normal and diseased coronary arteries. Int J of Psych Med 1991；21：233-44.

附件三　台湾"中国医药大学"通识教案

医学系一年级通识教案

一位金发碧眼的女科学家（老师指南）

必备基本知识

一般中学毕业的化学及物理知识，以及日常生活经验。

可学习目标（以下仅为老师参考样品问题；学生也许会提出更多问题）

1．你知悉彼尔、玛莉及爱因斯坦吗？
2．什么是诺贝尔奖？得过两次诺贝尔奖以上的人有哪几人？他们对人类做了什么贡献？
3．台湾的李远哲也曾经得到诺贝尔化学奖，可否把他与这个教案的主角玛莉做个比较？
4．科学家应具有什么人品典范？
5．放射性元素是什么样的元素？镭的发现对人类社会政治、经济、医疗有什么意义？
6．女性在科学界的地位，过去与现在有什么样的变迁？
7．如何去剖析及整合这个教案在群体、行为及日常科学（Population，Behavior & Living Science；PBL）三个层面的学习目标？

教案宏观简介

本教案是叙述居里夫人的故事，并没有分剧幕，但主要是反映居里夫人的科学精神、她的崇高人格、她对人类的贡献、她个人及家庭的遭遇。本教案融合了历史、制度、社会、政治、科学、化学、物理、人格、医疗、性别平等、女性在科学地位的转变等基本概念，并给予足够的空间让学生去发挥，参考资料应当很多。因为学习层面广、层次多，可以由浅入深探讨学生自主求知之能力，也要借这个教案培育一、二年级通识学生对 PBL 学习的过程、流程及目的有所感受、认知、内化而正面去接受新的学习心态习惯。

学习流程安排

本教案虽不分剧幕，但如果学生认为这样对他们的学习有所帮助的话，他们可以自行切割为两至三个剧幕（流程）。时间分配尽可能由学生自行分配与管控。Tutor 要监督但不要强制，要协导指引而不主导率领，要启发而不传授。

老师注意事项

尤其要注意的是，大一学生一般对 PBL 很生疏也不习惯，最初不知道如何切入，也可能抓不住该学习的重点而流于表面化。要注意他们的目标设定会不会太肤浅，或者不实际，学生有没有去寻找较深层的资料，他们有没有涵盖 P（population）、B（behavior）、L（life sciences/experiences）三个层面，这个教案有很多的层面空间（科学、精神、人格、群体、社会、两性平等的多元化议题），有没有循证精神，是不是所有的学生都有参与，他们在做个人轮流单向简报，还是做团队互动讨论，有没有特殊情况发生，注意学生专业行为或人际风范。

参考资料

不在此列出。学生应有能力自行从网上（国际网站资讯较广泛及深入）及图书馆的医学史专著寻查探讨这项人皆知晓的议题。

《一位金发碧眼的女科学家》 ◎关超然 撰

公元 1082 年，中国诗人哲学家在赤壁望月长叹："盖将自其变者而观之，则天地曾不能以一瞬；自其不变者而观之，则物与我皆无尽也"。公元 1867 年波兰华沙城里一名小女婴玛莉（Marie）诞生了，她的一生就是"不能以一瞬"的姿态存在世人心中，她对人类的贡献也达到了"物与我皆无尽也"。她的女儿为母亲撰写传记时说"她是一个本质上严谨的人，始终不能掌握与荣誉相称的那些做作，她不善于成为出名的人物"。可是玛莉的确是一位不平凡的名人，她靠自己担任家教积攒下的钱非但帮助了姐姐求学，而且让自己从波兰华沙到法国巴黎大学求学，在短短的三年（1891—1894）中获得了物理和数学两个学士学位。千百年来，姿色与妩媚就是女人门第的标志与自身的资本；玛莉就是这类型的女人，尤其是在那个女人无才便是德的时代。但是她从来没有利用这一点资本，反而她故意把一头金发剪得很短。即使如此，她在大学里以 25 岁青春妙龄面对如潮之众多男性追求者而不心动。公元 1894 年，她进入了研究所，结识了放射性物理教授——彼尔，而深深爱上了他。对社会的关怀、为科学献身的理念，把他们永远联系在一起。这对夫妻档苦心经营他们的放射性实验室，而在公元 1903 年时，因为发现了两个新的元素"钋"和"镭"使得玛莉与彼尔共同获得了诺贝尔物理学奖。这两个元素的放射性比 1789 年贝克勒尔所发现的元素"铀"更强。她发现的镭也与她本人一样是如此"不能以一瞬"而存在的元素，它会自身释放能量、发光、发热；能穿透黑纸使软片感光，也能灼伤皮肤，它刹那间是自己又不是自己。当他们夫妇发现了这项伟大自然现象，也发现了对人生意义的道路，她变成了科学史上一座永远的里程碑——"自其不变者而观之"，她得到了永恒。

发现了镭使玛莉成名，但她并没有自满于她的无数荣誉及盛名；这一切似乎与这位伟大的女性无关，她依旧在极端困难的工作条件下热忱且顽强地工作着。镭带给玛莉名誉也带给她灾难，1906 年 4 月的一个下雨天，受放射线感染而日渐衰弱的彼尔，骑着单车在巴黎的一座桥上恍惚地撞上一辆马车，车轮碾碎了他的头颅。玛莉失去了她的至爱及得力的研究伙伴，她化悲愤为力量，独力扶育两个女儿，也接替了比尔在巴黎大学教授的工作，继续改革提炼镭的方法。虽然她成为了有史以来第一位得到了至高诺贝尔科学荣誉的女性，但因为她是女性，也因为她是波兰人出身，玛莉仍不断受到法国科学界顽固保守势力的冷眼和压制，阻止她被选为法国科学院的院士，因为反对者认为女人不能成为科学院院士。她并没有在意也没有恼怒，她仍然默默耕耘研究，同年（1911 年）冬，她再次获得了当年的诺贝尔化学奖，也终于被选入了法国科学院院士。爱因斯坦说："在所有著名人物中，玛莉是唯一不为荣誉所动的人。"

玛莉不但维护个人的自尊，也维护国家的自尊。虽然她所发现的镭 0.1 克就已值 10 万美金（当时属天价），她拒绝申请专利的建议，她把她一生所得到的 3.0 克，捐出了第 1 克给科学。当时正值 1914 年第一次世界大战爆发，玛莉并没有忘记他的祖国——波兰，她回到祖国在前线为伤兵服务，她在自己车上配置了一台 X 线仪器，成为第一架在战场上做医疗活动的活动 X 线仪。

在 1934 年 5 月一个晴朗的下午，玛莉在实验室工作到三点半，感到非常疲劳，她低声对她的同事说"我在发烧，要先回家去了"，这是她临终前一个半月最后一次离开她的实验室。镭造就了她的一生，也夺去了她的生命，在她的墓碑上只有她的名字"玛莉・斯克洛杜斯卡・居里　1867 年～ 1934 年"——这是她遗嘱上的心愿。

附件四 适用于 PBL 工作坊之 mini-教案组

教案一

王先生，52 岁，体重 90kg，身高 161cm，经营进出口贸易多年，事业颇有成就，经常远游国外洽谈生意，近年来亚洲金融不景气，王先生更加频于奔波招揽生意。上个星期，王先生陪一位日商打高尔夫球并宴请晚饭，晚上返家后，感觉胸闷恶心、左肩略疼。王先生想是过劳及不消化，故赶紧上床睡觉休息。翌日清晨四时，胸口闷疼加剧、呼吸急促，频冒冷汗，王太太叫了救护车送他去医院急诊室检查，发现王先生血压为 185/115mmHg，心跳每分钟 82 次，医生马上给了王先生一颗 Nitroglycerine 含在舌下，很快地胸闷肩疼的症状有所改善，医生安排王先生入院做心电图检验及血液化验。

教案二

王太太，47 岁，热心社会活动，是高雄市区里一个街坊的妇女会主席，常举办并参加社区活动。今天中午王太太参加了一个露天烹饪展示午餐会，下午三时许王太太感觉恶心、腹部绞痛，去市立医院就医，在医院遇见比她年轻的陈太太与七岁的小儿子在待诊。他们也参加了同一个餐会，陈太太责怪儿子吃了太多西瓜、奶油蛋糕及冰淇淋。餐会后不久在回家的路上陈小弟脸色变得苍白并呕吐；来到医院后，又有腹泻，目前陈小弟告诉医生说他头昏晕眩，脚软站不起来。陈太太说她自己好像也开始感觉不适。

教案三

王小妹，今年刚满 16 岁，个性外向成熟，看起来像十八九岁；王太太常抱怨王小妹喜欢穿奇装异服，喜欢听嘈杂的热门音乐。王太太说王小妹小的时候很乖巧听话，常常帮忙家务事，自从王小妹 12 岁第一次月事来后，就变得特别外向，这两年来王小妹经常与同学打电话谈论男孩子，电话一打就是两个钟头，王太太说王小妹功课已退步，常有男孩子打电话来，有时候晚上外出到半夜才返家。近来王小妹常觉恶心不适、身体略胖，王太太怀疑王小妹可能有身孕，但王太太向女儿质问时，母女两人发生口角，翌日，王小妹离家出走。

教案四

王大弟，24 岁，目前正于美国某大学留学，人很斯文勤奋，他是第一次来美国。在这所大学里台湾来的留学生不多，王大弟很受当地同学的欢迎，上个周末当地学生为欢迎外国留学生举办迎新舞会。王大弟不会喝酒，在同学的鼓励游说下，竟也喝了两大瓶啤酒及一杯白兰地，看来有点脸红耳赤，话也多了起来。向来安静害羞的王大弟，居然鼓起勇气请同班的女同学跳舞，大家都觉得很新鲜尽兴。舞会快结束时，王大弟为了争着与另一位外国同学邀女伴跳最后一曲，引起激烈的口头争执，最后大打出手，后来发生什么事，王大弟已记不起来。

教案五

王老妈，79 岁，老伴于五年前心脏病突发后不治逝世，目前独居养老院，饮食清淡以素食为主，三年前因下阶梯不慎摔跤造成骨盆破裂，手术后活动不便，不能自行走路而需要轮椅，最近常常与老人院朋友抱怨自己年事过高，成为社会与儿子的家庭负担。王老妈的儿子经营进出口贸易工作，常常要出国；媳妇又是妇女会主席，常常开会与活动，无暇照顾王老妈；王老妈又无法与孙女沟通；尤其王老妈的视力已衰退，发生意外后更需要人全天候来照料；所以王先生才决定送妈妈去养老院。王老妈见不着她亲手带大、最喜爱但已出国留学的孙子，又看到养老院的老人一个接一个离开尘世，数次表示想绝食自杀，与在天的老伴相聚。

附件五 Mr. C.P. Lee

（C.P. 代表 Cardiac Pain，Lee 代表李孟智教授为工作坊撰写之样本教案）

Mr. CP Lee，a 45 years old business man，had been a heavy smoker（1 ～ 2 packs/day）with a history of hypertension of unknown cause for more than 5 years and without a regular medical checkup. He had a chest pain suddenly after taking a bath at 10：30 pm，Nov. 20，2002. He suffered from a central tearing，persistent and sharp pain，radiating to the back，and the pain was not relieved by resting. Mr. Lee also showed signs of profuse cold sweat and dysnea. He was admitted to ER at midnight（00：30 am）

很多采用 PBL 的医学院校都有类似以上的教案。这教案若是由临床医师写的话，他心中要让学生提出的学习目标很可能都会偏重临床的考量及对病人与病情的管理，例如诊断、治疗及预后，让学生应用所学去“解决问题”，可能会列出以下的学习目标：

- Major causes of chest pain：
- Different etiological origins of chest origin：consider，heart，lung，GI（heart burn?）
- You do not want to miss the following：
- Aortic dissection，threatening arrhythmia，and severe pneumothorax
- Key data and management
- Check blood pressure，pulses，respiration，O2-saturations
- Learn to take a focused personal and medical history and review the nature of pain
- Drug management：
- Give NTG s.l.，if SBP>90 or let patient chew aspirin.
- Review ECG if cardiac etiology is suspected.
- Reading of EKG
- What is RRIAHI approach，what does“ST segmental elevation”indicate（AMI or pericarditis?）

若从一个基础医学老师的立场来看，这个模拟临床情境的教案却可以让学生学习到不少的基础医学知识。他可能期望或引导学生提出以下的学习目标，让学生聚焦在学习如何去“探索问题”，就可能会列出与以上不同的学习目标：

- What is hypertension? What are its risk factors?
- How is BP controlled? What is normal BP? How to measure BP properly? What are the risk factors for hypertension?
- How is pain transmitted? Referral pain? Degrees of pain?
- What can cause chest pain?
- What are the physiological，anatomical and biochemical bases of pain? Can a chest pain usually

relieved by resting? Can a drug (or drugs) be given to relief chest pain as an emergency measure? Is chest pain always an emergency (ER) issue?

- Are chest pain and hypertension causally related?
- what is an emergency?

What constitutes an Emergency case? Is two-hour handling of a patient with chest pain a reasonable medical procedure? What would a medical doctor do in the ER upon receiving this patient?

- What is the behavioral basis for smoking and avoiding medical checkup?
- What has been the incidence rate for chest pain emergency in this city (or country) over the past 5-10 years?

很明显，Mr. C.P. Lee 这个教案的情境不够明确（因为不是一个真正的教案，而是在工作坊示范用的样本教案），所以让学生的学习可以从过多不同的角度切入而做太广阔的思考。因此，比较明确的学习途径则要经过一些情境特意地润饰加减，以便掌控催使学生思维的方向。再者，从这个例子可以看到教师指南（tutor guide）的重要性及必要性。一个 PBL 教案的学习方向与内容应该是具有多元性的，教师指南是引导 tutor 如何协调学生的学习方向，而不是补充灌输 tutor 专业的知识以便回答学生的问题或向学生教学。一般完整的教案只需五六页纸，而 tutor guide 不应超过两三页纸。我却看过二十至三十页纸的 PBL 教案（我也看过四十三页的 PBL 案例），其中大半以上的内容是给 tutor 知识层面的参考资料，就以为 tutor 与学生一样地无知；孰不知有经验的 tutor 是不会有兴趣把时间花在研读这些如教科书般的参考资料；况且仔细的知识内容的传输并不是 PBL tutor 的责任。对经验不足及缺乏自信的 tutor，在需要假性安全感的心理作祟下当然会欢迎“具充实专业知识”的教师指南。不过，这么“完整臻善”教案的“标准解答”若落入学生手中（是非常可能的事），PBL tutorial 就会完全失去原有的意义与精神，误导学生逢场做秀，反而更加残害了学生学习的动机与态度。所以，撰写教案的老师要愿意并懂得从传统思维的桎梏中自我解放出来，以 PBL 的思维及心态撰写 PBL 的教案。

附件六 用参进补的徐先生

第一幕

徐先生，58 岁，是一位住在新加坡的华侨，承接父亲的事业做进出口批发贸易；已婚，婚姻称得上美满，育有一子，现年 23 岁，目前在美国 Wisconsin 州立大学攻读经济学博士。近年来，亚洲金融并不景气，徐先生常要在东北亚地区旅行招揽更多的生意。饮食较以前缺乏规律，烟酒宴请也较往常为多；这几个月，徐先生感觉很易疲倦，力不从心，腕脉浮而快，舌质干中带黄，肠胃也不佳，食而不知其味，又易腹泻，睡眠质量不好，六小时的睡眠总会梦醒 2~3 次，对房事更是“性趣”不大。最近在家附近诊所体检时，医生测出徐先生有轻微高血压症：145/89 mmHg；医生说需再观察一阵子，暂时可以不需吃药，没开降压药处方，但要徐先生忌烟酒及咸食，并要多休息。但在目前拼生意的情况下，徐先生对医生的叮咛似乎不太容易忠实地去遵循。

第二幕

徐太太说：“听说吃降压药要吃一辈子，而且药量会愈吃愈大，又可能有副作用，不如喝些降压茶或吃点中草药吧。”打听之下，徐先生的韩国客户朋友介绍他吃“韩国红参”，可以补气补血，又可增强性功能。他的日本客户建议徐先生试用日本北海道出产的“西伯利亚参”，这种寒带参活血解劳又御寒，俄罗斯西伯利亚的军队驻兵都带在身上；俄罗斯、日本及中国也都做了不少的研究。当徐先生告诉了他在美国读书的儿子，他的儿子马上寄来了 2kg 的“西洋参”（又称“花旗参”）。他的儿子说 Wisconsin 州是美国出名的西洋参出产地，虽然价格较昂贵，却很受华人的青睐，是当地华侨返乡回国必购赠送亲朋好友的高贵礼品。徐先生在中国云南省的亲戚则告诉他可以食用云南的田七，田七又名三七，是云南白药的重要成分，有活血化瘀、止血止痛及降血压之功效，价钱很合理，有“穷人的”人参之称。有如此多种药参可以选择，徐先生反而不知如何是好。

第三幕

不过，儿子的孝心感动了徐先生，他采纳儿子的建议食用他寄来的西洋参；每天食用两到三枝全参，或泡茶水，或炖鸡汤，或切薄片含在口中。一个星期后，徐先生果然感到精神振奋不少，于是把每天食用的分量加至四到五枝全参。一个月下来，徐先生非但没有感觉到预期更佳的效果，反而渐渐产生头痛、肚疼，无端会出冷汗，睡觉初醒时指尖有麻冷，脚部有沉重的感觉。他开始感到不安，就回到附近西医诊所检查，发现血压居然增加到 166/96 mmHg。医生告诉徐先生需要开始每天吃降血压药，并且以后千万不可以自己乱买中药吃，医生也说他过去有一位女病人为了减肥，不去看专业医师却自行购买网站上推售的草药产品，长期服用后引发了肾衰竭，如今要靠每周三次肾透析维持生命，也因此得了抑郁症，无法正常生活，非常悔不当初。不过，徐太太还是很不希望先生长期服用西药，嘱徐先生去看名中医，也许中医师可以开出几帖中药秘方，服后可能就根治了高血压，而无副作用。

第六章

临床PBL培训就是职场跨领域专业间的学习（IPL）

■ 周致丞　辛幸珍　关超然　撰

前言

关于医疗专业人员的教育，我们期待教育出怎样的医疗专业人员呢？从1998年来美国毕业后医学教育评鉴委员会（Accreditation Council for Graduate Medical Education，ACGME）推动的“成果导向训练专案”（Outcome Project）（Swing，2007），到近五年来国际间开始大力推动的“胜任能力导向的医学教育”（Competence-based Medical Education，CBME）（2007 Milestone Taskforce，American Board of Internal Medicine）（Green et al.，2009；Weinberger et al.，2010）来看，答案呼之欲出。我们的目标在于培训出具备实际照护病患能力、能在真实世界与当前医疗系统下执业的医疗专业人员，而非仅是能回答很多书面问题的“具有很多医疗相关学识的个人”。然而现今的医学教育，从学校到医院的训练，实际上却不相称于我们的期待。在学校阶段失衡性地偏重于认知性知识，不足以支持学生将来到医院时面对真实病患的实际情境。在医院阶段则又局限在自己单一的专业领域培训，无法支撑学生未来执业时面对社会、与其他专业合作以追求病患最高价值的健康照护需求。教育期待与教育现实的解离状态，不仅造成教育目标（educational goal）在各训练阶段的不一致，更隐含了对学习的概念（concept of learning）的逻辑不连贯。例如，我们期待培养出具备自主学习态度并能在工作中不断改善的医疗专业人员，但却有极高比例的教学采用以教师为中心的单向教授；我们期待各专业人员能具备合作能力，但在学生阶段却没有任何正式课程让学生认识其他职业类伙伴、练习与其他伙伴沟通。这些教育与对人才的期待之解离状态，必须透过对教育模式的重新检视，来进行根本性的修正。

世界卫生组织在2010年宣告：“经过五十年的的探究，世界卫生组织与其伙伴认同已有足够的证据指出专业间教育（interprofessional education，IPE）可以推动有效的合作照护”，并同时提出专业间教育的教育行动架构（图 6-1）（Baker，2010）。推动专业间教育直接目标是为了培育出具备合作能力的健康照护工作人员（collaborative practice-ready health workforce），最终希望能借此整合、强化医疗体系以改善病患医疗成效。例如，目前病患安全相关研究就一致性地指出“沟通”“合作”等议题是造成医疗错误或事件的主因。所以，认知专业间合作是一项须经由特定训练才能学会的“能力”，并开始积极推动相关教育，是当前医学教育界刻不容缓的要务。也只有在既有的专业训练外再加上专业间合作能力，才能具备在体系内执业的能力，才能成为现在社会所期待的专业医疗人员。综上所论，我们可以理解，要成为一个社会所期待的专业医疗人员，专业间教育的确是我们目前所最缺乏的一部分，我们医学教育的参与者除了重视专业养成外，对当今教育议题需要有更全面性的理解。因此，本章希望由教育理论的切入，连贯我们对学习的概念，合理地衔接个人专业能力的养成到融入医疗体系与团队之执业能力，了解如何借由 PBL 到 IPL 来达成我们医学教育希望培育出能实际提供病患与社会真正所需之健康照护的医疗专业人员。这个宏观的概念以图 6-1 来显示。

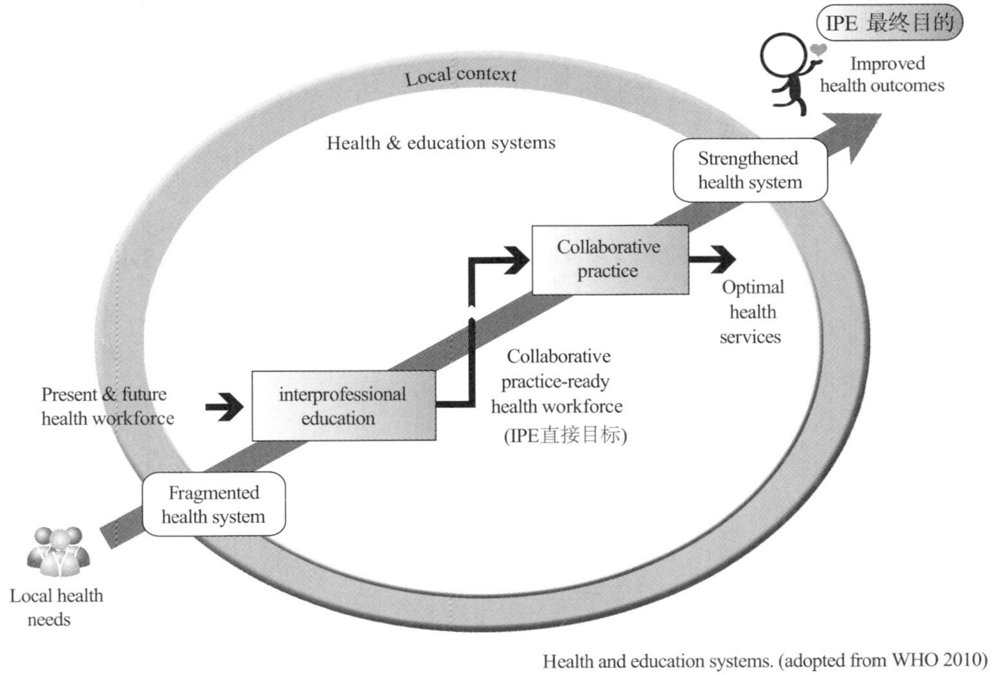

图 6-1　健康教育及职场的互动关系

灰色的箭号代表，从现今破碎而整合不良的医疗系统迈向强化而能改善医疗结果的系统的过程。黑色的箭号代表过程中，希望借由专业间教育的介入，直接产出具备合作能力的健康照护工作人员，进而达到强化体系改善预后的最终目标

医学教育目标与胜任能力导向的医学教育

胜任能力导向的医学教育（competence-based medical education；CBME）是目前国际间对医学教育目标的最佳注解，医学教育的终极目标得反映出促进病患预后与社会健康。而在界定胜任能力或者所谓成果导向方案（Outcome Project）中教育的成果时，我们都需要一个对医疗专业核心能力的架构或描述，从对这些架构的探讨我们可以进一步厘清我们医学教育究竟是要培育出怎样的医疗专业人员。这里我们以美国医学主流机构 ACGME 的六大核心能力与加拿大 Royal College of Physicians and Surgeons of Canada（简称 Royal College，此机构部分角色类似于 ACGME）的加拿大医学教育架构（The CanMEDS Framework）来进行探讨。ACGME 为医疗专业教育制定了以下的六大核心能力：

1．病人照护（patient care）
2．医学知识（medical knowledge）
3．临床工作中的学习与改善（practice-based learning and improvement）
4．人际与沟通技巧（interpersonal and communication skills）
5．制度下的临床工作（systems-based practice）
6．专业素养（professionalism）

从六大核心能力内容中我们发现，一般传统医学教育过分注重的认知性医学知识仅是六者之一，其他均为常被忽略的软实力（soft skills）或隐藏性课程（hidden curriculum）。由病人照护、人际与沟通、制度下执业等能力，更可看出专业间教育以培育具备合作照护能力的重要性。

另外，从 CanMEDS 的角度来看，这个架构呈现期待所有医师展现出的七种角色面向能力，包含：

1．医学专家（medical expert）
2．沟通者（communicator）
3．合作者（collaborator）
4．管理者（manager）
5．健康宣道者（health advocate）
6．学者（scholar）
7．专业者（professional）

我们检视七个角色能力，可发现单纯的认知性医学知识仅是医疗专业人员能胜任真实社会期待能力中的一小部分。现今台湾的医学教育在学校阶段由教学模式、内容与评估方式来看皆是独重认知性知识的“医学知识”，未能早期让学生感受到、内化自己未来被期待、赋有完整能力的形象，反而加重学生误认记忆医学知识（已知的科学性事实）是医学学习的主体，将医学学习隔离于医学教育最终期待的目标以外。

整理以上关于胜任能力与医学教育目标的讨论，我们可以发现，我们医学教育目标期待的是培育出可以在真实社会情境中良好运作的医疗专业人员，实际在每个独特的病人情境中，依情境所需，除了综合运用个人各面向能力外，更需要与专业伙伴们合作、整合，以促成病患所期待的最佳健康状态。这样的描述暗示我们医学教育成果仅能在情境中被检视，更进一步暗示我们在教育过程中，需要早期接触医疗情境与医疗团队才能培育完整的各面向能力，并促进学生未来在医疗现场可以于医疗团队中确实展现胜任能力。其中专业间的团队合作能力更可被视为达到完整胜任能力的最后一里路。

IPL 的内容

以病人为中心或团队合作虽然在近百年的医学发展与教育中都有被提及，但一直是理想口号而缺乏实际医疗作为与具体教育介入，一直到 1999 年，美国国家医学研究院（IOM）发表“To Err Is Human ”的病人安全系列报告与相关研究才警醒了医学界与医学教育界，原来合作不良不仅未能满足以病人为中心的照护理想，甚至造成危险，相关的医疗错误所造成的死亡估计值竟然可以在 2002 年挤入美国十大死因。随后 2004 年，美国卫生部的医疗照护研究与品质机构（AHRQ）发展出 TeamSTEPPS（改善效率与病人安全之策略与工具）团队训练教材，才有了系统性的方式教导团队合作与沟通技能。这些历史讯息让我们正视，现今台湾的医学教师与临床专业人员，事实上在学习阶段都未经过正式而系统化的团队合作训练或专业间教育，而这样的事实反映在病案报告上，也反映现今的医学教育并没有准备好进行专业间教育，甚至我们可以承认，老师们自身也欠缺相关的专业间训练与能力。然而师资培育却是专业间教育是否有效的关键因素之一（Hammick，Freeth，Koppel，Reeves，& Barr，2007）（Steinert，2005）。

由于现今多数的教师并未受过完整的专业间教育，在继续进一步的探讨前，我们需要先厘清 IPL 的定义与其内容。这里我们所谈的 IPL 其实是由学习者端来看 IPE ，目前国际共识的 IPE 定义为“Interprofessional Education occurs when two or more professions learn with，from and about each other to improve collaboration and the quality of care ”指的是两个以上不同的医疗相关专业，聚在一起从对方那里学习关于对方的事、目标来改善协同合作照护能力（collaboration），以达到改善医疗照护品质（quality of care）的终极目的。关于 IPE 的内容，可将 IPE 所期待带来的学习成果（Thistlethwaite & Nisbet，2007），以知识、态度、技能三个层面分析而成为 IPE 的教育内容模式架构（周致丞，2011）。知识层面包括：对其他相关专业的角色与职务范畴的认知、对于医疗体系与运作相关法规的了解、自身的专业认同、机构内团队运作模式与机制。态度层面包括：专业间对彼此专业角色与观点的尊重与支持、以病人为中心的方式来思考与解决问题、时时注意团队程序并优先以团队观点反思冲突与错误、以专长及问题为导向来决定领导者而非以职类或位阶。技能层面包括领导、沟通、守望、相助的团队技巧、系统资源管理的能力。进一步，这样的专业间知识、态度、技能可以分为“核心专业间知识、态度、技能”与“情境特定知识、态度、技能”，“核心”可定义为：要成为医疗体系内能够执业的医疗专业人员所必须会的专业间知识、态度、技能，这可视为执照考前所必须获得的专业间教育内容（pre-licensure training）。而“情境特定”的部分指的是医疗专业人员进入某种特定照护情境或团队时，所需具备的专业间知识、态度、技能，例如安宁缓和照护团队就有许多其情境特定的专业间教育内容，这样的情境特定部分多是执照考后，进入职场后的专业继续教育内容（continuing professional development）。

IPL 学习实务探讨与建议

IPE 的进行模式一直未有常轨或定论，在不同的学习阶段有不同的模式，在文献中多是以个案报告方式呈现各种不同专案模式的成果，其中在学校阶段的 IPE 以 PBL 模式来进行，被多个教育研究证实对专业间教育的态度层面有显著的成效（Thompson，2010），这可能由于 IPE 所追求的成果相当契合 PBL 的教育理念。而在临床环境中进行的 IPE 则多以在照护中进行学习的模式进行（practice-based learning model），事实上如果有受过“核心”IPE 训练的专业人员，在进行专业间合作照护（interprofessional practice，IPP）的过程中，参与的每个人都在经历一段 PBL 式的 IPL：我们以病患的需求为中心（P for Patient's Problems），开放性地从辨识厘清问题开始，聆听探讨各专业的观点（Population），尊重患者的生活经验（Life）来设定目标，过程展现彼此的尊重与合作（Behavior），共同达成设定的目标。在这个 IPP 中，我们持续学习关于别的专业的角色与观点，练习沟通与合作，享受彼此尊重与支持，病患的真实故事与问题就是我们的学习案例，我们就是彼此的学习伙伴兼 tutor，我们在工作中持续学习。

我们可以说 IPL 是没有尽头的终生学习，因为在高度专业发展的医疗中，我们的专业伙伴永远会带给我们新的惊喜，借由合作照护过程我们得知伙伴的专业范畴的新发展，探索满足病患需求中我们能有怎样的合作来追求更高品质的医疗照护，在这个医疗与医疗教育迈向以病人为中心、团队合作为典范的时刻，我们老师也正在学习，我们首先能做的就是在每一个临床照护的当下思索病人真正的需求与合作照护的可能，若临床环境的老师自身仍停留在专业独立执业的窠臼，若临床老师自身不做 IPP 、不持续 IPL，那么将会是我们追求更好的医疗与医疗教育的根本瓶颈。在下一步发展 IPE 之际，除了老师自身开始进行 IPL 之外，更需要对于相关医学教育的原理有所掌握，下一段我们会借由对相关教育理论与学习需求的分析，来纵观从学校到医院的学习以及 PBL 与 IPL 的关系。

情境学习相关理论的观点（Situativity Theory）

在先前讨论中我们可以了解医学教育目标在于培育具有胜任力的专业人员，也看到 IPE 的重要性，而完整的胜任能力仅能在情境中被有效地培育与评估。“情境”在英文文献中常以 scenario、situativity、context 三个不同的词来表示实质、意念或抽象的“情境”；例如，PBL 理念的本身就是一个典型遭遇式的情境学习（learning by situativity），它也是利用生活化的案例作为学习的平台（learning from scenario），因此 PBL 也就是将学习者所接触及所观察的，内化成为学习者自身的悟觉（learning in context）。所以在这一段落，我们希望借由对教育界已发展良好的情境学习相关理论的探讨，来引领医学教育的下一步，虽然我们稍微探讨相关教育理论的脉络，但其详细的理论辨别并非我们的重点，我们着重于其理论概念与其指引的教学及学习模式发展，与对医学教育的启示与应用。

情境学习的心理学与人类学观点

情境学习相关理论在促成“学习迁移”（transfer of learning）中有其独特的重要性，20 世纪 80 年代科学教育领域的研究证实，传统的学习方式常常造成在学校所学的知识技能，学生在进入真实任务场景时并无法将所学“迁移”，无法实际应用（Lave，1988），造成所学无法支持所用。进一步分析其所学无法“迁移”至真实任务场景的原因，从情境学习的角度发现这是学习时的情境真实性程度不足。相对于传统的学习方式，PBL 借由拟真的问题情境来诱发并整合学习，这种具备情境真实度的学习，可以令所学到的概念，在未来前“迁移”运用到类似情境的新问题解决上，并促进相关知识的整合（Norman & Schmidt，1992）。而所谓情境真实性程度可分为两个层面，一个是“个人认知真实度”，一个是“团队参与真实度”；前者是从心理学角度来看学习，后者是从人类学的角度来看学习（Barab，2012）。抽象性的医学知识唯有透过个人对情境的实际认知，再加上如何化为团队中角色，才能在真实的医疗团队中实现，进而传递给需要的病患。

举个例子，笔者在指导医学生基本生命支持（BLS），与其后为医学生进行急救的医学模拟训练时发现，传统的 BLS 教学中，学生学了关于心因性猝死（突发性心脏停搏）（sudden cardiac arrest）的知识与实证研究带来的临床指引，以及苏醒球人工换气操作技能、胸部按压技能与电除颤器使用技巧，最后通过知识性笔试与个人的简易情境技能测验，于通过后拿到 BLS 证照，这是一个典型抽象知识加个人技术学习的医学训练。其中根据 2010 年的 BLS 准则，发现病患失去反应，确认没有脉搏，CPR 时压胸与苏醒球人工给气的比率是 30 ：2，这个最重要却也“最简单的 CPR ”，无论在知识性测验还是个人技术操作考试都有极高的正确率。然而在高拟真的医学模拟中，模拟病房的情境与医护团队参与下，医学生能与团队伙伴适当而正确地执行出这一“最简单的，在团队中进行 CPR ”的比例，却是低到吓人的不到 30%。在我的录像研究分析中发现两个层次的障碍造成学生无法将 BLS 训练课程所学，迁移至拟真的病房团队急救场景。首先，部分的学生第一时间根本没认出病患心脏停搏了（目击的心脏停搏病患可能仍有濒死前呼吸、不规则的抽搐等动作，而传统 BLS 训练时仅是指导员说一句“病患失去反应，请开始”，跳过了病患忽然发生心脏停搏时伴随的情境脉络，让学习者失去了对情境完整认知的真实性）；第二，摸脉搏时摸不到正确位置或不敢确认自己有无摸到（传统的 BLS 训练摸着没有颈部应有构造、没有搏动的假人，仅需要“假装地”摸到颈部，随即等着指导员说“没有脉搏”，没有真正感受“摸脉搏”认知的真实度）；第三，不能适当地用医院中的启动方式启动团队急救，在一群医护抵达后没有明确领导者也没有明确的分工，常常没有效率地乱成一团（BLS 训练时没有强调医院中的团队参与情境，也没有训练领导与分工，没有社会与团队参与的真实度）；第四，开始 CPR 后，常见压胸的人没有数 1 ～ 30 ，或只是在内心默数，或好不容易记得数出声音却没有在数到 30 的时候停下来让操作苏醒球的人进行人工给气，而负责操作苏醒球的同学，少数即便在录像中显现觉得不对劲的样子，也没有任何一人成功发出警示提醒压胸者要与他一起配合（传统 BLS 训练中的测验是以一人操作为准，训练中也较少强调两人相互搭配的过程与换手的过程，这同样失去团队互动的角色参与真实度）。由以上例子，我们可以体会，抽象的、被拆解的知识与技能，学生并无法自行组装应用至真实场景，少了情境下的认知真实度，知识与技能不能被融合为个人真实的理解，而少了情境下社会角色与团队参与的真实度，个人的理解与能力同样无法在真实场景中适当地被应用。

从学校到医院的学习阶段变迁与学习的延宕

回到谈论在学校的学习阶段，传统的学习方式下，学生被隔离在真实场景以外，学习被拆解为知识零件，这些知识的零件常常容易造成学生见树不见林，不知为何学习。在 PBL 的学习中，试图将真实场景中的情境、任务与问题带到学校的学习中，借由这些真实场景中隐含的多重资讯（Population，Behavior，Life science），赋予学生在学习过程中认知的真实度，除了知识的概念性本体外，还包含了辨识知识应用的时机、如何应用以及如何与其他知识整合、多元角色观点等，促进学生未来在遭遇真实场景中的任务时，可以较容易地辨识、整合与应用。

然而光是个人的认知与能力的落实并不能成就医疗服务的实现，因为多数的医疗服务都建立在团队与系统之上，没有个人能独立完成完整的医疗服务，所以即便一个具有专业知识、专业技能的个体，如无法建立或融入在团队与系统中的角色，任何一段专业知识或技能都难以实现于病患所接受到的服务。原本这个部分应该合理地被期待在进入医院学习的阶段能够完成，但遗憾的是这并非事实，在进入医院之后，无论是哪一个专业，多数的时间都着重在专业内的继续教育，专业间的教育并未被强调，多数状态都强调专业独立作业，仅在必要的工作接触过程中经验到对别的专业的最低限度认知，这样的认知并没有经过老师或对方专业人员的进一步澄清或回馈，常落入个人的经验偏见，养成学生习惯本位主义的以自己的专业出发来进行思考，难以用医疗整体的视野来做到以病人为中心的思考，不但无法进行医疗团队合作，更常听到的是专业间的关系不睦或冲突。

教育应该是为未来作准备而不是总在为上一阶段的不足做补救，从某一个程度可以说，医疗专业人员的学习发生了递延现象，原本应该被期待在学校期间就学到一定程度的先备知识，学生到了医院内才借由医院真实的场景再组装过去学的知识零件，甚至临床教师最常抱怨的是："怎么学生像是一片空白，一切都要从头教起。"从情境认知相关理论可以明白这个常见抱怨的原因，学习如果没有经过个人体验的情境，来建立起个人认知相关性，而只是被独立记忆的事实（isolated facts），那么这个记忆因为缺乏与个人其他知识或经验的连结，很容易就被遗忘。传统的讲授式教学，相信你我都有这样的共同经验，许多强记的内容都在考完试后即刻还给老师，然而这并非我们的过错，而是学习缺乏情境认知所造成。这样的结果造成学生的先备知识不足，临床学习效率不佳，更重要的是，这促成了临床学习资源在专注于专业内养成尚不足，更无力兼顾专业间的学习。同时，在学习专业间的合作时，需要学生对自己的专业有一定的胜任能力，这样的先备能力要求也让专业间学习（interprofessional learning，IPL）的发生被延宕。由上述的状况我们可以发现，整个医学教育的进程阶段，因为前一阶段未能备妥下一阶段的先备知识而造成学习的延宕与无效率化。

情境学习的心理学与人类学观点间的阶段性进展

既然学习的需求在情境真实度上有个人认知真实度与团队参与真实度两部分，为何不同时满足这两种需求，而要有阶段性的进展呢？阶段性的学习进展有其学习理论根据，并非为了学习环境从学校到医院的既成事实做辩护。认知负荷理论让我们理解，人们的运思功能仅能使用短期记忆的资讯，就像电脑运作当下所处理的是快闪记忆体内的资讯，所有要处理的资讯要先从硬盘载入快闪记忆体后才能运作，然而人们的短期记忆能负载的容量有限，就像电脑的快闪记忆体容量远小于硬盘一样。就因为我们能用于运思的短期记忆容量有限，所以在学习时，我们希望有效率地运用这有限的认知容量，不要让学习的负荷超出我们的认知容量。我们希望，让学习内容本身的难度适中（适中的“内在负荷”），减少教学或学习方式带来的复杂性占据我们的认知（减少“外在负荷”），使学生的认知能力可以聚焦在增进理解上（增进“增生负荷”）（Sweller，van Merrienboer，& Paas，1998）。根据认知负荷理论对教学设计的影响，van Merrienboer 与 Sweller 于 2010 年提出对医学教育的设计准则，其中便强调，学习任务的复杂度与难度应该是渐进的，同时建议学习环境必须从低拟真度到高拟真度再到真实的病患照护场景（van Merrienboer & Sweller，2009）。结合情境学习的理论观点（个人认知真实度与团队参与真实度；学习的心理学观点与人类学观点），学习，在一开始有比较高的比例在建立个人认知理解，随着个人能力的成熟，开始增加融入社会与团队参与的学习需求，一开始在学校阶段可以用 PBL 创造低拟真度但可有效促进学习的情境场景，到成熟阶段，直接在医疗现场着重照护社群间的互动参与学习（Barab，2012）。综上所论，由这两个学习的情境真实性程度的需求互动增减，笔者提出一个从学校到医院、从学生到临床专业人员的学习需求在学习情境真实度的变迁（The learning needs on two perspectives of context authenticity），如图 6-2 所示。

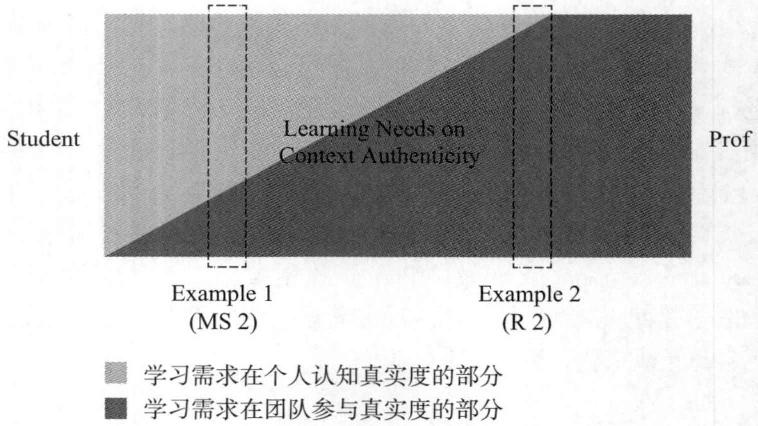

图 6-2 学习情境的真实度需求

在图 6-2 当中，由左侧的学生进展到右侧的医疗专业人员，在这个发展的过程中，学习的情境真实度需求都由不同的成分组成，浅灰色代表较偏向个人认知的真实度需求，深灰色代表较偏向团队参与的真实度需求，在学习的初阶，学习的重点在于个人的认知辨识、理解、熟练到使用，所以学习的需求在学习情境的真实度上，着重在个人层次的认知真实度，而这也对应到学习环境的状态。在初阶的学习阶段环境处于教室中，远离医疗与病人的情境，此时可以运用 PBL ，将学生带入适当的学习情境中，却又不会让真实环境的复杂度过载了学生的认知。到了进阶时期已经进入真实环境中，所需加入的是团队参与的真实度，要能实际与同伴及别的专业合作，创造照护社群中的互动参与学习，才能发挥借由专业间的合作教育而实现体系下的照护。然而这两种需求虽有渐进关系，有比例变化，却可能同时交互存在。

以图 6-2 上的两个学习阶段为例，例一为二年级医学生，此阶段的学习在于创造个人认知的理解，学习情境的真实度需求着重在建构个人知识与相关情境的连结，也就是个人认知的真实度（浅灰色色块），这样的情境真实度仅需聚焦于提供相关知识整合所需的情境平台、辨识与应用的契机，反而不希望直接暴露于真实的复杂场景，让过度复杂的资讯互动，过载学习者的认知，造成学习挫折与失焦，这阶段的学习仅少部分掺杂对其他医疗专业的理解与互动的需求（深灰色色块）。例二是以第二年住院医师阶段为例，此阶段已经进入真实的医疗环境中，此时场景的真实度已然存在，仅针对特殊学习任务需建立情境真实度，少见特殊的状况，例如急诊的大量伤患处置、麻醉科的罕见并发症情境等。但是这个阶段，关于团队参与的情境真实度就需要特别的努力，或许会有人质疑，在医院中各职类专业人员不就都聚在一起了吗？但是熟悉医院这个环境的人就知道，受训中的专业人员其实都被保护在、或说限制在自己的专业类别内学习，若非刻意制造，并不会有跟别的职类互动、相互学习的机会，所以这样的环境，出人意料地缺乏团队参与真实度。目前这样专业间的学习，多是非正式的，在专业养成过程中透过观察资深成员与其他职类专业人员的互动，以隐性的社会化历程取代正式的专业间学习，然而这样的社会化历程所成就的专业间认知与沟通模式，常隐含了许多负面偏见的本位主义，不仅学不到高品质的专业间教育，反倒是造就不良沟通互动，甚至是职场破坏性行为的原因。从这两个例子中，我们可以了解图 6-2 中呈现的，随着从学生到执业专业人员的学习阶段转换，与从学校到医院的学习环境变迁，其中学习者在学习时，所需求的情境真实度也从较高比例的个人认知（实体环境或任务的真实度）转换到较高比例的人际互动团队参与真实度（此时已到了真实的环境，却缺乏深入的团队互动）。

情境学习的心理学观点与人类学观点对上 PBL 与 IPL

当我们谈论 PBL 的时候，广义的说法，视其为一种完整的学习理论，虽然不同学者有些不同意见，但至少都会认同它隐含以下四个关于学习的理论意涵或特质，学习是建构的、自主的、互动合作的、情境隐含的（constructive，self-directed，collaborative and contextual）（Dolmans，De Grave，Wolfhagen，& van der Vleuten，2005）。而狭义来说，PBL 是许多人谈起 PBL 时所想的“学习模式”，也就是大家常见的 PBL 进行方式。IPE 虽然有许多模式，而这里说的 IPL 指的是先前谈过的，在合作临床照护中进行 IPL 的模式（practice-based learning model）。配合图 6-2 所述，随着学习阶段与学习环境的变迁，对学习情境的真实度需求在内容比例上也逐渐转换，由初期的较高比例的心理学观点进展到后期人类学观点的学习需求，初期个人的专业养成还未成熟，可以进行专业内能力养成的 PBL ，提供个人在其专业上所需之各类知识的整合，由专业内的同伴伙伴共同学习，促进未来实际运用于问题解决的能力。中期个人的专业能力与专业角色认知逐渐形成，但角色认知尚未陷入过度社会化的既定窠臼前（role stereotype），在学校的高年级阶段可以加入以 PBL 模式进行的 IPE 学习；集合不同专业的高年级生，甚或甫进临床学习的学生，这阶段的学生，已有相当的专业内背景知识可以参与专业间的讨论，却又保有角色认知的可塑性，其专业内的知能虽还不足以参与实际的专业间照护，但很适合用涉及专业间合作照护的经典案例来引导不同职类间学生的互相了解、沟通、探讨以病人为中心的合作可能。而进入医院的毕业后训练阶段，就逐渐转移到在实际参与合作照护的过程持续地进行 IPL ，这阶段一开始需要有适合的具备 IPE 正确观念与实务经验的引导者，引领良好的专业间经验（图 6-3）。然而很大的问题是，岛内的 IPE 发展困境在于现有的临床工作模式仍是各专业独立执业为主的分工模式，临床教师多数对于专业间教育仅有表浅的想象，也不习惯时时想到团队与合作，解决问题时也是聚焦于“我的专业能提供什么”，而非病人真正的需求是什么，当然这也会跟保健体制下各医疗专业处于长期过度负荷的环境有关，大家专注于自己的“本分”而缺乏沟通，没有余裕与意愿做更深层的思考与改变。这样的临床环

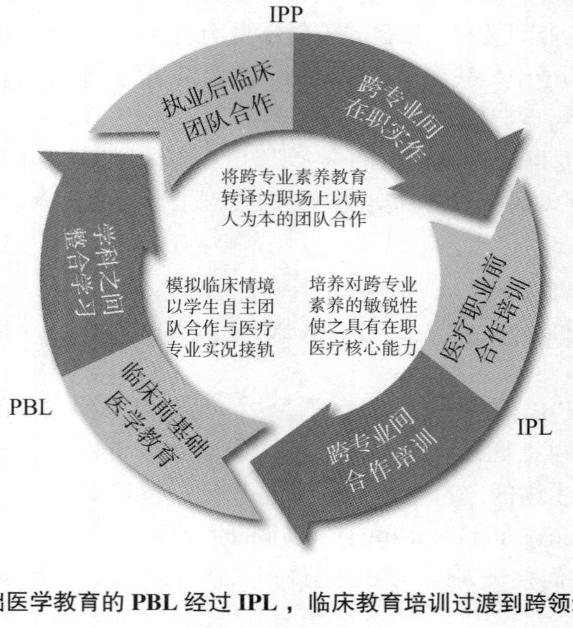

图 6-3　基础医学教育的 PBL 经过 IPL ，临床教育培训过渡到跨领域医疗 IPP

境也就促成了在真实的医疗场景却缺乏团队参与真实度的学习环境。台湾医策会在近两年陆续举办初阶与进阶的跨领域团队合作照护教育师资培训，目的就是培养临床老师成为适合的引导者，更重要的是，也希望直接改变现行医疗以专业独立执业为主的现况，让更多的临床专业人员打破窠臼，装备专业间能力，并更能时时意识到病人需求与合作照护的契机，造就进行临床 IPP 与 IPL 的能力。

而纵观心理学到人类学的学习需求与 PBL 到 IPL 的模式运用，我们都可以看到广义的 PBL 所要建立的软实力（soft skills）精神：建构性（constructive），自主性（self-directed），合作性（collaborative）及情境性（contextual）。因此，台湾的医学 PBL 教育至今已进行了十年，若不加以精致发展，仅苗而不秀或秀而不实，跳不出传统的桎梏而不能永续（sustain），则不难预测目前尚未在临床前广泛推广的 IPL 或 IPE ，在面对未来将之置入临床教育时可能会遭遇到的阻力与障碍。当然无法有效地解决现实医疗体系职场中，因对于 IPP 的无知而演生出的种种医事伦理与医疗纠纷事故，不少潜伏的危机仍将继续存在。

跨专业间学习的实践：由 PBL 到 IPL 的伦理学习

台湾医护教育评鉴强调的六大行医能力中**体制下之临床工作能力**（Systems-based practice）与护理八大核心素养中合作之素养（collaboration），已明显指出健康照护体系成员间协调、合作之重要。而南丁格尔之名言（Fry，1994）“医疗的成功建立在良好的合作”，用在 21 世纪今天的医疗体系格外真切。拥有举世瞩目的医疗成就、傲人的移植医疗，却在 2010 年发生误移植艾滋病器官之重大事件，因过程中环节的疏失，造成五位受赠者与两院六十名团队成员不等程度之艾滋病感染风险与莫大的心理等伤害。三大关键性错误，包括沟通失误、缺乏书面查核以及移植小组医师未再确认（台湾卫生主管部门，2011），皆无关医疗尖端技术，但却与跨专业团队的合作与沟通息息相关。

自传统以来，医师在与医院其他工作同仁的合作关系上，倾向于视他人都是为他工作，而不是为病人工作。除了授权出去的任务外，对于所有发生在病人身上的事，包含伦理或法律层面的责任，医师一直觉得最终的医疗职责是在他们身上（Davis，2010）。然以目前复杂之医疗体系与工作负担下，要达成有效而安全的医疗，医师在行医模式上必须在跨专业合作间做出行为的改变。尤其以近年人口老龄化以及疾病慢性化的转变，极需要不同医疗及社会学专业参与健康照护，而若彼此间沟通不良及缺乏对其他专业角色的了解，则专业间有效的合作无法达成，间接影响照护成本与医疗效能。各国地区政府在健康服务之施政中往往强调促进以跨专业模式提供基层医疗服务，并鼓励医护专业人员接受跨专业培训和进修（Department of Health，2001；Curran，& Orchard，2007；香港政府，2011）。跨专业间教育

(inter-professional education，IPE）旨在鼓励医疗团队中不同专业间互动学习，以成就更好的合作而达完善之病患照顾。跨专业间教育（IPE）提供了一个机会以改变传统医护关系中医师独大的刻板印象（Davies，2000）。倘若在专业启蒙之初即能有机会在此种合作气氛下享受知识、技能及专业态度的学习，让所有医疗专业真正能够体会“一同工作”，而非仅是在医师“一旁工作”，则参与的成就感会激发更大的能量，类似于引起移植事件重大疏失之景象：如一、**协调师**与医检师仅以电话通报检查结果，且未落实复诵与确认的作业，二、在确认捐赠者的各项条件与启动后续器官摘除与移植的决策过程中，器官劝募小组**负责医师**未善尽责任与未实际参与，三、**医检师**对于 HIV 筛检的阳性结果未在第一时间发挥团队一体之精神，主动提醒协调师与开立医嘱之医师，专业性与当责态度不足，错失了另一个及时阻止的机会（2011.9.29 台湾卫生主管部门），皆较不易发生。台大误将一位艾滋病病人器官移植至六位病人事件凸显的是跨领域沟通、合作之问题，如何化解长久以来的问题，让拥有高度技能的临床实务者成为一个完全投入、灵活应变与合作无间的团队一员，其不二法门应该就是营造一个共同学习的机会（Glennys，& John，1998）。

文献与经验告诉我们**沟通与伦理**等**人文课程**中最需要跨专业间学习。专业伦理是学习如何处理医疗专业中各种关系的妥善性，而“合作”更是医学伦理中一项重要之概念（Fry，1994）。人文与伦理的学习过程需要以互动来营造道德推理与价值反思，而不同背景之学生所带来的多元讯息与观点，更容易达成培养思辨、判断之能力以及提升态度与实践的伦理教学目标。以 PBL 进行跨专业间的伦理学习，将原本同质性之 PBL 延伸到跨专业的学习，以扩大其学习的意涵。应用 PBL 进行讨论，小组成员间异质性的互动擦撞正可迸发出灿烂的火花，而医护背景间素质与能力、需求与兴趣之差异，正好转换成自主学习之动力。源于此，将医、护、药、医检、社工等学生混合于同一 PBL 小组，让不同背景的医疗专业学生一起参与跨专业间伦理的学习，以模拟医护职场中伦理两难情境的教案为讨论素材，让医、护学生彼此互动、脑力激荡以分享专业知能，并体验在彼此沟通、尊重与共事中形成伦理决策之过程。根据 WHO 之定义，所谓跨专业间教育（interprofessional education，IPE）指的是来自不同背景的医疗相关专业学生（或健康工作者），以互动为其重要之目标一起学习、共同合作以进行促进、预防、治愈与复原疾病等健康相关的服务（WHO，1988）。一般认为 IPE 亦是一种跨学科间教育（inter-disciplinary education），学生（或健康工作者）能在这种合作学习中获得与其他健康照护专业一同工作所需之知识、技能与价值（Curran & Orchard，2007）。而以这种跨专业互动方式进行人文伦理课程，可以分享多元专业价值，增进彼此了解，为将来合作种下基础。其结果除了帮助医护学生减少临床工作中道德压力与疲溃感（moral stress and burnout），亦能增进病人照顾，完全符合专业伦理之教学目的（Hanson，2005；Salamonson，Everett，Koch，Wilson & Davidson，2009）。以美、英、加拿大为首之西方医疗体系早已认清 IPE 能增进医疗合作与照护品质之事实（Lloyd-Jones，Hutchings & Hobson，2007；Curran & Orchard，2007），英国国家健康服务（National Health Service，NHS）更是借由 IPE 来达成健康相关政策的目标，2000 年以来在台湾地区所有 school of health and social care 中全面推动跨专业间学习（inter-professional learning，IPL），其目标不但要促进专业合作、团队工作，更要营造医疗工作环境中良好的气氛（Department of Health，2000；Department of Health，2001；Lloyd-Jones，Hutchings，& Hobson，2007）。

跨专业间学习（inter-professional learning，IPL）定义为医疗专业学生互动学习，以增进将来合作与病患照护之成效。IPL 与多专业学习（multi-professional learning）及多领域学习（multi-disciplinary learning）不同的是，其并不是共同上课，由不同专长的专家传授各种专业知识，而是可以 PBL 模式，由一共同贴切之伦理教案引发医护学生共同学习。相信互动学习会是专业团队有效合作之基础，而此种学习过程之经验，也会深深影响将来的医护合作，以及执行以病人为中心的医疗。

PBL 理念与伦理跨专业间学习（IPE）之契合

PBL 的内涵与目的

PBL 狭义上的定义是以问题导向学习，但在教育上的定义却具有更深奥多元化的内涵。除了异于传统医学教育，加强 PBL 小组讨论必须成为医学教改方针的实际策略，使学生了解学涯、职涯与生涯的关联性，自己会对学习的态度负责，也对建立良好的学习环境负责。医护教育一定要“以人为本”，就是“顾及自身及他人”；自身就是自知、自学与自律；他人就是尊重与关怀。做学生时若培养成“自主学习”的精神与习惯，执业时就懂得“自我成长”而能“终生学习”。做学生时若有机会去体验“以学生为中心”的学习精神，执业时才会懂得应用“以病人为中心”的医疗理念。做学生时若培养了“自发求证”的科学精神，执业时才会懂得应用“循证医学”（evidence-based medicine 或简称 EBM）的医疗概念或医病关系。所以，作为一个医护人员，光是有广博的专业知识（to know）及解决病人问题的医事技巧（to do）是不够的，还要先会做人（to be，仁者，爱人）——也就是经过通识教育培养出人文素养——能够及物及人、团队合作、沟通技巧及专业伦理操守等基本素养。PBL 也就是为了贯彻以上的宏观之教育目的而设，它的宗旨是以培养以一贯之的心态及能力为主。

PBL 应用在专业伦理的认知

PBL 课程在台湾“中国医药大学”实施已十年，由医学系开始已拓展到中医系、通识课程、护理系、牙医系及药学系（Shen，2009；Tu & Kwan，2012）。除了一些伦理议题，都会渗入到各系的 PBL 案例之外，医学通识及通识中心的“生命伦理”专业课程中也主要以 PBL 的小组讨论方式学习，因为是以学生为中心鼓励学生自主学习及自我表达，并且是以人性化、生活化及趣味化，以伦理为伏笔的案例作为学习的平台，因此其学习效果甚佳（Hsin et al.，2011；Hsin & Kwan，2011）。再者，我们也曾做了三阶段（每年一次）培训台湾区域性的生命伦理的种子教师。第一阶段的培训是以专家大堂授课为主，第二阶段的培训是以专家互动座谈为主，而第三阶段的培训是以请专家采用 PBL 小组讨论协导学员为主。结果，问卷测试的结论是用授课方式“教授”伦理的效果最差，而以 PBL 方式协导学员由“做中学，学中做”得到的学习效果最佳。因为学员是来自各地许多医疗专业的老师，第三次的培训也可认为是 IPL 的雏形。基于本校实施 PBL 多年的经验（Shen，2009），尝试 PBL 在不同专业所得到的心得及其在通识及伦理领域有效的应用（Hsin & Kwan,2011），我们对应用 PBL 在跨专业的伦理认知感觉到胸有成竹；可以对临床医疗的跨专业伦理教育开创一片新天地。

由同质性高的 PBL 延伸到异质性高的跨专业 IPL

PBL 的角色功能不外乎给予学生在学涯中的一个模拟职涯与生涯的学习平台。在医护教育领域的 PBL 教案就是模拟医护人员的职场情境，使之尽量生活化、人性化、趣味化及具真实感（Kwan，2009a，2009b）。IPL 或 IPE 是个以 PBL 为磐石的新兴医学专业教育理念（Barr，2005；Parsell & Blight，1998），也是一些国际性的医学教育推展机构很早就认同的理念（WHO，1988；GMC，1993；Walton，1993；CAIPE，1994）。

在现实生活里，智能、力行、仁心都应能在异质性的群体中表现得出来才有意义，若从个人的学习角度来看，老师在传统的大堂授课是个“同质现象”，因为每位同学（同年纪、同年级、同教育背景）从老师教学传授的内容都是一样的（同讲义、同笔记、同科目、同书本），与同学间背景、素质、能力、兴趣及需要的差异全然无关，老师对所有同学之所学也有同质性的期望，也就是答对了老师的考卷问题。PBL 却是利用异质性的互动擦撞迸发出来灿烂的火花，因为 PBL 允许且运用同学间背景、素质、能力、兴趣及需要的差异转换成学习的自主动力；这是有冲击力、多元性、建构性的“异质效应”。例如通识教育，其应用异质效应的 PBL 来执行，其学习效果是同质现象的传统教学仿效不到的（Hsin & Kwan，2011）。

从专业学习的角度来考量，我们目前在医学院所做的 PBL 医学教育都是专业背景上同质性很高的学生，医学生做医学 PBL，护理学生做护理 PBL，牙医学生做牙医 PBL，药学生做药学 PBL，这与他们真正进入社会的医疗职场全然不同，因为在职场上的学习是依靠专业中异质性的互动在推动的。我们也许应该意识到很多的医院人事纠纷及引伸出来的医疗纠纷与诉讼的问题往往就出在医疗体系执行（systems-based practice；医学教育六大核心能力之一）层面上不同专业（professions）的专业人员（professionals）缺乏跨专业领域学习（inter-professional learning）。因此，PBL 应可以发展到跨专业领域的学习（inter-professional learning）（Curran et al.，2008；Hsin，2009），可以见到医学生、护理学生、药学生、中医学生、公共卫生学生在不同 PBL 模组中一齐进行脑力激荡，在不同专业背景下异质性的回荡碰撞对同质性的概念（如专业伦理、生命伦理、学术伦理等）产生共同学习的火花，互相尊重，分享专业智能，并能有效地沟通共事。如此更能帮助基础与临床的衔接及增强医疗专业间的尊重与合作。

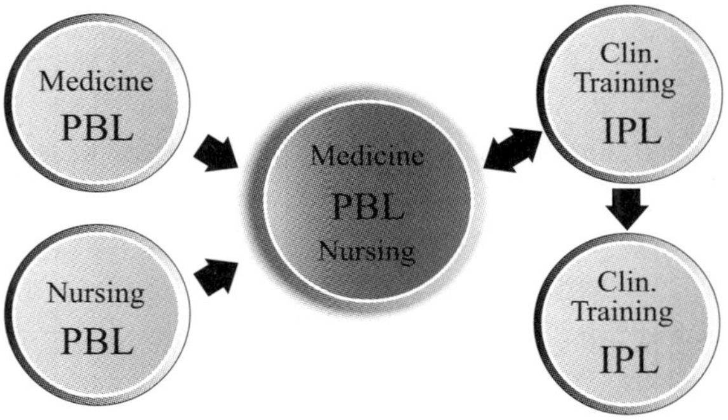

图 6-4 示意医护临床专业职场上的紧密合作与相互尊重可以由学生时代的 **PBL** 做起

参考资料

1. Barr H. Inter-professional education. Today，yesterday and tomorrow. A review. UK Centre for the Advancement of Inter-professional education. Oxford，UK：Blackwell Publishing Ltd.，2005
2. Baker，P. G.（2010）. Framework for action on interprofessional education and collaborative practice. In D. Hopkins（Ed.），Department of Human Resources for Health resource centre Geneva，Switzerland
3. Barab，A. S. D.，Thomas.（2012）. From practice fields to communities of practice. In D. L. Jonassen，Susan（Ed.），Theoretical foundations of learning environments（pp. 29-65）. New York：Routledge.
4. Carpenter，J.（1995）. Interprofessional education for medical and nursing students：evaluation of a programme. *Medical Education*，29（4），265-272.
5. Centre for the Advancement of Inter-professional Learning（CAIPE）. Developing share learning between medical and nursing students. Report of two seminars. London：CAIPE. Pp 6-12，1994.
6. Curran，V.，& Orchard C.（2007）. Inter-professional education & core competencies.

Canadian Interprofessional Health Collaborative，1-18.

7. Curran VR，Sharpe D，Forristall J，Flynn K，Student satisfaction and perceptions of small group process in case-based interprofessional learning. Med Teach. 30：431-433，2008.
8. Davies，C.（2000）. Getting health professionals to work together. British Medical Journal，320，10211022.
9. Davis，A. J.，Fowler，M. D.，& Aroskar，M. A.（2010）. Ethical dilemmas & nursing practice.（5th ed.）. United States：Prentice Hall.
10. Dolmans，D.，De Grave，W.，Wolfhagen，I.，& van der Vleuten，C. P. M.（2005）. Problem-based learning：future challenges for educational practice and research. Medical Education，39（7），732-741. doi：10.1111/j.1365-2929.2005.02205.x
11. Dellasega，C.，Milone-Nuzzo，P.，Curci，K. M.，Ballard，J. O.，& Kirch，D. G.（2007）. The humanities interface of nursing and medicine. *Journal of Professional Nursing*，23（3），174-179.
12. Department of Health.（2000）. A Health service for all the talents：developing the NHS workforce. Retrieved from http：//www.dh.gov. uk/en/Publicationsandstatistics/Publications/ Publications PolicyAndGuidance/DH_4007967.
13. Department of Health.（2001）. Working together - learning together - a framework for lifelong learning for the NHS. Retrieved from http：// www.dh.gov.uk/en/Publicationsandstatistics / Publications/PublicationsPolicyAndGuidance/ DH_4009558.
14. Edward，C.，& Preece，P. E.（1999）. Shared teaching in health care ethics：a report on the beginning of an idea. Nursing Ethics，6（4），299-307.
15. Fry，ST.（1994）. Ethic in nursing practice，a guide to ethical decision making. ICN. http：//www.doh. gov.tw/ufile/doc/1000929. pdf
16. General Medical Council（GMC）. Tomorrow's doctors，London. GMC，1993.
17. Glennys，P.，& John，B.（1998）. Educational principles underpinning successful shared learning. *Medical Teacher*，20（6），522-529.
18. Green，M. L.，Aagaard，E. M.，Caverzagie，K. J.，Chick，D. A.，Holmboe，E.，Kane，G.，Iobst，W.（2009）. Charting the road to competence：developmental milestones for internal medicine residency training. Journal of graduate medical education，1（1），5-20.
19. Hammick，M.，Freeth，D.，Koppel，I.，Reeves，S.，& Barr，H.（2007）. A best evidence systematic review of interprofessional education：BEME Guide no. 9. Medical Teacher，29（8），735-751.
20. Hanson，S.（2005）. Teaching health care ethics：why we should teach nursing and medical students together. *Nursing Ethics*，12（2），167-176.
21. Health Educators，Foundations Announce Competencies and Action Strategies for Inter-professional Education.mht AAMC，（2011）Ch_6.indd 89 6/17/2013 2：34：34 PM
22. Horsburgh，M.，Lamdin，R.，& Williamson，E.（2001）. Multiprofessional learning：the attitudes of medical，nursing and pharmacy students to shared learning. *Medical Education*，35（9），876-883.
23. Hsin HC. Chapter 7：Application of PBL to an elective General Education course-

Bioethics. In：Kwan CY，MC Lee.（Book）Problem-based learning（PBL）：Concept，application，experiences and lessons. Elsevier（Taiwan），pp. 95-115，2009.

24. Hsin HC，Kwan CY.（2011）.The use of PBL in a General Education course dealing with Life and Ethics：Students' learning perspectives. *Journal of Medical Education* 15（2）81-92（TSCI 通讯作者）

25. Hsin HC，Tai CJ & Wu HC.（2011）Design of PBL cases in bioethical education spanning across general and professional education. *Journal of Medical Education*. 15（3）281-288（TSCI 通讯作者）

26. Illingworth，P.，& Chelvanayagam，S.（2007）. Benefits of interprofessional education in health care. *British Journal of Nursing*，16（2），121-124.

27. Kwan CY. Chapter 1：PBL spirits：its power，beauty and lessons. In：Kwan CY，MC Lee.（Book）Problem -based learning（PBL）：Concept，application，experiences and lessons. Elsevier（Taiwan），pp. 3-16，2009b.

28. Kwan CY. Chapter 2：PBL in medical education - its rise and development in Asia. In：Kwan CY，MC Lee.（Book）Problem-based learning（PBL）：Concept，application，experiences and lessons. Elsevier（Taiwan），pp. 17-28，2009a

29. Lave，J.（1988）. Cognition in Practice：Mind，mathematics and culture in everyday life. Cambridge：Cambridge University Press.

30. Lloyd-Jones，N.，Hutchings，S.，Hobson，S. H.（2007）. Interprofessional learning in practice for pre-registration health care：Interprofessional learning occurs in practice is it articulated or celebrated? *Nurse Education in Practice*，7（11），11-17

31. Norman，G. R.，& Schmidt，H. G.（1992）. The psychological basis of problembased learning：a review of the evidence. Academic medicine：journal of the Association of American Medical Colleges，67（9），557-565.

32. Parsell G，Blight J. Inter-professional learning. Postgrad Med J 74：89-95，1998.

33. Pirrie A，Wilson V，Harden RM，Elsegood J. AMEE Guide No. 12：Multi-professional education：Part 3-promoting cohesive practice in health care. Med Teacher 1999；20（5）：409-416.

34. Poldre PA. Collaboration in Health Care：Medical Students' Perceptions，Observations and Suggestions. Toronto：University of Toronto；1998.

35. Reeves，S.，Zwarenstein，M.，Goldman，J.，Barr，H.，Freeth，D.，Hammick，M.，& Koppel，I.（2009）. Interprofessional education education：effects on professional practice and health care outcomes. United States：JohnWiley & Sons，Ltd.

36. Salamonson，Y.，Everett，B.，Koch，J.，Wilson，I.，& Davidson，P. M.（2009）. Learning strategies of first year nursing and medical students：a comparative study. *International Journal of Nursing Studies*，46（12），1541-1547.

37. Shen WC. Chapter 9-6：A reflection of the historical development of PBL at China Medical University. In：Kwan CY，MC Lee.（Book）Problem-based learning（PBL）：Concept，application，experiences and lessons. Elsevier（Taiwan），pp. 256-266，2009.

38. Steinert，Y.（2005）. Learning together to teach together：interprofessional education and faculty development. Journal of Interprofessional Care，19 Suppl 1，60-75.

39. Sweller, J., Van Merrienboer, J. J. G., & Paas, F. G. W. C.（1998）. Cognitive architecture and instructional design. Educational psychology review, 10（3）, 251-296.

40. Swing, S. R.（2007）. The ACGME outcome project：retrospective and prospective. Medical Teacher, 29（7）, 648-654. Thistlethwaite, J., & Nisbet, G.（2007）. Interprofessional education：what's the point and where we're at... The clinical teacher, 4（2）, 67-72.

41. Thompson, C.（2010）. Do interprofess-ionaleducation and problem-based learning worktogether？The clinical teacher, 7（3）, 197-201.

42. Tu, MG, Kwan CY. Perspectives of dental andmedical students towards early exposure to PBLin Taiwan. J Dental Education, in press, 2012.

43. Tucker, K., Wakefield, A., Boggis, C., Lawson, M., Roberts, T., & Gooch, F.（2003）. Learning together:clinical skills teaching for medical and nursingstudents. *Medical Education*, 37（7）, 630-637.

44. Van Merrienboer, J. J. G., & Sweller, J.（2009）.Cognitive load theory in health professionaleducation: design principles and strategies.Medical Education, 44（1）, 85-93.

45. Weinberger, S. E., Pereira, A. G., Iobst, W. F., Mechaber, A. J., Bronze, M. S., & Alliance AcadInternal Med Educ, R.（2010）. Competency-BasedEducation and Training in Internal Medicine. Annals of Internal Medicine, 153（11）, 751-W245.

46. Whelan, K., Thomas, J. E., Cooper, S., Hilton, R., Jones, S. C., Newton, T., ...Gill, E. E.（2005）.Interprofessional education in undergraduatehealthcare programmes: the reaction of studentdietitians. *Journal of Human Nutrition and Dietetics*, 18（6）, 461-466.

47. World Health Organization.（1988）. Learningtogether to work together for health. Retrieved from http://whqlibdoc.who.int/trs/WHO_TRS_769.pdf

48. Zwarenstein, M., & Reeves, S.（2000）. What's sogreat about collaboration？*British Medical Journal*, 320（7241）, 1022-1023.

49. 周致丞（2011）跨领域团队合作照护教育的内容结构与教案规划概念. 医疗品质杂志, 5（5）, 67-73.

50. 台湾卫生主管部门（2010）. 医院艾滋器官移植事件卫生调查报告. 取自医院艾滋器官移植事件卫生调查报告

51. 香港政府（2011）. 2011年至2012年施政报告-施政纲领. 取自 http://www.policyaddress.gov.hk /11-12/chi/pdf/Agenda.pdf

第三篇
临床的 PBL 是怎么实施的？

第七章

把PBL应用在临床教育

■ 李孟智　撰

临床教学之特性与问题

医学系学生除了在低年级之通识（人文医学）教学中可能会短暂接触病人外，低年级进行以器官系统为原理基础之模组医学教学时则以 PBL 为学习方式，即以真实个案加以情境化之教案为学习工具。一旦医学生进入高年级，医学生则进入临床单位（医疗院所），进行以真实病人为对象之轮转实习。临床学习 / 教学将会有以下特性：

1．轮调至各单位的学生人数多寡不一。

2．临床实习单位以病人服务为主要任务，教学必须与服务互相配合。

3．临床工作十分忙碌，教员需更有效率（efficiency）地去进行教学，而学生须更有效率地进行学习。

4．临床教学以确立问题及问题解决（处理）为主轴。

5．各单位各时段所服务之病人数及其问题种类常有变异，不同组别学生可能会学习到不同的临床经验。

6．临床工作与教学的重心在于病人问题之诊断与解决。

基于这些特性与可能的障碍，大多数医学教育皆将 PBL 置于低年级通识或基础—临床模组课程。一旦到了临床却又恢复传统临床教学模式，使得 PBL 原本的优点不能获得延续。

临床教学与 PBL 之异同

基于上述临床教学的特性，我们可以归纳临床教学与 PBL 有以下异同（表 7-1）。

表7-1

临床教学	PBL
临床医学＋基础医学	基础医学＋临床医学
门诊、病房、社区	教室
门诊教学、回诊、讨论	小组讨论
病人、家属、医护人员	同学、小组老师
临床推理诊断与治疗	问题分析与知识获得
原本即主动学习和团队合作	要求主动学习和团队合作

如何将 PBL 应用于临床教学 / 学习

我们既想延续 PBL 在学习上的优势，却又面对临床环境与教学之特性与障碍，故在全面推展 PBL 之际，医学院出现了一些适应临床特性的变通模式。

1．实习医学生在科别与科别轮调训练（rotations）之间，安排专门实施 PBL 1 ～ 2 周的时段，此模式保持了 PBL 原始的内涵与方式。

2．形成整合式临床教学团队（integrated clinical teaching team），诸如将临床轮调以器官系统为基础加以整合，如胸腔内、外科实习合并为胸腔科实习，而胸腔内、外科临床教员则一同合作并整合其教学内容，此模式主要保持了 PBL 中知识整合的优点。

3．病人（例）为导向之教学学习 [patient (case) based teaching；P (C) BL]：(这) 将 PBL 以问题为导向，改以临床环境中以真实病人（例）为导向之学习。亦即操作如下：集合该科实习医学生，将病人（例）资料发下，要求同学脑力激荡，并就提出之学习问题进行资料检索与评价，再来与同学们分享，最后可由指导教员做总结与回馈。通常教员会挑选具代表性的病人（例）为研讨对象。

4．问题为中心之教学法（problem-centered teaching/learning；PCT/PCL）：即临床教员与学员之互动，以询问问题为主要方式，借由询问达到了教育、驱动自我学习和评估之目的。

5．如何询问才能达到最佳的效果，一般建议可采用表 7-2 之方式。

表7-2

类别	涵盖能力	范例
认知类	记忆 & 认知	“何谓……”
理解类	转译 & 判读	“请说明……”
应用类	应用 & 总结	“若（得到）A 会怎样”
分析类	逻辑力	“给 A 之目的为何”
	（含归纳与推理能力）	有何依据
统整类	创造性思考、多元思考	“如果……，你会怎样”
判别类	审查 & 批判	您为何选 A？
		您对 A 有何意见?

6．问题为导向之病历记录（problem-oriented medical record；POMR）：问题为导向之病历记录，即以各类问题（如临床症状、症候或异常）为主题，经由收集主观资料（subjectives）如病史和客观资料（objectives）如理学检查、实验室检查和影像资料，再加以分析与决断（reasoning and decision making）而做出最佳的评估（assessment），含诊断、鉴别诊断（differentiate diagnosis）及轻重和预后判定（severity and prognosis）；以及处置计划（plan），含各种治疗、健康教育计划或进一步诊断计划。

由于问题为导向病历记录同时要求登录主要问题目录（master problem list）和暂时问题目录（temporary problem list），故在日常病程进展记录（progress note）中皆会出现各问题及其相应的 SOAP，直至该问题解决为止。因此，透过（问）问题为导向的记录法，训练了学员之问题确认、收集资料、分析资料和解决问题的能力，也算是 PBL 的精神与方法的延伸。

7．任务导向学习（task-based learning；TBL）：此模式源自英国 University of Dundee 之 Professor Ronald Harden，其着眼点为：

（1）每时段轮调至各临床部科之医学生人数多寡不一，故教学活动内容与形式常会因之改变。

（2）每时段医学生接触的临床教员与病人（例）不尽相同，故学习经验亦不同。

（3）临床工作繁重，常有教学时间不足或遗漏之处。

因之，除了既有的轮调教学活动外，需根据临床课程教学目标（goals and objectives），订出基本学习任务（tasks）和学习内容（learning issues）。如

University of Dundee 医学院为医学系四年级（高年级）医学生及台湾中山医学大学附设医院为 6 ~ 7 年级实习医学生订出共同任务，如表 7-3，其任务大致是相同的，但如在台湾可能较强调黄疸、贫血与失眠等。

表7-3

University of Dundee	台湾中山医学大学
Headache	Headache
Chest pain	Chest pain
Abdominal pain	Abdominal pain
Arthralgia	Arthralgia
Fever	Fever
Edema	Edema
Body weight loss	Body weight loss
Dizziness	Vertigo
Rash	Rash
Red eyes	Red eyes
Short of breathing	Dyspnea
Bruising	Bruising
Altered consciousness	Delirium
Imparted mobility	Tremor
Menstrual problems	OI：gomenorrher
Fatigue	Anemia
Growth of Development	ADHD
Behavioral problems	Insomnia
Life threading	Low back pain

其做法如下：

1．临床课程委员会首先依据临床课程目标，订出必要的任务（tasks）及各任务之学习内容。

2．选定各任务负责的科别及临床老师；举例而言，肠胃科林 ×× 医师负责腹痛、陈 ×× 医师负责黄疸这两项任务。

3．由每个任务负责医师选定一个适宜病例，以临床病例讨论会格式撰写病例病程摘要，并附上该病例相关之检查数据和影像资料，最后提出学生须完成该任务之学习内容和相关学习资源（如文献、网站及专家名单）。通常任务内容包括生理病理学之基础（机制）、鉴别诊断和跨科际整合知识与技能，负责医师则将学习资源撰写成为一个学习指引（study guide）。

4．当学生（员）轮调至该科时，均拿到此任务之病例摘要及任务，并于轮调结束前集合在一起，向负责医师报告并与同学分享学习经验。

5．负责医师予以回馈和总结。

6．学生完成评估。

以上均为延伸 PBL 之精神与方法到临床教育之变型，也有如英国 University of Manchester 医学院仍坚持在临床见、实习中，腾出时段固定办 PBL ，但此时则以整合性临床知识及问题解决为主要的学习中心。

PBL 临床教学范例

Task-based Learning: Unexplained Weight Loss
For M6 medical clerks
Edited by Meng-Chih Lee, MD

台湾中山医学大学附设医院家庭医学部任务导向学习（TBL）

Department of Family and Community Medicine，Chung Shan Medical University Hospital

Personal profile of the patient

Name：Mr. Hsu

Gender：Male

Age：53 year-old

Educational level：College

Occupation：Civil service

Marriage：married

Chart number：1064 × × ×

History

Chief complaint

Loss of body weight about 5 kg in the past 6 months

Present illness

A 54 year-old retired man came to our hospital for general health examination because of body weight loss about 5 kg without definite reason in the past 6 months，though nothing particular was found in a health examination 6 months ago. During the current health examination，anemia（Hb：7.9 gm/dl）was also found.

Past history

- Denied having any systemic or major disease

Review of systems

- General condition：

no fever，no chillness，

no malaise，no insomnia，no lethargy，

no conscious disturbance

Denied ，polyuria，polydipsia，polyphagia

- Head：

no dizziness，no syncope，no vertigo，

no blurring of vision，no conjunctiva injection

- Neck：

no stiffness，no goiter

Respiratory System：

no cough，no sputum，no short of breath

- Cardiovascular System：

no chest tightness，no orthopnea，

no nocturnal dyspnea，no dyspnea of exercise，

no palpitation

- GI system：

no poor appetite，no nausea，no vomiting，

no diarrhea，no constipation，no hematemesis，

no change of bowel habit，no heartburn，

no regurgitation，no hemorrhoid，no hematochezia

- GU System：

no dysuria，no frequency，no urgency，no nocturia

Family history

- Family structure

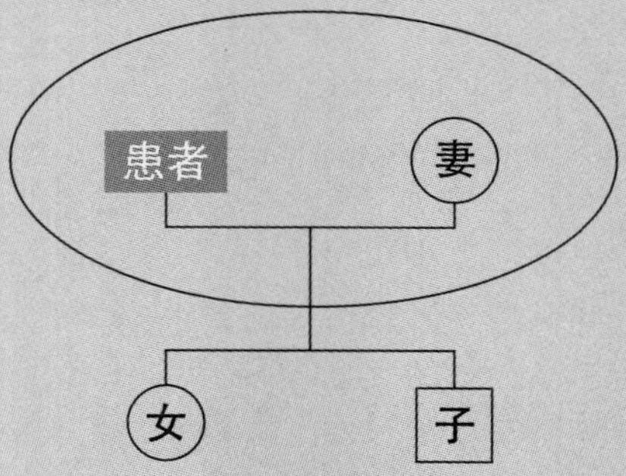

- No significant family history associated about the patient's condition

  What do you think about his health problems at this moment ?

Learning Guide

- Must Rule out urgent conditions first（To ask FM Chief resident about 5-urgent conditions）

Rule in

- Cause of body weight loss

  Insufficient calorie intake

  Mal-absorptive states

  High energy usage

  Drug effects

- Insufficient calorie intake：

  anorexia -associated with infection，malignancy and anorexia nervosa

  dysphagia e.g. esophageal carcinoma，esophageal reflux

  vomiting e.g. pyloric stenosis，hiatus hernia

- Mal-absorptive states：

  chronic pancreatitis，coeliac disease，Crohn's disease（To visit G-I Ward）

- High energy usage：

  Malignancy（**To visit Oncology ward**）

  Metabolic disorder（e.g. diabetes mellitus）

  Thyrotoxicosis（**To visit the endocrinologic clinic**）

- Drug effects

  Selective serotonin reuptake inhibitors（SSRIs）

  Sedative

  Narcotic analegics

Rule out

- Insufficient calorie intake：

  anorexia -associated with infection，malignancy and anorexia nervosa

  dysphagia e.g. esophageal carcinoma，esophageal reflux

  vomiting e.g. pyloric stenosis，hiatus hernia

- Most could be ruled out by history talking and observation by family

Drugs effects

- Selective serotonin reuptake inhibitors（SSRIs）
- Sedative
- Narcotic analegics

  Most could be ruled out due to no significant drugs usage history

  What information do we need to collect for different diagnosis ?

Learning Guide

Physical examinations

Check 5-basics first（**To ask FM Chief Resident about 5-basics**）

- General appearance

  No cachexia appearance
- Consciousness：

  Clear，E4V5M6（**Please check what's Glasgow Scale**）
- Vital signs：TPR = 37.2/82/20，BP = 120/70 mmHg
- BW：68 kg；BH：168.5 kg
- HEENT：

  Pale conjunctiva，no icteric conjunctiva
- Chest：

  Clear breathing sound，bilateral

  Regular hear beats，no murmur
- Abdomen：

  Soft，no tenderness，no rebounding pain

  No change of bowel habits

  Bowel sound：normo-active
- Extremities：

  No tremor

  Free and movable，no pitting edema

General health examinations data

- Panendoscopy：Mild gastric erosions（**To learn the image from Website of the Dept. of Family and Community Medicine**）
- Sigmoidscopy：rectal polyp（**To learn the image from Website of the Dept. of Family and Community Medicine**）

Laboratory data

项目名称	单位	报告值	备注
Blood routine			
WBC（4000-11000）	/mm^3	5190	Seg：69.4%，Lymph：20.6%
R.B.C.（450-550）	× 104/mm^3	416	
Hb.（13-17）	mg/dl	7.9	
Ht.（41-51）	%	29.5	
MCV（84-100）	fl	70.9	
MCH（28-32）	Pg	19.0	
MCHC（32-36）	g/dl	26.8	
Platelet（150000-400000）	/mm^3	353000	
Chemistry			
BUN（6-22）	mg/dl	13.3	
Creatinine（0.5-1.3）	mg/dl	0.9	
Glucose（AC）（60-110）	mg/dl	108	
Albumin（3.5-5.1）	g/dl	3.9	
C.R.P.（< 0.4）	mg/dl	2.88	
Urine routine	Within normallimit		
Stool routine	Color：Brown，Occult blood：Trace		

(To learn the meaning of positive occult blood by reading the book designed)

Image

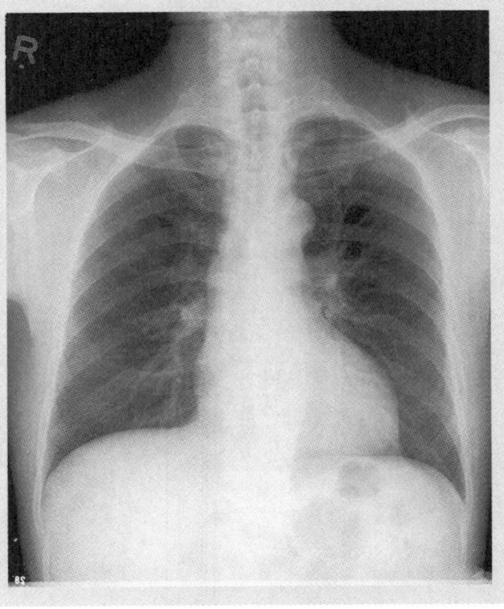

- Rule out mal-absorptive states：due to no GI symptoms，no abdominal tenderness，no mal nutrition（by laboratory data）
  chronic pancreatitis，coeliac disease，Crohn's disease（unlikely）
- Rule out：
  High energy usage：
  — **Metabolic condition（e.g. diabetes could be ruled out）**
  — **yrotoxicosis（could be ruled out）**
  High energy usage-Malignancy can still not be ruled in

What do you think about body weight loss with microcytic anemia?

Tutor Guide

Microcytic anemia

- Iron deficiency anemia
- Thalassemia：denied family history
- Sideroblastic anemia
- Chronic disease
- Toxin（Ex：lead）

Cause of IDA

- Blood loss
  Stool OB：trace
  PES：mild gastric erosion
  Sigmoid-scopy：rectal polyp
- Poor iron intake
  Unlikely

What's the next?

Since right side colon tumor process can't be ruled out，we should arrange related study for this possibility

Colonoscopy

- Only small polyp at rectum was found
- Redunctant colon
- Incomplete study of proximal colon（ascending colon）
- Previous lab data
  CEA（< 3）：2.06 ng/ml
  PSA（0 ~ 4）：1.299 ng/ml
  AFP（< 20）：1.93 ng/ml

What will you do further ?

Learning Guide

Give up? Follow up? or To a range Complete study for the right side colon?

Lower GI study（**To learn about reading of lower G-I series with Dr. Tien XS at the Dept. of Image**）

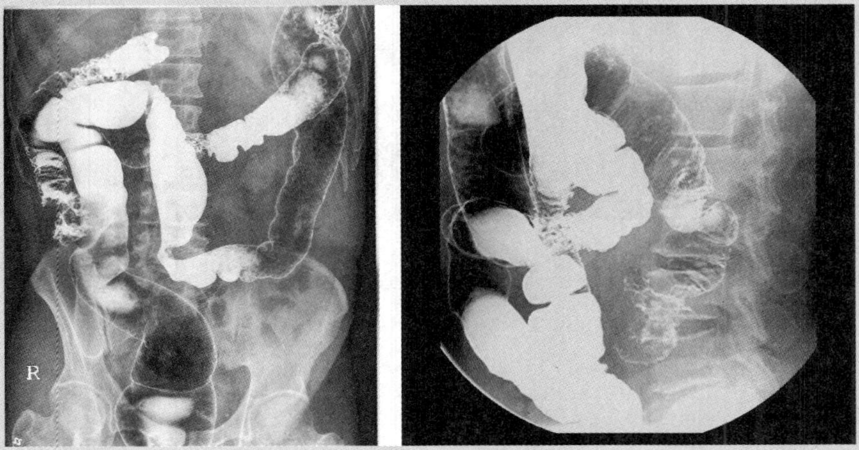

Lower GI study

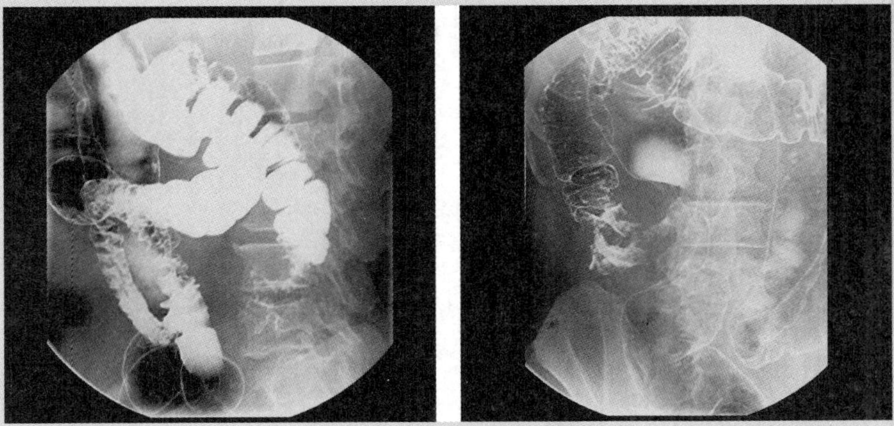

Abdominal CT

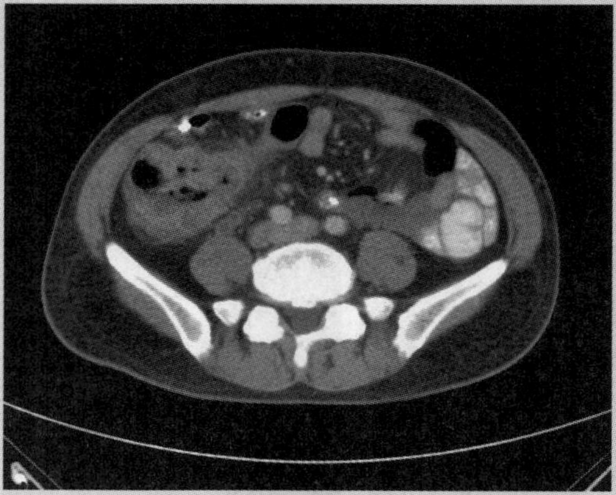

- A big mass about 7cm in diameter at A-colon，r/o colon ca.
- Regional lymphoadenopathy is also noted.

Clinical Course and Prognosis

- Right hemicolectomy

  Pathologic report

  — **Adenocarcinoma，poorly differentiated，colon，resection.**

  — **Metastatic carcinoma ，lymph node，regional，lymphadenectomy**

- Port-A implantation
- Chemotherapy for 3 cycles

  Wrap Up

Unexplained Weight Loss

Definition of body weight loss

- Loss of 5% of body weight over 6 months

  From Harrison's 15th edition

Different diagnosis

- Insufficient calorie intake

  Mal-absorptive states

  High energy usage

  Drug effects

Different diagnosis

- Insufficient calorie intake：

  Anorexia：(infection，malignancy and anorexia nervosa)

  Dysphagia（e.g. esophageal carcinoma，esophageal reflux）

  Vomiting（e.g. pyloric stenosis，hiatus hernia）

- D/D by history taking and observation by family

Different diagnosis

- Anorexia：

  Infectious disease（e.g. TB，endocarditis）

  Metabolic disorders（e.g. Hypopituitarism，hyperthyroidism）

  Renal disease

  Liver disease（acute or chronic hepatitis）

  Malignancy（GI tumor，lymphoma）

  AIDS

  Others

- Psychogenic disorder：anxiety，depression，anorexia nervosa

Different diagnosis

- Mal-absorptive states：

  chronic pancreatitis，coeliac disease，Crohn's disease

- Different diagnosis by symptoms，physical examination and laboratory tests（e.g. stool routine and pancreases enzyme studies）

Different diagnosis

- High energy usage：

  Infection

  Malignancy（most often GI or hematological tumor）

  Metabolic disorder（e.g. diabetes mellitus，Thyrotoxicosis）

  Excessive physical activity

  Period of rapid growth

  Different diagnosis

- Drug effects（e.g.narcotic or alcohol addiction）

  Selective serotonin reuptake inhibitors（SSRIs）

Sedative

Narcotic analgesics

Drugs induced anorexia（e.g. digitalis）

Approach of weight loss

- Detailed history taking and physical examination
- Lab

  CBC

  ESR，CRP

  Urinalysis

  Biochemical screening，electrolyte，TSH，HIV

  Fasting glucose

  Stool OB

  Chest film

Approach of weight loss

- Unexplained weight loss is often multi-factorial in elderly persons

  Loneliness and isolation

  Dementia，delirium

  Depression

  Drugs reaction

  Chronic disease

  Malignancy

Wish you have a pleasant learning experience

Resource persons：

Dr. Meng-Chih Lee at 34956

Dr Xu-Sheng Tien at 32101

Chief Resident of family medicine at 34955

Secretary（Miss Lin）at 34971

References

1. Ho CH，Yu YB，Wu PH：The prevalence of iron deficiency anemia and its clinical

implications in patients with colorectal carcinoma. J Chin Med Assoc 2008；71：119-22.

2．Okuno K：Surgical treatment for digestive cancer. Current issues-colon cancer. Dig Surg. 2007；24：108-14.

3．de Herder WW：Tumours of the midgut（jejunum，ileum and ascending colon，including carcinoid syndrome）. Best Pract Res Clin Gastroenterol 2005；19：705-15.

Useful websites

http：//www.lib.csmu.edu.tw/overlib/

http：//www.hint.org.tw/

http：//www.harrisonspractice.com/practice/ub

问题导向学习与临床技能训练

医学教育改革的主流，包括学习模式之转变（含 PBL 与 EBM）、课程之整合、人文教育之加强以及实务与技能之训练与评量。就医学生而言，实务能力中最重要的就是临床技能，就此所衍生出来的评量方式则包括多重选择纸笔测验（MCQs）、口试、书面模拟病例测验、电脑模拟病例测验（CBT）、主题结构化临床测验（objective structured clinical examination；OSCE）及迷你临床技能测验（mini-CEX）等。我们可思考，如何将问题导向学习与循证医学，甚而临床技能训练与评量（测验）相结合。

当前将问题导向学习与临床技能训练结合之模式包括：

1．当问题导向学习之教案情境中描述到相关的临床技能时，如呼吸学模组之教案中描述到各种呼吸音或胸部叩诊发现时，小组同学可将该理学检查之技巧与判读列为学习目标，以期在进入临床技能教室（多媒体软体 / 模具）或请资源老师（resource persons）做实际操作时，能从情境学习连结到技能学习。

2．就该模组教案情境中所描述到的技能，除作为同学的学习目标外，同时可给予相配套之临床技能测验、问诊（如沟通技巧）、理学检查、技能操作等，最常运用的评量方式即主题结构化临床测验。

3．就该教案情境而欲求得之诊断或治疗，可借此训练同学之临床思路与决断（clinical thinking/reasoning and decision making），即同学们根据临床诊断学含临床流行病学（几率与风险概念）、后退式思维（backward reasoning）、前进式思维（forward reasoning）和猜测与否证等方法，做出最佳之诊断或治疗的决断。小组同学可在小组讨论时充分地交流这些决断的过程。

日本近畿（Kinki）大学医学院生理学教室之 Osamu Matsuo 教授致力于推动问题导向学习，并成为日本其他医科大学之典范。Kinki 大学将医科二年级起之医学课程模组化，并采用混合式学习模式，含课堂授课、问题导向小组学习、临床技能训练学习及测验。为了将问题导向学习与临床技能学习做更佳融合，他们订出每个系统模组之技能，要求同学在讨论该模组 PBL 教案之情境时，要能同时练习相关临床技能，并于该模组结束时给予测验。这种融合还可包括与实验诊断学 / 技能（laboratory medicine/ skills）相结合，譬如说血液肿瘤模组时，可要求同学将周围血液涂片及血细胞计数检查，列为学习目标加以整合。

PBL 在临床教学之演变

个案为导向之学习（case-based learning；CBL）自 1990 年代起被广泛地用于法学院（law school）之教学中，其实也算是 PBL 的一种衍生学习方法。它以真实或根据教学需要而拟定之教案（case）为基础，学生们在小组老师之指引（tutor driven）下，进行小组讨论、批判、评估及问题解决。与传统PBL相较，通常小组老师扮演较强的指引角色，而学生也较会集中讨论个案教材中指定的专业学习目标与任务。

CBL与临床教学常执行的个案讨论会（case conference）颇为类似，而临床个案讨论会早已行之有年，要如何加入PBL的精神与态度，则可采用CBL的模式：

1．以医学生、毕业后一般医学训练（PGY）学员或住院医师为主要对象。

2．要有针对各不同学员群（如医学生或PGY学员）之临床教学目标与内容。

3．根据教学目标与内容撰写个案（writing the case）及配置个案的影音、图片、病历等资料。

4．个案中及结束设置相关问题（questions），以引导学生（员）进行讨论分析与解答。

5．小组教师针对个案及问题，备有参考资料。

6．小组教师负责带动讨论（如回答指定问题），评价学生表现及做总结与延伸应用。

CBL与临床个案讨论会最大的不同在于应用的对象［特定学生（员）］、小组而非一大群各层级医师，使用设计好的教案加上影、视、音资料，有一定的学习目标和评价，其弱势之处在于要建构多媒体教案（multimedia cases）及限制了学生（员）自由思辨的空间。

参考资料

1．Foley RP，Polson AL，Vance JM：Review of literature on PBL in the clinical setting. Teaching Learning Med 1997；9：4-9.

2．Harden R，at al.：Task-based learning：the answer to integration and problem-based learning in clinical years. Medical education 2000；34：391-7.

3．O'Neill PA，Morris，Chlo.-Maryes Baxter：Evaluation of an integrated curriculum using problem-based learning in a clinical environment：the Manchester experience. Medical Education 2003；34：222-30.

4．Jarz EM，Kainz G A，Walpoth G：Multimedia-based case studies in education：Design，development，and evaluation of multimediabased case studies. Journal of Educational Multimedia and Hypermedi 1997；6：23-46.

5．Thistlethwaite JE，Davies D，Ekeocha S，Kidd JM，Macdougall C，Matthews P，Purkis J，Clay D：The effectiveness of case-based learning in health professional education. A BEME systematic review：BEME Guide No. 23. Med Teach. 2012；34：e421-44.

6．陈荣邦：病例导向式学习应用于放射诊断科临床学课程．医学教育 2005；9：255-61.

第八章

问题导向学习和循证医学与临床技能训练

■ 李孟智　关超然　撰

引言：循证医学概论

循证医学（evidence-based medicine；英文缩写简称为 EBM），也可称之为实证医学，是近代医学教育新兴的潮流，也是科学化的医疗行为。虽然它源自临床流行病学（clinical epidemiology），促使循证医学急速发展的却是电脑资讯科技。循证医学顾名思义，即是面对问题（通常是临床问题）时，通过严谨地搜寻、评读及分析文献，获取并应用该最佳证据（evidence）于问题之解决。此乃回应现今时代的知识暴增、问题繁复、医护人员背景和经验不均、病人安全需求及医疗品质管理所衍生出之实务工具。

让我们回溯到医学的起源，当人类在远古时代就敬畏大自然的力量，利用大自然的力量维护自己及族群的生命及健康；生命与疾病的概念长久以来都是建筑在“神鬼巫符”的基础架构上，所以治病医疗行为免不了注入了浓厚的宗教精神色彩（personalistic ，原意为人本主义 medicine）及使用天然药物（naturalistic medicine）的层面。这就形成了在人类文明存在最久的传统经验医学（experiential -based medicine；英文缩写也是 EBM），也就是形成很多文化的传统医学的基础，包括了传统中医。在过去数百年间，医药的教育也通过了宗教的“国际交流”，逐渐由官方贵族而普及到庶民。直到 19 世纪末的工业革命唤起了对科学的狂热，继 1910 年加拿大的学者 Flexner 发表了其著名的 Flexner report：“所有的医学知识及医疗行为都应有科学根据……”严谨的科学医学（scientific medicine）的时代就在那时正式诞生了，而经验医学也就与之分道扬镳。

科学似乎仅帮助解决医学一小部分的问题，随着时间的迈进，它引起空前的知识爆炸，却又带来了更多的困扰。医学已不再仅是人体解剖（结构）与生理（功能）的结合，非但医学领域的专业广度不断地分工及分化，每项生命科学专业的深度也迈入细胞、纳米与分子的水平。资讯科技的迈进虽然解决一部分的知识汲取与管理，却又增加了知识的产量。因此近代的医学院校沿用以专家（expert）为中心把知识传授给学生的传统教育理念，已无法应对新知识产生的速度。因此为了要尽量涵盖知识量，除了增加医学院校的课程数目（造成了高等教育的“课程肥大症”），也纵容专家老师们尽量填塞教材（造成了高等教育的“包罗万象炎”）。结果受害的是学生。学生应付这种压力自然会采取被动的方式，以专家之言为依据而不自己求证、发掘与创新。循证医学的产生也就是为了改变这种不懂得自主的学习态度或缺乏批判性的思维；其实，循证医学也就是由 PBL 的理念与资讯科技结合而衍生出来的。有良好 PBL 医学教育培训的学生，在医疗行为上对循证医疗较能驾轻就熟。

循证医学之沿革

美国波士顿外科医师 Ernest Amory Codman（1869—1940）在其著作“The product of a hospital”中提出“The end result idea”，认为每家医院皆应追踪每个病人治疗后状况，并且需长时间了解病人的治疗成效及成败之原因。

20 世纪 70 年代，英国流行病学家 Archie Cochrane 提倡在医疗照顾中之任何医疗决定都应有足够的证据支持，并认为应通过随机对照试验方式（randomized controlled trails，RCT）来衡量一个医疗行为是否有效。

1978 年，Chalmers 开始关心母亲和新生儿的医疗照顾品质，他与英国的国家围生期流行病学机构合作，建立与怀孕妇女及生产相关的系统性评估资讯。

1991 年“evidence-based medicine”一词则于 Guyatt 之文章中首度出现，文中探讨如何在证据基础上实践循证医学，及如何将循证医学之观念引入临床教学中。

1992 年，加拿大 McMaster 大学医学院流行病及统计学教授 David Sackett 等在国际上正式提出循证医学概念，英国卫生部成立 Cochrane 循证医学中心。

1993 年 10 月来自 9 个国家 77 位专家一同组成 Cochrane collaboration，成立于英国牛津（Oxford）。并确认系统回顾（systematic reviews of randomized controlled trails）为 EBM 较精华部分，据此可建立临床指引（clinical guidelines）。随后，亚洲的 Cochrane Centers 也在中国大陆及中国香港成立。

循证医学之步骤

步骤一：整理一个可以回答的问题

有关背景性问题；如询问事务之背景性一般问题，可采用流行病学之 6 Ws（who、when、where、what、how、why）建构问题有关前瞻性问题：可采用 PICO 法建构问题，如表 8-1。

表8-1 形成一个可回答的临床问题——PICO

形成一个可回答的临床问题 A 4 Part Clinical Question			
□治疗性（Therapy）	□诊断性（Diagnosis）	□预后性（Prognosis）	□并发症（Harm）
Patient or Problem（病人或问题）：描述病患、疾病或病症的型态			
Intervention（介入）：包括治疗、检验、预后因子、暴露因子			
Comparison intervention（比较）：通常用于与治疗或诊断性检验问题相关的问题			
Outcome（结果）：对您的病患和您有意义的临床结果			
One-sentenced Question（用一句话写下你的问题）			

步骤二：寻找文献证据

首先查证 Cochrane Library（其中以 Cochrane reviews-Cochrane Database of Systematic Reviews）、BMJ 出版之 Clinical Evidence 资料库，以及 Bandolier、ACP Journal club 和 UpToDate 或已整合过之循证医学评论资料库（Evidence-Based Medicine Reviews，EBMR）等已经由专家评读过之二级资料库。再则也可自行搜寻和评价，如利用美国国家医学图书馆之 PubMed 和 Medline 资料库之原始研究证据。

步骤三：严格评读文献

文献证据的等级如表 8-2。

表8-2 文献证据的等级（治疗/预防类问题）

Level		Therapy/Prevention
1	a	将随机对照临床试验研究（RCT）以系统性评论（systematic review，SR）后的结果
	b	具有严格的信赖区间的个别 RCT 研究
	c	无论使用何种研究方法，但其研究结果为完全正面、完全负面或完全无效果（all or none）的研究报告
2	a	将同质性的世代研究（cohortstudies）以系统性评论后的结果
	b	个别世代研究或质量较不足的 RCT 研究（例如低于 80% follow-up）
	c	以多数结果为基础的研究及生态学的研究（“outcomes” research；ecologi-calstudies）
3	a	将同质性的个案对照研究（case controlstudies）以系统性评论后的结果
	b	个别的个案对照研究（individualcase control study）
4		病例统计报告，以及质量较不足的个案对照研究
5		未经严谨评估的专家意见，或者基础生理学、一般实验室研究及必要原则

资料来源：参考资料 3

步骤四：将结论应用于病人身上

小则将结论用于自我执业上，大则可发展出临床指引（clinical guideline）或临床路径（clinical pathway）。

步骤五：对上述过程进行稽核（auditing）

确认操作 EBM 的人在上述过程中于 EBM 之原则和方法达成的程度。

循证医学与问题导向学习

循证医学（EBM）用以探究和解决所提出问题之最佳证据，而问题导向学习（PBL）要求学生（员）就所拟探索问题，进行主动式和整合式学习，故两者最佳的组合，就是学生采用循证医学的方法去探索及回答问题，并通过小组团体互动，将学习达到最高效果。其实，PBL 与 EBM 在整个学习理念上都具有两项必要而相同的特质："自主性学习"的态度及"批判性思维"的能力。在应用这两种特质时也都经过一个同样的流程，那就是"过滤"：把合理的、可信的、有用的和重要的知识筛选出来（图 8-1 与图 8-2）。因此，虽然 PBL 与 EBM 两者的导向目标与培训目的主要的区分在于基础与临床，在学习的理念上仍有异曲同工之妙（图 8-3）。两者均显示正确的知识及其有效的汲取与应用是要经过筛选、过滤与内化的相似流程，故两者亦能互辅互长。PBL 强调早期临床接触，学以致用。因此在 PBL 的基

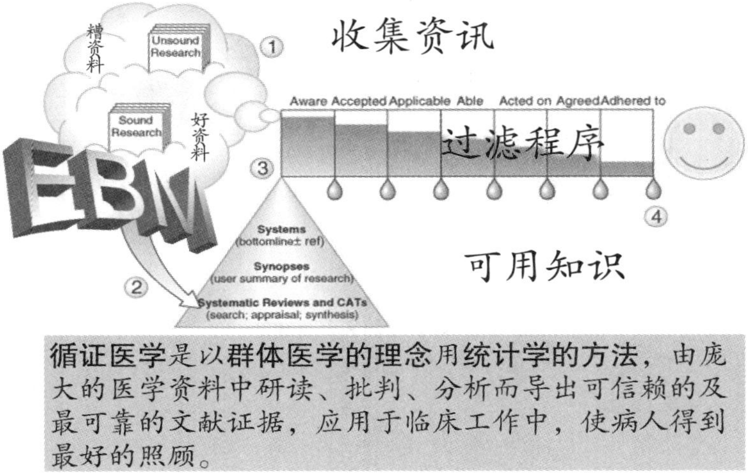

图 8-1

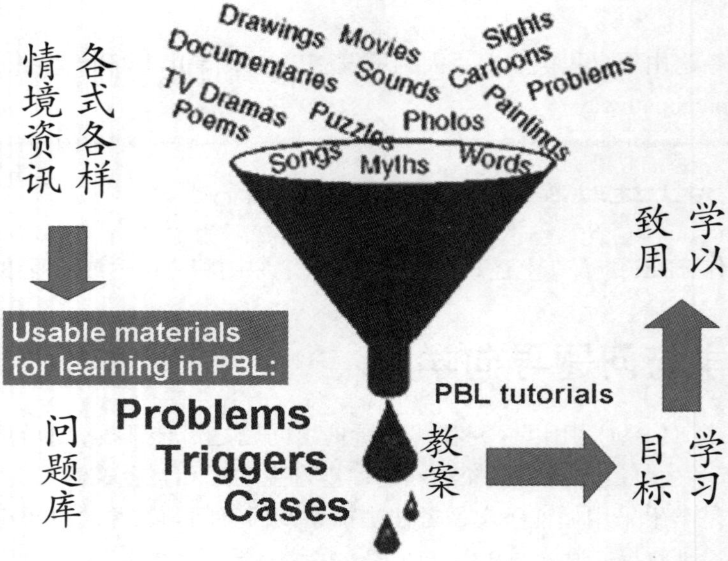
各式各样
情境资讯
Drawings Movies Sights
Documentaries Sounds Cartoons
TV Dramas Puzzles Photos Paintings Problems
Poems Songs Myths Words
Usable materials
for learning in PBL:
Problems
Triggers
Cases
问题库
教案
PBL tutorials
学习目标
学以致用

图 8-2

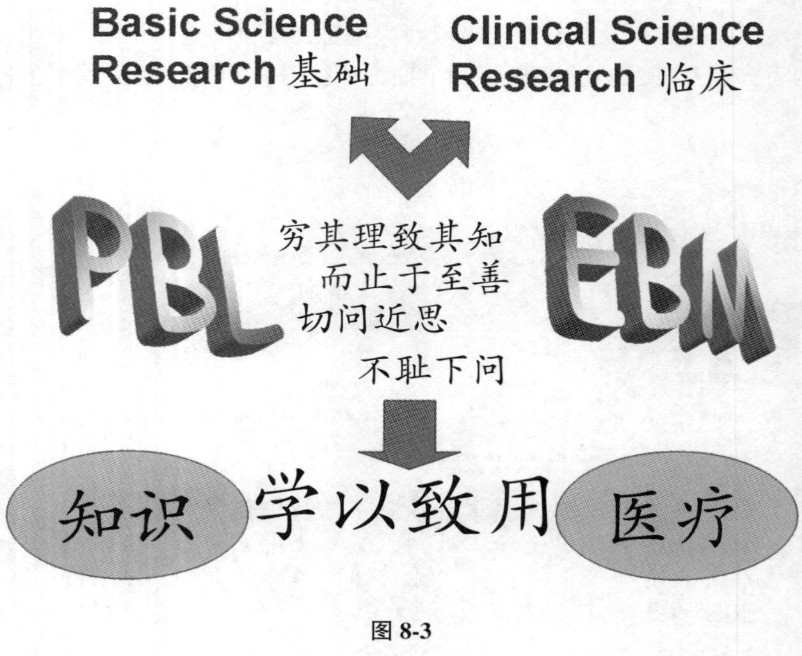
Basic Science
Research 基础
Clinical Science
Research 临床
PBL
EBM
穷其理致其知
而止于至善
切问近思
不耻下问
知识
学以致用
医疗

图 8-3

础医学教案里就应当掺入一些可应用到典型循证医学的情境，为将来临床循证医学的学习垫下基石（表 8-3）。

表8-3　PBL与EBM流程的比较

PBL 问题导向学习	EBM 循证医疗学习
• 脑力激荡推出假设制订目标	• 问可回答出的问题提出假设
• 设定策略及寻找相关资料	• 搜索数据库及寻觅最佳证据
• 分析讨论求证应用	• 分析判断印证诊疗
• 回馈评量改善	• 回馈评量改善

兹以台湾中山医学大学为例，当问题导向学习发展至精进期时，开始要求同学将循证医学技能发挥于 PBL 之上，具体做法如下：

1．医学生在实施 PBL 前；如医学系一、二年级博雅（通识）教育阶段，设有先修课程，如“学习方法”，其中就有介绍各种学习方法及技巧，并含循证医学之介绍与演练，约占 8 小时。

2．在三、四年级基础与临床医学整合之模组（modules）中采用或部分采用问题导向学习时，要求同学在脑力激荡订出学习议题后，采 EBM 方法找寻和评读文献。

3．将搜寻和评读完的文献资料，做成 PBL-EBM 问题学习分析单，如下表。

4．小组学习时，同学提出相互切磋资料之证据层级、最佳结论及如何应用，使得小组讨论更加丰富，小组老师也可就如何评读及做出总结给予提示。

5．可将小组各项 EBM 过程之结论，应用至临床病人之实务照护之上，如此更可连结 PBL 与未来临床之应用。

台湾中山医学大学暨附设医院循证医学中心
PBL-EBM 学习记录单

报告者：

单位 / 系所： 日期： 年 月 日

临床个案摘要（Problem list）：
PBL： Facts： Hypothesis： Need to know：
Learning objectives： Major（Group）： Minor（Personal）：
EBM： **Answerable question 问题（需以 PICO 方式呈现）** **P**atient/problem（病患或问题）： **I**ntervention（介入处理）： **C**omparison（比较）： **O**utcome（临床结果）： 用一句话写下您的问题：
关键字：

寻找文献之过程（包括资料库名称、搜寻出几篇、关键字、年代等，篇数如何缩小）：

相关文献及其 EBM Levels of Evidence 等级：

（Levels of Evidence and Grades of Recommendation：

http：//www.cebm.net/levels_of_evidence.asp）

主要文献之精要内容：（Abstract for major citation）

Critical appraisal for the major citation（Valid / Important / Practice）：

（亦可搭配各类型文献评读记录单进行文献评读，并将评读记录单附于后）

如何应用于临床个案：

自我评估：

Step1：

1．Am I asking any clinical questions at all？

2．Am I asking well-formulated（PICO）questions？

Step 2：

1．Do I know the best sources of current evidence for my clinical discipline？

2．Have I achieved immediate access to searching hardware，software and the best evidence for my clinical discipline？

Step 3：

1．Are the critical appraisal guides becoming easier for me to apply？

2．Am I becoming more accurate and ecient in applying the critical appraisal measures？

Step 4：

1．Am I integrating my critical appraisals into my practice at all？

2．Am I becoming more accurate and efficient in adjusting some of the critical appraisal measures to fit my individual patients?（such as pretest probabilities，NNTs etc）

学习心得（请描述您学习 PBL-EBM 的心得）：

PBL 循证医学在问题导向学习之运用实例

PBL 教案（医学系四年级呼吸学模组课程）

第一幕：

一位 72 岁的退休的男性建筑工人因长期咳嗽、多脓痰和易喘至家庭医学科门诊求诊。此人为重度吸烟者；每日 1 包半到 2 包烟，已有 40 余年。患者另有高血压史逾十年，现正接受降血压药物治疗。患者无其他已知疾病或药物过敏史，现与老伴同住，经济状况小康。

第二幕：

患者理学检查：肺部听诊呈现粗糙呼吸音（coarse breathing sounds），胸部 X 光检查显示广泛浸润性病变及气管壁变厚，并无发现明显肿块或脓疡。左、右心室皆呈现肥大现象。心电图有心轴右偏及右心房扩大征兆。

第三幕：

患者经诊断属典型之慢性支气管炎（chronic bronchitis）类的慢性阻塞性肺疾病（chronic obstructive pulmonary disease；COPD），除安排肺功能检查、给予戒烟咨商，并开具相关药物。

第三幕学习议题（learning issues）

1. 肺功能检查之判读
2. 如何进行戒烟咨商
3. 患者老妻多年吸入二手烟应如何照护
4. 针对慢性阻塞性肺疾病，患者主诉之咳嗽、多痰症状，现经常使用之止咳及化痰药是否具有实效。

以下就本教案第三幕之学习议题 4，以循证医学回答此问题：

临床情境：如前述案例

步骤 1：形成一个可回答的问题

“镇咳（antitussives）、化痰（expectorants）药对慢性阻塞性肺疾病是否具有疗效？”

背景资料

各国普遍大量使用以下制剂，相关医疗花费十分庞大，却不确定这些药物之实际效果（efficacy）或效益（effectiveness），这些药剂包括：

1．祛痰剂（expectorant）：作用是使呼吸道之分泌增加，这些分泌液不但可以保护呼吸道的黏膜，而且会减低痰的黏性，使其流动性增加，易于排出，间接促成止咳的目的。常用的祛痰药有氯化铵（Ammonium Chloride）、依必格酊（Tincture of Ipecacuanha）、远志酊（Tincture of Senega）等。

2．镇咳剂（antitussive）：作用是抑制中枢神经，以达到止咳之目的，部分镇咳剂含轻微麻醉成分可待因（Codeine），会引起睡意。

3．黏液分解剂（mucolytic）：在呼吸道的作用，分解痰液中的黏多糖蛋白等黏性物质，使低黏度的唾液蛋白分泌增加而高黏度的黏蛋白产生减少，因而降低痰液黏滞度，使痰容易咳出，如 Danzen.、Varidase. 等。

步骤二：寻找文献证据

检索途径

资料库：Cochrane Library，EBM reviews（EBMR），Pub Med

检索策略

关键字：expectorant，antitussive，chronic bronchitis，COPD

检索策略：系统文献回顾（systematic review）、荟萃分析（meta-analysis）及随机对照试验（RCTs）类文献。

步骤三：严格评读文献

结果

1．首先通过 Cochrane Library 之 Cochrane Review for pulmonary disease（Issue 4，2004），总结：mucolytics 可少许减少 COPD 之急性恶化几率，但无法改变肺功能。

2．另通过 EBM Reviews 资料库查询到 ACP J Club 所载之 systematic reviews（volume 136，2002），总结：mucolytic drugs 可以减少慢性阻塞性肺疾病含慢性气管炎之恶化、不舒服时程及抗生素之使用。（ACP J Club 现已整合在 ACP EBM Solution 中，EBMR 的资料只更新至 2004. 12. 31，建议日后使用资料库改为 ACP EBM Solution）。

3．再通过 PubMed

（1）Eur J Med Res（volume 7,2002）所载之 randomized controlled trial：Influence of mucolytic therapy on respiratory mechanics in potients with chronic obstructive pulmonary disease，总结：mucolytic 并不显著改善治疗组之呼吸功能。

（2）Respiratory Medicine（volume 88，1994）所载之 randomized controlled trial 显示使用 acetycysteine（黏液分解剂）并无法改善肺功能。

（3）最后查证 National Guideline Clearinghouse 有关止咳剂（antitassives）对 COPD 之治疗指引；总结为 COPD 不建议规律使用止咳剂，甚至会妨碍咳嗽之保护作用。

结论

无论止咳或化痰药还是黏液分解剂，对慢性阻塞性肺疾病或慢性气管炎皆无明显疗效与功能。

步骤四：统合证据，未来用于临床照护

步骤五：稽核本循证医学之执行，尚属正确

虽然循证医学是根据科学研究原则在群体临床层面上研究所得到最好的实证，但是不能墨守成规地将临床决定僵硬化。毕竟在某些特殊的临床情境考量，或者病患强烈的意愿，甚至特殊状况的专业经验亦有可能左右最终医疗行为的决定。这也就是以实际临床情境为平台，以病人为中心，以循证为指引的全人整合医疗的精神。

总结

循证医学可使 PBL 之资料搜集与评读和运用更符合医学规范，同时也可采用 PBL 做为循证医学的学习和训练方式，如当传授 EBM 时，可将学生分成小组，给予 PBL 之临床教案，再要求同学脑力激荡，找出一个主要需回答的问题去进行资料收集与评读，回到小组后进行分享与总结该问题之最佳策略。故 EBM 与 PBL 两者可以说天生契合，应广泛地在开展 PBL 之院校共同展开，可收事半功倍之效（图 8-4）。

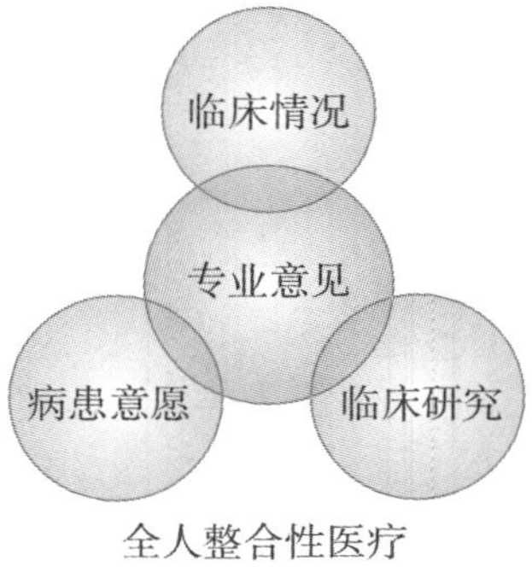

图 8-4 以循证导向临床决定的模式

参考文献

1. “芬兰教育，世界第一的秘密”，天下杂志出版，2008.01，萧富元等著。所有的教育机构都会有对学生的评量。“考试”在这里意味著系统式对知识汲取多寡的定量测试。
2. 问题本位学习的理论基础与教学历程。中原学报，332，215-235。杨坤原和张赖妙理（2005）。
3. 感谢赖滢如学姊，童子军总会林大哥，松山高中童军团的伙伴、仁爱中学童军团的伙伴带给我的一切，还有感谢一路的伙伴小赖：赖宗鼎，协助我修复一些年久的记忆。
4. 为了保护学生及叙述想法的需要，X 医师并不是特定单一医学生于单次模拟训练中的表现，而是基于许多曾经发生的故事加以变化虚拟的人物。
5. Beyond Curriculum Reform：Confronting Medicine's Hidden Curiculum，Acad. Med 1998；73：403-407，Frederic W. Hafferty，PhD.
6. Harvard Macy Program in Taiwan，Program forAdvances in Educational Effectiveness，由台湾教育主管部门“医学人文社会教师师资培育计画”计划办公室与台湾中山医学大学教师成长中心及 HarvardMacy Institute 公同举办。
7. 听彼得杜拉克的课一百年经典十五讲，时报文化出版，2008.12，Jeffrey A. Krames.
8. Accreditation Council for Graduate Medical Education（ACGME），美国毕业后医学教育评鉴委员会（ACGME）将住院医师订定六大核心能力：病患照护与服务、专业知识、实作道向之学习与改进、人际关系及沟通技巧、专业特质与伦理及“社会或医疗、健保体系内之行为”（system-based practice）。
9. 洪瑞松教授，所发展的病史询问之逻辑分析法，将病人主诉症状的描述记忆成：location，quality，quantity，onset mode，precipitating factor,exaggerating factor，reliving factor，associatingsymptoms，简记：LQQ OPERA 洪瑞松教授亦是台湾“中国

医药大学”推动 PBL 医学教课程的先驱者。

10. 所有的教育机构当然都会有对学生作一些学习成效的评量。“考试，examinations”在这里意味着以系统式的定量测试对学生知识汲取的多寡进行学习能力的判读。

第九章

对台湾医学教育与应用PBL的系统思考：一个急诊医师与老师的观点

■ 周致丞　撰

从急诊情境模拟教学观察当下医学教育成果

“咳、咳、咳”精密的模拟假人发出制式但标准的咳嗽声，伴随着的是28下的胸腹部起伏，专科护理师扮演的急诊检伤护士一边推着模拟假人一边对七年级实习医学生X[4]与六年级实习医学生A及B喊着：“X医师，这位伯伯说咳了一星期了，这两天发烧，今天越来越喘，在检伤那里发现他真的很喘，而主治医师他们还在急救那个重大外伤的病人，可以请你们先看这个伯伯吗？”接着X医师带着A、B学弟开始问伯伯病史，我模拟着边咳边喘的声音断断续续地回答着并同时调快模拟假人的胸腹起伏速率，X医师无视于机器伯伯夸张的喘气速度也无听于边咳边喘的断续回答继续坚持问着：你什么时候开始咳的，有没有痰，以前有没有慢性疾病，有没有糖尿病。直到我暗示专科护理师扮演的检伤护士问道：“X医师，病人很喘，你要不要先给氧气治疗？”X医师接着问道：“病人O_2 saturation多少？”于是开始等待护士测量周围血氧饱和度，随着血氧监测器发出的哔哔声，大家都在等着面板上将出现的数字，在护士回答“90%”后，X医师想了一回才决定了：“给一般氧气面罩”，护士紧接着问：“氧气流量开多少”，X医师愣了一下：“你们平常给多少就给多少吧”；接下来X医师下了一些医嘱：打点滴，抽血CBC、生化，拍摄胸部X线片；护士在打点滴时问了：“点滴要给哪一种？流速要给多少？”X医师在一阵错愕后又反问到：“那、那……你们平常都给什么？”模拟护士与X医师对看了几秒，现场忽然安静下来，一阵尴尬……，模拟护士终于打破沉默：“我们点滴有很多种类，有含糖分的、有含钾离子的……不然，我们最常用Lactated Ringer's或normal saline，你挑一种好了。”下完一阵医嘱后护士开始忙着打点滴、抽血、送血、写记录忙碌去，模拟现场仅剩下机器伯伯越来越快的喘息（优秀的模拟假人表演着有呼吸衰竭征候，胸腹部不协调呼吸的过快每分钟 36 次喘息）、间歇的咳嗽声与 vital sign monitor 的哔哔声。三位医学生在给了一般氧气面罩及打针抽血的医嘱后似乎就结束了，剩下就是等着判读报告，没有再回去注意病人对治疗的反应以及“尝试评估”目前治疗的适当性，直到护士忙完了后又提示性地问了 X 医师：“病人从进来到现在好像越喘越快，心跳也越来越快，我们该怎么做”，X 医师恍然大悟地说道：“我们再抽个 blood gas ，还有刚刚的血液报告出来没，X 线片结果出来没。”专科护理师扮演的护士好气又好笑地回答：“血才刚抽刚送，起码 40 分钟后才会有报告，blood gas 我马上抽，请你等 20 分钟，至于 X 线片你刚刚有看到病人离开去拍摄 X 线片吗？”X 医师：“那……心跳太快我们做个 EKG 吧！”做完 EKG 后一张心跳 140 ～ 150 次 / 分钟的心电图仿佛让医学生们抓到一个化解等待报告的尴尬的机会，开始争论起要不要打 adenosine ，怪的是多数的旁观医学生都认为这是窦性心动过速（败血性休克造成，应给予输液治疗），却都不反对 X 医师打 adenosine（治疗 PSVT 阵发性室上性心动过速）的决定，也回答不上我接连的问题：PSVT 在心电图上的诊断定义是什么？这份 EKG 符合哪些？ adenosine 的适应证禁忌证是什么？作用机制是什么？为何能有效终止 PSVT 的心动过速？更不用说决定要打药以后大家都搞不清楚 adenosine 临床上要怎么给药才有效（即便是关于 adenosine 的知识都正确回答，也不过是正确地回答了一个不该发生的问题）。

上述模拟的是一位肺炎引发呼吸衰竭与败血症的病患，而参与模拟的是三个月后就结束实习即将迈入住院医师阶段的实习医学生，这位病患如果直接以诊断化成考题，多数的学生可以将试题中的数据判断出肺炎诊断，进一步多数也能正确答出呼吸衰竭有哪些征候，呼吸衰竭如何处置；关于败血症所造成的心动过速、休克征候，晓得要输液治疗的也必定不在少数，这样训练出来的医学生反映在医师执照鉴定考试通过率也都有不错成绩。然而在贴近医疗实况的模拟中，加入医学教育知识教学中假设可以忽略的真实时间要素（对一个病人打点滴抽血，不是一句话变魔术，而抽完血更不是马上就能知道报告，病人的治疗却不能等），另外更加入活生生的病人表现（临床也绝非在教室练就一套问病史的完整逻辑，遇到病人就真能正确的好好问完该问的病史，尤其我们说的是 patient-centered health-care），这么一搅合后的化学反应瞬时让参与医学教育的我感到心中有些酸涩，而叫人更难受的是一阵精彩的模拟后（不论处置适不适当，其实“过程”都称得上十分有趣精彩，甚至越多的错误应该带来越多收获），讨论时，多数需要被动点名才会参与讨论的三三两两，这情境才真叫我不得不发出这样的大诘问：“我们的医学教育到底怎么了？教育的核心问题究竟是什么？”

从红火的芬兰教育借鉴教育的核心

讨论这样的大诘问前，我们先来看看芬兰的教育。这几年来芬兰的教育忽然广受国际重视，这肇因于国际经济合作与发展组织（OECD）（至 2006 已有 57 国，多数为欧美国家）自 2000 年起举行每三年一次的国际学生评量计划（PISA）研究报告，针对会员国 15 岁青少年阅读能力、数理、科学及问题解决能力进行评量，至今连续三届，芬兰在每一单项几乎都是前三名，其中阅读 2000、2003 年两届第一，科学与问题解决能力 2003、2006 年两届第一，整体表现更是连续三届夺冠。这样的表象成功靠的不是一时的执照考试打拼，而是始自 1979 年起岛内中小学师资改革决策而进行的教育改革，与期间落实坚持教育核心价值“一个也不能少”的“平等”，明文规定反对对学生进行任何形式的“分类”与“排名”，所有的教学都强调养成学生自主学习能力的教育目的，中小学学生没有成绩单，学生的学习评量不是根据和其他人的比较，而是要看是否达成最初设定的目标，他们有的是学习报告。这些数字与概念还不足以表现芬兰的教育，让我引用介绍芬兰教育的畅销书中的一些例子帮助我们一窥究竟[1]。

从小安排自己的生活：北欧教育的重心，就在培养出能够独立探索知识、能发展自己见解的完整人格。这是要经过“自主学习”态度的培养。在北欧，大多数小孩从上小学一年级开始，就自己搭电车上下学，去认识从住处到学校之间的小世界。学校也通过趣味课程，开拓小孩基本的生活视野。除了不论男女每星期两堂、一路上到中学毕业的家事课与工艺课外，北欧中小学还会开几堂“家庭经济”的必修课，十五岁的芬兰中学生恩卡还记得，他在去年的家庭经济课里，发现了“婚姻生活不简单”，他和同学的期末报告是办一场婚宴，从找两位同学扮演新郎新娘、设计并制作邀请卡、找宗教老师当牧师证婚，到出席婚宴要穿什么衣服、有哪些礼仪，十几岁的小大人仔细规划一个个流程，最后还到市场询问价格，算出新人怎么用最节省的方法办婚礼、租公寓、买家具、装修等细节[1]。我心中暗呼这不就是许多高等教育中，工、商学院喜欢使用的，与 PBL 精神相契甚或衍生而来的 project-base learning，芬兰竟从中小学的初等教育便开始扎根，教育的方式实际契合培养独立探索学习的教育目的。学习也不仅仅为了结果（result），其实学习的历程（process）更有趣，令人学到最多的更是该历程中学会组织连结各种不同单一知识资料间的关系，让单一资料经由不同连结方式化为实际应用，学会这样连结应用能力的学生更容易举一反三，只要他想，他可以为自己输入不同的单一知识资料元素，转化出各种应用。这就需备有“思维整合”（integrative thinking）的训练。更重要的是，这样的学生快乐了，而我们的学生快乐吗？

花最多的精力启动学生动脑：视野的基础是独立思考，为了培养学生独立思考的能力，芬兰老师在规划课程时，花最多时间和精力在启发学生动脑。首先，是让学生回归根本，思考每一个词汇的意涵。教学生涯已有二十五年的特教老师雅娜宁归纳，芬兰教育注重根本，学生必须了解每个字的真正意义，像是污染、环境、人权指涉的是什么？世界上哪些地方有这些问题？为什么？怎么解决？老师不断出题，学生自己讨论答案。"不了解这些词汇的意义，它就只是口号而已，口号不会带给你视野。"雅娜宁说。每学期初，各中学会出版一本厚厚的所有必修选修课的课程简介，由授课老师亲笔撰写，供家长和学生选课参考，课程简介反映出芬兰老师的教学重心。例如，芬兰独立史的授课老师在一千多字的简介中开宗明义地破题："独立到底是什么意思？独立是不是不靠别人，只靠自己？芬兰在 1917 年独立，夹在两强之间，如何在欧洲找到自己的位置？"为了让学生有多元思考，老师在课程介绍中也点出，有许多不同的人书写历史，并没有同样的见解和观点，老师会陈述各种不同的历史见解，让学生自己去思考。"教不同的观点太重要了，只教一种观点会影响学生的判断力。"教学行政经验超过三十年的 Alppila 中学校长卡拉拉缇坚持[1]。芬兰老师用反复诘问的方式深入探讨问题定义，用多元观点与发生在世界的实际事物引领学生的思考，老师是来问问题的，不是来给答案的，这不就符合 PBL 定义"为使学习者朝向了解或解决一个问题之工作过程来进行学习的历程"？（Barrows and Tamblyn，1980）[2] 再一次这是芬兰的中小学。看到这里，身为老师的自己也不禁要问，自己本身对一件事是不是常常从各种观点思考？在教学时是不是习惯性只使用同一种逻辑，如果身为老师的自己只教一种方式，只给一个"标准答案"，我怎能期待学生想得更远？举个例子，就拿临床的病史询问教学而言，除了教导洪教授知名的 LQQOPERA 这样的思考记忆法[9]，我们有没有跟学生讨论过为何要这样问病史？问病史的目的为何？有没有其他的思考逻辑、其他的问法？还是仅一味地强烈推荐老师心中认为最好的方式（当然洪教授的 LQQOPERA 病史询问法是逻辑严密的好方法）？这样的学习或许短期看来很速效，每个学生一下子都有了内科大教授的影子，但太快给答案、太植入性的教学，跳过学生理应经历的试误，却可能是以埋葬学生未来的潜质与创新为代价。当芬兰的老师已经不再对芬兰的中小学生牵着手带路时，我们正在做什么？依然忙着为大学生的大脑输入这个知识、建档那个资料？想着想着，我在冬天冒起汗来。

我所经历的 PBL——社团中的经验

很可惜，我读医学院的时候，正式的课程中尚没有 PBL 的引进，直到我进入医院实习前夕，学院中的学弟妹才在大三、大四的专业课程中有了 PBL 的课程。但是在当了 PBL 的 tutor，试着深入去了解什么是 PBL 之后，我才明白自己何其有幸地在高中阶段就一直以 PBL 的方式，在社团活动中架构出属于自己的学习能力与方式。

我很幸运的是松山高中童军团创团招生的第一届行义童子军，来自台湾仁爱中学热情的兰姐女童军赖滢如学姐在高二时创立了松山高中的兰姐与行义童军团，很快地学姐进入高三闭关期，我们第一届的伙伴们就在只学了一年童军的状况下，负起了经营并继续开创这个社团的使命；我们兴致勃勃精心策划一连串的招生活动，暗中动作，远从学弟妹入学前就开始，放暑假前就派出人马参加征选学弟妹新生训练时的班级辅导学长姐，以便进行现在所谓的植入性营销（哈哈哈……），暑假期间更搭设了许多大型吸引人目光的竹制工程展，包括高近两层楼的瞭望台，而且是人可以爬上去展示的那种。不幸的是，我们用尽心机的努力却没带来好运；学姐一股纯粹的热情让我们这第一届一开始就有近六十人的壮大军容，干部交接后也还有近三十人的阵仗；而我们却在社团第一次招生只来了四个学弟妹，这样的结果投下了一个大震撼弹，一起努力的伙伴们马上面临士气涣散的挫折，经营路线之争，甚至曾出现检讨活动长过度积极主导社团活动导致其他伙伴丧失参与感的秘密会议，当然还有反复讨论如何修正出有趣的社团活动课内容，如何办出真正吸引人却又不丧失童军教育意义的营队，以因应时代变迁、电脑游戏崛起、学生兴趣转向及户外活动式微。这每一个被激起的新问题都带来了一段全然自由探索的学习历程，当时伙伴们（包括我）觉得赖学姐怎么狠得下心，彻底地闭关念书，仅在我们发生重大争议时出面倾听，但事后证明学姐的不给答案，仅引进台湾仁爱中学童军团的资源（适时介绍我们参加台湾仁爱中学童军团的相关训练，认识他们厉害的罗浮群），却执意让我们走自己的路，不将我们套入台湾仁爱中学童军团发展完整的框架，带给我们无比珍贵的体验式成长。事实上我们之后花了好几年才学会成为赖学姐这样的老师，先经历过成为那种惹人厌、什么都管、不让人有犯错机会的学长姐（大一时期回来指导现役的高二社团干部），却自觉这么努力栽培学弟妹还“好心被雷亲”（这是许多台湾父母与师长的典型感受吧），一直到默默看着，甚至觉得有趣地看着学弟妹犯下我们曾经犯过的错，然后在有人求救时再赶紧扮演神奇的救火队；或干脆事后一起亲密地分享同样这么走过来的感觉，从介入成长到协助成长、分享成长，成为让人喜欢而敬重的学长姐，晚了赖学姐两三年，却很深刻。

整个社团经验中我不得不提一堂最标准的 PBL 课：高中毕业后第二年，我们有心进阶组成松山高中罗浮群，我们四处寻求协助，翁雪琴团长介绍我们童子军总会令人佩服的服务员（大学阶段为罗浮，毕业后阶段通过进阶为服务员）林健全大哥（时间久远，名字或有谬误），有趣的是当我们提出我们要组罗浮群，要参加训练通过受衔进阶这些问题，林大哥这些服务员们，并未直接办一个训练给我们，而是历时数个月先与我们开了数次前置会议，抛出许多问题来让我们思考，让我们不断再锚定我们要面临的问题核心，邀请我们观察或参加总会辅导的活动，甚至进一步观察我们活动的过程。最后为我们举办受衔训练：每天早上我们先有一个任务会议，服务员们先与我们一起简短讨论任务内容与问题，随后服务员观察我们各自进行小组讨论，接着我们各自三人小组进行任务，最后一天结束之际，所有人再度齐聚检讨并分享我们的一日所学，我们不只讨论所学到的东西，更分享去学我们要学的东西的过程中所得到的学习能力或应具备的能力（这不是绕口令）。例如最刺激有趣的都市拓荒：一段再熟悉不过的忠孝东西路走透透，一整天的旅程，有限的金钱，考验着三人小组最有效率的分工合作、对旅程资讯的收集与资讯媒体的应用、大众交通与城市熟悉度、图书馆等生活应用能力、对习以为常环境的细微观察、周日整点 SOGO 咕咕钟下、人潮前自我介绍与表演的勇气，那些所有做过的蠢事与完成的骄傲[3]……这一切都建构着我们的学习与能力，而且很好玩。套句时下的流行语，真是给他“一整个 PBL”：使学习者**朝向了解或解决一个问题之工作过程来进行学习的历程**[2]。

后来我们这样聚少离多的高中校友所组成的罗浮群，在还没有接触过 PBL 概念的状况下，自然地进化成一种以学习为导向的团体，在没有人指导的情形下发展出属于自己的 project-based learning ——专题活动，每学期初的群员大会，所有的人聚在一起讨论一学期的行事历，除了一般童军团会有的活动之外，最特别的就是我们发展出来的专题活动招标，群员各在不同的大学，接触不同的社会专长与社团活动，群员依兴趣自己找组员，提出自己最想学的或最想玩的内容成为一个专题，每一个专题都是数天的活动，甚至包含数次前置活动或训练，当然也会有结束后的检讨，专题主持人小组在完成专题的过程中将自主学习发挥得淋漓，也是收获最多的人，其他伙伴们也享受了一个跨领域的学习机会。我们都有这么一个共识，一段类似的话曾经写在我们的群员手册中，“这里是我们进入社会前的最后温室，在这里你可以尽情地发挥与实验，你会享受成功的乐趣，也会真实地面对失败感受，但你不用真的付出代价，而且永远都被支持”，希望真的做到贝登堡所期望的，为成为良好的公民作准备。

PBL 多年后——形式主义的欺瞒

回头再看看我在急诊所进行的临床教学，身为急诊六年级医学生教学推动人，我固定在每两周实习结束的那个周五晚上，与学生进行 3 ～ 4 小时的期末讨论与聚餐，逐题讨论急诊的期初与期末测验，再逐步检讨急诊的整个教学过程（从到部前影音预习资料与影音实习说明，到部训练的前测笔试、前测技能试，到部训练的缝合与伤口处理技能教学，各区跟线上医疗团队的实习，每天早上的晨会与影音核心课程教学，两周间每人各负责一次的完整个案教学讨论，期中的高阶假人模拟训练、电脑互动式模拟游戏，最后的期末讨论）。在上述与 X 医师[4]共同经历模拟训练的那梯次六年级实习医学生的期末讨论中：

首先，在逐题讨论完前测笔试与期末笔试问答题后，我问了大家在急诊的学习中有没有其他想讨论的问题，除了一阵沉默，接着一阵四眼相望，于是我说道："如果大家不问问题，那换我问大家问题。"这下子大家忽然活了过来，赶紧开始问问题（在刚刚的考题讨论中，很多题目在学生的回答后我都接连问了许多更深入的问题），一个学妹问道："关于烫伤造成的水疱，为什么这个学长教烫伤水疱不要弄破，另一个专科护理师却在处理另一个烫伤病患时，教把水疱弄破？"；关于这个问题，我心中直呼太好了、逮到机会了，重点不是这个问题的答案，而是借机彰显另一个问题，学生从小学教育带来的某种心态——总要一个"标准答案"；我很高兴有另一个同学提出讨论："应该是视情形，五厘米以上的水疱要弄破，五厘米以下不用。"那为何用五厘米做决定呢？接着我们讨论，水疱有被人体吸收的可能，水疱外层的皮肤隔绝感染，我们平常敷烫伤的药膏也只是为了预防感染并保持湿润让表皮适当生长，太大的水疱不可能安然等到人体自然吸收而不破，太大的水疱让病患顾忌而行动不便、不舒适，这些资讯的连结才促使我们能为一个水疱要不要弄破下决定，也呼应了到部训练时我拿来让大家思考的一句话"medicine is a science of uncertainty and medicine is an art of judgement"，其实五厘米真的不是重点。"标准答案"唯一的意义是带来考试的公平性，方便改答案，除此以外无助于思考，有害于创新，甚至跟临床实务毫无关系，每个活的病人都不会有"死的答案"（标准答案）。

其次，检讨到高阶假人模拟训练时，有同学聊到希望自己当实习医师时能在学弟妹面前表现得比现在的学长姐更好，我会心一笑，反过来探索要如何做到，例如怎样的训练可以不要发生在下点滴的医嘱时反问护士："你们平常都给什么？"当进一步检讨到各区跟线上医疗团队的实习时，跟很多梯次的学生有一致反应，免不了有一种自己是"异物"的感觉，无法真正融入医疗团队的真正病人照护。我反过来提出讨论医学生"习惯"如何"跟"实习，许多情形下，实习医学生站在医师的背后或一步距离的旁边，头部呈现向前倾的姿势，以听清楚医师与病人的对话，手则背在后头以免妨碍别人行动，偶尔拿出笔记记录一下，医师看的每一个病人，学生从看诊桌跟去床边再跟回看诊桌，除非急诊医师想到这个病患哪里有趣，要学生们去看个片子或 EKG 或讨论一下哪段知识，不然医学生就这样跟进又跟出，却很少说话或动手，一整天下来仅在医师有空讨论时有一些零星的问题，大部分时候关于病人的照护，虽然明知道急，但要不就是护理的范畴：打点滴、安置生命征象监测，我不需要做；要不就是关于医疗，但我看学长怎么做，关于照护还是个"异物"，与病人直接的医疗照护无关，有些走马看花（急诊医师看病又更快），甚至如果没有遇到需要执行 procedure 的病患，有时会觉得无聊。这时我提供一些问题给学生参考：当一个数天没准时肾透析的病人抱怨全身倦怠不适进入急诊，为何病人生命征象稳定，学长却要求立刻装上生命征象监视器？生命征象监视器怎么装？为何要选择以电击器当电图监视器？为何不用装在床头的一般监视器？对于这些再基本不过被视为“routine”的行为，难道我们不曾好奇过？还是我们的教育，让医学生在具有够高的能力前，就已经有太多的习以为常，就已经有自视太高的自尊，不习惯弯下腰学最简单的问题、问最简单的问题？医学生该有一种认知：在进入医疗现场之际，每位较资深的成员都是我们的老师，当一个医学生时时让自己的眼睛与大脑处于学习的开机状态，就不会再发生，实习快结束了，下了一个医嘱，却不知道自己医嘱细节的窘境。另外，我也必须承认现今我们的医疗现场时常有过于忙碌的窘境，但我们努力地调整策略与配套措施，让一组医疗团队只有一两位学生参与，且大幅让医学生尤其六年级医学生拥有许多自主时间，并给予适当的先前训练，这样的状况下，让学生直接面对台湾医疗系统的真实现状，不就是 ACGME 提到六大核心能力中的 system-based practice？不美化真相而以临床实境为场域的学习理应是正确的，只要有良好的配套辅助，关键在于“临床学习现场，医学生有没有能力及意愿，可以主动问上百个、上千个为什么”。换句话说，进入医疗体系现场面临的 PBL，就是真正让自己从医疗照护的旁观者成为适任的医疗照护者的历程；而一直以来，我们究竟协助了多少学生作好准备？有多少学生真正在跨入医疗现场时，了解自己所选择的未来，基于自主承担责任、享受结果，成为一个完整人格的自主学习者？这两年来的学生，在学校不少相关课程都用 PBL 的方式让学生进行学习，多数同学表现得却依然称不上一个具有独立探索并解决问题能力的自主学习者，也不习惯以解决一个问题的工作过程来进行学习，难道 PBL 的教学没有成效、没有意义？！我的观点正好相反。有没有可能身为老师或身为行政当局的我们，犯了上述模拟训练中 X 医师的错误，误以为给了氧气面罩就是完成了氧气治疗的全部，就解决了喘的问题？我们的 PBL、我们的医学教育，是不是真的做得够深入、够广度？是不是足以达到让自主学习的价值观念生根？下一段文章，我就自己所知，试着就系统的观点，思索 PBL，思索我们的医学教育，您可以将它视为，一个老师面对自己的教学困境，朝向了解或解决问题之工作过程来进行学习的思索。

系统思考——医学教育不能独立于从我们从小到大历经的整体教育体系

我对 PBL 的再思索

PBL 是种观念，不仅止于那些小间教室加白板，是否真的在所有课程中落实这样的观念才是真正的重点，换句话说，我们的教学是不是常在协助学生体验解决一个问题之工作过程，再由学生内化这样的经验成为属于自己的学习！在我们进行教学的多数动作间，是不是都隐含了促进学生自主学习与真实体验的价值坚持！

就某些文献而言，的确，虽然大多数的学者似乎都将PBL直接当作一种教学方法来看待，但Barrows（1986）指出，PBL并非指某一种固定的教学法，其意义会因教学设计与教师所具有的相关教学技能之不同而异[2]，更贴近现今的事实。例如，现今PBL的P（problem）常有各式各样如雨后春笋般的变种，商业上或工学院的project-based learning、医院中有人提出的patient-based learning，或有人说practice-based learning，每一种新提出的作法都有些不同，但相信许多人在心里都跟我有一样的感觉："这不就是另一种型态的PBL吗？"也就是说，由Barrows的说法衍生，既然PBL并非某一种固定的教学法，那么，PBL究竟是什么？PBL不就是共通在这些教学法下，并支持其成立与运作的观念！虽然历史上，一些学者认为PBL最初是为训练医学生如何探讨和解决临床的医学问题而发展的一种教学方式，但是经过这些年的发展变化，站在教育持续进化的现在，远眺下个X倍速学习世代的未来，我认为现在正该重视并力行PBL背后真正的观念与价值，因为人类文化上真正的演进，关键点从来都是观念的变革，而非方法的改变。

正规（formal）、非正规（informal）或隐藏（hidden）的课程[5,6]

学生被教的与学生真正学到的有根本上的不同。这句话相当有意思，揭露了老师们刻意忽略的真相，我很喜欢Prof. Armstrong在Harvard Macy Program in Taiwan（2008）第一天的最后一场演讲中这样形容我们完整的学习环境："formal curriculum-what we say；informal curriculum-how we do our work；hidden curriculum-what we value or why we do our work"。通常我们只注意到正式课表上的课程，也就是我们在课堂上教的，或者我们在医院中口头或教学场合对住院医师、对实习医学生所指导的，但是相对的，我们怎么做的（informal curriculum），以及体系真正注重的、制度实际鼓励的、资源分配所暗示的、驱动人们行为的诱因、事务如何被设定优先顺序的（hidden curriculum）……才发挥着更大的影响力，才更接近学生真正所学到的，甚至后两者具有神奇的力量，能够洗掉并取代原本正式课程所教的（can undo what have been done in formal curriculum）（这也间接地更支持PBL，由问题或实境、体验中得来的学习远比说法或直述的教导来得重要而深刻）。非正式课程（informal curriculum）与隐藏的课程（hidden curriculum）的存在，高度地强调了体系结构性因素对学习过程的作用与冲击；白话一点的说法就是：我们不能说一套作一套又鼓励着另一套，学生的眼睛正在看，员工的眼睛也正在看。也由此点出，越是位于体系的高层越是要为价值的坚持负责任，因为那是最强力的教学。而价值的坚持也是我最后想要独立提出的关键点。

试误的历程——时间的魔法

试误（try and error）是典型学习历程中的一环，甚至是要素，但试误却被我们社会功利主义所造就的速成主义给封杀，不仅可用揠苗助长来形容，更可以说是杀鸡取卵的一种形式。举个例子，初学剑术的入门者如果为求让人看到立即的表现，就给他一把削铁如泥的宝剑，于是横竖看起来都很厉害，他也不用去经历那种锻炼力道的过程，更不用去摸索薄剑不能与大刀硬碰所必须发展的巧劲，各种变化的招式也就没有被发展的可能。速成也暗示速亡，这里所亡掉的是未来发展的可能，亡掉的是该被锻炼的心性，亡掉的是会被刻入人格中的学习态度。反正我想办法弄把宝剑就是，这是当今社会普遍的逻辑。

学生的学习应该被宏观地检视，甚至应该使用人生价值的位阶视野，以一生而言，现下的成绩表现究竟代表了什么？有意义的究竟是那个分数，还是学生学习历程的相关解读，或是这样的行为表现下暗示的人格形成？家长、师长、社会政府，都有责任去思考，在检视学生的学习时（在台湾大部分是考试），我们想知道的究竟是什么？而真正在意的又是什么？

所以给彼此一点时间，不要太早为立即的现象下结论，我们会有迥然不同的收获；让时间成为令我们成功的魔法师而不是亟欲忽略、不愿面对的隐藏因子。

老师应具备的能力——提出好的问题

既然PBL 的观念指出，学习可以很自然地发生在探索及解决问题的过程中，所以让我们重新为老师下个定义：老师可提出问题，也应引导学生提出问题，并成为带领学生探索问题核心的人而非只给标准答案的人，但引出的问题必须具有教育的价值与目的，引导的能力在于问对问题以适时引领并拓展，让学生进入更深层的探索，为各个单一知识资料建立更多的思考连结，促进学生建立自我的思想体系与具体解决问题的能力。甚至老师是观察学生正处于何种学习历程或阶段的观察者，适时地提供学生尚未了解或接触的资源以接续学习。老师虽是过来人，可提供资讯与经验，但走过来的路有千万种可能，在合乎道德与社会价值下，那里没有标准答案。

我引用管理学界的大师，彼得杜拉克，论述管理的天才所会做的事情而说的话，给所有为医学教育努力的天才老师："天才知道，提出好的问题，比找出对的答案更重要""为误导的问题寻找正确答案，如果还谈不上是危险，恐怕是最一无是处的事了"[7]。

必须推展到整体教育体系的 PBL 观念

学习的态度与学习的能力是需要时间去建构的，由芬兰教育改革的例子中，我们可以看到这样的事实；另外从我们自己的反证，推了数年的 PBL 医学教育，依然很难撼动学生被动的填鸭式学习习惯；甚至连老师，包括我自己都常常一时转不过来，仅看看我们自己出的考题就了解，又是一堆“以下何者为是”“以下何者为非”，急切地希望学生记住答案或问题的解决方法。“教，teaching”与“学，learning”，都可以说都需要“技，skills”与“能，attitude”，我们必须熟练（技巧操作）而且习惯（能力心态），这需要足够的时段（enough time），更需要配合的时间点（good timing），在塑形阶段最容易，错过就会事倍功半。

当深究 PBL 成为一种观念后，它也意味着培养个人自主学习能力的时代来临，这也符合未来资讯爆炸时代的趋势，真正解决医学知识过度膨胀后医学教育将会面临的窘境。将训练医学生比喻成制作一台人工智慧电脑，过去的教育几乎就停留在把资讯、资料输入硬盘的阶段，但 PBL 真正重视的是写出电脑的应用软件功能、协调 CPU 的运算能力。只要你有了适当的应用软件运作能力，能在各个网络资料库或实体资料库抓取所需资讯，并加以连结使用，硬盘的大小不再让你苦恼（学生不用把每个细节背得那么辛苦，因为许多细节，他将来都会遗忘），而每台电脑也因为发展安装的应用程序不同而有了自己的生命。

而要进入一个培养个人自主学习能力的时代，达成兼具能力与自我道德价值的医师，需要系统的多重因素，医学教育不可能偏安于基础教育、社会教育、社会人民价值观念、教育核心价值之外，而独自攀登到至高无上终生学习的境界。新时代教育的价值，会不会就是培养个人自主学习能力？

结论

在说出我的结论之前，让我们再看一眼芬兰的教育——接受好的教育是每个人的基本人权：专访芬兰国家教委会主委，带领芬兰进行教育改革、任期达二十年的 Erkki Aho。“公平是芬兰教育的核心目标，我们决定放弃所有形式的能力分班，因为我们相信，分班结果和家长经济能力、教育程度呈正相关，这是不公平的。不做能力分班虽然对老师的教学是一大挑战，但是我们已经做了价值的选择，要让每个学生公平地受到好的教育品质……如果我们根据小孩的能力来做教学区隔，那就是违反人权，也违背我们的核心信仰……教育的最终目的，是在培养学生成为一个文化人，不只是在数学、科学方面有能力……我们不以考试来衡量学生，没有考试是为了让老师能够专注在学生学习的过程，而不是考试的结果”[1,10]。这些谈话里面，我们可以找到一个东西贯穿全部的作为，那就是芬兰人对他们教育核心价值的坚持。

最后，台湾不论是医学教育还是整体教育，在我们开始对价值有所坚持前，我们真正要面临的是“价值的选择”：是沿承被动受教的传统价值观，还是建构自主学习的创新价值观？

参考文献

1. “芬兰教育，世界第一的秘密”，天下杂志出版，2008.01，萧富元等著。所有的教育机构都会有对学生的评量。“考试”在这里意味着系统式对知识汲取多寡的定量测试。
2. 问题本位学习的理论基础与教学历程。中原学报，332，215-235。杨坤原和张赖妙理（2005）。
3. 感谢赖滢如学姐，童子军总会林大哥，松山高中童军团的伙伴、仁爱中学童军团的伙伴带给我的一切，还有感谢一路的伙伴小赖：赖宗鼎，协助我修复一些年久的记忆。
4. 为了保护学生及叙述想法的需要，X 医师并不是特定单一医学生于单次模拟训练中的表现，而是基于许多曾经发生的故事加以变化虚拟的人物。
5. Beyond Curriculum Reform：Confronting Medicine's Hidden Curiculum，Acad. Med 1998；73：403-407，Frederic W. Hafferty，PhD.
6. Harvard Macy Program in Taiwan，Program for Advances in Educational Effectiveness，由台湾教育主管部门“医学人文社会教师师资培育计划”计划办公室与台湾中山医学大学教师成长中心及 Harvard Macy Institute 公同举办。
7. 听彼得杜拉克的课—百年经典十五讲，时报文化出版，2008.12，Jeffrey A. Krames.
8. Accreditation Council for Graduate Medical Education（ACGME），美国毕业后医学教育评鉴委员会（ACGME）将住院医师确定六大核心能力：病患照护与服务、专业知识、实作导向之学习与改进、人际关系及沟通技巧、专业特质与伦理及“社会或医疗、保健体系内之行为”（system-based practice）。
9. 洪瑞松教授，所发展的病史询问之逻辑分析法，将病人主诉症状的描述记忆成：location，quality，quantity，onset mode，precipitating factor，exaggerating factor，reliving factor，associating symptoms，简记：LQQ OPERA 洪瑞松教授亦是台湾“中国医药大学”推动 PBL 医学教课程的先驱者。
10. 所有的教育机构当然都会有对学生作一些学习成效的评量。“考试，examinations”在这里意味着以系统式的定量测试对学生知识汲取的多寡进行学习能力的判读。

第四篇

符合 PBL 精神的评量——原则与方法

第十章

我们在PBL教育中是否有效地运用评量？

■ 关超然　撰

McMaster 大学在 1965 年筹划新的医学院时，鉴于传统医学教育的种种弊病恶习，决定要以建构创新、脱胎换骨的教育概念兴学；这个在当时非常崭新的概念就是 PBL，也包括了配合 PBL 的考评制度。McMaster 强烈地意识到传统的考试制度是教育改革的绊脚石，因为考评的性质可以牵动性地（steering effect）决定学生学习的心态。考试，尤其是笔试，是最古老也是传统教育最典型对学生的评量。几十年来，从学生年代跨到教师生涯，我们一直听到“一试定江山”或“考试驱动学习”的负面叹语，然而数十年来我们却显得爱莫能助，无奈地同声叹气之后，又再继续我们传统的教学、传统的考评、传统的体制，循环不息；更牵动了补习班如雨后春笋般地兴起，把学堂传承下来的再解惑一番，用假性安全感来安抚无知的学子及家长，一代跟随着一代恶性地往社会基层扎根。考试导向学习从群体文化形成了社会风气，上至职场下至小学；一般人对考试完全习以为常，麻木不仁，毫不质疑，且顺从地传承下去。

前几年芬兰的一位教育管理人员来台湾参访时，看到台湾小学生早上 7 点半到学校，下午 4 点放学，接着被接到安亲班、上才艺班、去补习班，一直到天黑了才可回到家；他很惊讶地问：“你们的孩子什么时候玩耍呢？”虽然这只是几年前的事，我可以见证五十几年前我在台湾上小学时就是这么度过我的童年。虽然家境并不允许我去安亲班或才艺班，但还是要参与课后的恶性补习及晚间去家教复习，加上周末的补习班压得我透不过气来。每天我要带两个饭盒（在台湾称作“便当”），我的午餐及晚饭，还要带一只为了晚上回家照明路面用的手电筒。回到家后还要赶写作业，通常是模拟考试卷的考题。我恨透了上学。好不容易熬完了小学，而且没有考上名校中学，于是就被父亲送到香港上中学，终于能脱离“苦海”而给予了我“重生”的机会。“离乡背井”在香港的我不能不自主，从起居、洗涤、选课、学习、交友、购物、健康等全部“自主打理”，也要自己负责。

在香港的学校虽然也有考试导向学习的现象，学习的兴趣、意愿、方法与内容还是由我自己主宰；从初中一年级到大学毕业，我蜕变成为一个有纪律、有原则、快乐、自由的年轻人。

近来我在台湾一本杂志看到一篇调查在台湾居住5年以上的外国人对台湾整体的十大印象，例如对浮于表面的台湾全民健康保险的褒扬，对交通混乱无章的嘲笑与厌恶等；其中一项是老外很不解为什么台湾的老师要给学生那么多的考试，有课前考、课后考、随堂考、周考、月考、期中考、期末考、模拟考等；老师出题、考试、改卷，还有时间教课吗？到底老师给学生考试的目的在哪里？

我从未在中国大陆有持续教学的经验，但从在我的实验室进修过的大陆学者及研究生和我断断续续到大陆的讲学中，我认为海峡两岸暨香港的医学教育过去虽然在不同的政经体系之下，也经过外国如英、美、日、俄的熏染，但同根同源的传统中华文化所延伸的“考试文化”似乎还是大同小异。PBL与传统的考评有区分吗？教师与教学单位也要有考评吗？这个章节就是要探讨这些问题。因为个人经验的局限，我仅能以我在台湾做医学教育及推展PBL多年来的心得叙述我对医学教育考评的看法。我不愿以方法、教条、手册的权威性形式去展现，可能会误导部分读者不加思考而依样画葫芦；加之各医学院校对引入PBL、它的理念与实施都有相当程度的差异；因此我希望读者在体验、感受及内化以下的叙述之后能够自己领略对教育考评或PBL评量的标准，以及适用于自己校园学术文化的定位与执行的方法。

教育考评之目的、标准与方法

“考评”是测试教育成效的手段。“考评”是“考”与“评”的组合。中华教育的封建文化让我们对“考”即时的直觉就是“考试”的“考”而非“思考”“考虑”的“考”，而考试的联想就是“考题”与“笔试”。考题所引伸的就是“标准答案”，笔试所要求的不外是“反刍知识”。那么“评”呢？评的意义与诠释比“考”为广泛：如评分、评比、评论、评估、评价、评量、评鉴等。“评”比“考”更具有反馈性、比较性及标准性。当“考”与“评”放在一起时，我们就很直觉地把学生考卷所写的答案对错多寡打个分数（这就是“评分”），依分数高低将之排名（就成了“评比”）。测验智能→检讨得失→鉴定水平→树立原则。

传统的教育理念是建筑在“求知”与“力行”两个层面上，所以要“敏而求知”，经过“穷其理而致其知”达到“学以致用”；先秦的孔儒以“仁”作为“知”与“行”的标准，但是后期的俗儒则用苦读追求书中的“黄金屋”及“颜如玉”。很自然地，近代传统理念下的考评当然会以考评当时的知识多寡及技术的熟练程度为标准。在PBL的理念下，除了要评量“知”与“行”之外，还要评价上述的“仁”。“仁”是先秦春秋战国时代孔儒的中心思想，孔子对个性不同的弟子问“仁”而给予的诠释也不同，却又不失其精髓，因为“仁”本身就是一种“软技能”(soft skills)。在本书别的章节我已提出 PBL 是培训基本素养及个人核心能力的教育；只要具有持之以恒的能力，知识与技术皆可水到渠成，唾手可得矣。这些个人的基本素养及核心能力都是些软技能，需要自主性的体会、感受与内化才能掌握得到。

诺贝尔化学奖得主、台湾“中央研究院”前院长李远哲几年前也曾感叹地说，大学如果想招收有道德、有理想、有创造力、身体健康、可以一起合作解决问题的人，这些能力“不是笔试能考出来的”，大学的招生方式，会影响整个教育。他感慨现在的学生外务太多太忙，样样都要学习，却没有花时间思考，也没有时间成长，大学生要学习“举一反三”的能力，而非样样都学。然而，李远哲这种教育思维在他协助台湾教育主管部门推动的十年教改中，却影响不到整体教育评量制度的改善。加上在台湾如此小的弹丸之地，竟然有一百六十多所大学，即使有大学的评鉴制度，大学生的素质仍然逐年下滑，归根究底是因为多数大学的评量仍以考评知识为主，而忽略了人品、心态及素养的评量。

近十年来，医疗纠纷、医事伦理问题逐年不断地攀升，一方面是群众及病人对自身权益的意识提高，另一方面是医护体系在专业素质的教育、培训及考评的欠缺。医护人员应持有什么素质能力？医学教育有什么素质能力的管控机制？传统的教育及考评已与现今及未来的时代脱轨，因此才有 PBL 理念的产生（这就是国外在四十多年前的觉醒，而台湾呢？）。PBL 的宗旨是利用教案及 Tutorial 的学习过程，通过知（to know）、行（to do）、仁（to be）的实践，对群体（Population）、行为（Behavior）、生命 / 生活（Life/living）的认知来培育学生们以下的核心能力：博学广闻、解决问题、团队精神、专业操守、沟通技巧、领导潜能、自主学习等。因此 PBL 的考评应对学生的软技能特别重视。若一所实施 PBL 的医学院校对学生的学习成效仅以传统考试去评量学生专业知识的多寡深浅，该院校的 PBL 策划者对 PBL 理念一定是一知半解或误把 PBL 当作传统理念下教学的手段而已。

评量的设计一定要注意四种特质：可信度（reliability）、相关度（validity）、形成性（formative）及总结性（summative）。这四种特质的基本定义，一般综合性评量的书籍都会有详细的叙述，不在此赘述，仅引用几个与 PBL 有关的例子于下。假如对学生整个学期之所学仅以一两次笔试评量，而且又是选择题，这类型的考试可信度高吗？既然使用问答题考试，问题的用字与方式与要求的答案之深浅广度主观性也非常高，除非有很严谨的计分法，否则老师很难维持公信的原则，问答题考试的结果可信度高吗？例如，两位学生都答对了考题，一位学生可能答案写得较长，字写得漂亮，就很有可能会多得几分。这就触及相关度的议题了，若答案写对了，没有必要再写多余的内容，画蛇添足。写答案的字体美感与问题的答案本来就没有关联（除非写的字像涂鸦看不懂），就不应列入计分。试想，如果要选拔一位运动员选手，却用笔试去考核该运动员的数学或化学作为选拔的标杆，是否根本风马牛毫不相干？很多医学院校老师评量学生都是传承过去或一般的传统习惯，很少会去质疑考评的可信度及相关度，因而失去考核应有的公平性。

另外一个传统考评的弊端就是将所有大大小小的考试都算分，全都记在总学期平均分数的账上；换而言之，每一次考试都是总结性的评量，对学生都有“生死攸关”的重要感，因此学生为了准备考试而翘课，轮流抄写共同笔记或上夜间补习班，而且“分分必争”。相反地，“形成性”的考评是为了测试学生的进度所做的回馈性的评量，一般是不计分的，或是计分而不算在总平均分中。虽然形成性评量以回馈改善的出发点很好，由于不算分的关系，一些没有自律自主的学生可能就不认真，而会考试的学生（并不表示思考力成熟的学生）也因失去得高平均分的优势机会而反对不计分的考试。在 PBL 课程中的学习流程，学生会有很多机会受到形成性的考评（包括口头与书面的回馈与评价）让他们自知、自律、自省地改善自己学习的方法、态度与内容。即使如此，在亚洲，由于面子文化，对于面对面的形成性的自我评判或同伴评量，师生两方最初都会感觉很不自在，遑论要学生评量老师或给予老师回馈；有些团队索性就避开了在 PBL 小组讨论结尾时或教案完结后的反馈评量。如何有技巧地而且面对面地表达出不中听或不易说出口的话，是医学生将来在临床医疗必会经历到之事，也是为了建立将来良好医患沟通的必要挑战，在 PBL 课程中就应及早接触训练，通过团队自主互动学习强化沟通的技巧。下一节的论点将更加强调，软能力层面的评量在有成效的 PBL 教育及临床技巧之必要性。

PBL 课程中评量的层次、区块与方法

图 10-1 是有名的 Bloom 认知分类层次的金字塔。Bloom 将认知的整体分成了六个层次，知识（knowledge）本身位于最低的基本层次，所谓“知之谓知之，不知谓不知，是知也”；再上一层是内化理解（comprehension）也就是“知其然，并知其所以然”才算是学到了；接着是是否能应用所学到的知识（application）去解决问题。若懂得分析（analysis）与问题相应的资讯，是否可以将这些资讯统整、合成、建构起来（synthesis）。最高层次的认知是能有效地批判，评估整个学习的流程并做出回馈（evaluation）。

因为 PBL 医学教育的学习可分流到三个主要的区块，即“知识（to know）”“力行（to do）”和“素养（to be）”，对学生的考评也应当考虑分流到每个区块，而且每个区块都有以上的六个层面（由肤浅到深层）去考量；读者可以参阅表 10-1 所规划的层次与区块作为 PBL 学习流程成效的评量标准：

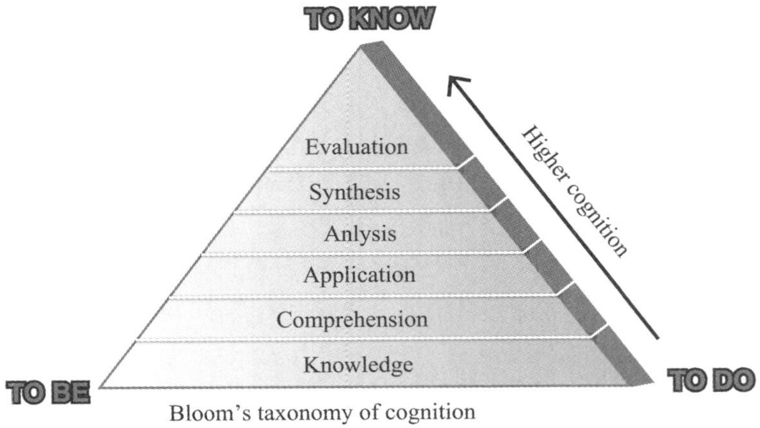

图 10-1　Bloom 认知分类层次的金字塔

表10-1

认知（Cognitive；to know）	力行（Psycomotor；to do）	素养（Affective；to be）
1．知识反刍	1．临摹仿效	1．感受接纳
2．明了理解	2．听命是从	2．表达反应
3．学以致用	3．唯妙唯肖	3．形成价值
4．理据分析	4．统整完善	4．整合价值
5．建构创新	5．自成一家	5．内化价值
6．评量回馈	6．技术转移	6．影响别人

有了 PBL 考评的目的、缘由、区块与层次，我们才可以考量对不同的区块或层次“对症下药”设计考评的方法。在这章节中，我要强调的是设计评量方法时一定要仔细考虑该方法的可信度（reliability）及相关度（validity），也更应该考虑其目的：是为了让学生改善的形成性（formative）考评，还是对学生果断判决的总结性（summative）考评？PBL 教育既然是以学生自主为本，以老师协助引导为辅，就应当尽量给予学生多次机会去调整、改善及进步；因此，PBL 考评就以多元化及形成性的考评为原则。例如将选择题作为考评的方法，若适当地设计，它在知识的区块中最基本的记忆及反刍层次上的测试，其可信度及相关度都可以很高，而且花费低廉；但是再高一点的层次，如“明了理解”或“学以致用”的层面上，或评量到别的区块，其可信度及相关度就很低了。面试或口试（个人或团队）应当可以用到以上的三个区块，但是因面试的安排与条件，面试考官一致性的落差及提问的高变异度，其可信度及相关度亦很低。面试的花费（时间、人力与金钱）相比笔试为高。另外一种在医学专业常用到而且较新颖的混合性多元化考量——OSCE（客观

结构化的临床测试），近几年在亚洲日渐风行，而且也应用在基础医学教育的评量。2012 年起 OSCE 在台湾将列入医师执照考试之一项。也是因为 OSCE 的多元化、标准化、公正性、灵活性及相关性，使得 OSCE 的可信度很高，不过实施 OSCE 需要不断的培训（观察测试员及模拟病人或演者），所以比较昂贵。图 10-2 展示一般由基础医学到临床医疗常用的考评方法。读者可以参考并“择其善者而从之，择其不善者而改之”。读者注意到知识的获取多寡（knows；知其然）是位于最低层的评量，要经过知识的探讨分析（knows how；知其所以然）及知识的实务应用（shows how；学以致用），才能评量出学习达到顶尖境界的成效（does；力行实践）。

对学生学习成效的评量：知识？能力？

传统的考评常注重知识的多寡，而知识的多寡则以考试的分数去测定；当然名校录取学生的门槛分数很高，尤其以医学院为甚。例如，在台湾首屈一指的大学及医学院，非台湾大学（台大）莫属。因此若能跻身进入台大医学院，是人皆羡慕的天之骄子；但是竞争考试分数与应变处世能力完全是两码事，我的执教生涯也见过不少“高分低能”木讷呆板的书虫，我决不会将自己或家人的生命健康交付给全靠传统考试高分训练出来的医生。近年来，台湾的高等教育的调查及一些企业界大佬，如张忠谋、林百里等也都一致认为台湾的大学生素质差强人意，这与以知识为本、考试驱动、被动学习、功利主义等为导向的高等教育有密切关联。

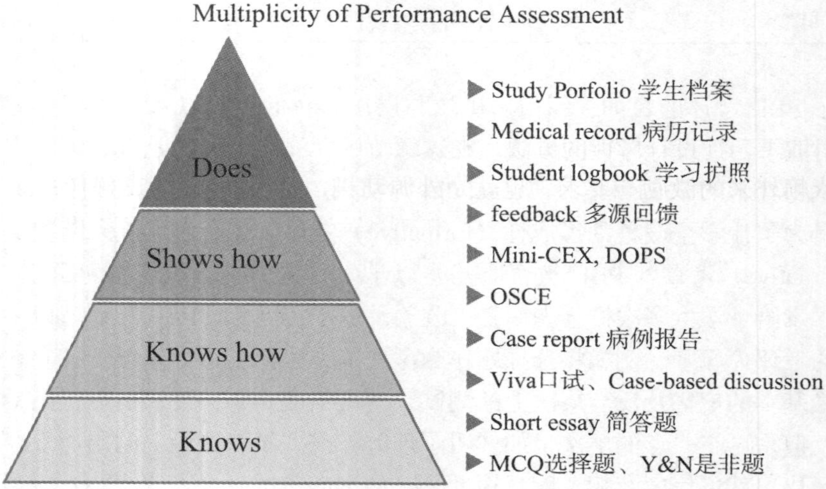

图 10-2 Miller 评量金字塔

台积电讯总裁张忠谋向来很关心台湾学子的教育。他在台湾交通大学新生入学演讲时强调：“我可以保证，这个世界会跟你父亲二十几年以前读大学之后所面临的世界完全不同”。当跨国间人才、企业、国家间的竞争较以往快速且全面时，要清楚掌握未来的潮流，大学生必须打破三个迷思：第一就是“名校的迷思”，认为顶尖大学毕业就是铁饭碗的保证；第二是“本土的迷思”，以为自己的竞争舞台只局限在台湾，却成为井底之蛙；第三是“传承的迷思”，以为“忠诚传承接棒，不必创新也会成功”。张忠谋觉得台湾大学生缺少领导能力，也就是全面与通才管理的能力（holistic and general management skills）。他认为大学生要能做到十一件事（括弧内是我加注的个人诠释）：

> 第一件，养成一个终生的、健康的生活习惯（充实自我，终生学习）。
> 第二件，培养志愿，为自己许一个细微的志愿（志高气远，鸿图大展）。
> 第三件，要用功学习（敏于求知、自强不息）。
> 第四件，学习的时候不要仅背书，要彻底了解（穷其理，致其知）。
> 第五件，学会独立思考（自主性心态，批判性思维）。
> 第六件，学创新（营造特色，拥抱未来）。
> 第七件，学中文（强化本土沟融，齐家，治国）。
> 第八件，学英文（提升国际人脉，平天下）。
> 第九件，学习世界（放眼四海，接轨国际）。
> 第十件，学演讲、学辩论（勇于表达，循证提据）。
> 第十一件，也最重要的，做一个“诚与信”的人（正心诚意，忠信待人）。

我认为还要有第十二件事，那就是学习发展敏锐的洞察力与危机感，洞察力与危机感不但是一种自我保护的机制，也为创新开辟了一个机会。张忠谋也表示东方学生太依赖外来的激励与要求（也就是外源动机，是被动属性），好像一定要通过外在的规范或利诱来逼使自己去做本来自己应做的事。西方人比较不讲这一套，他们比较注重自己能力的培养、自己素养的提升（self-development），也就是内源动机，是主动的属性。这也是北美顶尖大学的学生终生学习能力比较强的原因。如果年轻人能及早建立起有目标、有系统、有纪律的终生学习习惯，在毕业后的日子里，你依旧会持续地成长。张忠谋已年近八旬，我相信张忠谋从未接受过 PBL 的洗礼，而他对学习的见解却完全符合 PBL 的理念，说穿了，他就是一位有远见、有魄力、相信并实践“自主学习”的企业家；若不知、不能、不愿“自主”，何来“创新”？何来“领导”？何来“终生学习”？广达董事长林百里最近痛批台湾教育太死板，没有教导学生创新，甚至可能严重阻碍成功；前些日子，他点名母校台湾大学，直言“超恨台大电机系”，因为那里的教学一点都没有创新性，念书就像念圣经一样，老师教课的方式完全是错误的。他讽刺地批评，现今台湾的教育，学生只要好好（照本宣科）读书就会及格，让他无法认同。台大教务长蒋丙煌打圆场地回应指出，林百里说的应是“开玩笑的话”，林百里毕业了四十年，台大早已脱胎换骨，课程和教法很多元。教学也从过去的单向，转变为互动、个案教学、分组讨论等形式，已不像林百里说的“教育太死板，没有教学生创新”的状况。虽然台大的教务长给了台大一个台阶，台湾大学四十年后的教育现在是否真的发自内涵地脱胎换骨了？还是换汤不换药仅做表面方法上的调整？最近，林百里在台湾“中央大学”的演讲上，再度表达对台湾目前教育环境的忧心，认为现今的环境无法培育人才，也留不住人才。他感叹：“读书成绩好的，不代表聪明，聪明者不代表会创新。”他也指出，韩国政府、产业、人民一条心，展现强烈进取，台湾主管部门对教育未来视野、发展路径、战略论述，从大领导到小主管，都没有人在讲。他建议主管部门，应结合企业、基金会、学校，营造创新的教育环境。

我们也可客观地看一看台湾大学生的学风（学习风采？学术风气？）。两年前，台湾“中央大学”认知神经科学研究所所长洪兰在评鉴访视时观察到台大医学生在课堂上不能让她认同的行为素养，很生气地在《天下杂志》写了一篇文章“不想读，就让给别人吧”痛批台大医学院的教育。以下一则是媒体对这事件的报道，造成了社会舆论的轰动与冲击：虽然我在这章节中以台湾大学举例，因为台大是台湾人所重望的高等学府，免不了常在聚光灯之下引人注目，但其实很多现象在各大学中都有发生。

洪兰：台大医科学生尸位素餐

全世界大学都在抢顶尖人才，台湾的大学生有危机意识吗？台湾“中央大学”认知神经科学研究所所长洪兰撰文痛批，台大学系学生上课迟到、打瞌睡、吃泡面，散漫的态度令人摇头。她严辞炮轰：“如果不想读，何不把机会让给想读的人呢？尸位素餐是最可耻的。”这篇文章“不想读，就让给别人吧”，刊登在近日出版的《天下杂志》，提及她担任医学系评鉴委员，上月底到“台湾最顶尖医学院”的评鉴访视经验，虽未指出系名，但外界普遍联想到台大医学系，洪兰也向媒体证实。

上课吃泡面啃鸡腿睡大觉

洪兰描绘她亲眼见到台大医学系学生的上课情形。已经打铃了，有学生才姗姗来迟；进来后，有人吃泡面、啃鸡腿，或打开电脑看连续剧、趴在桌上睡大头觉，打手机、传简讯的情况更不用说。迟到的同学不是悄悄在后面找位子坐，而是大咧咧走到自己的座位前，丝毫不尊重其他同学的上课权，视授课老师为无物，让知识的殿堂有如菜市场。洪兰感叹，她实在看不下去了，决定离开。但让她惊讶的是，再回到教室查看时发现，不但原先睡觉的同学没醒，又有更多同学“阵亡”。“假如这是我们大学生的上课态度，我们拿什么去和别人竞争？”

医生纪律松散也令人咋舌

不只台大医学系学生不敬业，洪兰文中也批评，医生也一样不敬业。她说，早上八时开晨会，评鉴委员发现医生不但迟到、没穿隔离衣，也还没巡房；即便来开会了，也是坐在后面做自己的事，“纪律松散令人咋舌。敬业是最基本的做事态度，是个操守，不敬业的人，能力再好也不会成功，对医生来说，还会害死人。”洪兰强调，学生应做好本分，好好学习，那些上课不认真的学生形同“尸位素餐”，“如果不想读，何不把机会让给想读的人？”洪兰直指，国际竞争如此激烈，但台湾有学生未感受到这股压力。若不及早觉醒，下一代到别的国家当“台佣”的担忧，可能不是杞人忧天了。洪兰说，她也是台大人，但知识分子要说真话，看到不对的事就要讲，不然就变成共犯。她向台大喊话，花五年五百亿拼卓越大学，台大不能只拼世界百大，却没把学生的品德教好。这样的教育不仅走偏了，而且很危险。

这篇新闻当然也触及更深入的教育政策、学术文化及学习与教导的考评议题，也都是老掉大牙、束手无策的问题；每隔一阵子就被媒体掀风推浪地去“新闻”一番之后，又回复风平浪静的我行我素。除了台湾“中央大学”的洪兰教授痛批台大，南部的台湾成功大学（成大）新上任的校长黄煌辉也在近日讽刺台大人“眼睛长在头顶，常常会去撞到电线杆”；即是指台大人与他人难相处，常常因为态度高傲，使对方不想理会台大人、不愿配合而遭遇阻碍，无法完成事情。

洪兰也进一步批评台大医学系学生不敬业，医生一样会不敬业。这也道出了医学教育必然的因果关系，尤其在这种同质性与传承性很高的团队中更易发生。很明显的例证发生在 2011 年 8 月 24 ～ 26 日，台大医院发生了重大的医疗事故！一名邱姓男艾滋病感染者坠楼脑死，家属不知他有艾滋病，善心捐出器官，当时检验死者邱男的结果呈现艾滋病病毒阳性，但台大医院器官移植小组人员在确认过程时，竟将协调人电话通报时说的“reactive”（阳性）误解为“negative”（阴性）而又未追加确认，致使台大医院将艾滋病患者的器官移植入 4 名病患及成大医院 1 名心脏移植病患。其中受赠的 4 名病患都已验出病毒，而且肺移植的病患病毒浓度最高。作为一个台湾的“龙头医院”竟然摆出如此乌龙，犯上震惊社会的医事错误，实在匪夷所思。虽然院方辩称是协调人与移植小组的沟通失误（特注：PBL 教育强调团队组员之间有效沟通的重要性），其实这仅是冰山一隅，还预警了隐伏在医学教育、医疗培训、风险管控、通报机制、医务管理各层面种种“不注意细节”的危机。这不就是缺乏对“危机感”敏锐度的见证？

日前，台大一位外科洪姓总医师历经多年的专业培训后终于为五斗米折腰，离职从事易赚钱的医学美容，对医学界投下一颗震撼弹。一所有历史的大学，特色经常反映在毕业生的成就中；台湾前“行政院长”刘兆玄日前在台湾大学举行毕业典礼致词时忧心地指出，台大学生素质顶尖，应该勇于冒险、创新，对社会做出更多贡献，假如顶尖医学院外科总医师都失去了抗压性，而改行选择容易赚钱、风险较低的医学美容，犹如杀鸡用牛刀，像第一流工学院毕业生选择代工，台湾未来的竞争力不知会在哪。他接着比喻，台大正门口两旁参天的椰林大道，最能代表台大校园。椰子树“只顾自己往上长，一点树荫都不给”的特性，就像是台大学生。因此，他勉励毕业生应培养对社会的关怀。台大校长李嗣涔也坦承，过去台大生确实比较像椰子树，但校方在椰子树旁种植可以遮荫的龙柏，就是希望台大生在充实自己之余，也能多照顾别人。

不同于昔日动荡的年代，现在我们生活在一个政治经济稳定的环境里，可以很清楚地意识到社会医疗行为的原则不断地标榜着“以病人为中心”的基础观念。为什么会有如此的改变呢？一方面可以回溯到近十年来，社区群众对医学教育缺乏人文素养及医疗行为缺乏人性关怀的厌恶，加上基于全民健康保险带动的“以人为本”关怀主义及效率导向医务管理的“顾客至上”企业主义的抬头，另一方面也因为通讯科技与知识传播日新月异快速地发展与普及化，促使社会群众觉得对自身的健康需要拥有更多的自主权与被告知权。现今华人（甚至亚洲整体）社会的高等教育，包括了医疗体系中各个健康照顾专业的教育，似乎跟不上时代的巨轮，仍然滞留在死板知识内容的汲取；更可悲的是为数不少的大学老师仍然被视（或自视）为学生知识的源泉（很熟悉这句老掉牙的话吧：“学生不被教怎么学得会！”），不信任大学生能够自主学习，当然就不会给机会让学生自主学习（to let learn）。其实，我们应面对的真相是：大部分老师所拥有的专业知识也仅是冰山一隅而已，知识的爆长比我们脑细胞的增生还快而且不会停止。在科技全速爆发的新纪元里，新冒出的知识，就像手机的程序功能的千变万化，不出几年就过时被淘汰了。

2010 年 1 月 26 日联合报报道在读者文摘亚洲高教调查记者会时，远传电信人力资源副总吴炳耀指出，该公司想要的人才不是非台湾大学、台湾“清华大学”、台湾“交通大学”等名校毕业生不可，能否投入及团队合作的态度才最重要；跟大陆毕业生相较，台湾毕业生缺少进取心，再不改变，将来很难跟人竞争。**态度**才是工作能持久的关键，选择喜欢的科系就读，才会有兴趣，才能认同，否则即使知名学院毕业也没有用。他也说，很多台湾高校毕业生“自我感觉良好”，海外回来的学生也如此，觉得自己专业、学识不错，却无法跟同事合作，**因为应变能力欠缺**，是一大致命伤。吴炳耀发现台湾和祖国大陆毕业生不同，很多大陆毕业生口气很大，参与面试时会说 5 年升不上主管就要辞职，有“敢失败”的企图心（是夸言？是事实？有待查证）。台湾清云科大校长李大伟也指出，有雇主跟他说，有员工因不愿离家太远而辞职，他以为公司真的很远，想不到是“骑车 20 分钟”，青年学子常抱怨找不到工作，但不少人缺乏“**肯做的态度**”。以上提到的是企图心、危机感、自主性、应变力、创造欲及执行力。我们的大学有教（teach）吗？或者大学有让学生学（let learn）吗？

这本书很多处都提到 PBL 重视培养非知识层面的能力（所谓的软能力，soft skills），但是这些软能力是些什么样的能力？又怎么样去考评呢？美国的医学教育协会制订了目前全球都认可的临床医学教育的六大核心能力：

1．病人照顾（Competent patient care）
2．医学知识（Medical knowledge）
3．临床技巧（Clinical skills enhancement）
4．人际沟通（Communicative skills）
5．专业素养（Professional ethics）
6．体系运作（Systems-practice skills）

除了提升医学专业“知识”（to know）及临床“技巧”（to do）两项，其他四项核心能力都是属于“做人”（to be）的软能力，那就是 PBL 医学教育精髓之所在，也是最脆弱的一环（to be，or not to be ？）。以下，我提供了在这四项软能力中一些较细致的行为表现，并把医护专业人员临床的表现与 PBL tutorial 中学生组员的表现（用楷体显示叙述于括号内以使区分）做个比较。

临床人员应具备的软能力（PBL 组员的互动能力）

视病犹亲、尊重病人

1．以语言或非语言的行为聆听，而且能表示在仔细聆听（对 PBL 组员亦能表现出仔细并诚心地察言观色）。

2．不应以无礼、骄傲，或自负的语言行为及非语言的行为表达意见（在 PBL tutorial 时的沟通亦应以相互尊重为本，而不显示傲慢不屑的态度）。

3．专业临床人员应让病人表达意见，提供资讯，不要使病人难堪（对 PBL 组员之间的交流互动，亦应彼此礼让，不要使其他组员难堪）。

4．专业临床人员应协助病人清楚表达出对医患关系的看法（PBL 组员亦应协导其他组员清楚表达出对教案中问题的看法）。

5．专业临床人员应清楚地表达自己对医患关系的专业观点（有专业背景知识的组员亦应清楚地表达自己的专业经验及观点）。

6．专业临床人员应懂得与病人交涉协调医疗行为（PBL 组员间的协商亦应彼此交涉协调学习内容与流程）。

7．专业临床人员在病人说话时不应打断病人（别的组员表达意见时，尽量不要打断他们的思维）。

8．专业临床人员看诊时要专心于病人（每位组员在讨论时要专心于PBL中的组员互动流程）。

9．若看诊迟到，专业的临床人员应该勇于道歉（若在PBL tutorial时迟到，也应持着基本礼仪，勇于向团队道歉）。

10．专业的临床人员不可对病人有性别歧视或性骚扰的行为（对有男女混合的PBL小组，甚至单性的团队，在言行上应注意性别平等的言行礼节）。

表达通顺、沟通完善

以下项目，只要将“病人”改为“组员”即可应用在PBL小组讨论。

1．直接与病人（组员）沟通。

2．使用病人（组员）听得懂的语言及字眼。

3．清楚表达讯息给病人（组员）。

4．清楚解释给病人（组员）听。

5．给予（组员）清楚的指示。

6．给予病人（组员）足够的时间回复。

7．消除与病人（组员）之间的误会（若PBL组员之间有误会，要尽快澄清）。

8．适时地使用开放式的问题（要懂得问可以延伸议题的问题）。

9．认知和回应病人（组员）非语言的沟通（人际沟通经常是以非语言的形式显现，如眼神、表情、肢体姿势等）。

10．对病人（组员）的沉默表现包容（沉默并不表示不愿分享或无知，应明辨）。

11．对病人（组员）非语言的行为与语调和语言的沟通内容一致。

12．接受及讨论有关情绪的问题（PBL互动中若遇到情绪的问题，不躲避、压制，应予关怀性疏导与宣泄）。

13．在适当的情况可以向病人（组员）合理地表达自我的情绪（正负情绪的表达应当合情合理）。

14．解释病人看诊（组员言论）过程的逻辑性（尝试解释自己看教案情境中的逻辑性）。

自律自守、克己尽责

1．准时，不无故缺席（PBL无故迟到、缺席是不负责、不尊重的心态与行为）。

2．遵守对病人的承诺（遵守对PBL组员所做的承诺）。

3．做好自我的情绪管理以免失态误事。

4．不可服用禁药或酒精。

5．探索与病人相关的问题（探索与 PBL 组员相关的问题）。

6．与病人讨论所安排的计划；例如：检验项目、心理咨询、治疗计划等（与组员讨论对在 PBL tutorial 得到的学习目标及所安排的学习计划）。

7．提供资讯给病人，让病人在了解自身状况下同意接受治疗（给其他组员分享自己搜寻得到的讯息或成果）。

8．提供讯息给病人，让他们知道在实施的计划中病人该行使及遵守的责任（提醒组员 PBL 学习计划中各组员该做的行动及遵守的责任）。

9．尽可能告知病人后续或其他的安排（与组员们商讨后续或其他与 PBL 相关的学习活动安排）。

10．告知病人还有哪些检查结果仍未收到（例如：检验结果、心理咨询），这些报告稍后会送到病人手中（提醒组员还有哪些学习目标或 PBL 以外的学习任务仍未完成，稍后会确保能管控做到）。

11．确定病人已经了解所给予的讯息（确定组员间了解彼此已交换的资讯）。

反省意识的自我评量

1．愿意公正无私，以改善为目的，对事不对人地提出反馈。

2．承认自己对认知有欠缺的地方。

3．检讨自己在专业知识上的不足。

4．在讨论或处理某些为难议题时，愿意承认自己感到不自在。

5．在适当的情况下有节制地表达自己的情绪。

6．以敞开心胸的方式接受主管、同事或病人给的评语（虚心接受其他 PBL 组员评语，包括 tutor 的反馈）。

以体系为本的医疗行为

若在 PBL 的小组讨论，PBL 团队的本身及医学院的学术行政单元就是相当于医疗体系跨多专业的学习（multi-professional and inter-professional learning）。

1．明了医疗体系的使命并以其任务为主轴（以团队的使命及任务为首）。

2．认清自己的职责及在医疗体系中的角色（弄清自己及团队的角色）。

3．熟悉体系制度，灵活并有效地利用体系中的资源（善用每位组员的优劣）。

4．尊重及配合医疗体系链中其他单元的需要（配合及尊重其他组别）。

5．善用权职，协调团队，以病人安全及权益为上（以团队的学习意愿为主）。

由上可见，非但PBL医学教育是完全根据医学生将来成为临床医师时之所需及所为而设计的，医学生的素养及其核心能力其实就是执业医师的素养及其核心能力。因此，在医学院的基础医学教育与在医院的临床教育若都能以PBL去贯穿实施（孔子也说“吾以一贯之”），则可以缩短基础与临床教育管理的落差。但是在现实的生活中，医学院与医院却往往有楚汉分界或同床异梦的现象。例如，刚从医学院校的PBL洗礼出来，载着赤子之心的医学生，进入医院以后，尤其在以企业式管理、注重绩效营利的医院，他们所学到的软能力，也可能在自知、自主、自律的能力不足的情况下，被现实社会里的冷漠及误导、白色巨塔内的明争暗斗、医患纠纷中的恶颜丑态及是非善恶间的穿梭混淆日益消磨殆尽。若要PBL的学习精神长存，在求学时PBL精髓的自主精神要依靠扎实的考评体制才会生根，即使在传统的职场环境下，亦能自我成长、洁身自爱、随遇而安。很可惜，很多在亚洲实施PBL的医学院校，仅以点缀形象的心态将PBL置入以传统为主轴的课程，在学生学习的态度上根本产生不了显著的成效；加上一些医院对实习医生或住院医生也没有持续秉承医学院的PBL学习精神（尤其在医学院与医院知与行的教学接轨不良的状况下，可能医院自以为师徒传承体制下的传统病案临床教学就是所谓PBL），白白浪费了很多的资源。

对教师及学术单位的评鉴

医学院校的评鉴访视是对“学校校风、学习文化、师生素养、专业管理、行政成效”的观察及考核。我在此分享过去在加拿大McMaster大学的经验。全医学院的学系每三五年就有一次常规的评鉴，也是例行的将平常所做的教学、研究、行政、服务综合分析由学系主任及智囊团员（从不同的教授级中邀请或选出；我就担任过系主任advisors之一员）共同撰写报告。因为每年每位老师都要向系主任缴交年报并与系主任有30分钟的约谈，报告中列出自己的教学、研究、行政、服务职责之贡献及成效（包括地区性及国际性的邀请，及名誉奖励和教学中学生对老师之课程及教学的正式评量表），并告知下一年度的运作计划、改良措施及对系所的期望。在McMaster大学医学院，这称作“Faculty Annual Academic Review(FAAR)”；FAAR之后，系主任会在两三天内将约谈的内容摘要笔录下来并让受约谈的老师确认并共同签署完成一年一度的考评流程。在长期PBL理念的熏陶下，自发自主的精神也会耳濡目染地渗入老师的学术行为心态，而不需系主任的督促。正式考核及非正式自我反省、成长、提升都已是常态，不会引起教师间不安的骚动。每位老师的年薪绩效加给（平均加入月薪），每年递增0 ~ 6%，都是由系主任及院长凭考核的证据向校长推荐。

我在香港大学受任为生理讲座教授兼系主任时，也特别将以上对老师的考核制度引入生理系；若老师提出需要，我会阅读老师的研究基金申请计划，并做出建设性的改正及建议。我对老师们的协助也换取到他们协助我拓展由生理系起头的 PBL；虽然有些老师最初不习惯而绷紧神经，这种考核的确提升了本系的师资教研能力，也为香港大学医学院的 PBL 在华人大地拼出了先锋，起了领导的作用。同样地，作为一位学术主管，我的学术及行政绩效则每年上交学术及行政年报，由校长每年直接考评并决定我下一年度薪资的加给调整（就是加入月薪，每年递增；四年半后，我的年薪几乎翻加一倍）。因为我在教师考核制度上建立了良好的口碑，香港的大学及专科学院的管理机构也邀请了我参与第一届的“大学研究考评委员会”（Research Assessment Exercise）协助研制香港各大学整体研究水平的评鉴标准。

以上所述的这种在系所层面就有结构性、自主性及形成性的教师考评，在台湾碍于人情、面子、阶级的学术组织文化，简直是不可思议、遥不可及的事。在台湾的公、私立大学，系所主任一般仅能扮演系所“行政经理”的角色，而称不上“学术领导”；他们并没有为系所的教师提供学术上成长提升的训练与责任，大学也没有建立系所主任每年考评所属教师的机制。主管的行政绩效与升迁也都没有明文的规章制度及考核原则。在台湾学术界服务七年给予我很深刻的感觉，就是官僚人治主义仍然很浓厚盛行，虽然历年来留洋归台学人不少，却都没有把海外学习理念及治学考评的优秀处引入。可能很多学人在海外仅注重汲取专业知识（to know）及技巧（to do）以拿到学位，但是没有学到修身做人的软能力（to be）。这也能解释为什么 PBL 传到了台湾就很快地成为教学的一种方法，而没有贯彻 PBL 的内涵。这一点也反映出台湾目前学术国际化的弱点及隐忧。

二十年前台湾有五六十所培育精英分子的大学，1994 年一些教育家推动高等教育改革，要将过去大学的精英化转变成普及化，使得人人都有机会上大学。如今仅有二千三百万人口的台湾已有一百六七十所大学，全世界没有第二个国家地区有如此比例，大学一般的质量因而每况愈下。台湾教育主管部门及医学专业每年都限定一千三百名医学毕业生名额，因此还是处于精英教育的范畴。我服务了七年的台湾“中国医药大学”，于 2003 年也在大学普及化的声浪下由过去台湾“中国医药学院”升格为大学。它原本仅名列在十所台湾医学院校的尾阵，不过，过去十几年中，大学及医院的董事会通过多次大兴土木扩建医院校舍，广纳各方人才，教职主管“换血”，增强管理效率，决心脱胎换骨、改头换面，终于在聘任台湾前教育主管黄荣村教授成为校长之后（我与黄校长同年于 2005 年受聘任），黄校长的管理手段、个人风格与行政经验及政府人脉帮助本校在“医学教育评鉴”及“卓越教学计划”出人头地，重见天日。然而教师的考核与升等及学校单位的评鉴，却仍然受台湾教育主管部门官僚体制的保守思维及整体传统学术文化的牵制（注：校长也曾是台湾教育主管部门官僚体系的至高主管），很难突破创新，尤其欠缺欧美及香港高等学府的自主性及积极性。这也造成存在于所有台湾医学院校日益严重的“同质性”，各大学除了可以展现出历史性不同的光环之外，根本无法反映出类拔萃的学术特色。当然也造就了一般学生及家长对“名校”抱有趋之若鹜的迷思与社会文化。

台湾各大学教师的升等考核向来以研究绩效为主（最近才开始有尚未充分执行的分流升等机制，其标准仍然很随意机动化、公式化及表面化），研究的绩效又以论文的 impact factor（IF 值）、署名人数及排序为依据的复杂计算公式（却对 IF 值的意义及公平度一知半解），发表研究论文的鼓励亦以“重金之下，必有勇夫”的奖金形式执行（执行了近十年已成为常态，而非阶段式的鼓励策略）；因此，每篇学术论文都染上了不同程度的铜臭味，也可听到一些老师炫耀个人论文的 IF 值及灿烂眩惑的奖金金额。在这个狭小的学术圈子里竞争，每所医学院校就在体制办法上以“人云亦云，人有我有”的“me too”比较竞争心态相互仿效或抄袭，将已存在之“同质感”的恶性循环推向极致。过去，在加拿大我也连续十五年在全国性的竞争气氛下，以得到 fellowships 或 investigator awards（研究基金加上我大部分的薪资，大学再补加）的形式来呈现我的教研荣誉奖，但我往昔从未看过有专为了发表论文而颁发奖金去提升论文数目的现象。在台湾的七年，我坚持我一贯的原则，在论文发表后决不申请论文奖金，因为我深信发表论文本来就是大学教研人士的专业职责（professional duty）及对社会的责任（social accountability），也是个人的成就（personal accomplishment）。学校对鼓励年轻老师在研究及教学考核上的提升应以“培训”“启发”去引发内在动机（就是 PBL 的自主概念），而不应以“金钱利诱”作为外源动机（也就是传统的被动习性）；即使设置奖金也应将之视为“阶段性”的鼓励，以免“领取奖金”成为“常规性”的寄望。从另一个层面来看，台湾的一般大学教授薪资比较微薄（平均低于一般美国及加拿大教授年资的一半，香港及新加坡的三分之一或更少），而且加薪制度欠缺或不完善。例如，我过去六年来的薪资从未因我的学术贡献或行政绩效增加过；虽然有所谓的“三节”（春节、端午节及中秋节）奖金及年终奖金，这类“奖金”是普及到每一位老师，而非真正奖励性的加薪；因此可算是额外薪资补贴。但是对教学及行政人员绩效的奖励，除了一些特别少数的主管教师，一般老师是没有奖金或薪金调整的。为了缩减差距及避免人才流失，台湾最近有设置“弹性薪资”机制的建议，但是在体制条例办法尚未臻善之前，弹性薪资最大的受益者大概只有为了他量身订制的特殊人士罢了。近几年，教学优良老师、研究优良老师、优良导师、优良教材等选拔制度也都纷纷建立，提供额外“薪源”。但是这些种种评量方式需要不断修订、改良并臻完善，才能摒除早期所见到的一些内定指派、轮流提名、敬老尊贤、游说选票等不公正的黑箱作业恶习（这些恶习往往会触犯学术伦理，也是金赏利诱在制度办法尚不健全时会产生的现象）。在体制管理的层面，仍有相当不成熟的一面。如前所述，医学院的二级主管如系所主任很多并无行政培训及经验，学术上的成就也谈不上“学术领导”，而仅仅能充当 managerial ——“系所总务经理”的角色。这也符合我听到在不同医学院的系所主任异口同声的抱怨：“系主任既没有学术实权也没有分配资源的权限，只是听命服从，把被交待的事执行出来就是了，况且行政费时费力，影响教学及研究，亦得不到升等所需要的绩效”；因此难怪很少老师愿意参与行政工作。所以繁重的行政工作就都压在“不需升等，不需受评”的教授级老师的肩头上了。我在台湾各地做 PBL 培训讲座时，见到参加的老师的行为与上课学生如出一辙：他们都尽量往后排坐，鲜有提问。报了名的老师有 20% ~ 30% 没有报到参加，若是校级的 PBL 培训，主管级老师也很少来参与。在这个由上往下，一个口令一个动作，大家长管理制度的教育体系，若主管既不懂又不屑参与培训，PBL 当然就不会在那位主管的单位里引入，更谈不上去执行。即使在该单位服务的部分老师很认同 PBL，他们也欠缺自主的魄力（仅唯命是从、不敢质疑、不愿挑战）去说服单位主管采纳 PBL；不过，这些认同 PBL 的老师却很愿意去其他实施 PBL 的系所担任 tutors。对这类老师在教学上的贡献，单位主管会如何去评价呢？举个既是假设，又很现实的例子：一位拥有博士学位，对 PBL 很认同也很投入的老师，除了完成班系教学的任务以外，也常帮助他系做统合性 PBL 的课程，不但担任 tutor 并以其学术专长设计了一个用 PBL 的核心通识课程，同时也发表了几篇 PBL 用在通识的论文，除此还很热心推广 PBL 于医疗临床业务，培训种子教师。若是该系主管有宏观思维，一定会很重视这位老师，给予她鼓励并视她为系里的精英分子，让她的学术专长融汇到系里的教研特色；但是学术狭隘、缺乏宏观远见、对 PBL 教育不甚了解的主管就可能在考核上批评：“花太多时间去做系外的事，会压缩对系里的贡献”。这个情境也许在挑战我们的思考，在鼓励合作统整化的现代环境下，考核老师教育的贡献时，是应以整体的大我，还是以学系的小我为重？PBL 流程中对设计评量的重视就是为了提升批判性的思维与能力。

为了教师的自我提升，教师培育暨发展中心每年举办很多培育发展的活动。鼓励参与教师发展活动（常以参加的时数换算为积分）也是常见对教师升等评鉴考核时的要求。在这些活动中也不难看到一些现象，反映出一些教师缺乏自省自评的能力及绩效熏心的态度。例如，有些老师看到培育活动公布之后会先打电话来确认时数积分才决定参加与否。有一部分老师签到后就离去，等培训将结束时再来签退。也有少数老师或教学医师根本不参加却派学生或助理代为签到。以上的行为只不过是为了取得培训参与及时数认证（因为晋升等级条件的需要）。以下是我亲自见到的两个例子，一位医师及一位系主任很遗憾地因为以上的行为被拒绝颁予证书，而对在场的工作人员及工读生恶言以对，态度傲慢，非但在同僚前出尽了自己的洋相，在学生面前更暴露为人师表的负面形象，同时也触犯了学术的伦理。由此可见，在没有创新的长期传统教育下，常会有相当长远的后遗症。在台湾民生繁华、民主进步的社会，传统的功利绩效主义的心态却广泛地浮现弥漫，评量考核的目的很容易就会被扭曲成为竞争、排名、升等、入名校、拿奖金、取证照的“手段”，甚至不择手段。教育界真的需要刻不容缓地强化 PBL 的培训，建立起合理、公平、有效的考核制度以帮助学生及教师树立“终生学习”的心态及技巧；除了知识、技巧的评量，软能力（soft skills）如心态、沟通、伦理、关怀等也应列入评价的考量。若 PBL 体制不能落实，评量制度很难超越对知识技巧的评量，无法达到与能力接合多元化的评量，“终生学习”将仍为多年来高昂悦耳的口号。

第十一章

PBL之考评：Assessments in PBL

■ 李孟智　关超然　撰

考评的意义与重要性

考评引导学习，这在亚洲国家尤然。事实上，评价依据教学目标除了达成学生成就评定的传统任务外，最重要的是指出学习上的困难、改善学习的成效，并订出未来教与学的方针与策略，对教或学均至为重要。考评依时程可分为形成性及总结性考评，依使用测量方法可分为量性（如百分计量）、半定量（如ABCD评等）和质性（如观察、访谈、描述与分析）测量。首先，要厘清三个名词：①考试（test or examination）：千年传统的考评方式，主要是取得成绩与排名。②评价（evaluation）：针对软硬体、过程及结果之评估，主要是评定等级及找出优缺点。③考评（assessment）：20世纪80年代起开始使用的字眼，属全面性的评价，积极地订出改善方针。前者几乎就意味着笔试，而后两者似乎都已交换通用。例如，对老师的考评，既是evaluation也是assessment而非examination；对学校院系的考评，则以assessment及更官方式的评鉴——accreditation称呼。关教授在香港时就受邀参加了香港政府对全香港大学第一次执行的研究考评，称之为Research Assessment Exercise（RAE，这是延袭自英国的评鉴制度）。在台湾目前执行的系所评鉴，在加拿大则称之为Departmental evaluation。

问题导向学习之主动学习、互动学习、情境学习等优势均已获得肯定，惟在学生之学习成效及如何考评上，仍有令教育行政单位及课程负责老师感到疑惑之处。很重要的原因是，在加拿大McMaster大学或一些欧美医学院，普遍针对PBL学习给予通过（pass/satisfactory）、不通过（failure/unsatisfactory）或待观察（pending/provisional satisfactory）之评定，然后就承认取得该PBL课程学分，但不计入整体评分系统（GPA）中。但就在亚太国家，这个方式则很难融入以百分成绩计量法为主的成绩评量体系中，或许需要某些调整，如本文以下将举出的范例，以因应事实上的需要。台湾的辅仁大学医学院初成立时曾向校方提出考评不以百分比而以 A、B、C、D、E、F 分层式呈现的建议，受到抗拒及强烈的反对。事过十载，近年来，虽然台湾教育主管部门已松绑同意接受分层式考评的呈现方式，但是一些大学仍攀附不舍传统的百分比方式。教育由传统蜕变到创新的每一环节都有蜕变的空间，涉及心态上的改变及国际视野的放宽。这也是台湾教育改革的最大挑战。整体而言，PBL 之考评系统包括：

1．对学生（包括学生间）的考评
2．对小组老师的考评
3．对小组讨论过程的考评
4．对教案的考评
5．对整体课程的评价

本章将集中讨论对学生的考评及对 PBL 整体课程之评价，至于 1、2、3 部分，则置于本书其他章节加以阐述。

考评人及考评内容

传统教学由老师命题、学生作答之考试（testing）加以计分。现代 PBL 之考评可经由多层面和多元化的方式进行形成性或总结性，或进行短期或长期性结果评价，包括：

1．学生自评
2．同学互评
3．小组老师考评
4．课程考评负责人进行考评（如小组讨论巡视、课程考试等）
5．课程考评负责人或小组老师对缴交学习报告之考评
6．学校实施之段考、年级考试、实习前资格考
7．临床实习阶段的表现与执照考试
8．终生的能力与成就考评

考评的内容基本上是建构于 PBL 之五个重要假设：

1．学习发生于自身相关的情境
2．学生必须是学习的主人
3．学习是不断面对问题及解决问题的过程
4．学习取决于主动参与
5．学习必须内化才能成为真正的知识

基于以上五个假设，即要达成以问题为主轴、运用批判性思考、强调自我导

向和自我负责学习以及注重团队合作精神的方式来完成学习。故可将 PBL 之考评或教学评价总归为岛内外共同认可之五大层面，包含自我导向学习（self-directed learning）、批判性思考（critical thinking）、独立学习（independent study）、团体互动及参与（group interaction and active participation）和推理技巧（reasoning skill）。至于各大层面之细分项则可略为不同，但应有一定的信度与效度。目前使用较广泛的量表包含：由加拿大 McMaster 大学所发展的自我导向学习量表（self-directed learning scale）及批判性思考量表（critical thinking scale）。此外，另由 McMaster 大学及其他大学共同发展的问题导向学习引导课程之实作量表（students performance in PBL tutorial sessions questionnaire），以及由 Sherbrooke 大学所发展的 Tutotest 量表，此量表涵盖 PBL 学习技巧、团体工作的效能、沟通能力与自我学习四个层面，并有台大医学院梁氏等人所开发之中文版本。

PBL 的形成性（formative）考评

形成性考评在学习或教学过程中进行评价，除了解学习者现阶段的学习动态外，更能即时提供回馈意见和进行调整，使得学习或教学在监控中不断改善，以期达成教学目标。此外，由于能够累积学习前后不同阶段的状况，了解其改变的速度与优势，如此更能就每个人学习的障碍或优势，加以分析并提出适时改善或加强的计划，如此可掌握评价的及时性效益（表 11-1）。

表11-1　形成性与总结性考评之比较

类型	形成性（formative）	总结性（summative）
目的、用途	1．帮助师生把注意力集中到改善并提高学习质量 2．提供给那些正在实施教学活动的人参考	作出教学教果的判断，从而区分优劣，分等级或鉴定合格，为决策部门的决策提供依据
考评的时间点	直接指向正在进行的活动（过程性），以改进学习为目的，是在过程中进行的评价	考查活动的最终效果（结果性），一般在整个或部分过程结束后进行，对教学活动全过程的检验
评价的特质	分析性的，不要求对评价资料作高度概况，较具体，一般以个体化回馈方式展示	综合性的，对最后获得的资料作较高度概况的呈现，一般以整体量化，甚至排名展示
实务上的难点	1．多次测量，耗时耗力 2．资料分析较为繁琐 3．目标较不明确	1．要求全面性 2．要求做出结论与建议 3．通常为量性与质性混合搭配

总的来说，形成性考评的功能包括：强化学生的学习、改进学生的学习、确定学生学习进度、给教师提供反馈。形成性考评与总结性考评在内容上并无太大差异，只是目的不同。形成性考评比较注重其学习过程，而总结性考评通常会包括较完整考评及评价内容，如：对整体课程的反馈。

试举某医学院校在每个 PBL 教案讨论结束时所做的形成性评估量表（表 11-2），经百分量化如下：

1．积极参与（50%）：包括准时出席（25%），积极发言（25%）。

2．分享资料内容（25%）：包括言之有物（15%）、资料有据（10%）。

3．互动与回馈（25%）：包括人际互动（10%）和所缴交书面资料（15%）。

此评量表仅列大项和分项比分，由小组老师评分。该整合课程（2 学分）中有 3 个 PBL 教案，每个教案 3 学时，共 9 学时，故 3 次形成性考评的平均分数占该课程总分数之 25%。（严格来说，这所医学院校根本没有形成性考评，而是总结性考评的一部分：25%；形成性考评应给予学生实性回馈使之有所改进。这是个很重要的概念。）

有关考评或评价系统，为了方便评价之进行，台湾中山医学大学首先开发了线上 PBL 课程评价系统，内容涵盖小组老师对学生评价、学生自我评价、对小组其他同学评价、对小组老师评价、对教案评价、对整体课程效益评价。以下为小组老师对学生评价之线上评价范例，此范例可以是对学生的形成性考评，也可以是总结性考评。

我必须再次强调，形成性考评应主要以质性为主，目的是为了以回馈引导自我改善，所以没有评分排名的必要，但是拘泥在传统框架内无法自拔的学校，所有大大小小的考评都会算在最后的总分内（其实就是典型的总结性考评），因此造成“背多分”之分分必争的心态。

PBL 的总结性（summative）考评

总结性考评在学习告一阶段或终了时，进行教学成效或对课程之全面评价，如此可以看出整个教育或训练课程的成效，有助于课程及教学方式的改进，并可作为未来策略制定的依据。总结性评价除了可包括形成性评价的内容，还可包括对完整的能力和知识层面的考评、学生对整个 PBL 课程之评价与反馈，以及学生成就之结果评价（outcomes evaluation），分别试举例说明如下。

表11-2　PBL小组教师对学生评量

评量科目	问题导向式学习	评量名称	PBL 小组教师对学生评量	分组名称	第 18 小组	评量期间	2009/03/03 ～ 2009/03/24
小组教师	××× 老师	受评学生	8 人	已评学生	7 人	未评学生	1 人

题号	评量题目	很同意（100 分）	同意（85 分）	无意见（70 分）	不同意（50 分）	很不同意（30 分）	平均分数
脑力激荡							
1	具发现教案重要事实资料的能力						
2	具拟定假设与议题的能力						
3	具拟定并决定学习目标的能力						
4	拟定之学习目标涵盖多元观点						
5	分享内容具建设性						
6	选用参考资料来源多样性						
7	熟悉网络资讯或循证医学搜寻						
8	有效运用资料逻辑思考解决问题						
9	课前有效准备教案						
10	主动分享意见						
11	愿意分享资料来源						
12	口头表达清楚易懂						
13	提供适当的回馈						
14	运用简报工具的能力良好						
15	处理同伴间互动或冲突的能力						
					总平均分		

对学生考评

试以某医学院校护理系根据文献及省内外相关量表所建构之“问题导向学习评量表；PBL Evaluation Questionnaire”为例说明对能力之总结性考评，该量表经测试具有良好的内部一致性信度和再测信度，以及建构效度和效标效度，此量表共44题，主要涵盖PBL教学考评之5大层面，包括：自我导向学习（10题）、批判性思考（10题）、独立学习（8题）、团体互动及参与（10题）和推理技巧（6题）。该评量表由刚完成某混合式PBL护理课程，正要进入临床实习之高年级学生自行填写。笔者试着将其转化为量性评分，运用方式可为每题（0～2分；0分=很少做到，1分=有时做到，2分=经常做到），此评量表共计可得0～88分，再由小组老师及学生互评之平均分数对自己作评定的分数加减分，成为该课程一定比例的成绩。

有关考评或评价系统，为了方便评价之进行，台湾中山医学大学首先开发了线上PBL课程评价系统，内容涵盖小组老师对学生评价、学生自我评价、对小组其他同学评价、对小组老师评价、对教案评价、对整体课程效益评价。

有关小组老师对学生总结性考评范例，已于上一节呈现。

对整个PBL课程之评价

以下以某医学院校医学系某整合性模组课程结束后，要求同学填写对本模组PBL整体课程之评价，所得结论如下：

1．PBL课程之优势依序为：

（1）整合知识

（2）自主学习与团队合作

（3）临床决断与问题解决能力

（4）表达能力

2．PBL课程之劣势依序为：

（1）时间压力

（2）小组老师过度干预

（3）教案不良与资源有限

3．小组同学对课程最满意的部分

（1）小组老师的引导

（2）小组老师的总结与回馈

（3）同学间的回馈

（4）轻松的学习环境

4．小组同学在课程中最常见的困扰

（1）搜寻资料的时间不足

（2）搜寻资料的资源不足

（3）表达的能力不足

（4）小组讨论的时间管理不佳

（5）学习重点的掌握困难

（6）教案不够明确与适用

以下另以台湾中山医学大学护理系单一课程中实施混合式 PBL 课程模式，于课程实施前及实施结束后所做的 PBL 课程质性与量性评价，其摘要为：本研究目的在于评估运用问题导向学习于护理学系二年级基础护理学课程之学习。研究设计为 96 位学生分成 8 个小组，经历为期 8 周、4 个教案之问题导向学习方式，于实施前及实施后填写问卷，共有 85 位学生（88.5%）完成完整的前后测试。问卷内容包含：自我导向学习、沟通技巧及团队合作等向度之结构式问题与对问题导向学习方式的质性回馈。结果显示：学生于后测之自我导向学习与团队合作两项之平均得分均比前测之平均得分高，且达统计显著水准。后测之自我表现及团队表现的满意度亦较前测高，且达统计显著水准。本研究之结论为：研究结果显示学生对于问题导向学习经验有正向的回应，可继续推广于其他护理课程。

学生成就之结果评价

试以台湾某大学医学院针对该校医学系全面采用 PBL 学习方式，于临床实习阶段和实习结束参加医师执照鉴定考试的结果，进行结果评价分析。发现医学生于 2007 年医师执照第一阶段考试（医学系四年级结束时），通过率为 75.0%（当年全台第一阶段通过率为 50.3%），同年该校医学系通过第二阶段考试（七年级实习结束后）为 100%（全台第二阶段通过率为 98.8%），此外该校七年级实习生在某台湾医学中心实习之各科实习平均成绩均不低于其他学校实习医生，甚至有所超越。又根据某采取混合式 PBL 课程教学的私立医科大学所做的结果评价，2007 年第一阶段医师执照鉴定考试通过率为 62%（当年全台第一阶段通过率为 50.3%），同年该校第二阶段通过率为 98.8%（全台第二阶段通过率为 98.8%）。如此看来，PBL 学习方式之结果并不低于传统学习方式，此与欧美经验符合。

各种考评的讨论与前瞻

根据以上论述，尤其是总结性考评的实例结果，我们可以确信不论是经由全面性 PBL 课程还是混合性 PBL 课程，医学生之短期结果评价，包括离校实习阶段或毕业医师执照鉴定考试阶段之成就皆不逊色，甚至超越常模成就。展望未来，我们可追踪经 PBL 洗礼之医学生，其毕业后住院医师训练甚而终生学习态度与成就为何，更能提供 PBL 教育模式之参考。

学生最早被要求在每个 PBL 教案结束后即进行评价，但本校实施多年 PBL 后已改为每一整合性模组课程结束后再进行评价。台湾“中国医药大学”（大概很多别的医学院）也采用这种方法去强制规范学生填评量表。通常每位学生登入学生系统之学号后花费 15 分钟完成此一线上评鉴，若不完成则无法于线上选择下学期课程，这种线上评鉴的“好处”为：具匿名性、便利性、强制性等优点，并可利用电脑进行各种统计分析报表，甚至可针对个别学生做出学习历程记录（e-porfolio）。

但是，从另一个角度来看，以上考评所谓的匿名性、便利性与强制性的“好处”其实也形成了它本质上的缺点。在 McMaster 大学，评量要求公平性、互动性、尊重感及透明化；但是匿名性、便利性与强制性的线上评量，往往会失去了公平性、互动性、尊重感及透明化。我看过学生线上评量老师写道：“这个老师教学差、差、差，学校应 fire him”（这种情绪化又无建设性的评语反映出学生素质的低下）；被评的老师全无招架之力，连反映或澄清的机会都没有。然而，系主任对这老师的评语却是：“教学严谨认真”。我在香港大学时，也见到学生选出来的系上优良教师其实是经常“放水”给学生（粤语：透露给学生考题或答案的行为）的老师。在台湾“中国医药大学”教师培育暨发展中心曾调查过近九万份学生对教师的线上考评，发现近三分之一的评卷是废卷。因此匿名、便利及强制并不能达到公平、互动、尊重及透明的目的。

我们再考量学生将来成为医生到了职场能以匿名、便利与强制的线上沟通方式操作吗？他们若在医学院受教育时没有注入公平、互动、尊重及透明的心态，而不断接受匿名、便利与强制的讯息，他们将来会成为什么样的医生呢？他们会与病人、病人家属、同僚或实习的医学生以公平、互动、尊重及透明的心态做面对面诚心的沟通及评量吗？如果 PBL 是要培育具公平性、互动性、尊重感及行事透明化的专业人员，而我们却让学生以匿名性、便利性与强制性作线上评量，我们是不是一些仅挂上时尚 PBL 面具的传统教育者呢？

台大梁氏另对具有明确标准的外显行为之评估方法是否可以提高医学生问题导向学习自我评估的准确度进行了探讨。其研究对象为某大学医学院医科二年级至四年级的学生。评估工具包括 Tutotest 的中文版问卷之学生版（S-Tutotest）与教师版（T-Tutotest），分别由学生自填与教师填写。该问卷是评估学生在 PBL 中的学习表现；此外，教师另给予每位学生一个 PBL 学期总成绩。学业成绩由学生在学期末的整合课程测验评估，整合课程测验大部分为选择题，主要目的是评估学生的医学知识。学业成绩较差的学生会高估自己在 PBL 的表现，而学业成绩较佳的学生会低估其 PBL 表现。性别因素与自我评估的准确性无关。本研究未能证实利用有明确标准的外显行为来评估学生表现可以增加学生自评的效度。评估会受到很多因素的影响，教师评估结果亦会因评估方式不同而有差异。未来研究应找寻其他影响评估的因素或结合多种方式来增强评估的准确性。

总结而言，考评引导学习乃千古不变的道理，虽然 PBL 所强调的是学习的精神与态度，但在华人社会中也不能免俗地要加以量化性的考评，显然我们要走出有别于西方考评的一条道路来。我谨以我们实践的经验来与大家分享，也就是说：公平地计算 PBL 到底占了多少学时，这些学时又占了这门课多少比例，然后给予 PBL 一个成绩去乘以占该课的比例，即成为该课部分的成绩。至于 PBL 分数的组成，可由小组老师考评，加上斟酌学生自评、学生互评及该组所缴交的报告，甚至加上该 PBL 欲达成的学习目标之测验也无妨。

参考资料

1. 林真瑜、曾惠珍、李子奇等人：问题导向学习评量表之建构。医学教育 2010；14：36-48
2. 邹国英、黄玉珠、林玉华。PBL 教学实务：在台湾实施问题为基础课程的经验与反思，台北：辅仁大学出版社，2008.
3. Leung KK，Wang WD：Variable Results of Using Explicit Behavioral Criteria to Improve Validity of Students' Self-Evaluation in Problem-based Learning. J Med Education. 2008；12：216-224。
4. Zanolli MB，Boschuizen HPA，De Grave WS：Students'and tutors'perceptions of problems in PBL tutorial groups at a Brazilian medical school. Education for health 2002；15：189-201.
5. 李孟智、翁国昌、陈进典、许绩男、林俊哲、苏建铭、谭台笙、林同森、曾桢皓、陈家玉、周明智、林中生："临床问题导向学习课程"之评估。医学教育 2003；17：282-90。
6. Lee SH，Lin YJ，Yen WJ，Liao WC，Yuan SC，Kuo PC，Kuo CP，Lee S，Lee MC（Corresponding author）：Learning experiences of junior nursing students in a pilot problem-based learning program. Chung Shan Med J 2010；21：79-89.
7. Mark Newman：A pilot systematic review and meta-analysis on the effectiveness of Problem Based Learning，London：Middlesex University，2003
8. Chen JY，Lee MC，Lee HS，Wang YC，Lin LY，Yang JH. An Online Evaluation of Problem-based Learning（PBL）in Chung Shan Medical University，Taiwan-A Pilot Study. Ann AcadMed Singapore 2006；35:624-33.
9. Chou FH，Jian SY，Tseng HC，et al：Assessmentof students performance for applying problembasedlearning to a nursing course，Taipei：National Sciences Council，2004.（In Chinese）.
10. Des Marchais，JE，Vu，NV：Development andevaluating the student assessment system inthe preclinical problem-based curriculum atSherbrooke. Academic Medicine，1996；71：274-283.
11. Leung KK，Wang WD：Validation of the Tutotestin a Hybrid Problem-Based Learning Curriculum. Adv Health Sci Educ Theory Pract. 2008；13：469-477
12. Yuan H，Kunaviktikul W，Klunklin A，

WilliamsBA：Improvement of nursing students' critical thinking skills through problem-basedlearning in the People's Republic of China:Aquasi-experimental study. Nursing and HealthScience（2008；10：70-76）

第十二章

高雄医学大学PBL课程相关的学生评量——多站迷你面试与客观结构式临床测验

■ 刘克明 撰

前言

高雄医学大学（以下简称高医大）在2002年，经由Dr. Mark Swartz介绍客观结构式临床测验（objective structured clinical examination，OSCE）及标准化病人（standardized patients，SPs）后，开启了推动医学教育改革的理念，经过王校长、刘教务长等主管们的同意，医学院黄院长及教师们开始规划与进行一系列关于"客观结构式临床测验"及"标准化病人训练"的会议与工作坊等活动，并且于2003年6月，举办高医大第一次OSCE，实施应用标准化病人评量医学系五、六年级学生与学士后三、四年纯学生的临床技能。2004年，高医大为了进一步推动医学教育改革，由王校长带队出台参访多国医学院校后，决定依据加拿大Ottawa University医学院的课程模式，进行高医大医学系与学士后医学系的教育改革。其改革内容包括基础医学与临床医学课程的整合（integrated curriculum of basic science and clinical science），为15个器官系统学组（organ-system blocks）的课程改革、减少授课时数、授课方式改采用问题导向学习（problem-based learning；PBL），并且将医学生的核心临床技能力（minimal required clinical competencies）整合于各个学组中，同时建立临床技能教学中心（clinical skills center；CSC），开始采用多站迷你面试（multiple mini interview；MMI）挑选新生，持续以客观结构式临床测验及标准化病人评量学生的临床技能的学习成果。

以MMI去评量录取医学生的资格，其理论基础源自OSCE评量法，以多元化的多类测验站（multi-station）评量学生多元化的能力指标，比传统式的面试更具有客观性及可信度。自2005年开始，高医大除了以MMI挑选适合新课程及PBL学习方式的学生外，OSCE也由原先仅评量医学系五、六年级与学士后三、四年级学生的临床技能，扩大至医学系三至六年级与学士后一至四年级学生。

笔者谨将高雄医学大学实施采用PBL于新课程的医学教育改革过程，及其相关的学生评量——多站迷你面试与客观结构式临床测验的经验于此分享，并介绍2011年台湾第一次全台医学院校联合试办临床技能测验，敬请诸位教育界学者专家指教。

面试的重要性与多样性

传统的医学教育太过于强调教师为中心、学科为基础及内容导向的教学，而忽略了以学生为中心、生活经验为基础及过程为导向的学习。当学生被推往以成绩作为成就的考量时，他们的创造力、自律及创新能力也就被压抑了。

为了解决这些传统的医学教育的不良后果（negative outcome），加拿大McMaster University在40年前创立新的医学院时，即提出创新的教育哲学及教育方式，称之为问题导向学习（problem-based learning；PBL），是以学生为中心的，情境/问题为基础的，是整个医学院各学科整合的，而且是与专业相关的学习方式[1]。随后美国Harvard Medical School、荷兰Maastricht Uníversity，Faculty of Health、Medicine and Life Sciences及澳大利亚等国家的医学院也跟着进行教育改革，采用PBL的教育方式。多年来PBL的教育方式已广为世界多国医学院校所采用。由于PBL的教育方式改变了传统的以教师为中心的、单向的、背诵式、被动式的教学，成为以学生为中心的、主动的、团队的学习，因此在实施PBL的学校，其招生委员会在挑选与决定录取医学生时，即需采取不同于传统的招生方式。

长期以来，医学教育者都同意医学生的特质包括聪明、认真、主动学习、求知欲强及好追根究底等。此外具备同理心、良好的沟通技巧、成熟度、诚实、热诚及领导能力等，这些特质也是成为一位优秀医疗专业人才必备的条件。医学院招生委员会必须从众多的考生中，找出具有这些特质的学生。然而这些特质通常是无法借由笔试测验出来的，必须借着面试委员直接与学生面试时，实际去评估其是否具有这些特质或潜能。但在面试过程当中，面试委员对这些特质之认定与评估往往是非常主观的，因此面试委员必须接受相关的训练，以提升面试委员的客观性及一致性[2]。这种面试委员的训练，在目前台湾的医学院招生过程中，台湾教育主管部门并没有明确规定或命令要求办理，但在美国药学博士学位（Pharm D.）新的评鉴标准中已有明文规定要求参与招生的面试委员必须接受训练，以促进面试委员间的评分信度（inter-rater reliability）及面试过程的标准化（standardization of the interview process）[3]。学者Chapman and Zwcig的研究报告发现，面试委员在经过训练后可改善面试的信度、降低考生成绩在评比排序时的偏见，且促进面试委员的整体表现。他们的研究结果也发现，有接受面试技巧训练的面试委员，在评估考生时会更趋向标准化和公正化，并且可以改善考试的信度及效度[4]。

一个完整的面试委员训练课程至少应该包括：教导（instruction）、训练（coaching）及监督下的演练（supervised practice）。此外，学者Rippentrop等人也建议除了面试委员要每年接受训练以确保标准外，当招生委员会（admission committee）有新进委员时，那些新委员也应该接受训练[5]。

招生的面试方式分为无结构式面试（non-structured interview）、半结构式面试（semi-structured interview）及结构式面试（structured interview）。传统上，医疗专业院校较倾向于运用无结构的或半结构式面试，作为入学程序的一部分。在无结构式的面试中，面试委员所问考生的问题，以及用来评估考生的回答之评分制度，大都没有标准化，造成面试委员在评分时，可能会提高被成见所影响的可能性[6]。这些成见包括评分趋向于仁慈或严苛，有些面试委员倾向宽松、较正向的给分，有些则采取较严厉、较负向的给分。其结果是，不同面试委员的评分是无法比较的。往往面试委员也可能无意中给那些在人口分布较少或专业兴趣与委员近似的考生较高分，导致另一种评分制度偏见的原因[6,7]。因此采用多位面试委员面试一位考生的问题不少，也容易遭致考试不公、无法招到理想的医学生之批评。因此采用结构式面试的方式，招收到的学生素质，要比无结构式面试的方式有更标准化的效果[6]。此项发现也可借着McDanicl等人在分析聘顾人员的面试过程及其职场表现的结果获得证实，他们报告有结构的面试比无结构的面试，在预测新进人员工作的表现时被证明更为有效。两者在面试委员之间的信度（inter-rater reliability）相差两倍[6,9]。

近年来，结构式的面试已被广为采用，其预备工作通常包括：①规划对所有考生提问的一套标准问题；②决定一个标准化的评分制度，对考生在每一个问题的反应，有评分标准的指标；③聘请多位面试委员；④安排面试委员有关于面谈技巧的训练。最理想的是，要提供在评分制度里，每一给分等级相对应的回答标准范本。在面试委员的训练工作坊中，面试委员们可以练习以一位考生对一个问题的回答各自给分，接着全部面试委员就所给的评分之差异进行讨论，以达成评分标准的共识！但在此要特别提醒的是，面试委员们在评分之前不可以讨论考生的表现。

笔者服务之学校高雄医学大学（高医大），从1982年开始招收学士后医学系学生，即采取笔试与面试的测验方式。面试时，一位考生需要面对四位面试委员，这些委员包括外科学教授、内科学教授、精神医师或专家及基础医学教授各一位。在面试前虽然有短暂的时间，提供面试委员交换意见及取得共识的机会，但事实上是属于半结构式的面试（semi-structured interview）。

2004年，本校开始进一步规划及实施全面性的医学教育改革，为了配合新的教育理念与目的，招生的方式也进行改革，于2006年开始采用加拿大McMaster University Dr. Eva创始的类似客观结构式临床测验（objective structured clinical examination；OSCE）方式的结构式的面试，称为多站迷你面试（multiple mini interview，MMI）[9]。McMaster 大学经过三年的研究，发现 MMI 评量的 validity 指标（index）随着测验站的增加而提高；例如，八个 MMI 测验站 validity index 比传统的单一面试站高出五倍之多。由于学士后医学系的招生过程是由高医大自己主导的，因此在本篇文章中说明多站迷你面试，是以学士后医学系的招生过程为主要内容[10]。笔者谨将高医大这几年来，在推动 PBL 相关的医学教育改革之过程与经验，依序提出完整的报告。

高雄医学大学推行客观结构式临床测验的过程

2002 年，美国纽约 Mount Sinai School of Medicine 的 Dr. Mark Swartz 应 CMB 邀请来台专题演讲，于 7 月到高雄医学大学演讲客观结构式临床测验（objective structured clinical examination；OSCE）的理念与实施方式，以及标准化病人（standardized patients；SPs）如何实际应用于临床医学教育训练与评估学生学习成果，引发并建立高医大师生们这方面的兴趣与基本概念。

随后笔者与外科黄裕胜医师访问 Mount Sinai School of Medicine and Hospital、St. Louis University School of Medicine、University of Arkansas Medical Center 等医学院的临床技能中心（clinical skills center），实地观察 OSCE 各种测验站的规划、OSCE 的进行方式，及 Clinical Skills Center 的经营与各种硬、软件的设计及设施等。接着本校邀请美国 St. Louis University School of Medicine 的 Clinical Skills Center 负责人 Dr. Gail Furman 来高医大进行一系列的演讲，内容包括“标准化病人”之定义、招募过程及其训练、评估等，并且示范如何训练及评估标准化病人。本校也积极召开 OSCE 的国际学术研讨会与工作坊，邀请岛内外专家演讲，并练习如何规划 OSCE 测验站，建立师生们对 OSCE 及标准化病人的了解与推展的基础。高医大有这些经验后，于 2003 年 6 月举办第一次医学系学生及学士后医学生的 OSCE 测验，采用八个测验站，每站让学生与标准化病人面谈 10 分钟后，考官（医师）与标准化病人各自填写 checklist（5 分钟），最后，医师与标准化病人给学生回馈（5 分钟）。由于第一次开展 OSCE 是以教学示范为主要目的，属于试验性质的，因此参加的学生是志愿的，测验结果对学生的成绩不会有任何影响[11]。

在第一次 OSCE 测验后，立即进行师、生及标准化病人满意度的问卷调查，结果显示 OSCE 甚受欢迎与肯定。学生们普遍认为这是让他们将平日所学实际发挥、改善的机会，并且当场有标准化病人及临床教师的即时回馈，让他们获益良多，满意度非常高。随后，每学年在医学系五六年级及学士后医学系三四年级学期末，即正式且全面实施 OSCE，借以评估学生们的临床课程学习成果。

高雄医学大学推动医学教育改革过程与 PBL 之推动情形

高医大正式实施 OSCE 后，师生们反应甚佳，引发领导层决定配合世界医学教育联盟（WFME）评鉴的标准，进一步规划、扩展医学教育的改革，因此在 2004 年 6 月，王国照校长带领教务长及医学院主管多人，前往北美洲多所医学院校参访，回台后决定依照加拿大 Ottawa University 医学院的课程内容，进行本校医学院的全面教育改革。于是在黄俊雄院长领导下，医学系系主任赖春生开始召集教师，规划及实施新的临床与基础的整合课程等多方向的医学教育改革。经过一年的规划与讨论，于 2005 年 9 月正式采用新的课程。其实施策略是将所有基础医学课程与临床医学课程整合成为 15 个学组（15 organ-system blocks，请参阅 Appendix A），安排在医学系之三四年级与学士后医学系一二年级授课完毕，每周授课时间不超过 20 小时，未能排进去的课程则安排在医学系五年级与学士后医学系三年级，每周的一个上午授课。

为了配合新的教学与学习方式，在每一个学组（block）中，安排两至三个教案，以 PBL 方式进行，每一个教案排三个时段，每个时段至少两个小时。PBL 之教案撰写格式及进行讨论的方式，是笔者于 2005 年到夏威夷大学医学院参加 Dr. Gordon Greene 的 PBL workshop 中学习到的，引进高医大应用。除了由笔者详细说明整个 PBL 之理念及进行方式外，并通过工作坊实际演练。随之 PBL 撰写格式及其四个主要范围（4 domains of basic science；clinical science；public health and social science），经过高医大之 PBL 教学委员会讨论后，成为本校 PBL 教案撰写范本及进行讨论的模式，沿用至今。而 PBL 的 tutor 的培训方式也比照夏威夷大学医学院的模式。同时，笔者等人依据专题补助的研究成果，建议 104 项“台湾医学系毕业生必须具备的核心临床能力”，也逐项地整合、融入于相关的学组中[12]。在每个学组的课程中，安排临床技能的讲解与实际练习（hands-on practice）。

高医大课程的改革之目标，不但在养成医学生重视“病人安全与医疗品质”的临床态度与技能，更重视医学生要从实做中学习（learning by doing）的 hands-on experience，因此特别成立了临床技能训练中心（clinical skills teaching center）与标准化病人训练中心（center of standardized patients；CSPs），聘请专责的医师负责指导学生临床技能的学习。医学系之三四年级与学士后医学系一二年级，各学组之教师皆提供各种临床技能的标准动作指引（SOP），指导学生练习，当场给与学生指导及回馈，并聘请标准化病人协助学生的学习。在每一个学期结束时，安排客观结构式临床测验（OSCE）六站，借以评量医学生及学士后医学系医学生的学习成果。完全通过 OSCE 测验的学生才能进入医院的实习医学生训练（clerkship）。

为了避免各学组教师授课内容之重复、偏差或不足，必须进行教师教材的审查。依高医大课程委员会的讨论决议，每一个学组的每一个小时讲解，幻灯片张数以 45 张为限，每堂课的幻灯片顺序为主题、负责教师姓名、联络方式、教学目的、参考资料、授课内容、摘要或结论，以及教学即时反应系统（immediate response system；IRS）测验题。每一位教师的每一张幻灯片，皆需要经过同一个学组的全体教师的公开审查。为提升教师教学技能及教学效果，特别安排教学工作坊协助教师学习制作幻灯片的技巧、指导教师将教材上网、使用教学即时反应系统、进行辅导学生之网络学习（e-learning）及应用各种临床技能之评量工具（assessment tools）[13]等。校方为了落实教育的改革目标，非常重视学生的学习成果，特别建立学生回馈制度。在每一个学组上课及考试结束后，各学组召集人立刻召开回馈与检讨会，邀请该学组全体教师与学生参加会议，教师于听取学生们的疑问与回馈意见后，当场回复说明，解决问题。此回馈制度对教育的改革贡献显著。

高雄医学大学配合医学教育的改革：采用 MMI 面试学士后医学系学生

高医大新的整合课程于 2005 年开始推行后，也同时决定并公布学士后医学系在 2006 年招考新生时，将采用类似客观结构式临床测验（OSCE）的多站迷你面试（MMI）的方式，以挑选出具备语言沟通能力佳、成熟的、诚实的、热诚的、有同理心的、具批判性思考、伦理概念的、富于创造力的及有领导能力等特质之学生，以培育出能达成高医大教育改革目标的新一代医界精英。

2006 年开始学士后医学系招生考试，仍分为笔试及面试两个部分，其成绩之百分比分别为 75% 及 25%。考生先参加笔试，其成绩达面试资格之最低标准者，始可参加多站迷你面试。

多站迷你面试的地点是利用 10 间 PBL 的讨论室，每间一个测验站，共安排 10 站，每站测验时间 7 分钟。每个测验站门口贴有编号码、站名（如 Appendix B）及考生须知（instruction to student）。每一个场次测验时，10 位考生先在各测验站外面等候，听到开始测验的广播后，考生才进入测验站，在第 6 分钟有广播告知剩下一分钟，考生要准备换到下一个测验站。而在每一个测验站里面，有一位面试委员，当考生进入后，面试委员会核对考生姓名、准考证号码无误后，即进行面试。面试委员首先提供一份试题书面资料让考生阅读，或提供相片、录影带让考生观看后，再开始面试。面试委员依据事先拟定的标准问题与每一位考生对谈，并针对考生的回答与临场表现，依据各项评分标准，在考生表现评量表（checklist）给予考生评分。所有过程皆录音录影存档。

面试委员需事先接受相关的训练课程，即所有担任面试委员的教师，在 MMI 测验前一天即依规定住进现场，聆听专家讲解 MMI 及高医大医学系办系之理念、进行方式、评分重点，并且让面试委员实际练习。各站试题先经过全体面试委员们的阅读、修正、讨论及共识后才定案，并据此编制考生表现评量表。

经过十个测验站测验结束的考生面试成绩，加上笔试的成绩，即该考生的总成绩，最后录取总成绩排名最优先的前五十位考生。为了面试的顺利进行，考生在开始 MMI 测验之前，即有教务处试务人员先行解释 MMI 之进行方式，并以问卷调查方式进行前测，考完再以问卷调查方式进行后测。比较前测及后测的结果显示，学生觉得 MMI 比预期的容易，且较不会造成焦虑[10]。

高医大为了配合学士后医学系全面援用英语授课，2008 年招生时之 MMI 测验，有一站完全用英语进行面试，冀以挑选比较能够适应英语教学环境及以英语进行 PBL 讨论的学生。

2011 年台湾第一次全台医学院校联合试办临床技能测验

台湾医学教育学会 OSCE 委员会经过多年的规划，在前理事长谢博生教授、台湾考选部门前负责人杨朝祥校长的全力推动，并获得有关部门经费补助下，2011 年全台医学院校第一次联合试办临床技能测验。测验时间安排于 2011 年 4 月 23 ~ 24 日、4 月 30 日、5 月 1 日，在全台 11 所医学院校同时举行考试。本次测验目的为以模拟测验的方式，借由实作的过程来评量医学生的临床技能、态度与专业素养等纸笔测验所无法评量的临床能力，除了作为全台医学生毕业时的临床照护能力之总结评量（summative assessment）外，并作为考选部 OSCE 纳入医师考试分试考试第二试应考资格之预备。

此次测验分别于全台医学院校的 14 个考场，同步于考试当日上午七时以电视连线直播方式同时拆封，在打开考题袋后，随即展开试场准备及标准化病人训练等各项考务工作。本次考试之试题依照事先规划之蓝图（blueprint），由各院校 2010 年所运用之试题平均抽出后，再依命题准则精心改编。四天考试期间，对参与测验之考官、考生及标准化病人皆进行问卷调查，收集各方之回馈意见，并于 2011 年 6 月 13 日召开 2011 年全台医学院校联合试办临床技能测验检讨会议，深入讨论，以作为规划 2012 年全台医学院校联合试办临床技能测验之依据。

2011 年全台医学校院联合试办临床技能测验相关资料

一、2011 年医学院校联合临床技能测验试题蓝图

科别临床能力 \ 科别	内科	外科	妇产	儿科	急诊	总计
病史询问	1			1		2
理学检查	1	1				2
病情解释与医患沟通	1				1	2
临床处理与卫教	1		1			2
单项技能操作	1	2			1	4
总计	5	3	1	1	2	12

二、各项统计数据

1. 应届毕业生人数：1260 人
2. 报名人数：1053 人
3. 实际应考人数：1003 人
4. 缺考人数：50 人
5. 到考率：95.25%
6. 缺考率：4.75%

三、及格标准之设定

1. 由及格标准制定小组研议，依 Borderline group method+regression，且四日合并计算及格标准。
2. 计算方法：

Step 1　令 Y：考生的 checklist 总分
X：考生的 global rating 总分
$Y = aX + b$　求出每一站的 a、b

Step 2　以 X=2.5 带入，得到每一站的及格分数，并得出不及格站数之考生

Step 3　将各站及格分数加总，得十二站总分之及格分数

3．由于四日之总分皆不相同，故四日考生成绩之汇整运算前，皆将考生每题得分之总分转化为百分比后，汇整运算。

4．及格标准计算结果：

（1）依全体考生得分进行 Borderline method+Regression 分析，得分达总分 48.31% 为及格切点（cutting score）；再以此切点检验全体考生成绩，不达及格总分人数为 1 人。

（2）

通过站数	人数	百分比（%）	累积百分比（%）
5	1	0.10	0.10
6	2	0.20	0.30
7	4	0.40	0.70
8	20	1.99	2.69
9	41	4.09	6.78
10	158	15.75	22.53
11	291	29.01	51.55
12	486	48.45	100.00
总计	1003	100.00	

（3）及格标准（passing standard）：

A．总分高于及格分数

B．通过九个测验站及以上者

（4）及格人数：976 人

不及格人数：27 人

及格率：97.31%

不及格率：2.69%

四、总计动员 420 位主治医师担任考官

五、总计动员 280 位标准化病人

结论

台湾全部 12 所医学院每年招收 1300 位医学生，但只有推甄生与申请入学生的考试是采取笔试与面试。虽然已有医学院已将推甄及申请入学名额增加到 40%，但是采用严谨的结构式面试方式的医学院并不多，高医大的经验应可提供各医学院招生之参考。其次，在规划 JMMI 测验时，最重要的是要依照各医学院办学理念，制定各测验站的主题。同时，所有面试委员要接受训练，才能够客观地、公平地依据评估标准给分，这也是面试结果是否能招收到理想的、适合 PBL 教育方式的医学生之关键。

高雄医学大学采用类似客观结构式临床测验（OSCE）方式的多站迷你面试（MMI）已三年，目前的学生以英文沟通能力表现最突出，再通过全台医学院校联合试办临床技能测验后，预期毕业后皆能成为优秀的医疗人才。未来全台医学生在经过全台医学院校临床技能测验后，预期皆能成为符合社会需求、术德兼修的优秀医疗人才。

致谢

长期以来，台湾教育主管部门何卓飞、前“医教会”主委黄昆巖教授、赖其万教授、关超然教授、台湾“考选部”董保城部长与杨朝祥前部长、林光基主秘、曾慧敏次长、台湾卫生主管部门石崇良堂、台湾医学教育学会杨泮池理事长与谢博生前理事长、王国照校长、黄俊雄主任、赖春生院长、Dr. Mark Swartz 及 Dr. Gail Furman 等师长及专家，对台湾医学教育品质的把关及高雄医学大学医学教育发展的热心支持与指导，谨于此致以最诚挚的感谢。

参考文献

1. Kwan CY. Forty years of problem based learningin medical education：personal perspectives. 日本医学教育学会第 40 届年会 Tokyo，Japan. July 25-26，2008. Med Edu（Japan），39（Suppl），4，2009.
2. Joyner PU，Cox WC，White-Harris C，Blalock SJ.The structured interview and interviewer trainingin the admissions process. Am J Pharm Educ71（5）：1-4，2007.
3. Accreditation Council for Pharmacy Education. Accrveditation Standards and Guidelines forthe Professional Program in Pharmacy Leadingto the Doctorof Pharmacy Degree.（www.acpeaccrcdit. org Accessed Oct. 15，2008）
4. Chapman DS，Zweig Dl. Developing a nomologicalnetwork for interview structure antecedentsand consequences of the structured selectioninterview. Person Psychol. 58（3）：673-702，2005.
5. Rippentrop AE. Wong M，Altmaier EM.

A contentanalysis of interviewee Reports of medicalschool admiss：ions interviews. Med Educ Online 8：10，2003.（www.med-ed-online.org/ Accessed Oct. 15，2008）
6. McDaniel MA，Whetzel DL，Schmidt FL，MaurerSD. The validity of employment interviews：acomprehensive review and meta-analysis. J ApplPsychol. 79（4）：599-616，1994.
7. Latif A. Using the structured interview for amore reliable assessment of pharmacy studentapplicants. Am J Pharm Educ. 68（1）：21，2004.（www.acpe-accredit.org Accessed Oct. 15，2008）
8. Patrick LE，Altmaier EM，Kuperman S，UgoliniK. A structured interview for medical schooladmission，Phase 1：initial procedures and results.Acad Med. 76（1）：66-71.
9. Eva KW，Rosenfeld J，Reiter HI，Norman GR. Anadmissions OSCE：the multiple mini-interview. Med Educ. 38（3）：314-26，2004.
10. 刘克明，杨奕馨，刘敏，叶竹来，赖春生，黄俊雄，应用多站迷你面试（MMI）选择学士后医学系学生。医学教育 11（2）：22-35，2007.
11. Huang YS，Liu M，Huang CH，Liu KM. Implementationof an OSCE at Kaohsiung Medical University. Kaohsiung J Med Sci. 23（4）：161-169，2007.
12. Liu M，Huang YH，Liu KM. Minimal required clinical competencies of medical graduates-A study of competency oriented medical education. J Med Edu（Taiwan）8（2）：168-188，2004.
13. Liu M，Huang YS，Liu KM. Assessing core clinical competencies required of medical graduates in Taiwan. Kaohsiung J Med Sci. 22（10）：475-83，2006.

附录A　15个organ-system blocks之名称

1. 单元一：导论（Introduction）
2. 单元二：成长发育与生理恒定（Development & Homeostasis）
3. 单元三：血液及肿瘤学（Hematology & Neoplasia）
4. 单元四：心脏血管系统（Cardiovascular System）
5. 单元五：感染与宿主免疫反应（Infection & Host Response）
6. 单元六：肌肉骨骼关节学（Musculoskeletal System）
7. 单元七：神经系统（Nervous System）
8. 单元八：肾脏泌尿系统（Renal & Urology System）
9. 单元九：呼吸系统（Respiratory System）
10. 单元十：消化系统（Digestive System）
11. 单元十一：内分泌新陈代谢学（Endocrinology & Metabolism）
12. 单元十二：精神与社区健康医学（Mental & Community Public Health）
13. 单元十三：大体解剖学实验（Gross Anatomy Lab）

14．单元十四：生殖与性医学（Reproduction & Sexuality）
15．单元十五：特殊感官系统（Special Sense Organ）

附录 B　十个 MMI 测验站名称

1．自我介绍（Self-introduction）
2．求学目标（Reasons for study medicine）
3．保健制度知识（Knowledge of the health-care system）
4．沟通技巧（Communication skills）
5．伦理两难（Discussion on an ethical dilemma）
6．图片论述（Comment on a photograph）
7．批判性评量（Critical appraisal）
8．伦理考量（Ethical consideration）
9．团队合作（Team-work cooperation）
10．学习潜能（Learning potential）

《编者按》

以上的 MMI 测验站亦可加多不需考官在场的两站：一站可设为专业知识的笔试（测试主要的中心概念而非一大串零星琐碎的知识），另一站可设为语言书写能力的测试（如翻译一段新闻稿或论文摘要）。两者亦可一石二鸟合并为一站。再者，学生口语英文之能力也可以与 Appendix B 所列第一、二、四或六站合并为一。因此，多元多站的 MMI 具有高度的灵活性及可信度，胜于传统的笔试及面试。我在台湾“成功大学医学院”及台湾“中国医药大学”都曾举办过 MMI 工作坊。可是目前该两所医学院校都没有实施，仍然采取传统面试作为笔试后的甄选方式。因此，MMI 可算是高雄医学大学在学生录取流程品质管控的一大特色。

第十三章

医学教育核心能力在评量上的演进：由学校的PBL到临床的mini-CEX

■ 陈伟德　撰

混杂型（hybrid）问题导向学习（problem-based learning；PBL）的学制中，PBL 常被一般人狭义地定义为一种教学方法，但在全 PBL 的医学教育中，它不仅是完整的课程，更是一种教育理念；同样地，有人将迷你临床演练评量（mini-clinical evaluation exercise；mini-CEX）当成是一种评量工具，但笔者认为它更是一种教学方法，而且它弥补了传统临床教学的一大缺口。

mini-CEX 是 1995 年由美国内科医学会（American Board of Internal Medicine；ABIM）发展，用来评估住院医师临床技能的工具。1998 年起，此种评估方法，陆续于 21 所美国医院进行前导研究，由一位主治医师，直接观察一位住院医师对病人进行例行的重点式临床诊疗工作，随后针对观察所得在评量表单相关项目上，分别给予 1 ～ 9 分的评量，并提供即时的回馈；其特点是住院医师在不同的临床情境下，由不同的主治医师评量；而由于这种改良式的评量工具与例行的临床工作并行，且每次仅需费时 20 ～ 30 分钟，主治医师及住院医师之满意度皆颇高，其可行性及信效度皆较传统之方式优良。2001 年 ABIM 依据 21 所美国医院试办之经验，重新修订评量项目为七项：医疗面谈（medical interviewing）、身体检查（physical examination）、人道专业（humanistic qualities/professionalism）、临床判断（clinical judgement）、咨询建议（counseling skills）、组织效能（organization/efficiency）及整体评量（overall clinical competence），并推荐 mini-CEX 是一种可行性高且有效率的评估工具。除了住院医师外，旧金山加州大学医学院及宾夕法尼亚大学医学院，随后使用 mini-CEX 来评量医学生，亦被证实具备相当可靠之可行性及信效度。目前，mini-CEX 不仅是 ABIM 评量住院医师是否称职的必备评量方法，其他国家如英国、阿根廷、荷兰、澳大利亚等亦已陆续引用，作为住院医师或医学生临床评量或教学的工具。笔者于 2004 年将此套评量工具引进台湾，在获得 ABIM 书面授权同意及专题研究经费补助后，将 mini-CEX 翻译成中文版，开始于岛内推广。PBL 和 mini-CEX 皆为有别于课堂授课的创新教育模式，PBL 主要以临床前的学生为对象，mini-CEX 则以医院中实习医学生或住院医师为对象；PBL 可由非专家的老师（non-expert tutor）带领，而 mini-CEX 则必须由一位有经验的临床教师直接观察后，给予评量和回馈；PBL 以临床个案为教材，mini-CEX 则以真实病人为个案；PBL 在小班教室中进行，而 mini-CEX 的课堂就在病房或门诊；PBL 每班人数最好在 10 人以下，mini-CEX 则是师徒制，除了病人外只有师生两人；PBL 不但要给学生吃鱼，更要教会如何捕鱼，mini-CEX 除了对学员要听其言外，更要观其行。可见，PBL 和 mini-CEX 有甚多本质上的差异，不过仔细分析后，两者仍有一些相同的理念与原则。

教师培训

PBL 的 tutor 在课程中观察小班各成员的表现，鼓励每位学生表达意见，除了必要时引导讨论的方向外，并不建议介入讨论或给予授课（mini-lecture）；mini-CEX 的教师，则是一位有经验的教师，带一位学员去看教师很专长的一位病人，直接观察学员诊疗病人的互动情况，过程中除非即将发生危险，否则也建议教师不应中断、干扰或指导学员，不过观察后应该找寻一处安静、舒适、具隐私性的场所，由七个层面给学员评量，并给予回馈。两者教师的角色皆有别于传统的课堂授课，所以教师的培训同样是推展 PBL 和 mini-CEX 最重要也最基础的工作。

台湾“中国医药大学”在建置 PBL 之初，洪瑞松副校长特别邀请亚洲地区最早采用 PBL 的东京女子医科大学的神津忠彦（Tadahiko Kozu）教授，实际带领老师操作，随后更组团实地参访东京女子医大执行 PBL 的过程[1]，所以在建置期中避免了很多似是而非的干扰。为了让师生了解如何进行 PBL，还曾将整组的 PBL 搬到大礼堂的舞台，作示范表演，让老师了解在小班教室中如何引导，也让学生了解 PBL 并不是小班教学，而是要发现问题、自我学习，大礼堂的示范表演后来改拍成录像带，仍要初次接触 PBL 的老师和学生熟习这种有别于课堂授课、以“学”取代“教”的模式。

mini-CEX 教师的培训同样是在台湾建置及推展的重头戏，2004 年底引进台湾时，最重要的工作就是设计培训师资的工作坊，4 小时的工作坊包括为什么要实施 mini-CEX、如何正确地评量、如何正面地回馈以及实施 mini-CEX 的细节。工作坊分为四段流程进行：① mini-CEX 简介；②分组研习美国内科医学会（ABIM）所制作的示范录像带；③小组报告及综合讨论；④完整录像带之模拟评量及回馈；工作坊结束后之问卷调查，显示 mini-CEX 工作坊极具成效[2]。

个人有幸上山下海亲自前往台湾各地推广 mini-CEX，截至 2012 年 6 月，类似的工作坊已经在台湾各大教学医院举办 101 场，参加的培训教师除了 3633 名医师外，另有 2114 名其他医事人员，在 7 年 6 个月间共有 5747 名各科专业的临床教师参加过 mini-CEX 工作坊，另外，根据 2008 年的调查，全台湾 74% 的教学医院都已经在执行 mini-CEX，目前几乎所有教学医院都有部分科别以 mini-CEX 作为教学或评量的工具，就一种非官方、非强制要求之教育课程而言，工作坊以师资培训来推广 mini-CEX，应属非常成功的例子，而这也正是 2010 年行政主管部门颁给“人力创新奖”的获奖理由。

教案及个案

不管教学方法如何创新，教学内容才是真正的学习目标。

PBL 的教案是学习蓝图最基本的元素，教案的内容要以临床病人之病程为轴，但是讨论的问题要触及基础医学，换言之，若将所有教案的问题拆解，不同教案的讨论主题，必须能够涵盖所有临床与基础医学各学科之重点，所以规划及设计 PBL 教案是达成教学目标极重要的工作。mini-CEX 的个案是真正的病人，有经验的教师直接观察学员以例行性、重点式的方法实际诊疗病人后，再系统性地依照七个层面给予学员评量与回馈，七个层面除了原始 ABIM 所列之医疗面谈、身体检查、咨商卫教、临床判断、组织效能、人道专业外，尚有我们所新添的操作技能，结合组成台湾版 mini-CEX。评量操作技能的观念来自于“直接观察操作技能（direct observation of procedural skills；DOPS）”，DOPS 是针对一项临床技能，由教师观察学生操作后，依照 11 个层面给予学员评量与回馈，不只注重技能的正确性，也强调与病人之沟通及专业关怀，与 mini-CEX 颇为相似。我们整合两种工具，移除较为冗赘且有争议之整体评量，最重要的目的是希望让注重操作技能的外科体系学科的教学更加完备，也可避免教学医院花费过多的资源、准备繁多的工具。

mini-CEX 以个案教学的特点是直接观察，这也是它与其他临床教学最大的差异。现存的临床教学无论在晨会还是病例讨论会，大都只是听学员报告（听其言）然后给予指导；为了弥补临床教学的缺口，mini-CEX 强调要直接“观其行”，然后再给予指导，对临床技能而言，这或许才是最有效的学习方法。我们对 88 位毕业前实习医学生（internship）的问卷调查，结果显示学生被直接观察的次数与他们从事医疗面谈、身体检查等临床技能之自信心，呈现直线的相关性，换言之，临床技能的学习曲线与教师的直接观察及回馈有正向的关联[3]。虽然单一个案的评量和回馈并无法涵盖所有的学科，但是评量的七个层面却是每一次诊疗病人都必需的技能，而且借由不同临床教师的经验传授，学员可以选择自己最适合的应对技能，而不是类似生产线般地制造出同样模板的医师。更重要的是 mini-CEX 的七项评量及即时回馈，分别对应于 ACGME（accreditation council for graduate medical education）所要求的六大核心胜任（表 13-1）。换言之，无论 PBL 的教案还是 mini-CEX 的个案，每一次执行时都能明确地针对教学目标，这也是传统教学较为罕见的创新。

自我学习

不管教师如何谆谆善诱，教学内容如何丰富，学生学会知识、技能、态度与价值观，才是真正的成效。

PBL 的小组讨论强调发现问题后，要有时间让学生自我学习，并将学习成果在下一次的小组聚会中提出讨论、再做改进，这种“发现问题、自我学习、解决问题、回馈改善”的模式，正是 PBL 的精华所在。mini-CEX 教师直接观察学生与病人的互动后，除了七项评量外，尚须立即给予回馈，回馈的内容除了值得嘉许的优点、可再精进的缺点外，尚有所谓共识行动（agreed action plan）。共识行动是指教师给予学员回馈后，学员认同而有共识，并且愿意再学习的行动，所以虽然缺点或问题不是学员自己察觉，而是教师直接观察后所发现，但经学员认同后，仍希望依循“发现问题、自我学习、解决问题、回馈改善”的模式，达成学习知识与技能的目标。此外，除了培养学生自我学习的能力外，我们最近也调查执行 mini-CEX 对教师的影响。125 位教师中有 96% 回答在执行 mini-CEX 的过程中，曾经重新查阅教科书或医学期刊，温习与 mini-CEX 相关之身体检查、咨商卫教、临床判断、医疗面谈等技能，另有 62.4% 的教师同意或非常同意执行 mini-CEX 可增加对自己平日医疗行为的反思（reflections），而且 50% 以上的教师认为带教与 mini-CEX 相关的六项临床技能（不含整体评量），对自己的医疗服务有正向或非常正向的影响[4]，这些令人振奋的数据是教学相长最好的见证。

结语

韩愈《师说》中的这句话“师者，所以传道、授业、解惑也”是大家耳熟能详的名言。教师传授的内容，除了诗书六艺的知识与技能外，更强调事物当然之理、修己待人之方的态度与价值观；余秋雨《山居笔记》中对中国历史上四大书院之首之湖南长沙岳麓书院的描述是：“书院有明确的学规，课程安排清晰有序；山长或其他教师，十天半月讲一次课；其他时间以自学为主，有问题随时可向教师咨询，或学生间互相讨论；学生必须把自己每日读书的情况记在功课程簿上，山长定期亲自抽查；每月有几次严格的考核。”由此可见，千余年前的传统教学与现代医学教育改革的创新教学并无大差异，科举制度对传统教学的影响，以及目前教、考、用落差对推广 PBL 或 mini-CEX 的冲击，值得我们深思。

表13-1 教学目标与mini-CEX 临床教学评量与回馈之对应

ACGME 六大核心胜任力	mini CEX 评量与回馈
Patient care（病人照护）	医疗面谈、身体检查、操作技能（PBL：patient care via integrative simulation）
Medical knowledge（专业知识）	临床判断（PBL：learning to be，to know and to do）
Practice-based learning and improvement（实作导向之学习与改进）	评量回馈（PBL：self-，peer- and group-evaluation）
Interpersonal and communication skills（人际关系及沟通技巧）	咨商卫教（PBL：communication via peer discussions）
Professionalism（专业特质及伦理）	人道专业（PBL：Professionalism in interactive learning）
Systems-based practice（社会或保健体系内之行医）	组织效能（PBL：holistic and cooperative learning actions）

* ACGME：Accreditation Council for Graduate Medical Education；mini-CEX：mini-clinical evaluation exercise

参考资料

1. 沈戊忠、洪瑞松、谢宗岑、陈建仲、苏百弘、陈伟德。东京女子医科大学学校及课程简介。医学教育 2002；6（1）：110-113
2. 陈伟德、林正介、黄秋锦、蔡崇豪、蔡长海。建置迷你临床演练评量（mini-CEX）之经验与试办成果。医学教育 2006；10（3）：232-9.
3. Walter Chen，Shih-Chieh Liao，Chon-Haw Tsai，Chiu-Ching Huang，Cheng-Chieh Lin，Chang-Hai Tsai. Clinical Skills in Final-year Medical Students：The relationship between self-reported confidence and direct observation by faculty or residents. Ann Acad Med Singapore 2008；37（1）：3-8.
4. Walter Chen，Ming-May Lai，Tsai-Chung Li，Paul J. Chen，Cho-Yu Chan，Cheng-Chieh Lin. Professional development is enhanced by serving as a mini-CEX preceptor. J Contin Educ Health Prof 2011；2011；31（4）：225-230.

第五篇

实施 PBL 于医学及高等教育之经验与心得

第十四章

教育行政、课程规划及小组老师的经验与心得

■ 陈震寰　撰

第一节　PBL：整合课程在阳明，轻舟已过万重山

前言

1996 年以前，阳明大学医学系学生所接受的是以大讲堂授课为主的传统医学教育，一年级是共同教育，二年级开始就是大体解剖和组织学，三年级到四年级上学期全部是基础医学，四年级下学期开始至五年级则全部是临床医学，接下来是半年的见习和一年半的实习。共同教育由大学的通识中心负责，基础医学由医学系的基础学科负责，临床医学则由台北荣民总医院临床科负责，因而医学系办公室只需要两名行政助教负责教学以外的教师聘任升等、教辅经费分配和公费生分发等事务。自 2002 年起入学的学生，则开始接受全新的课程，一二年级是医预教育，没有医学专业课程，通识教育中心负责的 28 个通识教育学分维持不变，新增了由医学系精心规划的医学人文课程、科学发表与与思维课程、医疗资讯学课程，以及进阶英文课程，这些课程共同的特色是加强小组教学与体验课程；三四年级是以 PBL（问题导向学习，problem-based learning）为核心的基础临床整合课程，三年级的课程为基础医学 PBL 整合课程，以区段形式完成，区段内容包括人体生物学概论、皮肤系统、宿主免疫、肺与心血管系统、肌肉与骨骼、胃肠系统、内分泌与代谢、脑与行为、生殖系统、生长与发育等，每个区段为期 1 ~ 5 个星期，主要教学形式有讲授、实验和 PBL 小组讨论，课程时数比例大致为 3：2：1。四年级课程为基础临床医学 PBL 整合课程，其中 PBL 整合课程也以区段形式完成，内容是临床医学导论、心血管、肺、内分泌与代谢、胃肠、脑与行为、肌肉与骨骼、皮肤系统、宿主免疫与感染、血液与肿瘤等，每区段为期 1 ~ 6 个星期，主要教学形式有讲授

和 PBL 小组讨论，时数比大致为 3∶1。五年级开始，医学生全部进入教学医院接受为期三年的临床实习训练，主要特色为六年级最后十个月的实习选修，学生有很大的自由度，可以依据个人的生涯规划，自行申请去世界著名的教学医院实习，或选择参加国际医疗志工服务，以及去世界知名的实验室从事短期研究。2009 年起，接受新课程的学生陆续毕业，这些毕业生的表现，将是评估台湾阳明大学医学系教改成效的最佳指标！

自 1996 年至 2002 年，台湾阳明大学以循序渐进的方式，成功地由传统课程过渡到 PBL 基础临床整合课程，没有发生什么惊涛骇浪，也没有遭遇重大挫折，这是台湾医学教育改革史上的一项奇迹！ 2008 年我参加在台湾中山医学大学举办的 Harvard Macy Program in Taiwan，经过三天整的训练，我了解到任何一项改革运动的成功与失败，都有其重要的因素。我愿意利用 John P. Kotter 所提的改革的八大步骤，分享台湾阳明医学系教改成功的经验。

步骤之一：建立改革的急迫性（sense the urgency for reform）

台湾大学医学系自 1992 年起开始推动教育改革，于 1994 年起开始实施 PBL 小组讨论教学，引发台湾阳明大学医学系的高度重视。1996 年 7 月 22 日，系主任张茂松教授和副系主任郭旭崧副教授召开了第一次医学系教学改进计划座谈会，与会的老师们认真地检讨了当时传统医学教育的一些问题，包括学生被动式学习、老师上课幻灯片太多、基础和临床教学没有整合、学习效果差等。对于台大医学系正在实行的 PBL 小组教学充满兴趣与期待，但也担心仓促推动教学改进，会有经费不足、师资不足、老师反弹和学生反弹等问题。1996 年我正在美国 Johns Hopkins Hospital 进修，没有出席这次具历史意义的座谈会，但会后不久，我在美国就接到张茂松主任的电话，说他计划于 1996 年 11 月参访美国 Harvard Medical School 以及 Johns Hopkins Medical School 的教改经验，请我帮忙安排并陪同参访。1996 年 11 月，我第一次参访 Harvard Medical School，第一次认识 PBL 和教改；正在 Harvard Medical School 攻读博士学位的周颖政和邓宗业老师也陪同我们参访，周颖政老师还送我一本 *New Pathway*，介绍 Harvard 的教改经验，让我受益匪浅！

虽然 Harvard Medical School 以及许多世界知名的医学系陆续进行教学改革，但大多数医学系的老师们不清楚这样的教改潮流及意义，所以并不觉得有改革的急迫性。对我个人而言，也是如此。1997 年 6 月我完成在美国两年的研究，返台之后最急迫的事当然是快速建立学术研究生涯！然而，重拾临床和教学工作以后，发现医院的同仁们常感叹现在的医学生素质愈来愈差；在学校的课堂中经常翘课、在医院的实习不认真、医学常识和临床技巧不足、对病人的病情一知半解也不关心，比起“我们”当年当学生时的勤奋程度，真的是一代不如一代！想到这些医生将来会负责照顾“我们”的健康，不由得捏一把冷汗！经过冷静检讨，事实的真相也许不是我们所想的那样。时代潮流在改变，我们的教学方式是不是也该改变了？不管现在的医学生是不是“新人类”，想法多么特别，有一件事可以确定，他们都是当代最优秀的学生，才能进入医学系就读，因为“本质优异”，所以也就有很多的机会和潜力可以把他们塑造成最优秀的“明日医师”。改革的必要性，在我的内心中，开始蕴酿。

阳明教改最后全面启动的关键，其实是来自学生的力量！1998 年，当年四年级的学生自行设计了一份问卷，针对传统四年级课程的缺失，提出一份详尽的书面报告。学生不满的项目包括：课程内容抽象，无法立即在病人身上印证见习；大班品质不佳；老师之间课程无法连贯，缺乏统整；老师临时调课；课程内容枯燥；课程重复性高等。这份报告，坚定了我全力推动教改的决心，也是我用来说服其他老师们参与教改的最佳利器！

步骤之二：成立有执行力的教改小组（forming a guiding coalition）

PBL 整合课程是全新的医学教学理念，无论是台湾阳明大学还是台北荣民总医院，原有的分科组织架构无法因应课程改革的需求，所以必须调整组织架构，跳脱原有的部科框架，才可能成功。因此台北荣民总医院和台湾阳明大学医学系分别于 1997 年 6 月 23 日以及 1998 年 11 月 25 日成立教学改进小组。

医学系系主任张茂松教授时任台北荣民总医院副院长，在第一次台北荣总教学改进小组会议中指示，为达到教学改进的目标，院内可提拨部分教研经费，以“临时核定计划”或“先驱研究（pilot study）”名义申请，进行教学改进计划，并应认真评估小班教学在本院的可行性。台北荣民总医院教学研究部何橈通主任担任教改小组执行秘书，具体提拨部分教研经费以供各项教学发展计划之申请，并进一步细分教改小组为企划组、执行组和评鉴组，以落实教改计划之规划、审查、执行以及成效评估。台北荣总教改小组对台湾阳明大学医学系 PBL 整合课程最具体的贡献包括了师资培训和经由教学发展计划提供所需的经费。有关师资培训方面，教改小组安排了 1997 年 10 月 1 日参访台大医学院教改经验，1998 年 5 月实地参访台大医学院在人文二馆的 PBL 小班教学，也邀请美国纽约大学副教授 Dr. Joseph Dwek 演讲 PBL，并于 1998 年 10 月派遣教改小组中的刘秀枝教授、陈玉琨主任、萧光明主任和我四位成员，前往加拿大 McMaster University 参加该校举办的 PBL 研讨会以及 PBL 小组引导老师研习。这四名成员，也成为台湾阳明大学 PBL 教改的第一批种子老师。在教改经费方面，借由教学发展计划，于 1998 年 7 月 11 日在淡水镇八里乡地中海国际中心举办了第一届医学教育研习营和小组引导老师训练营，并于同年暑假执行一项“PBL 可行性之先驱研究”，之后逐年执行“临床诊断学和实验诊断学整合课程小班教学研究”“医学系四年级问题导向学习整合实验课程”，以及多年期的“新医学系四年级问题导向学习整合课程计划”。

在台湾阳明大学方面，医学系教学改进小组总召集人为张茂松系主任，我担任执行秘书，并成立小班教学、课程整合和教学评鉴工作小组，实际规划设计及推动试验性质和过渡性质的 PBL 课程。所有教学改进方案均以研究计划方式推动，以利取得资源和经费。早期经费来源以台北荣总教学发展计划经费为主，其后台湾阳明大学校长曾志朗教授将卓越计划的管理费，每年两百万连续四年拨给医学系推动教改；吴妍华校长上任后，则固定将每年邹济勳基金会的捐款拨三百万给医学系，因此教改小组得以在 1999 年 9 月开始在试办四年级以 PBL 为核心之临床诊断学暨实验诊断学实验课程；2000 年 3 月开始试办三年级以 PBL 为核心之病理学实验课程；2001 年 9 月开始试办以 PBL 为中心之医四整合课程。

台湾阳明医学院在升格为大学的过程中，将所有基础学科归属于新设立的生命科学院，所以医学系的基础医学教学，医学院院长就没有主导的权力，对于 PBL 课程所强调的基础临床整合，必然力不从心。鉴于此，何橈通院长倾力与生命科学院沟通协调，于 2002 年经本校校务会议通过重新调整医学院组织架构，生理学科、药理学科、解剖学科、生化学科、微生物学科、寄生虫学科以及生理学研究所、药理学研究所、解剖暨细胞生物学研究所和寄生虫学研究所共六科四所回归医学院（生化所与微免所仍属生命科学院），为基础临床整合工程奠定坚实的基础。医学系新课程设计工作小组乃得以于 2002 年 9 月完成规划并开始执行一至七年级全新的 PBL 整合课程。

自 2000 年 8 月 18 日起，医学系正式成立课程委员会、教学发展委员会和教学评鉴委员会，原来的教学改进小组功成身退。

步骤之三：创造 PBL 整合课程愿景（creating a mission）

由于台湾阳明大学早期经费较不充裕，医学系的教学改进实质上是由台北荣总启动。台北荣总教学发展委员会成立教学改进小组的愿景是“维持台北荣总在岛内医学中心之领先地位及医院之长期发展”。在一年后台湾阳明大学医学系也成立教学改进小组，其愿景为“规划以 PBL 为核心的全新课程”，目标是接受新的医学教育思潮，改进传统医学教育的缺失，减少填鸭式教学；以学生为中心，训练学生自我学习、主动学习，养成终身学习的习惯。在制订明确的目标之后，再加上 2002 年台湾医学院评鉴委员会（Taiwan Medical Accreditation Council；TMAC）评鉴本校医学院时的建议，时任医学院院长兼系主任的何橈通教授召集医学系教师们共同脑力激荡，将医学系的使命重新订为“培养具仁心仁术、终身学习、视野广阔、关怀社会及多元发展潜力之医师”。为达成这个新使命，实施 PBL 整合课程是必要的过程；这个新使命也深深地影响了往后新课程规划，包括“医师科学家学程”“国际医疗实习”“十个月多元实习选修”等，都是配合使命而发展的创新课程。

步骤之四：扩展 PBL 整合课程的认同（communicating the visions）

在 1998 年以前，PBL 这个名词对阳明和荣总绝大多数的老师而言都很陌生。如何将 PBL 的概念推广到让所有基础和临床的老师们可以接受，实在是一项艰巨的挑战！起初，阳明教改小组借由读书会与教改小组成员一同阅读 Harvard Medical School 的 *New Pathway* 和 McMaster University 的 PBL 研讨会训练资料，并着手编辑 PBL 手册发给所有医学系教师，作为推广 PBL 的书面资料，并将所有书面资料放在医学系的网站上，供教师和学生们参考。同时，教改小组自 1999 年起，每年持续举办医学教育研习营和小组引导老师训练营，迄今已发挥了巨大的推广效应！1999 年 6 月 11 ～ 13 日在台湾阳明大学活动中心举办的第二届医学教育研习营，我们邀请了加拿大 McMaster University 李泽生教授和关超然教授来指导，具有热烈回响！ 1999 年 12 月宋晏仁教授、黄志贤医师、魏耀辉教授、赵毅医师共四位老师参加第一届亚太 PBL 医学教育会议，了解 PBL 在亚太地区知名医学院推展的趋势；2000 年 6 月 9 ～ 11 日邀请香港大学医学院院长 Grace W.K. Tang、Anthony S. Dixon 教授、Tai Hing LAM 教授，以及 Nivritti Gajanan Patil 医师来阳明分享港大全面实施 PBL 新课程的实务经验，对刚开始实施 PBL 实验课程的阳明医学系，有很大的鼓励！ 2001 年美国 University of Missouri-Columbia 的 Michael C. Hosokawa 教授来访，介绍他们医学院的 PBL 整合课程，日后也成为台湾阳明大学医学系 PBL 整合课程的主要蓝本。

虽然持续举办 PBL 研习营是推广 PBL 理念不可或缺的方法之一，但若没有机会让教师们亲自体验 PBL 小组讨论学习的优点，就只能停留在 Miller 金字塔的底层 Knows 和 Knows how 的阶段，无法达到 Shows how 和 Does 的成熟境界！有鉴于此，当我于 1998 年自加拿大完成 PBL 研习回台后，就立即设计四年级以 PBL 为核心之“临床诊断学暨实验诊断学实验课程”，并于 1999 年 9 月开始实施。事实证明，这可能是阳明 PBL 整合课程的成功关键之一：当年志愿接受训练担任小组引导老师者，例如杨令瑀、凌憬峰等，目前都成为阳明医学系 PBL 整合课程的负责人！

步骤之五：去除障碍（empowering the people）

推动 PBL 课程最大的障碍来自于教师们的疑虑——对学生没有信心！一方面

担心台湾的学生长期接受传统被动式学习的教育，不善于在小组中发言讨论，一方面又担心授课时数减少，学生们学得不够扎实，医师执照鉴定考试无法通过。对我个人而言，最大的忧虑是教师们不支持，找不到足够的教师担任小组引导老师。为了加强自己和教师们的信心，我鼓励教师们尽量参加国际性的 PBL 医学教育研讨会。我自己也于 1999 年 3 月 11 ～ 19 日和谢世良、黄怡超两位老师一同参访英国利物浦大学医学院。利物浦大学医学院全面实施 PBL 整合课程，刚完成教学评鉴，得到非常优异的成绩，该校的临床技术资源中心令我印象深刻，也因而催生了台北荣总临床技术训练中心的设置。2000 年 11 月 13 ～ 17 日，我和陈维熊、宋晏仁两位老师一同参访美国 University of Missouri-Columbia 医学院，其医学系第一年和第二年均为以器官系统为区段设计基础的 PBL 整合课程，第一年以正常的结构和功能为主轴，第二年则以病态的结构和功能为主轴，非常适合阳明的现况；另外，该校的 PBL 教室很有特色，亦成为阳明新医学馆设计的主要灵感之一；该校自实施 PBL 整合课程以后，学生参加医师执照鉴定考试的成绩大幅跃升，坚定了我们推动 PBL 整合课程的信心！ 2001 年 9 月 11 ～ 20 日，黄志贤和杨令瑀参访加拿大 University of British Columbia PBL 整合课程，其特色是医学系和牙医学系共同上课（Medicine and Dentistry Integrated Curriculum），这个模式也成为台湾阳明大学设计医三牙二整合课程的重要参考。

相对于临床教师，基础医学教师对 PBL 的疑虑更多，因为 PBL 都是临床教案，基础医学教师担心无法引导医学生讨论临床问题，也不知道该如何撰写 PBL 教案和指引。因此，我特别邀请担任 PBL 小组引导老师经验丰富的基础医学老师，诸如 University of Missouri-Columbia 医学院任教的黄自强教授、加拿大 McMaster University 关超然教授等与基础医学的老师们面谈，现身说法。对于疑虑最深的基础老师，我帮忙筹措经费，送老师们参加国际 PBL 相关医学教育研讨会，也让少数老师由反对立场转为支持。

为保障执行中 PBL 课程每学期的小组引导老师师资不虞匮乏，医学系修改了升等办法，将 PBL 授课时数列为重要考量，PBL 教案撰写折算授课时数，也将 PBL 教案列入升等教师的参考著作；所有医学系的新聘老师，都必须参加 PBL 研习，负责 PBL 课程的区段负责人、整合课程负责人，都可以将参加各种课程会议的时数折算为授课时数，这些措施，强化了医学系教师们对 PBL 整合课程的认知与认同，也让阳明大学医学系的各种 PBL 课程，从来没有发生过小组引导老师召募不足的窘境！

步骤之六：看见短期成效（making it visible）

全面推动 PBL 整合课程，需要庞大的师资和经费，阳明教改小组从未以强迫的方式要求医学系的教师担任 PBL 小组引导老师，而经费的来源也以研究计划逐年申请为主。这种师资和经费来源不确定的状况，给了教改小组很大的压力，必须呈现短期的成效，才有机会吸引教师们持续支持 PBL 课程，也才能向学校争取到固定经费的支持。

于 1998 年暑假执行的“PBL 可行性之先驱研究”，是教改小组得到的第一剂强心剂！本研究招募了 25 名临床主治医师担任小班老师，40 名医学系三年级的学生志愿参加。学生分成 5 组，每组 7 至 8 人，实际小组讨论在暑期进行，连续 5 周，每周讨论一个教案，每个教案分三次讨论完毕（每周一、三、五下午）。每位老师只需指导一组学生讨论完成一个教案。每个教案讨论结束时，老师和每位学生均立即填写评量问卷，同时学生接受临床知识笔试。研究结束，68.4% 的学生能够自动自发地完成讨论议题；75% 的学生在讨论上充分发言；74.3% 的学生认为，经过这门课后，对课程中讨论的主题有深入的了解；75% 的学生对课程中讨论的主题很有兴趣；高达 87.5% 的学生赞成继续小班教学。79.2% 的老师认为学生讨论时能明确地抓住讨论重点；87.5% 认为学生在课堂上讨论热烈；66.7% 认为在讨论时学生的发言平均；91.6% 认为学生对讨论主题的观念正确；95.8% 赞成继续实行小班教学。本研究认为台湾医学院医学系学生的适应力强，足以接受 PBL 的教学方式！

于 1999 年 9 月开始试办的四年级上学期以 PBL 为核心之临床诊断学暨实验诊断学实验课程是教改小组得到的第二剂强心针！传统医学课程中有临床诊断学（和见习）以及实验诊断学（和见习）两门课程教授临床技巧。医院见习多半是以大组的方式进行且无固定的教学内容和方式。实验课程整合上述两门传统课程，除第一周之简介仍为大讲堂上课外，其余各周大致以器官系统自成一单元。有 8 个单元是以两次 PBL 小组讨论为中心，并包括两次相关医院见习。设计 PBL 个案讨论的目的是提供模拟之临床情境以促进临床技巧学习。另外还有 8 个单元只有医院见习而无配合之 PBL 小组学习。我们选择医四全班 120 名学生随机分为 16 组，每组 7 至 8 人。同一小组参加相同之 PBL 小组学习和医院见习。PBL 是由非专家之小组引导老师所指导，而医院见习则由专科医师从事教学。期末采用“客观结构化群组临床测验”（group objective structured clinical examination；GOSCE）以加强学习效果。整合临床技巧课程的优点包括：①小组教学；②依据学习指引从事结构式教学；③由 PBL 教案提供模拟临床情境。有高达 86.9% 的学生认为能由见习中学到新东西，但也有 57% 的学生反映课后并没有继续磨练临床技巧。本实验课程于期末举办之群组技能测验设计，可能有助于强迫学生练习临床技巧而达到加强学习的目的。

由于临床诊断学暨实验诊断学实验课程的成功，教改小组得以更上层楼，以临床诊断学暨实验诊断学实验课程的类似架构，将四年级上下学期的课程，除了公共卫生相关课程外，全部依器官系统整合成以PBL为核心的教学区段，于2001年9月开始实施。传统医学系四年级的课程包括药理学、药理学实验、临床诊断学、临床诊断学实习、实验诊断学、实验诊断学实习、外科学概论、公共卫生学、循环学、消化学、呼吸学、血液学、新陈代谢及内分泌学、肾脏学及泌尿科学、骨骼关节学、免疫病学、医疗经济学（选修）和针灸学与中国自然哲学（选修）。整合课程以器官系统为基础，将医四第一学期和第二学期各分成两个模组，共4个模组，每个模组为期9周，再分为两个次单元，共8个次单元，依序为呼吸、循环、胃肠、新陈代谢、骨骼肌肉、过敏免疫、肾脏泌尿、血液感染。每一个模组的教学内容包括PBL小组讨论教学、临床技巧实习、实验，并保留少于1/2授课时数的大讲堂授课。考试除传统笔试外，加强了临床技巧操作测验。由于这个新设计的医四整合课程执行结果非常成功，教改小组乃决定自2002年起，全面推动以PBL为核心的整合课程。

由于一系列成功的PBL实验性课程，加深了参与PBL课程之教师们的信心，也减轻了部分老师们的疑虑。借由持续实施PBL实验课程，教改小组培育了许多有经验的PBL小组引导老师，不断传承优质的小组引导技巧与教案写作技巧，并逐年提升PBL教学品质。另一方面，医学系利用新课程的蓝图，撰写了一份“医学和牙医学基础教育整合暨改进计划”，为阳明争取到台湾教育主管部门提升大学基础教育计划四年1500万的研究经费（2001年9月至2004年8月），进一步让学校、教师和学生认同阳明创校近三十年来第一次大幅度的改革课程，并支持以PBL整合课程作为课程改革的核心。2007年10月26日，李建贤院长指示我在台湾教育主管部门委托高等教育评鉴中心医学院评鉴委员会所举办的“评议审议会”口头报告台湾阳明大学医学系教改初步成果，得到评鉴委员们的认可。当年全台11所医学院，只有台大和阳明为直接通过评鉴，不需实地访视，这项殊荣肯定了阳明医学系多年来教改的努力与成效，让医学系所有的老师得到鼓励，愿意持续全力深化课程整合，精益求精。

步骤之七：持续改革（keeping faith and continuing changes）

有别于传统课程由学科负责单科课程所有教学行政事务，PBL整合课程的行政事务庞大繁琐，包括小组引导老师的召募、培训、课程安排、区段会议、小组引导老师会议等，个别学科无法承担，必须集中由医学系办公室负责。为了让PBL整合课程可以长久发展，医学系办公室逐年增加助教人力，逐步建置了现行的教学行政架构，目前共有11名助教，其中8名负责医学系一至七年级的课程管理。在PBL整合课程部分，由教学发展委员会各工作小组和各年级负责老师指导，由两名助教负责三年级整合课程，两名助教负责四年级整合课程；有了完整的教学行政支援，负责整合课程的教师们才能专心设计课程、编写教案并持续深化整合；只有优质的课程才能持续吸引老师们支持与投入；优质的课程会让学生的学习潜力完全发挥，进一步加强老师的教学成就感！

优质的小组讨论教室，是推动和深化 PBL 整合课程的必备条件。早期的 PBL 实验课程，都是请小组引导老师自备小组讨论室或是请学科出借会议室，非常困难！后来台湾阳明大学提供经费，在旧图书馆三楼隔了八间的小组讨论教室，配合社会医学科、台北荣总临床技术中心和牙医学院等单位出借的小组讨论教室，才可以让学生们在比较优质的环境中进行 PBL 小组讨论。2006 年 3 月，台湾阳明大学图书馆迁至新完工的图资大楼，承蒙吴妍华校长首肯，将旧图书馆二楼和三楼交给医学系规划为 PBL 整合课程教室和医学院系办公室。在前校长张心湜和润泰集团尹衍梁总裁的协助下，一个完全配合医学系整合课程及人文教学需求的优质空间于焉诞生。2006 年 9 月，医学院和医学系办公室迁至新医学馆，医三和医四所有的学生可以集中在 21 间全新设计的 PBL 小组讨论教室上课，不必再四处流浪！

除了 PBL 整合课程有固定的自我检讨机制可以永续发展改进，医学系教学发展委员会以 PBL 整合课程为核心，持续推动一二年级和五六年级的课程创新与改良，包括一二年级的医学人文课程、科学发表与思维课程、专题研究选修课程、医疗资讯学课程，三年级的沟通技巧，四年级的社区医学实习，以及六年级的多元实习选修课程，包括国际医疗实习、专题研究实习和医学教育实习等。一二年级的课程，是为了预备学生可以顺利适应医三医四的 PBL 整合课程；完成医三医四的整合课程之后，每一位学生都可以依据个人的生涯规划，充分利用丰富的实习选修课程，好好预备自己，毕业后成为具仁心仁术、终生学习、视野广阔、关怀社会及多元发展潜力之医师！

步骤之八：让 PBL 成为阳明的特色文化（making PBL our specialty）

每一位受聘于阳明大学医学院的教师，都必须参加 PBL 小组引导老师研习。医学系甄选入学的比例，已经超过 50%，甄选的过程，除了个别面谈以外，每位学生还必须参加小组讨论，以供面谈委员们挑选适合 PBL 整合课程的学生；新生入学时，我会在新生训练的场合，介绍医学系的使命、PBL 整合课程以及医学生涯，请学生们充分利用整合课程的弹性，好好预备自己，规划一个最适合的医学生涯；每年的家长座谈，我也会亲自向家长们介绍医学系课程的特色、医学生可能的生涯发展，以及如何鼓励自己的孩子、把握阳明医学系弹性课程的优势，好好发展自己。阳明大学的建教合作医院很多，许多医师仰慕来阳明大学任教，最好的机会，就是担任 PBL 小组引导老师，在优质的 PBL 教室，与优秀的学生一同讨论精心设计的教案，与学生一同成长，也是行医生涯中难得的美好经验！这样的美好经验，吸引了不少临床医师，在繁忙的临床工作中，挤压时间固定每学期来阳明大学担任PBL的小组引导老师；也因此，医学系每学期召募PBL小组引导老师时，应征人数总是超过实际需求，而让我们有余力发展“实习小组引导老师”制度，帮助新进的老师学习小组引导技巧。

PBL不仅已经成为台湾阳明大学医学系师生共同的生活经验，也扩展到牙医系；牙医系二年级的学生与医学系三年级的学生一起接受相同的PBL整合课程，这是全台唯一的医牙PBL整合课程！阳明的PBL整合课程也成为其他医学院推动课程整合的学习对象，包括私立高雄医学大学、上海交通大学、复旦大学、同济大学医学院、西安交通大学、山东大学、吉林大学等，都曾来阳明参访观摩PBL小组讨论教学实况。台湾阳明大学医学系在推动PBL教学改革的初期，曾接受许多医学院的协助，当阳明教改成功时，自然也乐意分享这些宝贵的经验，彼此提升医学教育的品质，造福全民。

结语

自2009年起，接受完整PBL整合课程学生陆续毕业，我们心中有许多的期待与感恩！期待这些毕业生能够将许多老师们在过去十多年所投注的热情与血汗转化为优质的医疗照顾能力，个个成为仁心仁术的医师，回馈病人和社会；盼望有一些学生将来能够成为顶尖的医师科学家，进行突破性的研究，造福全人类；也盼望有一些学生将来能够成为陈厚全、连加恩和史怀哲，关怀世界上最黑暗的角落，有心愿和能力将之转化为人间乐土。历经张心湜（1994—1997）、张茂松（1997—1999）、何橈通（1999—2005）、李建贤（2005—2011）四位医学院院长，长达十多年的教改过程，阳明大学医学系能够顺利地从传统课程转变成为PBL整合课程，得力于校内和校外源源不绝的鼓励和支持，要感谢的人非常多，但最教人感动的，是一群能够坚守岗位，持续为教改奉献心力和热情的老师和助教们！2008年的小组引导老师研习营，我们看到当年第一次接触PBL实验课程的阳明学生，现在以总医师的身份参加训练，准备担任下学期的PBL小组引导老师，这一幕让我们百感交集，也让我们真的松了一口气：“轻舟已过万重山”，PBL已经成为阳明的特色文化，并升华成为阳明精神的一部分了！

第二节　台湾中山医学大学医学院推动问题导向学习之经验

李孟智　撰

背景

自 20 世纪 90 年代起，世界各地风起云涌地展开医学教育改苣，同时也带动了台湾地区医学教育改革的工作，当时全球（包括世界医学教育联盟及美国医学院联合会）之医学教改有以下几个主流：

1．小组学习（small group learning）

2．问题导向学习（problem-based learning；PBL）

3．基础与临床课程之整合（integration of basic and clinical science）

4．强化医学人文教育（highlighting the education on medical humanities）

5．早日接触临床的工作（early exposure to clinical works）

6．学习面向基层医疗照顾及社区医疗（primary care and community medicine-oriented）

台湾各校考量自身的条件、办校的宗旨及教育的目标，采用了不同的核心与模式，进行医学教育的改革。而当时台湾教育主办单位有感于医学教育改革对民众的健康息息相关，除了成立了台湾医学教育评鉴委员会（Taiwan medical accreditation council；TMAC）负责医学教育评鉴外，也讨论了以下几个医学教育改革的主轴：

1．强调医学教育改革对社会的重大意义：即高素质的医学生接受昂贵的医学教育，应为社会所应用。

2．管控招生的人数：让医生在有人数调控的情况之下，接受适当的培育以及未来能充分地发挥。

3．打破医学院与医院之间的隔阂，并要打破医学院学科与学科之间的区隔，让基础与临床之间的合作能够充分地纵向整合，学科与学科之间能够很好地横向整合。

4．教师必须成长与接受一定的评估：鼓励各校应成立教师成长中心（center for faculty development；CFD）以主司其事。

5．医学教育与国际接轨：即考量国际医学教育改革的潮流及其所订出的各种医学教育的标准，作为台湾地区医学教育改革工作的参考。

6．试办不同的医学教育学制，找出培养医学生的最佳模式：包括医学系的本科教育、学士后的医学教育。医学系教育加上哲学博士（MD，PhD）的教育，以及医学系毕业生加上毕业后一般医学的训练（PGY training）。

台湾中山医学大学考量本校定位为教学、研究并重的大学，我们针对世界医学教育改革潮流以及岛内教育主管单位所拟定的一些教改的主轴，选择了以下三者为本校医学教改的重心：

1．基础与临床课程的整合：包括学科知识的横向整合以及纵向的整合。

2．改变传统老师教、学生学，一成不变的被动式学习方式：采用了小组学习以及问题导向的学习方式（PBL），以激励学生自主自学及终生学习的态度和能力。

3．教师成长计划：学生课程改变及学习方法改变之际，教师也需要跟着做改变，因此推动教师成长计划势在必行，经由教师成长中心的设置来推动教师发展与精进此相关工作。

历程

台湾中山医学大学推动问题导向学习（PBL）历经以下五个阶段（表14-1）：

探索期（1994—2000）

20世纪90年代首先由台大医学院引入了美国哈佛大学新途径（new pathway）课程的概念，将传统大班教学方式转化成为小班学习及问题导向学习的模式。吾人自美国哈佛大学、加拿大McMaster大学的实施经验当中得到一个初步的印象，并从台湾大学医学院导入新思维课程后的一些转变给予本校初步的启发。所得到印象显示：学生经由小组学习及问题导向学习之后，得到他们之前未有的主动学习的经验与能力。普遍来说，学生欢迎且能够接受这样的学习方式。但台湾中山医学大学并没有因此骤然地引进PBL，而是希望多探索其他大学的引进过程及得失之后再做决定，在这个期间我们做了以下的工作：即参访了美国宾夕法尼亚大学、瑞士日内瓦大学，以及台大医学院与台湾阳明医学院，并参考其举办问题导向学习的经验，我们也收集了很多国外资料并就中山推动PBL之可能性做了一个初步的评估及论证。

以上探索期的时间较长，其原因如下：

1．当时我们对整个台湾教改的方向还不是很明确，本校还不免有观望的情形。

2．改革的工程非常庞大，包括课程的改革、师资及教学模式的改革、教案的编撰、学生学习方式的改变。此乃打破了几十年甚至百年传统教学的一个革命性的工程。尤其教师的疑虑还是比较大的，包括从前以老师为主，现在以学生为主；以前以上课为主，现在以讨论为主；从前以考试为主，现在以学生表现及能力为主等的转变，都会引起老师的疑虑。如果不能取得校方领导人物或是几位资深教授的认同，会有很大的阻力。所以如何建立老师对教改及 PBL 的认识、思想做出转变、对这种学习方式有一定的信赖度，是在探索期最具挑战性的工作，而此需一个稳定的工作小组持续地推动。

准备期（2000—2002）

2000—2002 年吾人花了很大的工夫为实施 PBL 做准备，准备的过程包括以下几个重要项目：

1．课程的整并：由于实施 PBL 需要提供学生自主自学、找寻资料及小组讨论的时间，但以目前台湾尤其台湾中山医学大学医学系满档的课程来说，必须进行课程的整并，故本校做了以下整并的工作。

先将属于相同器官系统的课程进行整并。举例来说，我们将神经解剖学、神经组织学、行为科学整并为神经科学Ⅰ。将神经外科学、神经内科学整并为神经科学Ⅱ。同样地，整并放射诊断学、核医学、超声学，成为影像医学一门学科。我们也将内科学以往各次专业学科如消化、心脏、呼吸内科学等及其相对之消化、心脏、胸腔外科学整并为消化医学、心脏医学、胸腔医学等。如此精简（删除重叠课程）及合并后，让医学生尤其是在修习四、五年级临床课程的医学生腾出许多时数，得以订立了每周三上、下午，以及每周五的下午成为问题导向学习的专门时段，在这个时段我们医学系不排入任何其他课程，让学生每周有一天半的时间，可以充分地找寻资料或是进行小组讨论。

2．师资的培训：本校老师虽然对小组学习、问题导向学习已略有所闻，但还是没有办法很好地掌握 PBL 的精神加以执行，于是我们利用自愿的方式，征求未来临床医学问题导向学习课程的师资团队。本校医学系每年约有学生 130 位，以平均 6 ～ 8 名为一小组，最少需要 18 组的小组老师，而每一组的小组老师，或许还搭配有一位副导师可以跟他合作或是互相支援，所以理想中应有 36 位小组老师接受训练，因此我们开办了 PBL 初阶营的训练。在 2000、2001、2002 三年之年初均开办了 PBL 初阶（教师）师资训练营，欢迎全校有志于此的老师在不勉强的情况之下加入培训。同时我们也为参加过初阶的老师在年终时办理进阶班的训练。初阶班培训主要内容为 PBL 的精神、哲学以及实施方法、小组老师的责任以及小组讨论的过程。进阶营课程主要是针对小组老师如何成为称职的小组学习促进者，于面临很多小组的功能障碍时能够加以确认及排除。另外，我们也希望培养出有能力撰写小组讨论教案的专家出来，所以除进阶班之外，还组织各学科专家，为他们开办教案撰写班。经过 2000—2002 三年，医学系参加初阶训练营的老师达到临床教师的 90% 及基础医学教师之 50%，而且有七成以上曾参加过初阶营的老师进一步参加进阶营的训练。吾人之规划是：所有的老师都应该要参加初阶营，而希望实际成为小组老师者，还要观摩小组之进行及参加进阶营。

3．教案的撰写：准备期很大的困难是撰写属于本校自己的教案，其他大学已完成的教案都属于他们的私有智慧财产，或许可以作为参考，但是还是应该以本校老师自己研发的教案为主。事实上如台大医学院曾收集了美国哈佛大学的资料，也只是作为参考而非全盘使用，毕竟病人的就医习惯及病情有绝大的不同。本校在撰写教案上，利用以下策略：首先请各领域的专家参考台大医学院、阳明医学院以及McMaster 大学医学院、密苏里大学医学院所提供的参考教案，再根据我们课程的目标与需要而撰写属于我们中山医学大学的教案。初步订立了在每个器官专业领域撰写 2 个教案，如此在初期可完成 50 个教案，而这 50 个教案大概能够整体地涵盖临床医学：包括胸腔、心脏、胃肠、内分泌、泌尿生殖等各领域整个横向及纵向的知识。这些教案，还邀请外校在推动 PBL 工作颇有经验的台大、阳明医学院教授为我们审查。审查教案包括两个步骤：一个属于结构方面的审查，包括每一个教案的时序性及结构性。二是审查该教案所能传达的学习目标跟学习的知识是不是能达成原课程学习的目标。审查完毕之后请原撰写的专家做适当修改，提送到我们教案编写委员会来作审查，审查合格者先行试用；试用有问题，再请原撰写老师加以修改。最后核定为台湾中山医学大学 PBL 的教案。当然包括撰写者及审查者均给予一定费用或学术积分上的认证。

4．硬件的建设与小组学习相关配合的安排：小组学习需要一些小组的教室，台湾中山医学大学在很有限的空间中修改了一些大教室，成为 8 间小组讨论教室，每间教室都有讨论桌椅、白板、网络插头、powerpoint 投影的设备以及很好的隔音设备。其他不足的教室我们借用了研究所研究生的讨论室以及邻近附设医院的临床讨论室，基本上可以满足 18 组 PBL 的学习的需要。另外就是要腾出学习的时段，让医学生在每周三全天以及周五的下午不安排任何其他的课程，让他们有充分的时间可以找寻资料并做互动式讨论。

5．经费的规划：以往在传统的课程中，一位老师就可以面对 100 多位学生、完成两个小时的课程，故经费上比较节省。当我们实施问题导向学习时，同样的两个小时，我们要分成 18 组，需要 18 组老师，甚至加上观摩的副导师，而同样要给予每位小组老师两个小时之课时认定，这样会增加学校的课程的支出。同时，开发教案须给予编写费与审查费，加上修建的一些小组讨论的教室，均须取得校方的全力支持才能完成。后来，本校邀请了多家附设或合作医院的主治医师成为本校临床讲师（每学期需要至少义务参加 8 小时以上的课时），经训练后成为 PBL 及临床技能训练之老师，解决了一大部分人力及经费问题。

实施期（2002—2004）

本期的关键在于如何实施 PBL，以及从医学教育哪一阶段或哪一课程切入，这部分确实在台湾中山医学大学做了充分的讨论以及论证，并做出以下的结论：

1．基于我们的临床主治医师数量庞大，大多都接受过小组学习的训练，包括初阶营及进阶营的培训。问题导向的教案，大多是由临床专家撰写并由基础老师协助完成。而医学系五年级的学生（台湾是七年制医学教育），在其基础与临床已有一定基础的情况下，首先为他们开设了一个"临床问题导向学习"课程，此为上、下学期各两学分的必修课程，并每周腾出 1.5 天作为小组讨论和收集资料的时间。

2．学生分为 18 组，配对小组老师一人，另有观摩老师一人。

3．小组的课程以"临床问题导向学习"为名，课程的过程包括：所有学生均一同参与前三节课，包括介绍 PBL 的概念以及学习模式的转变、如何收集资料和循证医学、实施 PBL 之基本规定（ground rules）及未来实施评量的方法等。在经过这三次简介性质的课程之后，学生依随机分派的方式分成 18 组，进行临床问题导向学习。我们所选定的每一个教案，大多的实施期间为三周，每周讨论约 2 小时，搜寻及整理资料 4 ～ 6 小时，上学期可以有四个教案，下学期因为没有简介课程，所以可以达到六个教案，整个学年合计十个教案左右。这十个教案是经由我们医学系 PBL 小组为同学精选出来的临床教案，希望涵盖以下十个系统：神经学、心脏学、呼吸学、胃肠学、生殖泌尿学、骨关节肌肉学、内分泌学、精神行为学、家庭暨社区医学。这十个教案的重心不能放在单一的疾病临床诊断或治疗上，也不能只偏在基础医学的解剖或病理生理学，而是希望能通过这十个教案真正让学生在小组学习当中，基础与临床并重，并除了顾及生物医学的知识外，还能够兼顾心理社会层面的探讨。

4．全组全程参与：为了让学生能够学习到团队合作的精神，每个学生均应参与讨论与报告（PBL 流程如图 14-1），不可流于分包或独角戏（名词解释），此外，在每学期，也就是上学期结束后，我们重新编排学生的组别，让学生能够在不同学期中跟不同的同学互相学习讨论。在此同时，我们小组老师每学期要开会检讨，包括期中检讨一次、期末检讨一次。检讨内容包括：课程的相关配合是否适宜，教案的使用情形以及学生的反应与表现。

扩展期（2004—2006）

拓展期主要鉴于台湾中山医学大学实施 PBL 已取得一定的经验之后，本校决定在医学系扩大推动问题导向学习，当时有几个重要考量：选择一些基础学科，即他们能够体会到小组学习的重要性以及有兴趣尝试 PBL。当时有三个基础学科有

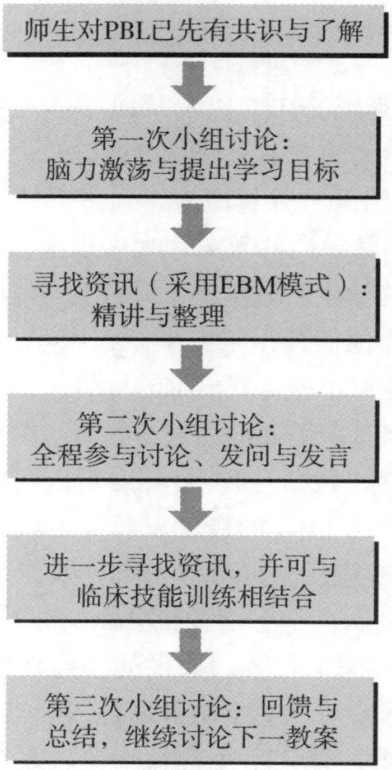

图 14-1　问题导向小组学习（PBL）之流程。

意愿率先采用 PBL 学习，包括：解剖学科、微生物免疫学科及药理学科。除了基础医学加入问题导向学习的模式外，医学人文的课程，也就是医学系一年级、二年级的人文、社会课程如医学伦理课程，也试办问题导向学习。这在当时来说，于岛内医学院校中可以算是超前的。至此，初步估计 PBL 大概占了医学生的课程时数的百分之十五。在拓展期当中我们同时构思的是如何将 PBL 融入在各课程整合的模块当中，也就是说，将我们医学系的课程共分成 13 个模组，从基础课程基本知识模组开始将课程分为胸腔模组、心血管模组、胃肠模组等。每个模组里面包括基础相关的课程、临床相关的课程以及该模组之临床技能训练和问题导向学习的方式，这样的规划在 2005 年正式成熟，而且预计在 2006 年的医学系二年级升三年级的课程正式来实施。除此之外，扩展期也将 PBL 实施的经验，与学校其他学院包括护理学院、人文社会学院分享。护理学院在其研究生的课程及大学部高年级的部分课程引入问题导向学习的方式。人文社会学院也体会到很多人文社会课程，可以通过小组讨论加以丰富，故也在医学伦理课程及生死学课程采用了问题导向学习的方式。

精进期（2006）

1．开发 PBL 的网络资源及线上学习的模式，取法加拿大 McMaster 大学：本校预计在医学系的网页当中开辟 PBL 的专区，首先要建置的就是有关资料检索和循证医学（evidence-based medicine；EBM）查询及训练的资料库。此外，建构人人可以经由有线及无线的上网和宽带登入的网络系统，在不限时间与人数的情况之下，使学生能够充分地掌握时间来加以运用。

2．开发器官化模组 PBL：2006 年医学课程已经整并成为模组，而每个模组均道入 PBL 模式，目前我们的模组均有负责人及副负责人，通常临床学科为负责人，副负责人则来自基础学科；负责人为基础学科老师，副负责人就来自临床学科。所有模组的老师要在一起商议如何教学，除此之外，我们也要发展属于这个模组的 PBL，以诱发、学习、回顾及应用此模组纵向及横向结合之知识。

3．PBL 评估模式之改进：引入问题导向学习，必须评价学习模式和态度转变情形。学生的评价如何？老师的评价如何？目前我们分两部分，也就是每个学期结束的时候，学生可以上网评价；小组老师也可以上网评价。最后，可继续追踪评价学生进入医院以后，是否能够沿袭 PBL 的态度以及学习方法，乃至终生学习的情形。

表14-1　问题导向学习之阶段与工作重心

阶段	工作内容	注意事项
探索期	1．收集信息 2．参访他校 3．领导人做决策	• 平衡信息来源 • 组织多层次多梯次、涵盖基础与临床教师参访团，而非让领导层或教务人员涉入 • 领导人要有一定的教改使命感
准备期	1．形成共识 2．课程整合 3．师资培训 4．教案撰写 5．经费规划 6．小组学习配套措施	• 含师生共识 • 课程核心化 • 欢迎所有老师参与 • 由专家执行编撰，及早规划财务 • 包括小组讨论教室、上课时段等
实施期	1．实验 PBL 2．把握精神与态度	• 找寻最可能成功的课程实验 • 切忌以旧思维操作新学习模式
扩展期	1．扩大处理范围与深度 2．要有配套 PBL 的评价制度	• 不可贸然全面推动 • 包括学程、对同伴、对小组老师及老师对同学之评估

（续）

阶段	工作内容	注意事项
精进期	1．建构 PBL 网站及线上学习资源 2．全面评价 PBL 整体计划与学生学习成效 3．延续 PBL 方法与态度于临床教学	• 学习不受时空限制 • 整体评价 PBL 计划 • 如以病人为基础之教学

总结

台湾中山医学大学引进实施问题导向学习，我们得到以下几个结论：

1．问题导向学习之引进采用渐进式及混合式：不宜临时或是非常仓促地执行引入，因此妥适的准备、充分决心、渐进式的改革及贯彻实施是四个基本的要素。意即推动 PBL，要做好充分的准备，不要盲从，也不要冒进，但是包括学校校长、医学院院长要有充分的决心，且要能够充分地贯彻实施这个医学教改的作为。再者，改革包括引入问题导向学习，吸引老师的加入，须有一定的行政辅助系统、教师回馈系统，如：课时和收入的保证，让老师能够自愿自发地接触，而且欣然加入教改行列。若成为跟传统式的教学做很大的切割之革命式改革，则很容易造成，尤其来自人的因素，所衍生出来的阻力。至于在华人社会包括尊师重道和教师人力与经费无法与北美医学院相比等层面，在推动全面 PBL（pure PBL）时确有其困难，故即使在美国也有 50 ～ 60 所医学院采用混杂式 PBL 学习（hybrid PBL）。

2．PBL 的教案：最好的教案应该是由医学院的专家，包括结合基础、临床医学学科的专家共同参加撰写教案。小组老师可以不是这个领域的专家，但是撰写教案的老师最好能够体会到小组学习精神，能够整合基础、临床知识，以及做涵盖生物医学以外之心理社会学知识与态度的探讨。同时，每个教案都要能够经过审查、试用及修订和定时（约每三年）重新缮修的过程，如此才可以跟上医学教育的时代需求。

3．小组老师是否为专家之争议：华人学生常希望带领 PBL 教案的小组老师是专家，能够随时给他们指正错误，回答他们的各种问题，甚至给予小型的演说（mini-lecture）。反之，也有老师怀疑他不是这个领域的专家，是否能够带领小组学习，是否能扮演令人尊敬的传统老师角色。这些都是以旧思维从事新型教育改革的保守心态，事实上问题导向学习要传达的是自主自学之态度与方法。根据我校经验，小组老师若能维持小组学习之环境、过程、动力及处理特殊状况，即可愉快胜任。

总结本文，问题导向学习是可行且受到学生欢迎的学习模式，各校可就其条件，做不同程度之探索、试办与施行，必可为学生之学习开启另一道大门。

参考资料

中文文献

1. 李孟智、翁国昌、陈进典、许绩男、林俊哲、苏建铭、谭台笙、林同森、曾桢皓、陈家玉、周明智、林中生："临床问题导向学习课程"之评估. 医学教育 2003；17：282-90。
2. 陆希平、林妍如、林中生、李孟智、陈家玉：问题导向式教学中老师与学生的角色认知。医学教育 2004；8：3：358-362。
3. 李孟智、蔡嘉哲、陈进典、翁国昌、黄建宁、苏本华、李淑杏、李选、曾桢皓、陈家玉、林中生：加拿大 McMaster 大学 PBL 课程参访记要。医学教育 2004；6：211-215。
4. 李孟智、林中生、陈家玉：哈佛大学医学院课程改革之现况及未来。医学教育 2005；9：364-65。
5. 李孟智，杨仁宏，李淑杏，赖德仁，黄启洲，翁国昌，詹明修，李洁，林俊哲，林隆尧，周明智，林中生，蔡宗博，周明仁，陈家玉：台湾中山医学大学医学院如何推动问题导向学习。"中国"循证医学杂志 2006；6：625-630。

外文文献

1. Lee MC，Lai TJ：PBL Handbook for Tutors. Taichung；School of Medicine，Chung Shan Medical University，2005.
2. Lee MC，Lai TJ：PBL Handbook for students. Taichung：School of Medicine，Chung Shan Medical University，2005.
3. Lee RMKW，Kwan CY：The use of problem-based learning in medical education. J Med Educ，1997；1：149-58.
4. Lee RMKW：Curriculum planning in a problem-based learning medical school. J Med Educ，2001；5：347-58.
5. Kwan CY：So you will be a PBL tutor in a medical school. J Med Educ，2003；7：313-22.
6. Yang JH，Lee MC，Lee HS，et al：An Online Evaluation of the PBL in Chung Shan Medical University-A pilot study. Annals of Academy Medicine，2006（in press）.
7. Lee SH，Lee J，Lee MC：Evaluation on the application of problem-based learning on basic nursing course. Nursing Research，2006（submission）.

第三节 反思台湾“中国医药大学”医学院实施PBL十年之管理与执行

吴礼字　郑雅兴　沈戊忠　撰

前言

问题导向学习（problem-based learning，简称 PBL）精神是人类基本的生活学习法则，即遭遇问题—解决困难—获得与累积新的能力与经验的最自然学习过程。尤其是在快速变动的 e 世代，传统大堂课教学无法在有限时间内向学生灌输必备的医学知识，而必须要教导、训练学生有自我终生学习、批判思考的能力、创造力和培养团队合作与人际关系技巧，以适应新的问题及不确定性。因此 PBL 被认为是训练这样学习能力最好的方法。台湾“中国医药大学”医学系则自 2001 年第一学期应教育改革需要，开始采用 PBL 于医学基础及临床课程，2006 年第一学期更扩大用于医学系一、二年级的通识课程。为提升 PBL 的成效，本系课程小组不断地检讨，定期开会探讨执行的情况和需改进的事项，以期达到高等教育的典范及时尚——**“终生学习”**成效。虽然在赞同和反对等不同声浪中，仍循序渐进地改进，施行 10 年的 PBL 教育现已成为本校校务发展的重点特色之一。以下分四个阶段来简介台湾“中国医大”PBL 沿革和现况之成就与反思。

第一阶段——筹备期：医学教育改革和规划新课程（2000—2002 年）

台湾“中国医药大学”医学系之医学教育改革，始于 2001 年。在年度下学期成立医学教育改革委员会，由洪瑞松副校长担任主任委员，陈伟德教授担任执行长。虽然当时在制定未来教改政策时，并未很明确决定要推动 PBL，教改过程中要创新的内源性压力及亚洲各国家地区医学院校也都在积极做教改，而纷纷采用 PBL 课程的外源性压力，无形中对 PBL 的认知产生了一种必要感。事实上台湾教育主管部门所属的医教会也推展出一套国际认证的评鉴制度；同时，台湾阳明大学医学院亦正在如火如荼地开展 PBL 的医学课程，因此，对 PBL 或其他崭新的课程及教育理念的认知再也不能等闲而视之。

关键的 6 月 16 日研讨会

2001 年，洪副校长主持一次医学教育改革委员会之后，找当时担任附设医院医教会主任的我及副主任陈祖裕，说他已邀请东京女子医大的 Kozu 教授，可于 6 月中来为我们主持一项 PBL 研讨会，他要我们去找数间会议室，以顺便举办 PBL 研习会（workshop）供大家演练。但因为 Kozu 教授只身来台，办 workshop 时须其他有经验的人协助，洪副校长已经先找台湾长庚医院肾脏科方基存教授，我则继续再找到台大梁继权副教授、张允中助理教授及台湾阳明大学宋晏仁副教授、凌憬峰讲师来协助 Kozu 教授。6 月 16 日一整天的 PBL 研讨会及 workshop 就顺利举办成功了。

Kozu 教授先给了两场医学教育演讲

1．神津教授先给了两场医学教育演讲：① *PBL, a Paradigm Shift*（PBL，一种典范的转移)；②东京女子医科大学的医学教育改革。

2．东京女子医科大学的医学教育改革。

梁继权及宋晏仁两位副教授则介绍台大及阳明实施小组教学及 PBL 的经验。方基存副教授则事先提供一个长庚 PBL 教案，由本校附设医院先安排十位医师研读，当天就在演讲台上由方教授及宋教授带领做 PBL 示范。下午，报名的听众又分四组，由四位外宾带领做分组 PBL 练习。这一整天的讲习及演练，终于让大家了解到 PBL 的真谛及执行过程，也让陈伟德教授及我能评估本校做 PBL 的可行性，并确定了我们要做 PBL 的决心。

参观及兴建 PBL 教室

由于当时台湾阳明大学在 6 月 20 日有本学期最后一次 PBL 课程，我们乃掌握机会，由陈伟德教授率领，并带营缮室同仁同行，除了观察阳明 PBL 课程进行之外，营缮室同仁顺便测量 PBL 教室大小，会议桌、电子白板等尺寸。当天下午又到长庚医院内的新思维教室丈量他们 PBL 教室的尺寸及相关设备。要做 PBL 须有许多十人座左右的功能性小教室，因此每一所学校，都需要改建这种特殊教室。洪副校长、陈教授带领我们巡走全校区，看有哪些建筑物适合改建 PBL 教室，最后决定将医技大楼四楼改建。

在董事会支持之下，一旦决定，马上就请建筑师设计，工程招标，旧教室拆掉重建，利用暑假两个月时间就完成十七间标准的 PBL 教室，并购买电子白板等基本配备，这些小教室后来又一间间装上网络电脑、液晶投影机及必备的工具书，设备比国外的还好。

另有两间小组引导老师（tutor）会议室和一间有单向玻璃的观摩教室，可以作为观看 PBL 进行之用。

撰写 PBL 教案

七月初刚好香港大学有 PBL 教案编导研习营，我们赶快推派李妙蓉、卢敏吉两位基础老师，以及赖永章医师去参加，回来当种子老师，并于暑假间开始训练本校老师及医师写教案，以备开学使用。

PBL 教案对 PBL 的执行成效极为重要。但是最初很少老师敢于尝试教案的撰写。不过，重金之下必有勇夫；我们后来给付每一份通过审核并采用的教案稿费六千元，另有四位审稿者，讨论并审查每一个教案，审查费每人五百元。至今，医学系的 PBL 教案已累积超过了 200 份。

出台参访培训

为了实际了解国外如何实施正式的 PBL，在洪副校长率领下于九月初去东京，我们赶在东京女子医大 PBL 课程时间，参观了两场 PBL 课程，此两场是全程观看，又有 Kozu 等多位教授从旁解说，让我们对 PBL 有更完整的了解，同行的陈健仲主任（目前任教于慈济大学）将两场 PBL 全部录像。这两卷录像带于回台之后剪辑成二十分钟教学带，每次为学生举办 PBL 讲习时，放给同学看，效果颇佳。

几位教改委员会先驱者自日本回来之后，就开始推动第一学期的 PBL，凡事起头最难，因此我们分别为小组引导老师及同学举办多场 workshop。九十年度第一学年有医二、中医二、医四、中医四共四班同学参加 PBL 课程，此时医二、中医二以生化与疾病相关教案开始，修课的同学都是自愿参加，医四、中医四是 4 年级模组教案开始是必修课程，每周各有一次 PBL。虽然在事前已有充分准备，但每个人都担心是否能顺利执行，学生们是否会沉默不语。幸好小组引导老师及同学们都能了解 PBL 的精神及过程，因此 PBL 一推出就做得很顺利，同学的表现比预期还好。而最重要的是每周一次 PBL 小组引导老师会议，利用中午时间，边吃午餐边开会，几乎没有人缺席，如此可确保每一次 PBL 课程没有小组引导老师迟到。初始 PBL 课程我们采用二段式（图 14-2）。

成就与反思

PBL 筹备阶段虽未做正式的课程满意度调查，但从学生回馈中知道这些同学很满意新课程的精神，对于 PBL 认知、学习态度、学习技巧和传统课程不同都给予很高的肯定。甚至有同学说这样学习才有读大学的感觉，课程中讨论的是自己查

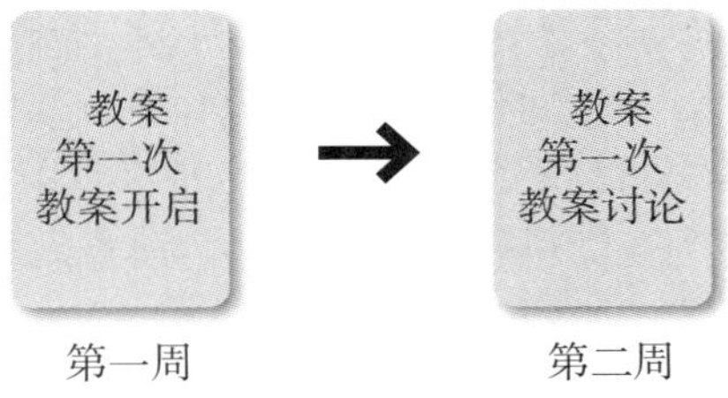

图 14-2

询过的资料，又和老师、同学有互动，能提高学习效率。老师们学习如何当小组引导老师还在摸索的阶段，从各方获得资讯知道 PBL 小组引导老师的角色及教学理念与以往大班讲授式教学有很大的区别。不单是学生需要适应新的学习方式，老师亦要重新学习及调整其教学方式与行为，以具备引导老师的资格。有些小组引导老师在教案内容刚好是自己专业时，常会忍不住开始小组教学。因此如何引导同学知道这种新的学习方法，养成自己查询资料、自我学习、群体合作学习及终生学习的能力，仍在学习阶段。如何撰写出适合 PBL 课程使用的教案仍是此阶段的一大课题。

第二阶段——PBL 全面开启：制度的完整化和教室硬件设备的建立（2002—2005 年）

虽然筹备期的时间很短，但在强而有执行力之教育改革委员会的积极带领和台湾“中国医药大学”医学系基础和临床全体教师的努力下，筹备期更获得修课同学的普遍认同。因此 PBL 课程便在一片期待中，在 2002 年 9 月开始，于医三、四、五年级基础及临床医学整合课程全面施行。在此时期由“做中学”的概念出发，边实施 PBL 边进行必要的修正，因此 PBL 教室设备的添加、小组引导老师的继续培训、课程规划修改等配合实施进行创新课程。

PBL 教室网络电脑及 LCD 的配置

在 2002 年上半学期，我们再为每一间 PBL 教室装置一台网络电脑及单枪 LCD。我们得以利用这些设备做每个案例的总结。(wrap up)。也就是请编写教案的作者为教案做 10 ～ 20 分钟的总结，使用 powerpoint 制作，并配旁白，可同步在每一间 PBL 教室播放。

课程规划修改

PBL 课程和传统大堂课相比是差异很大的全新教学理念。PBL 注重问题解决，通过不断的训练经脑力激荡去寻找问题，是以学生为中心的自主学习（Kwan & Lee 2009；Lee 2011）。经过几次课程后，学生担心自行找到的资料不够齐全，对小组互相讨论是否能达成课程目标感到怀疑，因此要求教案写作能为教案做 10 ~ 20 分钟的总结，让他们知道所查资料和讨论是否符合所设定目标。因此我们也把原来 PBL 的二段式，改为三段式，时间的分配如下：

PBL 进行：每个案例分三节（sessions），第一节进行 90 分钟，通常讨论教案的第一到第三、第四幕，然后回家查资料。第二节进行 110 分钟，同学分享这一周来所查的资讯，并讨论所剩的最后两幕。第三节约 20 分钟，做总结（wrap up），此节的其他 90 分钟，就继续进行下一个案例（图 14-3）。

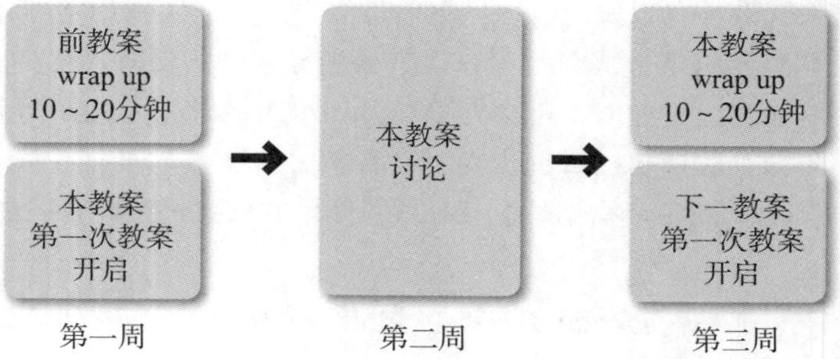

图 14-3

如此一来，每一个教案在学生课堂学习中的时间虽没有增加，但对于用心的同学可多一周时间去思考或修正此教案在前两周中所找寻资料和学习内容，无形中增加了自我学习机会。

小组引导老师的培训

由于小组引导老师会有流动，因此每个学期我们都要办 PBL workshop，以训练更多小组引导老师。最初两年，加拿大 McMaster 大学关超然教授虽尚未来台定居，但他很热心，经常来台协助各医学院推动 PBL，因此我们特别邀请他到本校举办多场 PBL workshop 及小组引导老师研讨会。来自 PBL 圣地的关教授，又能以流利的中文生动讲解，真是最佳的研习营，老师们收获良多。

实施 PBL 的对象的调整

本校在初期采用 PBL 课程的学生是医学系三、四、五年级，修基础医学及临床医学的学生，以及中医系三、四、五年级修西医课程的学生。2005 年二波教改之后，则将 PBL 课程安排于医三、四年级。而医学系五、六、七年级学生因已在医院实习，每天都要面对、关怀病人，与病人沟通，解决其问题——他们已经在 PBL 的真实临床环境里，若真能学以致用，自然就不需要再加入 PBL 了。在这离开学校、进入职场的交接阶段，可以将 PBL 的原则应用到多元互动的 IPL 实习训练教育（interprofessional learning；见本书第 6 章），这是继 PBL 以后的另一片天，尚待有热忱的临床教育者去发掘与探索。

同学对 PBL 的回馈

2002 年下学期，由医学系同学自己所做的对教改两年来各项课程的满意度调查显示，同学对 PBL 的满意度最高，对学校及附设医院为 PBL 所付出的心力、人力、物力表达高度的肯定与感激，可见一项课程学校若努力去做，同学也会表示认同的。在学生对 PBL 的一些回馈中，所提出大部分是满意课程讨论过程和感受小组引导老师们用心（关超然 李孟智 2009）。可是也有不少同学表示，在 PBL 过程中，靠自己学来的东西好像很有限，查资料又很耗费时间，但是自己花时间摸索的时候，无形中加深了印象，并不轻易忘得掉，无形中帮助自己增强了记忆性。

成就与反思

原本最担心的是台湾传统填鸭式教育出来的学生会不会不敢讲话。事实上，是我们太过担心了。在 2001—2004 年实施 PBL 期间，大多数同学都极爱发言，而且也很会查询资料、整理资料，并有技巧地报告给大家听，少数沉默的学生也因此被激发得较愿意发言。课后有问题他们也会向相关专业教师询问，因此师生互动情形较以往大堂课提升许多。经由小组引导老师适当引导和鼓励学生，能做批判地思考发现问题。同时提早让学生了解基础与临床课程关联性，其中学生最喜欢的是课程内融入医患关系（patient-doctor relationship）实作，有提早接触病人的感觉。另外教案会适时加入人文伦理议题，使学生及早知晓专业的待人处世之道和相关医学人文伦理。

此时我们也遇到一些困难。就以医学系每年级 120 名学生而言，本校是每 8 ~ 10 人为一小组，每年级就需 12 ~ 15 名 tutors，每周有三个年级做，就须动员 40 名左右的 tutors，这些都是由现有的老师训练的。幸好 tutor 是 non-expert 也可以担任，因此各科老师可互相支援。临床课程方面，我们也动员了许多年轻医师以及医学研究所有医师背景的研究生。因此，若规划及培训恰当的话，PBL 课程的确是可以达到科系整合及基础临床整合的目标；PBL 非但只训练学生自主与团队精神，在实施 PBL 过程中，PBL 也训练老师自主及团队的精神。但其中有些小组引导老师是动员而来的，若不能理解 PBL 精神则会影响引导的过程。

也因为需要这么多的小组引导老师，因此 PBL 小组引导老师培训方面仍持续进行，老师们在牺牲假日休息时间，经过不断参与校内外的医学教育改革讲习课程，边学边作情形仍持续，因大部分的老师时间冲堂关系，无法整学期带同一组学生，因此对于如何当小组引导老师、如何做评估，仍有疑虑。

另外 hybrid 课程的安排仍以传统授课为主，PBL 只占了 20% 的总分数，甚至少于 20% 的总教学时数，因此学生获得知识或学习主要源自老师的授课，PBL 只有点缀的角色，而学生的评量仍以测试知识面的传统量化笔试为主。因此有部分的学生因大堂课考试压力未能好好准备，对 PBL 理念和精神无法认同而有所抱怨。可想而知，对于 PBL 的课程，用功的同学确实会认真查询资料，而不用功的同学则随便在网络上查一些资料就应付了事。本来应借由 PBL 让学生由被动转为主动的学习心态，似乎很难在 hybrid PBL 的课程体系里培育出来。当然，这与以考试分数高低来录取学生的传统体制脱不了钩。

PBL 教案则是辅助教学提升学生自我学习能力的关键。很多教案是配合整合课程，又教案撰写者大部分是临床医师，因此教案内容大部分以临床案例报告为主。而学习重点偏向鉴别诊断临床数据判读、用药和治疗等。在他们尚未学习基础专业医学知识就跳到临床应用层面，如此的学习对医学系三、四年级修基础医学的学生而言并不适合。如何编写 PBL 教案让学生发现问题、解决问题，逐步引导学生达到预先制订的教学目标，是此阶段尚未掌握与仍需努力的地方。

第三阶段——超越瓶颈，稳定脚步：专家指导与医学系 PBL 教学工作小组成立（2005—2008 年）

关超然教授于 2005 年下半年由加拿大 McMaster 大学受邀聘来台湾“中国医药大学”专任，给本校 PBL 注入一股新希望。关教授到本校之后，担任 CFD（教师培育中心）及国际学术交流中心两个单位的主管，关教授也了解到本校医学系不想跟 McMaster 大学及台湾辅仁大学一样做完全的 PBL，仍采用 hybrid 模式。对 PBL 在本校的实施，他尊重我们原有的政策，但他仍有其他做为，除了医学系专业课程实施 PBL 之外，也将 PBL 的学习法延伸应用到大一、大二之医学人文通识课程。另外，关教授也鼓励药学系、护理系、物理治疗系，甚至于学士后中医系的中医课程加入部分 PBL 课程。2009 年，药学系及牙医系也因关教授推动而引入 PBL 的课程。关教授的耐心观察与包容，给予我们很多的帮助，特别是在以下三方面：

小组引导老师（tutor）的引导技巧

以前我们以东京女子医大 PBL 课程模式进行，小组引导老师和学生是分开坐，此种座位分配因学生和小组引导老师之间无法视线接触（eye contact）而有隔阂感，感觉小组引导老师是较有威胁的权威者。经关教授建议，我们现在请小组引导老师和学生坐在一起，可较易和学生互动，经由学生肢体语言才能带领小组的团队学习与讨论动力。如何做到团队动力的带领一向是很多小组引导老师的困扰，在培训课程中关教授利用观摩室采用实作方式进行，派一组演练过的学生进行 PBL 课程，由培训成员轮流当小组引导老师，让其他培训成员实地到观摩室观察整个过程，关教授全程从旁解说，让成员对带领小组的团队学习与讨论动力有较完整的了解。

课程进行的评估与回馈

PBL 课程最后的评估与回馈是非常重要的，纸本评估［同伴评估、学生对小组引导老师评估（包含自我评估）和小组引导老师对学生评估］是一个教案做一次，但是回馈则须每一次课程结束前 5 ～ 10 分钟进行，如此才能及时将此次课程中的成就和缺失做一反思，也是下次课程改进的重要参考。每一次课程结束，学生马上做回馈，针对教案、PBL 的进行、自我表现、同学表现、小组引导老师表现做回馈（feedback）。针对学生的焦虑等情绪与不适应情形，应安排特定时段来辅导，而非以往习惯只针对教案内容讨论。

小组引导老师除帮助学生理解学习目标，另外也一并说明评量方式。小组引导老师观察学生的表现，包括出席、互动、资料查询内容、表达（沟通技巧）和参与五项，予以评分。在第一阶段因担心学生抱怨会影响成绩，所以为了让学生没有压力乐于出席，在评分的五项中以出席分数占最高，为 60 分，其他四项各为 10 分。在第二阶段，也就是实施了 3 ～ 4 年后，我们认为学生已了解课程学习的目的，将评量分数作调整，各项分别占 20 分。在实施了 6 ～ 7 年后又有关教授指导，我们认为整个课程制度已成熟，此时将评量分数作调整，出席只占 10 分，而把 PBL 精神中互动和参与分数调高，分别为 25 和 35 分。

教案撰写的指导与审核

过去几年（2001—2004 年），教案大部分由本校老师编写，2007 年开始邀请校外老师参与编写通识相关教案，必须三审通过才被采用。教案审查一定要经由审查会议，经过审查者和写作者面对面再三沟通，使教案尽量符合 PBL 课程精神才定案。教案使用前也须于小组引导老师会议中，请写作者将教案详细介绍给小组引导老师并提醒重要的学习要点。写出适合于 PBL 课程使用的教案是一项很不容易的工作。在关教授指导下虽多次举办在本校的 PBL 教案写作研讨会，但要邀请老师写教案时他们还是会推辞，觉得要费很多时间去考量各种剧幕状况，对要放置适当的内容以使学生能讨论出学习主题等感到困扰。不过，在关教授一再强调下，我们的教案已不像以前重心都在专业的知识学习，而尽量将以下三个层面同时呈现于教案内，以符合 PBL 的课程精神：①“P”：population 的考量，也就是说医事目的是为了家庭（family medicine）、社区（community medicine）、国家（national health）及全球（global health）的福祉。②“B”：behavior 的考量，包括了医学伦理（medical ethics）、生命伦理（bioethics）、专业风范（professionalism）、身心情绪（emotion）、生活习惯（personal habits）等。医事目的必须建立在良好的身心行为及道德伦理的基础上。③“L”：living a life 的考量，包括了生命科学（life sciences）或生活经验（living experiences），是医事目的及医学教育中不可欠缺的内容与工具。2006 年开始加入通识教案，使得教案写作层面更广，教案重点是让学生从日常生活与经验中真正面对问题，去发现既有知识的不足。通识教案在 2006 年以环保为主题（如地球变暖）；2007 年以国际观为主题（如 M 型社会）；2008 年以个人成长为主题（如理财、金融海啸等）；2009 年以医疗相关社会实务为主题（如健康保险）；2010 年以生物科学为主题（如克隆人）并配合教育政策（如戒烟）；2011 年以永续社会为主题，如少子化、人口老龄化衍生出来的问题等。

医学系 PBL 教学工作小组成立

2007 年在医学系系主任吴锡金和关教授安排下，由医学系吴礼字、郑雅兴、杨美芳、杨家欣、陈安琪五位基础和临床老师前往 PBL 发源地——加拿大的 McMaster 大学参加 PBL 研讨会。一方面去了解施行四十余年 PBL 课程的 McMaster 大学的运作模式，一方面也让长期参与 PBL 教学老师去和岛外学者进行交流讨论。回台后，2007 年末这五位老师便组成医学系 PBL 教学小组，负责医学系 1 ~ 4 年级 PBL 课程。小组每学期开会两次，针对 PBL 课程进行检讨和改进，每次开会都会像在上 PBL 课进行脑力激荡，讨论通识教案该制订何种方向题目以适合学生学习，可以让学生们跟上当今国际社会的潮流，同时也互相交流处理教案审查过程的甘苦谈。医学系也同时鼓励 PBL 教学工作小组和小组引导老师们，不定期参加岛内外 PBL 研习课程，亦鼓励新进教师参与 PBL 小组引导老师和教案撰写。

成就与反思

关教授到本校后亲自指导举办各种 PBL 培训，首先在小组引导老师引导技巧中给出很多建议，如视线接触（eye contact）、带领小组的团队学习与讨论动力和评估与回馈等。了解小组引导老师角色和功能后，mini-lecture 的现象也减少了。

为了招募到足够的小组引导老师，医学系修改了升等办法，担任 PBL 小组引导老师的资历是医学系新聘或升等之必要教学评量（将来教师培育暨发展中心会将此条件推行至全校），担任小组引导老师者，也可在每年自评表中获得医学系系上行政服务的认证［又升等时参与行政工作升等所需研究表现指数（CJA）×0.8］。另外对过去让担任小组引导老师感到顾虑和牵绊的“学生对小组引导老师评估表”，也已进行修改，让大家能放心执行引导的工作。经由医学系和关教授多次向校方争取，提升了 PBL 小组引导老师的学分，自 2011 年开始，问题导向学习（PBL）小组引导老师钟点时数教务处完全核实计算不打折（例如，带实验课就只有正常授课 50% 的学分），还可计算于“教师教学评量表”之授课教学积分，是重要之教学评量指标。因此小组引导老师招募不足问题获得很大改善。

但小组引导老师素质不齐问题仍存在。小组引导老师有些是志愿的、热诚的，有些则是应付学校所订的一些半强迫政策而来，缺乏热诚。每当举办小班引导老师训练营时，虽然多数老师会认真接受训练，但有些老师根本就只来签到，应付了事，甚至签到后就离开。虽然这一类的老师为数不多，但在 PBL 的教学上仍是一个隐忧。六年前教育主管部门领导黄荣村至本校担任校长后，我们提出“三年百师”计划，新增了更多基础学科老师，虽然分布于各学院系，但都愿意来支援医学院的 PBL 担任小组引导老师，因此小组引导老师来源较充裕，也减少了对临床医师的依赖。更由于担任 PBL 小组引导老师可算教师学分，使得一些学分时数不足的老师，乐于投入做 PBL 的小组引导老师。

由于此时期对教案的需求增加，在教案编写和审查方面也出现了一些问题：一是编写教案的人训练标准不一，二是有些审查委员很难掌握PBL 的精髓。所以，写出来的内容虽须经审查委员三审才通过，但也会因此两个原因有时无法确保教案的内容适当。虽有关教授帮忙审稿，提出一些关键要点和改进方向，但常因时间太仓促或写作者思源枯竭无法再编写而使教案不够完备便上场使用。另外，也有人认为教案已够多不需再写新教案。不过，我们认为教案的总数及采用的多寡，并不能反映一个PBL 课程的成熟度，教案的规划能配合上课程才是关键之所在，也是本校PBL 教案设计要努力的新方向。

第四阶段——扩充期：因应医学课程整合持续扩充改进与创造特色（2009—2012 年）

2005—2009 年间，本校医学课程由各学科自行安排教学，且只有少部分科目整合，大部分学科间，因缺乏整合而使得课程较为分散。依器官系统为模组（organ system block；区段式课程）来教学，在整合及学习效率上，应是较佳的，且是目前医学教育之主流方法。甚且，很多大学医学系已或多或少采用了区段式课程。本校医学系之整合课程规划，则在吴锡金系主任经过多年课程修饰后，认为时机已成熟，于 2009 年召开会议规划新课程，决定于 2010 年 9 月开始实施医学系三、四年级依器官系统之整合课程，并把 PBL 课程时数增加且确实融入各模组。

PBL 配合课程规划增加次数

随着新整合课程以模组作规划，将 PBL 课程融入各模组的课程也因此次数增加。此时，2010 年从台湾阳明大学回来的陈祖裕主任担任医学系主任，他引用了一些台湾阳明大学经验，将教案原由写作者做 wrap up 取消，改为由小组引导老师来引导学生自行做 wrap up，如此一来，学生因为自己要做总结，能再一次将各个剧幕串联起来，而深刻了解教案。在 2010 年上半学期，我们也把原来 PBL 三段式的时间分配改变成如图 14-4。

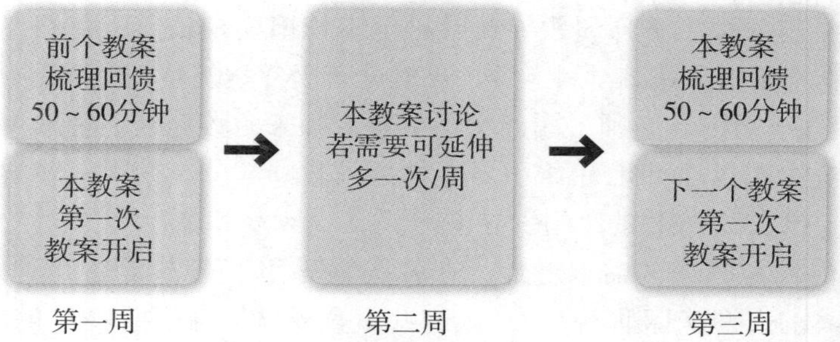

图 14-4

如此一来每学期第一次 PBL 课程前 50 ~ 60 分钟，请 tutor 来引导学生讨论 PBL 理念和实务，因此小组引导老师和学生有机会再深入了解 PBL 理念，同时也让这学期中他们在课程流程的一些模式达成共识。

建立教案审查要点

教案审查一直困扰着 PBL 工作小组成员，尤其是写作者和审查者产生不同意见时，PBL 工作小组成员需居间进行沟通，才能使教案修改到既符合 PBL 精神又不违背写作者原意，此过程很耗费时间。因此，关教授将有关教案审查时应关注事项列举出来，成为教案审查要点；包含有整体之格式、内涵与分量、PBL 的精神、TUTOR 指引四个部分（参考 PBL 教案撰写实务之章节）。这些要点可让撰写者及审查者作为写作及审查的依据或指南，一方面减少争议，另一方面我们也将此要点提供给写作者，使其能在教案写作之前即针对各要点考量适时插入相关内容和避开不恰当部分，适当编写的教案才能让使用者在课程中获得最好的学习效果。

加强小班引导老师会议（tutor meeting）的功能

以往小班导师会议大都是只由教案写作者做教案介绍，写作者一般是教案内容专家写，往往倾向着重在知识及技巧的层面，而忽略学习心态与流程。考虑到小班引导老师素质不齐，需要适时再加强宣道，因此由 PBL 小组成员主持小班导师会议时宣道小班学习流程、导引技巧、对教案和团队动力等进行检讨。其目的在于使 PBL 小组 tutor 更了解教案的内容及目的，且对各小组的学习情况有所了解，交换及互相学习导引的技巧及经验。

完成问题导向学习手册

从 2000—2001 年本校开始实施 PBL 课程，至 2010 年已有 9 ~ 10 年经验。过去，在全体师生通力合作下，我们架构了具有国际水准的 PBL 课程，但在执行细节上仍有许多需要改善和精进的地方；如小班引导老师素质不齐，或部分学生回馈意见仍无法适应此种学习方法。为了让我们的学生能够具备沟通、创新与问题解决能力三项核心能力，未来我们仍要进行一系列本校的 PBL 教学模式之品质提升工作。其中之一，需要有经验、热心和认同 PBL 的小组引导老师参与。为此，医学系 PBL 的小组成员和关教授等于 2010 年编制完成问题导向学习手册，希望小组引导老师除了参加小班引导老师训练外，在引导技巧上也能够有所参考。

分享经验与岛内外交流

在本校开设的 PBL 相关的工作坊和参加校外各种教学研习营时，我们有机会和很多岛内外执行与研究的团队交流。除了吸取他们的经验，也将本校在优质 PBL 教室里累积的很多经验，如学习小组的引导技巧、评估与回馈的分享和教案写作技巧等，分享给正在进行 PBL 的有兴趣的同行。这些经验有成就、有困难、有已解决的方案和仍待努力部分，都可提供给彼此作为借鉴。希望经由这些经验分享提供台湾“中医大”和交流单位不同角度的思考，也让 PBL 执行更接近预期的效果和理想。通过多年来许多外校（包括一些中国大陆的友校）成群结队来参加教师培育暨发展中心举办的主要大型 PBL 工作坊，本校似乎成为知名的 PBL 培训中心，也应验了沈戊忠教授在前一版章节中所说：把 PBL“立足台湾‘中医大’，放眼全台湾、中国及亚洲”。

成就与反思

教案审查要点的建立，不但使我们教案写作者和审查者对 PBL 精神更了解，教案审查也节省了很多时间，最重要的是教案虽是临床案例，但经适当修饰，其中学习要点能归纳到基础医学，让学习目标能达到当初课程设计的需要。因整合模组的教案大部分是由临床教师写作，审查者除了有临床医师，也会邀请基础老师，因此基础与临床老师间互动增加，这样大家在教学过程中能将基础与临床相关性做更好的连接，不仅呈现在教案中，对大堂课的讲解也有很大帮助。

在进行 PBL 课程多年后，投机的学生们发展出分配学习重点的方法（任务分包）。此种方法的好处是对各自分派的重点学到的东西能够更加凝聚深入，不过学生较喜欢如此分派分包的动机是省时、省力、减少负担，但要不得的坏处就是见树不见林，在别人报告中与自己不同、未学又不懂的议题时，根本无法参与互动而失去互相讨论辩证同一议题的深浅虚实的机会。虽一再提醒学生不要分配工作，才不会丧失 PBL 的精神，但是只要一接近考试时段，分包的状况就愈加严重，且 PBL 课中就会发现很多人没有专心去做准备，或当太多资讯要查索时，又无法一下子全部消化，学到的东西就相对比较肤浅，做个样子，只等待大堂课时老师的补充，这就是典型传统教育中以考试驱动学习的必然结果，当然也是以传统授课教学为主而以 PBL 做幌子的 hybrid 课程的问题（Hamdy 2008；Kwan & Tam 2009）。因此，本来希望由 PBL 让学生由被动转为主动，也就是改变靠在大堂课听教授讲课的习惯和依赖的态度，而在探讨或解决问题时会自动查询资料并与同伴互相讨论，进入自我学习领域的学习心态，这似乎很难在 hybrid-PBL 的课程体系里培育出来。

在经验的累积及学校政策要求下，由于老师对学分的需要，全校教师都来参与此课程，因而老师们在引导小组时不再是打游击战，对于如何当小组引导老师及如何评估，目前都能掌握精神和精髓。但整体检讨，我们认为仍有下列两个重要的问题待提升：首先，虽然教案写作已有进步，但设计撰写教案是很耗费时间和精力的一项工作，很少写一次就能审核通过。很多老师常常写完一个案例之后，就希望换人写。而目前又为配合新整合课程，仍需撰写新的教案，因此新教案的撰写及收集仍需努力。其次，为了满足学生的好奇心，或为了解决一个迫切的问题，抑或为了帮助团队达成任务，在这过程中也不知不觉地进行自我学习。尽管这样的学习方式既活泼又深刻，然而它对于内源性动机不强的学生的学习仍然有局限性。因此，如何促进团队的凝聚力，而让小组成员都愿意针对特定问题进行探索与讨论，对学生及老师而言都应该是 PBL 学习及认知训练中非常重要的挑战。

结语

不管各学校所做的是 full PBL，near-full PBL 还是 hybrid-PBL 或只在某些课程或科目中穿插一些 PBL 情境环节，抑或是二手、三手，甚至突变走了样的 PBL，只有真正让学生们一改过去被动心态而能主动学习、自我学习，并养成终生学习的心态，才能对未来不断要面对的医学知识及医事能力如爆炸般的扩展做出适当的应变。话虽如此说，由自我学习达到终生学习的手段似乎非原汁原味的 PBL 莫属。

本校因各种现实条件的限制，短期内无法实施 full PBL。为了让我们的学生能够具备沟通、创新与问题解决能力三项核心能力，我们仍要继续进行一系列医学系的问题导向学习教育模式及思维之改革，以期达到实施 PBL 的课程目标。尤其针对以下这几个情况：

1．PBL 教案设计与模组课程整合，让 PBL 的教案作为同学在该 block 学程内思考的刺激，以辅助 lectures 教学。

2．建构 PBL 之网络学习资源。

3．建立完整教案库，补充欠缺的部分，继续修改旧教案。

4．培训更多 PBL 小组引导老师（教师及博士研究生）成为种子老师，担起推广新的教学理念的使命。

5．设计有效评估问卷调查，整合学生的学习记录与行为历程，用以协助小组引导老师完整了解学生。并建立辅导记录，俾利教师持续追踪学生之成长。

6．除了培育新血人才以执行常规的 PBL 培训机制及活动，也要建立起较完整的 PBL 课发展及管控机制。

期待在大家的共同努力下，培养学生在独立学习技能、解决问题、自评技术、收集资料、行为科学资讯及处理病人的社会和情绪问题的能力。

引用文献及参考资料

1．Hamdy H. 2008. The fuzzy world of problem-based learning. Med Teach 30：739-741.

2．Kwan CY，Tam L. 2009. Hybrid PBL-what is in a name? J Med Edu 13：76-83.

3．Lee RMKW. 2011. Problem-based learning curriculum：problems and possible solutions. J Med Edu 15：332-342

4．关超然、李孟智，问题导向学习（problem-based learning）之理念、方法、实务与经验 2009 初版（Elsevier，Taiwan）

《编者按》

虽然这一章节在此增订版中是由吴礼字教授及郑雅兴副教授执笔，其内容主要还是以沈戊忠教授撰写之初版为基础架构的延伸。沈戊忠教授是台湾“中国医药大学”引入PBL 的先驱者之一，且亲力亲为地执行。为了培训 PBL 人才种子老师，我运用了教师培育及发展中心的经费送吴礼字、郑雅兴及其他三位老师赴加拿大 McMaster 大学参访培训。回台后，医学院建立了 PBL 规划工作小组，由吴礼字教授担任组长，负责 PBL 课程实施与案例撰写及审核的业务。这几年来也累积了不少新的经验与心得，将 PBL 又向前推进了一大步。

来台之初，常有人好奇地问我：“凭你是美国八大常春藤盟校之一的宾州大学博士毕业生，在加拿大驰名世界 PBL 始创地的 McMaster 大学执教了三十年，又是被誉为亚洲哈佛的香港大学生理学系讲座教授；况且你尚未退休，为什么你会选择在台湾并不起眼（当时）的“中国医药大学”任职？”我毫不犹疑地回答，那是因为沈戊忠教授的诚意说服了蔡长海董事长，给予我展翼的机会，而协助他要让台湾“中国医药大学”“改头换面”的雄心。对我而言，那也是个再次肯定我自己的挑战。

每到一处做推展 PBL 的宣道，我都一定会遇上不同程度来自传统思维的阻力及抗拒。当然，面对一个崭新而又不熟悉的理念与做法，传统阻力的抗拒自是意料中事，因此，在台湾选择一个学术中心作为 PBL 宣道的据点对我是相当的重要。我希望这个据点具有以下的三个条件以减低阻力：①私立医学大学——若体制上有太多历史性光环、传统包袱及复杂而僵化的行政桎梏，新的理念很不易浮现且难以实施，私立大学比较有伸展的空间及勇于求变去竞争。②主管的领导手腕——我选择台湾“中国医药大学”作为据点，是因为受了三位人物的影响：高层领导蔡长海董事长的诚意、魄力及远见。他曾语重心长地对我说：“我希望你能来帮助台湾“中国医药大学”改头换面。”陈伟德（现任副校长）的果断及对教育事业的投入；还有沈戊忠教授对人的诚意、对医学教育的热爱及对 PBL 深入的认知。③有充分自主发挥的空间——当传统与创新相抵触时，耐心与包容就扮演着相当重要的角色。PBL 有效的开展要配合教师培训的机制，也必须与国际接轨，因此，台湾“中国医药大学”赋予我“教师培育暨发展中心”及“学术交流中心”两个崭新中心的主任的重任，是对我能力的期望及经验的肯定。台湾“中国医药大学”当然还有其他优点，如具天气地理优势的台中、合理的生活指数及机能；还有，沈戊忠教授亦曾说：“立足台湾‘中医大’，放眼全台湾、中国及亚洲”；他无私地允许并鼓励我将 PBL 的“福音”远播他方。因为我个人的荣耀也就代表台湾“中国医药大学”的荣耀。它可以算是我过去七年来在亚太地区推展 PBL 的基地。近几年来，台湾“中国医药大学”多次荣获台湾教育主管部门卓越计划全台之冠，医学院也得到优良级的评鉴；虽然我不能说已将台湾“中国医药大学”“改头”（内涵的改变），但是我对能积极参与将台湾“中国医药大学”“换面”（表体的更新）之功则受之无愧。

第四节 台湾大学医学院的问题导向学习课程

梁继权 曾芬郁 张上淳 撰

前言

台湾大学医学院拥有超过一百年的历史，在这漫长的岁月中，曾遭遇无数的环境冲击，也经历不知多少次的蜕变，才能在风霜试炼下依然屹立不摇。所谓百年树人，长期以来替台湾培育优秀医疗人才所建立的口碑与典范，为台大医学院带来一份骄傲，同时也背负沉重的责任。在医学教育面临困难的时候，台大人曾表现出洞悉先机的敏感度、勇于承担责任的勇气与追求尽善尽美的坚持。然而，台大人亦负有维系光荣历史的使命、承先启后的责任与不容犯错的压力。也许因为这些因素，在医学教育改革的过程中，台大医学院虽然比很多亚洲国家的医学院开始得早，但一路走来，台大人会有更多的考虑，显得更加步步为营。

事件的产生都有独特的背景因素，受到各种力量的促进与阻挠，光从表面并不容易理解事情为何如此发生与进展。如同在问题导向学习中对学生强调要理解不要强记，不单要知道是什么，更重要的是了解为什么。回顾台湾大学医学院推动问题导向学习课程的过程也是如此，认识课程的根本与脉络，一方面有助于稳固前进的步伐；另一方面与其他学校的课程改革经验相互引证，找寻共通与各自独特的影响因素，从彼此的经验中学习。让我们走进时光隧道，找寻医学教育改革的轨迹，细说从头。

台湾大学医学院——一部台湾医学教育史[1-3]

现在是过去的延续，要认识现在必须先了解过去的经验与脉络。所以对医学教育发展的探讨亦需要饮水思源，才能产生“原来如此”般的豁然开朗。西方医学约在 19 世纪后半期由英国及加拿大的传教士传入台湾，这些热心服务的传教士医师如兰大卫（David Landsborough）、梅尔（W. W. Myers）、马偕（Rev George L. Mackey）等人，一方面以医疗传教，同时也训练一些助手与护士协助医疗事务，开始台湾本土的西方医学教育，但当时并没有教学制度且学员人数十分有限。

在台湾，有计划与较大规模的医师训练始于日据时期。日据初期的台湾传染病如疟疾、霍乱与赤痢等热病十分猖獗，为了改善台湾环境卫生与民众的健康，日本政府在 1895 年占领台湾后设立公医制度，并于台北城外大稻埕千秋街设立“总督府台湾病院”（后改称“台北医院”，为现今之台大医院旧址）。1897 年 4 月山口秀高在台北医院设立“医学讲习所”，开启日据时期的医学教育。两年后讲习所改为“台湾总督府医学校”，由山口秀高任第一任校长兼台北医院院长。1919 年“台湾总督”府为改善教育，推动中等教育、实业教育与教育系统化；医学校在同年升格为“台湾总督府医学专门学校”。1922 年改称“台北医学专门学校”。1928 年“台北帝国大学”成立，1936 年增设医学部，“台北医学专门学校”并入“台北帝国大学”，医学专门部与医学部同时存在。光复后“台北帝国大学医学部”便改为“台湾大学医学院”。日据时期的台湾医学教育历经三个阶段：职业教育时期（“总督府医学校”）、专科教育时期（台北医学专门学校）及大学教育时期（“台北帝大医学部”）。

“总督府医学校”为预科一年，修习物理、化学、植物、数学、史地与伦理等，颇与现今之大一课程类似。本科须修习四年，基础学程有解剖学、胚胎学、组织学、生理学等；临床课程则有内科、外科、小儿科、产妇人科、眼科、皮肤与花柳科等；毕业生需到医院临床实习，课程已具有近代西方医学教育的雏形。“总督府医学校”的行政大楼尚保存至今，成为现在的“医学人文馆”（台大师生称为二号馆），作为问题导向学习的教室及医学院文物与艺术品保存与展览的场所；置身其中，仿佛进入时光走廊，历史与现在的影像交织在相同的空间，仿佛与百年前学习医学的先辈擦身而过，彼此都怀抱着悬壶济世的理想。

专科教育时期的前期预科由一年增至四年。1922 年改称“台北医学专门学校”后不再招收预科生，改招五年制中等学校毕业生。教师阵容日渐充实。这个时期维持了十五届，毕业生 729 人（台籍 313 人），培养出不少台湾医界领导人。大学教育时期招收三年制高等学校毕业生，成为中等学校五年、高等学校三年与本科四年的学制。医学部本科四年分为基础医学及临床医学各两年。教师方面则大量网罗日本各地之年轻优秀人才，为医学教育与研究奠定良好的基础。回顾日据时期的医学教育，已为台湾的西医教育建立良好的根基，成功地把欧洲的近代医学教育体制移植到台湾，如基础与临床分离及各学科分科教学模式，仍对今日的医学教育有着重大的影响力。

1945 年 11 月 15 日“台北帝国大学”改名为“台湾大学”，“帝国大学医学部”亦更名为“台湾大学医学院”。直至 1949 年国防医学院由大陆迁台之前，台大医学院为台湾唯一的医学教育机构。台大医学院的学制最初为五年制，招收高中毕业生。1947 年改为 6 年制，次年又改为 7 年制，包括 2 年预科、4 年本科及 1 年实习。日据时期的教学采用讲座制，每一堂讲座设一名教授，专攻一科的教学与研究，且以研究为主，较轻视临床实务。光复初期仍受日据时代的影响沿用讲座模式，直至 1950 年才完全改为学科制。光复后的医学教育由于受到美国援助的影响，由日据时代的德国式教育改为美国式的训练。讲座制度给予各科很大的自主发展空间，但对日后医学教育之科际整合却有不利的影响。20 世纪后期，新的医学院校相继成立，大致上采用与台大医学院类似的教育制度。到 2000 年，全台共有 12 所医学院校，每年可训练 1300 名医学生。医学院校的迅速增加使得医学教育的问题逐一浮现，如师资的缺乏与教师名额不足导致师生比例过低、教师工作繁重，且以研究为主要任务，没有良好的教学训练、教学方式，以教师为中心，强调单向式的口头传授，重知识的记忆而少理解应用，内容与临床应用脱节等。教师传授自认为重要的知识，忽略学生的实际需要，不同学科的教学亦缺乏协调与联系。加上设备与经费的限制，严重影响医学教育的品质。上述问题的不断累积终于引发台大医学院的医学教育改革。

台湾大学医学院的医学教育改革[4,5]

20 世纪后期是一个快速改变的年代，科技的迅速发展使得各种知识与发明日新月异，资料不但常常更新，而且知识的量也呈倍数增加。随着 e 世代的来临，知识的取得与交流变得简单而快速，谁能掌握最多的资讯便可以成为新时代的成功者；但掌握大量资讯却同时面临资讯的了解、评估与应用等问题。科技与电子资讯发展的同时亦带来了重数字而轻人性的不良现象，进一步加深了科技与人文的矛盾与对立。作为新时代的学习者，必须面临前人所没有经历过的学习环境，而新时代的教育自然亦非以往的教育方式可以应付与满足的。20 世纪末的医学面临了知识爆炸、经济取向、电脑数位化、医疗商业化、医患关系紧张、医疗技术与道德伦理之矛盾等问题，为了培养新一代的医师有足够的智慧与能力去面对上述种种困境，医学教育到了不得不改进的时候。

20 世纪的医学教育在 1910 年 Flexner 的医学教育报告提出后，便一直维持着一个分阶段（医学准备教育、基础医学教育及临床医学教育）、分科别及注重医院医疗的医学教育模式，这种医学教育模式一直主宰医学教育达大半个世纪[6]。台湾 20 世纪的医学教育受到美国教育的思想与制度影响，同时亦保存了部分日据时代的传统特色，孕育出台湾医学教育的特殊风貌。

欧美国家的新一波医学教育改革发生在 20 世纪 60 年代初期，麦克马斯特（McMaster）大学采用新的课程规划与问题导向的学习（problem-based learning，PBL）教学，正式启动近代医学教育改革风潮[7]。哈佛（Harvard）大学医学院随后在 1985 年开始推展新的实验课程——新途径（New Pathway）[8]，不少欧美的医学院校纷纷改用 PBL 为主要的教学方式。

早在 1986 年台大医学院在杨昭雄教授担任院长、林瑞雄教授担任教务分处主任时，由于医学院与美国哈佛大学建立交换学生的合作关系，所以我们便接受到医学教育改革的资讯。黄伯超教授任台大医学院院长时，与林瑞祥教务分处主任和附设医院林国信院长共同前往哈佛医学院参观新途径教学法。回台后经由全台医学院院长会议向台湾教育主管部门建议准予整合临床各科的演讲学分和实习学分，为医学教育改革作准备。1988 年洪祖培教授接任教务分处主任，在黄伯超院长的支持下，开始推动改革。聘请加州大学及德州大学顾问为医学院临床教学做评估，目标是改善床边教学，将临床教学的讲授课程与实习合而为一，尝试在病房的小班教学。1990 年 9 月医学系三年级开始实施新的临床教学方式，是为第一阶段改革，改革成果因种种因素妨碍而未尽理想，但已为下一阶段的改革奠定了良好的基础。

1992 年 2 月，陈维昭院长及洪祖培主任邀请谢博生教授参与改革团队，谢教授提出举办实验班的构想，获得上述两位主管的同意，遂于 3 月份开始筹划。同年 8 月谢教授接任教务分处主任，9 月开始在医学系四年级邀请 30 位同学自愿参加实验班，仿效哈佛大学的 New Pathway，由病理学课程开始试办。1993 年 2 月医四全面推行 PBL 课程，由医学系四年级逐步扩展至涵盖整个七年课程；台大医学院医学教育改革的列车正式开动。

新课程的教育理念是促进医学生在知识、技术、态度的均衡发展，培养分析问题、问题解决、自我学习及终生学习能力，重视沟通、领导才能、团队合作与伦理道德修养。课程的设计力求基础与临床知识的整合，减少必修课程，增加学生修习有兴趣科目的空间，注重单元教学、小组与床边教学、人文与艺术的涵养、伦理道德教育以及资讯科技的能力等。教学方式，减少大班单向讲授的时间，以及以教师为中心的填鸭式教学，改以学生为中心，加强自我及团队合作学习及以问题为导向的学习方式。由于伦理与人文修养是整个医学教育的核心，须贯穿整个医学教育过程。新课程涵盖自一年级的通识教育至七年级的临床训练，加上教师培训、软硬件的教学设施及相关的行政支援等，可说是庞大而复杂的工程，PBL 只是其中一项，由于各种改革工作之间都有关联，必须以全面的角度去了解。

问题导向学习在台湾大学医学院的发展

PBL 课程的发展与变革[9,10]

PBL 课程的规划必须同时处理已经占满每周学习时间的大班讲授课程。实验班课程得到病理科许辉吉教授的支持协助，由病理科年轻的黄秀芬老师为实验班编制新课程，实验课程的特点是把病理学授课内容与时数精简，强调重点与临床相关的内容，并与相关的临床科目发展整合式课程，并在大班授课之外配合小班的问题导向学习教学。经过小心的筹划，实验课程在 1993 年上学期正式开始，将 32 位自愿参加的学生分为四组（每组 8 人），借用医学院图书馆的四间视听室作为小组讨论的教室。小组老师则获得家庭医学科陈庆馀教授的人力支援，由该科李宇芬、吕碧鸿、李龙腾及梁继权医师担任。为了贯彻学生自我学习的改革理念，实验班的大堂课都尽量安排在上午，以腾出较多学生自我学习的时间。PBL 的小组讨论安排在星期四下午，共有 2 小时，一些小组未能解答或讨论中所衍生出来的问题则安排在星期五上午做大组的讨论，并由老师协助讲评。小组讨论所使用的教案则是翻译谢博生院长购自哈佛的教材，由于个案发生的背景是美国，与台湾的状况难免会有差异，影响学生的学习效果，引发日后开始编写本土教案。实验班进行了一个学期，普遍获得同学的认同。在实验时期，无论在课程设计，还是老师教学与行政支援等，都是新的尝试，难免会投入较多的资源与关注，使得一般课程的学生有些不公平的感受，投书要求一视同仁，PBL 课程便在学生强力要求下顺水推舟，在 1993 年下学期医四课程全面施行。

台大之 PBL 课程是由医四开始再依序发展到医三、医二，涵盖整个基础医学阶段，把每个年级的学生以随机方式分为 16 组，每组学生 7 ～ 9 人，由一位固定小组老师带领讨论，每学年重新分组与更换小组老师。鉴于台湾的中学教育缺乏小组讨论的学习经验，学生惯于以老师的授课内容作为主要的知识来源。在课程设计上，医二 PBL 课程的目的主要是让学生学习自己找资料及与同学讨论的学习方法，故课程内容以医学人文及社会议题为主，下学期再加上部分生化题目，用较轻松的讨论主题使学生逐步熟悉 PBL 的学习方法，故医二可以说是 PBL 的准备课程。医三以解剖、生理与微生物免疫学内容为主；医四以病理及药理学的内容为主，与整合课程配合，讨论基础医学问题。PBL 课程在开始时没有独立的学分，课程是依附在基础医学如生理、病理等课程中，由于教学时间是从缩减原来的基础课程而来，基础医学老师担心减少上课时间会影响课程涵盖度（很多老师的教学观念认为老师必须将学生该知道的在课堂中讲述过一遍）。故开始时 PBL 课程的设计是与所依附的基础课程同步，每周讨论一个与大班授课内容有关的个案，作为大班授课的延伸与补充，以减轻基础医学老师的顾虑及对改革的抗拒。如医四上学期第一周的学习内容是炎症反应,PBL 则以一个阑尾炎的个案供学生讨论。因为担心学生讨论失焦，各组所获得的知识不同，开始时在隔天将 16 组学生分成四大组，由一位基础老师搭配一位临床老师主持讨论。这种小组加上大组的讨论方式只维持了三年，便因为学生对大组讨论的满意度较低，小组讨论后提出的进一步讨论题目愈来愈少，同时也耗用较多的教师人力，加上基础老师对 PBL 的疑虑逐渐减少，因而将大组讨论取消。

在取消大组讨论后，为了延续小组讨论，解决小组学习时间中未能处理的问题，以及加强学生在课外的互相学习讨论，曾尝试使用网络讨论平台，让学生登入网站发表对讨论问题的意见与提出疑问，由其他同学及老师对问题给予回应。当时的网站架构与功能并不理想，很多老师并不熟悉使用，加上临床服务十分忙碌，导致对学生问题的回应冷淡，网络讨论平台不久亦无疾而终。

台大 PBL 课程的最近一次改变发生在 2006 年。台湾考试主管部门为了减轻医学系毕业生面对考试时的压力，决定将考试改为基础与临床分开的两阶段考试。在医学四年级结束后先考第一阶段，毕业后再考第二阶段。这个考试的变革使得台大医学院必须把原先医三与医六两阶段授课之解剖学，改为在医三上学期一次授完。

PBL 受课程时数分配的影响必须调动，PBL 再一次面临改变的危机与转机。台大 PBL 课程与 PBL 理念的最大差距是缺乏让学生发觉学习问题的机会，也就是麦克马斯特大学 PBL 学习过程——triple jump 中的“脑力激荡与目标设定”[11]，及荷兰马斯垂克（Maastricht）大学 PBL 学习过程——seven-jump 中的前五个阶段（澄清与解释专有名词、界定问题、有系统地澄清问题与形成学习目标）[12]。PBL 教案中都附有老师所设计的学习问题，学生并不需要自己去找寻自己的学习目标。这个缺失已经在小班老师的讨论中多次提及，部分 PBL 老师亦希望能够改善，但由于受制于原先的课程规划，及学生与老师怯于改变而遭遇困难。权宜做法是让老师在每次讨论结束前空出一些时间，让学生讨论教案之外的学习问题。医三课程的改变正好给予 PBL 课程改变的契机，一个学年的 PBL 课程集中在大班课程较不密集的下学期，一周上课四小时正好可以把一个教案分两次讨论，教案数目减半，脱离实施多年的与大班课程的互补关系，实现麦克马斯特大学的 triple-jump 与马斯垂克大学的 seven-jump 由问问题开始的 PBL 学习过程。在四小时中拨出半小时由基础及临床老师以大班方式作重点观念的解释，目的是增加基础老师的参与，增加对 PBL 的了解并减少基础老师对改变的疑虑。实施以后学生的满意度与原先的讨论方式比较并无改变，老师在引导讨论上亦未出现困难，如何将这个改变逐渐推行到其他年级是必须进一步思考的课题。

医四课程除近年要求小组老师在开学前需设计新的教案外，并无较大的变更。但教案内容与以往诊断明确之标准个案不同，讨论大纲也不明订，希望以循证医学的精神，提升学生发觉问题以及寻求解答的能力。2011 年医三课程再度整合，由一学期每周四小时变成一学年每周两小时，担任三年级小组讨论的老师需缴交教案，经两位课程主持人及其他老师审核后纳入教材。教材内容尽量不明列题目，学生了解个案情境后决定讨论题目，于下周讨论，未完成的讨论于第三周再深入加强，符合 triple-jump 的 PBL 学习过程。

2009 年医学院加强培养医学生的医师素养（professionalism），对许多课程加以整合。医二小组讨论上学期“医师与社会”的教学内容，配合大堂课的通识课程“医疗与社会”进行，分成医疗人类学、医疗社会学、医学与道德哲学、法律与政策四大单元，教案教材由通识课的四位负责老师负责设计；下学期的“医师与人文”的教案内容，则移除了与生化相关的讨论题目，另外邀请台大人文科系的硕博士学生担任助教，就历史、戏剧、哲学伦理、音乐、中国文学、艺术史、文学与语言学、医学院区导览等设计教案，上课时由学生进行小组讨论，老师及助教担任 facilitator。十六位小组讨论的负责老师都是临床医师。课程改革之初，有些老师对于上学期“医师与社会”的教案内容，及下学期“医师与人文”的人文艺术等课题有所疑虑。几经修正，目前教案多由小组老师设计，以引导医二学生思考临床现况及社会相关议题为主，下学期的人文相关课程，均设计二至三个建议教材，学生可以自行决定课程题目及讨论大纲，老师及学生对于课程的满意度极高。

PBL 指导老师的招募、培训与评估

教师是教学活动的灵魂人物，亦是影响教学改革成败的关键因素。谢博生院长在推行教学改革时早已注意到教师对改革的重要性，所以对于 PBL 指导老师的招募以较能适应新观念的年轻临床医师为主，而且必须能认同新的教学理念，愿意付出者优先。并承诺 PBL 的教学表现可以反映在教师升等的教学服务评分。PBL 指导老师的任务包括在每周两小时的小组讨论课中引导学生学习、编写小组讨论教案、学生学习评估及担任小组学生的导师。PBL 课程的教师需求量很大，以每班 16 组计算，由医二到医四共需要 48 位老师，台大医院虽然拥有大量主治医师，但要求他们在日常繁忙的临床与研究工作中拨出额外教学时间实在不易；PBL 开始时教师招募便面临极大的困难。幸而当时担任临床医学研究所所长的林瑞祥教授帮忙，同意在临床医学研究所博士班课程中加入“医学教学法”课程，并授予学分，实质上担任 PBL 指导老师作教学的学习。这个决定立刻为 PBL 课程引进一大批优秀且充满学习发展潜力的年轻老师，并由此培养出不少 PBL 的教学人才。以临床所博士班学生作为 PBL 师资使得 PBL 课程能够稳定开办。但博士班学生人数毕竟有限，难以支持 PBL 课程的长期需求。为了突显医学院对教学的重视，在谢博生院长大力推动下，医学院院务会议同意将 PBL 教学经历列为主治医师申请医学院教职的必需条件。有了如此重要的诱因，PBL 教师的招募从此便不虞匮乏，而且出现申请者比名额超出许多，必须经由遴选委员会的选择才能担任，医学院亦开始可以在老师教学品质上加以更高的要求。

改革之初，PBL 对所有的老师来说都是一种从未有过的经历与不了解的教学方法，所以 PBL 指导老师必须经过适当的教育训练才能胜任。教师培育对医学院来说也是一项全新的工作。当时在岛内也无足以培训 PBL 老师的师资，因此延聘了如加拿大麦克马斯特大学的关超然教授[13]、哈佛大学的 Miriam S.Wetzel 教授[14]来台主持教师培训及做 PBL 示范教学。为了培养医学院的种子老师，自 1996 年至 2000 年分批遣送年轻老师出台接受为期一个月的短期教学培训，训练内容包括 PBL 及其他临床教学方法。共有 36 位老师接受此项培训计划，人数以赴美国宾州大学医学院最多（15 位），Rochester 大学医学暨牙医学院次之（10 位），约翰霍普金斯大学医学院 3 位、加州大学旧金山分校 2 位，其余为伊利诺伊大学、加州大学洛杉矶分校、南加州大学、麦克马斯特大学、乔治城大学及麻省总医院各 1 位。台

大医学院曾对派遣教师赴外受训计划进行成果评估，评估内容包括训练内容、贡献、过程与成果 4 大项 21 个指标，结果显示该教师培训计划符合大部分的评估要求，需改进的地方是计划的自我评估，尤其是缺乏对教师的满意度评估、成本效益分析及长期效果的追踪[15]。

PBL 指导老师的例行培训活动为每学年开始前的“小班教学指导老师教学研讨会”，及在学期中每学期三次的“小班老师教学座谈会”（简称为 tutor meeting 的会议）。“小班教学指导老师教学研讨会”集中所有小班教学指导老师，主要的目的是提供新任 PBL 老师对 PBL 教学一个概括的了解，除了一般的演讲外，还邀请有多年教学经验的老师与新任老师座谈，做经验的传承，减轻年轻老师开始教学时的焦虑。自 2011 年开始，“小班教学指导老师教学研讨会”以共同教育及教师培训中心录制的小组讨论实况录像带为教材，让小组老师们对于小组讨论时可能出现的各种状况有所了解。Tutor meeting 则分年级举行，是各年级 PBL 指导老师互相交流与学习的园地。Tutor meeting 的主要目的是边做边学，通过对所遭遇问题共同寻找解决方法与团队支持来达到教师教学能力的提升。此外，医学院会不定期举办一些与教学相关的活动及鼓励教师参加其他学校或机构举办之教学活动。近年来各医学院校纷纷成立教师发展中心，教师培训的活动大量增加。并利用医学教育学会作为整合各校相关教学活动的资讯平台。

早期医学院并没有 PBL 教师评估机制，由于 PBL 的教学方式与一般授课截然不同，教师是否依照 PBL 的学习理念引导学生是 PBL 课程成败的关键，有必要对教师的教学方法加以了解与评估。1995 年医学院开始对 PBL 指导老师的教学方式进行评估，采用 Watts，Teaching Style Inventory（TSI）的中译本为评估工具，由学生评估 PBL 教师[16]。TSI 分为三个向度，分别是教师角色与师生关系、教学内容及教学方式。每个向度有 5 个题目，由学生在学期末填答。其后，由于校方对教师评估日益重视，申请参与 PBL 教学的主治医师增多，亦需要一个较适用于 PBL 教学环境的评估工具。新的评估工具在 2006 年开始试用，它是融合 Dolmens & Ginne[17]、Das 等人[18] 及 Grave 等人[19] 等评估工具重新编制而成的。共有 29 个题目，分为结构式学习、自我学习、合作学习、学习课程引导、对个别学生的了解与指导、回馈评估及教学态度与热忱七个向度，以反映老师不同层面的教学能力。

PBL 课程学生学习成果的评估

课程开始时并没有特别为 PBL 设计的学生评估方法，由于学校必须以分数来显示学习成绩，所以要求 PBL 导师在学期末以分数来评估学生的学习成果。稍后，根据 PBL 的学习目标列出一些建议，如对团体的贡献、讨论表现等作为老师评分的参考，另外加上对学生表现的评语。这种评估方式有严重的缺点，由于老师只与一组学生互动，无法知道其他组学生的学习状况，而且长期与一组学生相处，不免产生感情，因此评分会有较大的偏差，最明显的问题是分数缺乏组内差异但却有明显组间差异的状况出现（前提是分组为随机分派，理论上各组不应有太大差异存在）。为减少教师评分偏差，医学院曾录制 PBL 讨论课程制成标准化的录像带，并举行共识会议，由教师对录像带中的学生表现讨论出较一致的评分标准。这种寻求评分共识的方法并未如预期的有效减少组间的成绩差异。因此有老师提出设定评分限制的方法，在学期结束前集合所有的老师讨论学生的学习状况与表现，共同设成小组平均成绩的范围，教师必须调整小组学生的成绩使平均值落在预设范围中。为了能有效反映组间成绩差异，教师在计算组平均值时可以先把成绩特别好与特别差的学生排除以免影响平均成绩。这个方法沿用至今，是目前最有效控制组间差异的评分方式。为了调整组间的差距，医二原先有学期结束时每组需缴交书面团体报告的要求，期末由小组老师对团体报告评分，就前三分之一成绩最佳的组别给予加分。但书面团体报告免不了有 copy and paste 的状况，2009 年开始医二小组老师决议将书面团体报告修正为在期末由各组就学期中讨论过的题目择一做 10 分钟的报告，彼此观摩。各组或以 powerpoint 报告，或以行动剧呈现，十分精彩有趣。老师及学生共同参与以即时回馈系统（interactive response system，IRS）就各组之报告评分，以作为整组团体加分的依据。另外，为配合医学院加强学生英文能力的要求，近两年在医二、医三、医四的小组讨论课均要求每学期至少要有一堂以英语报告或讨论，由小组老师评估，表现良好者给予奖励。

PBL 的目的是学习如何去学，因此学生学习能力必须包含在学习评估中。传统课程中并没有学习能力的评估方法，教师评语也常常流于内容笼统简单，无法反映学生学习状况。台大医学院在 2003 年开始研究评估学生学习能力的方法，翻译改编加拿大 Sherbrooke 大学的学生评估工具 Tutotest[20] 成为中文版[21]，在 PBL 课程中试用，并把结果回馈给学生，使用至今反应尚称良好，后来将原来 44 题的问卷减少成 34 题以减少教师填写时间。除了教师对学生的评估外，PBL 亦鼓励学生自我评估与同伴互评。自我评估是终生自我学习能力的一环，因此显得格外重要。由于 Tutotest 用作学生自我评估工具，试用结果发现与教师评估及学业表现之相关甚低，与国外的一些类似研究的结果一致。因此，如何训练学生自我评估及发展良好的评估工具是尚待解决的问题。同伴互评则与教师评估十分接近。

进步测验（progress test）是 McMaster 大学评估医学生医学知识的方法[22]。台大医学院并没有类似的测验方式，医学知识主要由大班课程的纸笔测验来评估，但为了改变学生过去依赖记忆的学习方式，鼓励对知识的理解与应用，在医三、医四实施整合课程测验[23]，以医三、医四小组讨论的主题为测验范围。题目以个案为导向，测验知识的理解、分析及基础知识与临床关系等。在 PBL 课程脱离基础课程具有独立学分后，PBL 之成绩计算便是整合课程测验与教师评分之总和。近年来，教师评分所占的权重由于教师反映应给予教师评分更多比重而有增加。

医学生参加检核考试的成绩是教育改革开始时受到大家关注的评估指标。新课程实施后，最初几年的统计并未发现有成绩下降的情况出现[9]，使得大家心头大石稍微放下。

教学与行政资源的建立

医学教育改革的工作繁多，而以 PBL 课程为最，光是教师的选聘、培训、联络、教材编印及协调医二至医四 48 个小组的课程事宜便是十分沉重的行政业务，更遑论新增加的各种教师与学生评估工作，绝非医学院原有的行政单位所能负担。1992 年医学院成立“教学发展委员会”，主要任务为研议教学改进方案，推展教育评鉴、学习评量及教育研究，与课程委员会共同筹划及推展医学院的教育革新。另一个与 PBL 课程发展有关的组织是“小班教学推展小组”，该小组建置于 1994 年，主要的任务是拟定及规划医学院的 PBL 教学事宜，包含 PBL 教师之遴选与培训、促进 PBL 教学技巧与评估教学成效等。自成立以来，该小组即为台大医学院 PBL 课程的主要规划单位，与 PBL 有关之各种措施皆由该小组研拟后送医学院教学发展委员会审查通过，再交由共同教育室负责执行。医二至医四的 PBL 课程各年级设两位负责人协助处理课程相关事务与主持每学期三次的 tutor meeting，课程负责人向小班教学推展小组负责。

与 PBL 课程关系最密切的行政单位是共同教育室。共同教育室成立于 1995 年 11 月，次年 8 月获通过成为医学院正式之行政单位[24]，其主要任务是执行教学发展委员会之决策，处理医学教育改革所衍生的事务，工作项目众多繁琐，包括通识课程、基础临床整合课程、PBL 课程、教学评量、教师研习、医学教育研究、临床医学教育规划等相关行政业务。共同教育室成立之初，依任务需求分为规划组、教学组、推广组三组；后增加评鉴组成为四组。规划组负责推动教学发展委员会各工作小组（包括小班教学推展小组）决策之执行；教学组负责有关临床教学评鉴、整合课程之协调及医学系教学指引及教材之编纂；评鉴组负责各系科所教学成效之评鉴，定期检讨各系科所教学之成效及学习评量，以提供教学改进之参考；推广组负责医学教育杂志及医学人文丛书之出版与规划、医学人文馆教育展示、医学教育改革动态影像资料及网页设计等。2007 年业务重新调整分为课程整合组、小班教学组、教学评鉴组、研习规划组及共同教育组，共同分担教育室之所有工作。

小组讨论教室是 PBL 重要的学习场所，最初是使用医学院图书馆之视听室作为实验班的讨论场所，PBL 全面实施后立刻面临小组讨论教室不足的难题，PBL 指导老师只有利用各临床学科或医院病房的讨论室作为小组讨论的地方。由于讨论地点分散在整个医学院及附设医院院区，行政管理十分困难，各组所获得的教学资源亦不平均。谢博生院长为保存台大医学院硕果仅存的历史建筑，同时提供 PBL 小组学习教室，于 1994 年重新整修荒废已久的二号馆，在一楼及二楼各设置 8 个小组讨论间，可供一个年级 16 组学生同时使用[24]。整修后全馆充满人文与艺术气息，使师生在进行 PBL 学习时能够获得精神层面能量的补充。由不少民众把二号馆作为婚纱照的取景地点可见一斑。教室内的教学设置亦不断增购与更新，目前所有教室皆设置无线网络、单枪投影机、白板及笔记本电脑，使学生可以很方便地搜取各种资讯，及利用视听软件来进行讨论。二号馆后来变更为医学博物馆，另外将基础医学大楼 B1 的动物中心重新整修为含一间视讯教室及 16 间小组讨论室的教学区。2012 年 2 月小组讨论教学区正式启用，每间讨论室均配备有完整的视讯设备，所有小组讨论课均在此进行。

困难与障碍

所谓“万事起头难”，从无到有必须经过许多人的努力耕耘。回顾台大医学院 PBL 课程的创立，并没有一个良好的客观环境作基础。当时不单岛内医学院对 PBL 十分陌生，在台大医学院负责推动 PBL 的老师对 PBL 亦并非十分了解。一切都是边做边学，遇到困难再寻求解决之道，十足是成人学习精神的发挥，以实践 PBL 来推动 PBL。台大 PBL 课程能够在 15 年前一片质疑与反对的声浪中建立，主要靠谢博生院长的全力推动，以无比的决心与意志力由上向下不断地沟通协商，行政资源的协助及医学教育改革的推动者李明滨教授、陈庆馀教授、吕碧鸿医师等的全心投入，才能力排众议，踏出改革的第一步。期后，PBL 教学在岛内慢慢普及，加上医学院的教学评鉴亦把 PBL 列入评估项目之一，各医学院遂相继开始 PBL 课程。2000 年，台湾辅仁大学成立医学系，仿效加拿大 McMaster 大学医学院模式，全面采用 PBL 教学。PBL 这种教学方式正式建立起在台湾医学教育中的地位。反观台大医学院的 PBL 课程，这些年来虽然在教师与学生的评估方式、教材编写等方面有不断的改变与进步，但 PBL 课程在整体课程所占的比重并没有增加。小组讨论的进行方式除医三外，医二及医四的讨论仍未能完全符合 PBL 的基本精神。PBL 课程推展的困难与障碍，主观分析起来可能与下列因素有关：

1．台大医学院 PBL 课程虽然已有十五年历史，现任的 PBL 指导老师亦在学生时代经历过 PBL 学习，PBL 的理念亦为大部分，尤其是年轻的老师与主治医师所认同，但反对或质疑 PBL 方式教学的声浪自始至终尚未停止。

2．PBL 的教学成效仍未获得良好的实证支持，使得推动 PBL 的正确性继续受到质疑[25]。一些 PBL 在理论上的优点如自我学习能力等，目前仍缺乏有力的实证研究支持；反对者很容易以看不出成效作为借口。PBL 是否真的能够达到预期的学习效果固然是值得关注的问题，但研究结果会受到各种因素影响，正反两方的争辩或许在短期内难以停息，但要对 PBL 的成效作盖棺定论尚言之过早。反之，传统的教学方式又是否具有有力的研究证据来支持呢？不论 PBL 教学方式是否真能达到预期目标，以目前一周只有两小时的 PBL 课程与每周二三十小时的传统课程比较，我们能够期待医学生从 PBL 课程中获得多少的知识与能力？

3．当 PBL 指导教师是颇大的负担，每周两小时的课程加上编写教材、准备课程、与学生在课堂外之接触讨论、参加培训课程及担任学生导师等都必须耗费大量的时间与精力。此外，还要处理大量之临床服务、研究及其他临床教学活动。结果是部分老师以应付目前的工作为要务，不愿意进一步改进以避免增加工作，影响 PBL 之进一步推展。

4．医学教育研究是医学教育进步的动力，医学院老师因为升等与学术生涯发展的需要，都各自有一个专门的研究领域，对医学教育相关研究缺乏兴趣。在升等的压力下，医学教育研究对临床与基础医学老师亦缺乏诱因。另一方面，医学教育研究方法偏向人文社会范畴，与医学研究方法有很大的差距。教师缺乏医学教育之研究能力，从事医学教育研究亦会力不从心。

5．PBL 在经过 15 年后已经不再是新的议题，也不再是医学院发展的优先项目，难以获得更多的资源分配，虽能维持目前的工作规模，但无法有更多的发展。

6．与大班讲授课程的竞争依然明显存在，大班课程的压力与学习分量常排挤学生学习 PBL 的时间。此外，大班与 PBL 课程共存的缺点是学生在享受大班速食式的知识喂食之后，更不愿意去进行需要自己花力气去“学钓鱼”的 PBL 学习方式。

未来展望

未来在短期内要进一步发展全面的 PBL 课程显然是十分困难的，但一些小规模的改革仍可能有助于 PBL 理念的落实与学生学习环境的改善。

PBL 课程目标的单纯化

PBL 的两大学习目标是获取医学知识与学习取得知识的方法，在 PBL 学习时间无法增加的状况下，学生的医学知识来源主要为大班的传统课程。以 PBL 学习知识的必要性需要重新考虑。如果把 PBL 学习目标简化为学习方法与态度的训练，及理解、批判与思考能力的培养，可能更有利于集中精力与有限资源来引导学生学习终生自我学习的技巧。

PBL 教学方法的创新

有学者曾说，没有两所医学院校的 PBL 课程是相同的，由此可见，在执行层面上会因地制宜，及在教学过程中加入一些创新的元素以发展出学校的教学特色。如何在 PBL 教学理念下发明创新的学习活动，为 PBL 课程注入活水，提升学生与老师参与 PBL 的兴趣与动力，是未来值得努力的方向。

教育专职人员的投入

目前小班教学推展委员都是兼职，在原有繁忙的工作之余，能投入 PBL 教学改进的时间与心力十分有限，共同教育室工作人员亦非教育专长。反观一些美国医学院的教师培训中心，皆有不少教育学专家的投入。将来如果能仿效医院设立专职的教学型主治医师，提供职缺延聘有教育学硕士以上之教学专才，协助 PBL 及其他医学教育事宜，或能有助于改革的继续推行。

PBL 教学原理的延伸

PBL 是一种教学原理与教学方法，虽然我们无法立刻扬弃大班的授课方式，但可以应用 PBL 的原理去改变大班的授课活动，如大班的 PBL 便是一个例子。如果我们认同 PBL 的理念，应可以考虑使用部分的原理改变原有的教学活动；如以个案为中心、协同学习等。以创新的方法去解决问题，不正是 PBL 所希望培养的能力吗?

PBL 教材设计的更新

医疗大环境变更，PBL 小组老师需以丰富的临床经验设计符合医疗现况的教案教材，除了传承医学知识外，更希望能够让学生在小组讨论中培养应有的专业素养。

结语

纵观人类历史，改变其实才是常态。医学教育在过去一百多年间曾经历很多的改变，只是个人常常无法经历与了解，以史为镜可以让我们更清楚所在时间点的定位，做更睿智的选择。最后我们要向所有曾参与 PBL 课程的老师与工作人员致敬，没有这些人的帮忙便没有现在的 PBL。

引用文献及其他参考资料

1．台湾大学医学院附设医院：台大医院百年怀旧。台北：台湾大学医学院附设医院，1995。
2．台湾大学医学院附设医院：台大医院壹百年。台北：台湾大学医学院附设医院，1995。
3．谢博生：现代医学在台湾：台湾医学会百年见证。台北：台湾大学医学院，2001。
4．谢博生：医学教育：理念与实务。台北：台湾大学医学院，1997。
5．谢博生：谈教育改革。枫城新闻与评论 1994；11：2。
6．Flexner A：Medical Education in the United States and Canada. New York：Carnegie Foundation for the Advancement of Teaching，1910.
7．Neufeld V，Barrows H：The“McMaster philosophy”：an approach to medical education. Journal of Medical Education 1974；49：1040-1050.
8．Colvin RB，Wetzel MS：Pathology in the new pathway of medical education at Harvard medical school. American Journal of Clinical Pathology 1989；92（suppl 1）：S23-S30.
9．Leung KK，Wang WD，Chen CY，Hsieh BS：Evaluation of medical education reform at National Taiwan University College of Medicine. Journal of Medical Education（Taiwan）1997；1：21-30.
10．Leung KK，Lee MB，Lue BH，Yang PM，Hsieh BS：The implementation of problem-based learning at National Taiwan University College of Medicine. Journal of Medical Education（Taiwan）2001；5：273-80.
11．Painvin C，Neufeld V，Norman G，Walker I，Whelan G：The“Triple Jump”exercise —A structured measure of problem solving and self directed learning. In Proceedings of the Eighteenth Annual Conference on Research in Medical Education，D.L.Jones，compiler，pp. 73-77. Washington，D.C.：Association of American Medical Colleges，1979.
12．Schmidt，H. and Moust，J：Factors Affecting Small Group Tutorial Learning：A review of Research. In D. Evenson and C. Hmelo（eds.），Problem-based Learning：A Research Perspective on Learning Interactions. London：Lawrence Erlbaum Associates，2000.
13．梁继权：加拿大 McMaster 大学关超然教授医学教育特别演讲纪要。医学教育通讯第 13 期。
14．Wetzel MS：Report on Visit to National Taiwan University College of Medicine. Journal of Medical Education（Taiwan）1997；1：91-96.
15．Leung KK，Wang WD，Chen CY，Hsieh BS：Evaluation of the faculty development program. Journal of Medical Education（Taiwan）1997；1：436-443.
16．Leung KK，Lee YJ，Lue BH，Lee MB，Hsieh BS：Evaluation of teaching styles among small group tutors. Journal of Medical Education（Taiwan）1998；2：18-26.
17．Dolmans DHJM，Ginns P：A short questionnaire to evaluate the effectiveness of tutors in PBL：validity and reliability. Medical Teacher 2005；27：534-538.
18．Das M，Mpofu DJS，Hasan MY，Stewart TS：Student perceptions of tutor skills in problem-based learning. Medical Education 2002；36：272-278.
19．De Grave WS，Dolmans DHJM，van der Vleuten CPM：Tutor intervention profile：reliability and validity. Medical Education 1998；32：262-268.
20．Des Marchais JE，Vu NV：Developing and evaluating the student assessment system in the

preclinical problem-based curriculum at Sherbrooke. Academic Medicine 1996；71：274-283.

21. Leung KK，Wang WD：Validation of the Tutotest in a hybrid Problem-based Learning curriculum. Advances in Health Sciences Education 2008；3：469-77.

22. Blake JM，Norman GR，Keane DR，Mueller CB，Cunnington J，Didyk N：Introducing progress testing in McMaster University problem-based medical curriculum：psychometric properties and effect on learning. Academic Medicine 1996；71：1002-1007.

23. 高美英、黄天祥、谢博生：整合课程测验试题之分析。医学教育 1998；2：27-35。

24. 台湾大学医学院：二号馆修复启用纪念特刊：医学教育之传承与前瞻。台北：台湾大学医学院，1998。

25. Dolmans DHJM，De Grave W，Wolfhagen IHAP，van der Vleuten CPM：Problem-based learning：future challenges for educational practice and research. Medical Education 2005；39：732-741.

第五节 台湾辅仁大学医学院实施全面 PBL 课程后的反思：我们达成了什么？是如何做到的？

邹国英　周定远　撰

前言

辅大医学系在获准设立之后，筹备委员会经过多次开会，于 1999 年 8 月决定在三、四年级时全面实施“问题为基础的学习”方式教授医学及临床医学。

辅医在系主任及全体老师、教学医院医师的努力下，从师资培育着手，建立组织架构，接着规划课程，编写教案，研拟评量方法，建置小班教室、资源教室、临床技术中心及图书资源。经过两年多的准备，2002 年 9 月开始实施三年级的 PBL 课程，2003 年 9 月开始实施四年级的 PBL 课程。

虽然岛内其他 10 所医学系亦均或多或少实施 PBL，但辅医为台湾唯一一所将基础医学课程完全整合，且以教案导引、小组讨论为主轴的医学系。为反思我们达成了什么及是如何做到的，容我先简介辅大医学系的 PBL 课程。

辅大医学系的 PBL 课程

PBL 课程之规划主要涵盖下列三方面：①以教案为主轴：导引学生整合性地学习基础医学及临床医学知识，并借由临床个案的问题带动学生的主动学习、整合、组织以学得知识；②以小组讨论、小班学习为主要的进行方式：激发学生习得合作学习、沟通技巧与人际互动、自我评估及对同伴建设性评估的技能；③安排早期临床接触：以提早培养学生询问临床病史、施行身体检查、判读检验结果等临床技能，并注重对病人的关怀及沟通技巧的训练。

单元课程的规划

单元课程的最初设计是参照南伊利诺伊大学医学院的课程设计，即第一年（三年级）以器官系统为主轴设计单元学习的内容，如呼吸、心脏、肾脏、骨骼、中枢神经、胃肠等器官系统，另有内分泌及生殖单元。第二年（四年级）则以跨器官系统的领域设计单元课程，如生命周期（产科学、小儿科学及老人医学单元）、感染免疫、血液肿瘤、精神及行为等，四年级的循环单元则是让学生在第一年所建立的基础上，再深入地学习与心肺及肾脏相关的知识。

除了单元课程外，尚有辅助课程以帮助学生以教案内容为蓝本进行自我导向学习：

1．资源学习课：以解剖模型、挂图、X 线片、光盘及老师预先切割好的大体，教导学生学习人体结构，每周 2 小时。

2．基础医学实验课：尽量配合每一单元之内容，设计微免、生理学、药理学之实验，及各器官之组织及病理切片，每周 4 小时。而各器官的胚胎学学习不易用教案带出，因而加开胚胎学的课（含实验）。

3．临床基础医学导论：大堂授课，每一单元之教学目标并非皆可借由教案讨论达成，有些内容也不适合学生自我学习，因此配合单元教学目标，会安排一些概论性质的授课，邀请专家讲授。这些授课内容，可引导学生自我学习，并提供专家咨询的机会，每周 4 小时。

4．临床技术课：三年级配合各单元之内容，相关的临床技术教学在医学院之临床技术中心进行。四年级则每周一个下午至教学医院，在老师指导下，在床边学习临床技术之应用。让学生学习医患沟通、专业行为及病史询问、身体检查、检验结果之分析判读等，每周 3 小时。

在第二及第三年执行 PBL 课程时，根据学生及老师的反应，我们对单元课程做了一些调整。其中主要的调整为：

1．将原来 10 周、11 周的课拆成两个 4 ～ 6 周长度的课程，如将 unit 1 拆成呼吸单元及心脏血管及肾脏次单元两个课程，以增加学习的功效并减少每个课程的学分数。在台湾，大多数的学校均规定若学生修课的科目有 1/2 以上不及格，是要被退学的。

2．将基础医学单元延长为 5 周，且在三年级开学的前两周，密集大堂授课，以先奠定学生的基础知识，然后再进入单元课程。

3．“产科学、小儿科学及老人医学单元”改为“妇产科学及小儿科学单元”。老人医学移后至五、六年级临床医学课程中学习。

4．“血液及肿瘤单元”改为“血液单元”。肿瘤医学知识之学习于各器官系统单元带入。

2005 年始我们对课程做了总体检，进行较大幅度的调整，于 2006 年实施三年级之新课程，2007 年实施四年级之新课程，至此课程逐渐稳定。新课程的安排如下：

1．三年级之单元课程：基础医学单元（7 周）、心脏（6 周）、呼吸（4 周）、泌尿肾脏单元（6 周）、内分泌及生殖单元（6 周）、胃肠单元（6 周）。

2．四年级之单元课程：中枢神经单元（6 周）、周围神经（含肌肉骨骼）单元（6 周）、产科及小儿科学（6 周）、感染免疫单元（6 周）、血液单元（6 周）、精神及重症医学单元（6 周）。

小组学习流程

小组学习课（tutorial）之规划是比照南伊利诺伊大学，在三年级是每周 3 次，每次 3 小时，四年级则为每周 2 次，每次 3 小时。小组学习流程之规划亦是比照南伊利诺伊大学，分成三个阶段七个步骤：

阶段一

1．学生由所给予的教案资料，指出病人的患病事实，且归纳出病人的问题（facts/problems）。

2．进行脑力激荡，列出造成病人问题的可能状况（hypothesis generation）。

3．为了要了解是哪一状况造成病人的问题所需要进一步了解的病史、身体检查所见及检验结果（need to know）。

4．在讨论过程中随时列出不了解的部分（learning issues），在课程结束前，将 learning issues 归纳成 learning objectives。

阶段二

5．资料查询、摘要整理。

阶段三

6．第二次上课时，由当次的主席（学生轮流担任）列出 learning objectives 的讨论顺序，及每一 learning objective 的讨论纲要，引导整个小组的讨论，小班导师在旁协助主席发挥他的角色。

7．每次下课前均进行回馈（feedback），每一同学针对自己的表现、主席角色的扮演进行回馈，小班导师亦对每一位同学、主席的角色及自我的角色给予回馈。

教案运用

在教案编写方面，为能较有层次地引导学生的思路，并学习临床医师的思考流程（thinking process），在教案格式上，我们采用夏威夷大学的逐步披露式（progressive disclosure）教案书写风格。

第一页为 opening scenario，陈述病人的姓名、年龄、性别、如何来到医院，及病人的主诉，第二页为现病史、既往史、家族史及社交史，第三页为身体检查所见，第四页为检验、X 线或其他特殊检查结果，第五页为起初的临床经过，第六页为治疗过程及治疗结果，第七页为参考资料。为让学生学习的主题多些，除了上述结构完整的教案（health care problem,HCP）外，尚有小教案（mini case,1 ~ 4 页）。另外，为鼓励学生多看原文书，上英文网站查资料，并训练正确的英文发音，教案是以英文书写。

小班导师版本的教案，则另包括教案摘要、关键字、学习目标（分生物医学、临床医学、人口公卫学及心理、社会、行为学四个领域）、tutor guide 与 tutor notes。小班导师多不为该单元领域的专家，但要求小班导师必须对教案的内容有一定程度的了解，对愈高年级的学生，小班导师愈需要对教案内容有较深入的了解。此外要求小班导师在教案讨论时，切实遵照小班学习流程的每一个步骤（包括：定义问题并制订学习目标、讨论收集之资料并回归教案运用所学知识于解释病人问题和检验结果等）进行小组学习，以期建立学生的正确学习模式和态度。

学生学习评量

辅大医学系对三、四年级小组学习为主的单元课程，其评量分为形成性评量（formative assessment）及总结性评量（summative assessment）。形成性评量的评量项目有：

1．每次小组学习结束前的口头回馈。

2．单元中老师及同组中其他成员均以填写评量表的方式表达对某一同学所观察到的优点及弱点，以鼓励同学可以更好。

3．triple jump exercise：在第一单元的呼吸课程结束后举行。评分分为“通过”与“不通过”两个等级。评定为“不通过”之学生，转交由小班导师（tutor）再做观察，若再表现不佳，则请年级课程负责老师及单元组长进行辅导，以期早些发现学习困难的学生。

4．personal progress index（PPI）：此为荷兰 Maastricht 大学医学院首先采用的方法，其后加拿大 McMaster 大学医学院亦采用此方法。我们是在每一学期结束之前实施一次，采用的是台湾医师考试的题目，考试内容涵盖与考试相同的领域及范围，包括基础医学、内科学及外科学；其各学科领域选题比例也比照医师执照考试。借此一方面可熟悉医师执照考试的形式，另外可持续追踪个人的医学知识累积情况。每学期末考试，不列入学期成绩。

总结性评量则包括小班导师成绩及笔试成绩两方面。小班导师依学生小组学习时之课程知识、问题解决能力、互动及沟通技巧、学习态度四方面打分。单元末必定会有一次笔试考试，其内容涵盖以基础医学、临床医学、公共医学、行为医学四大层面为主。考试范围依各教案的学习主题及大堂授课，决定各基础医学领域及临床医学的占分比例及出题目。三年级的单元成绩，小班导师成绩占 40%，笔试成绩占60%；四年级的单元成绩，小班导师成绩占30%，另10%为作业成绩。自三年级每一课程之成绩均依下列等级评定：

优（总成绩大于89分）

甲（总成绩80～89分）

乙（总成绩70～79分）

丙（总成绩60～69分）

丁（总成绩50～59分）

戊（总成绩小于50分）

此外为了要了解PBL上课情形，并借由评估来改善上课状况，针对学习过程的形成性评估有以下五种：

1．对小组功能进行评估——提升小组讨论气氛及效率。

2．对自我进行评估——提升自我的表达、沟通、学习态度等能力。

3．同学对同伴进行评估——帮助同伴改进缺点及学习同伴的优点。

4．同学对小班导师进行评估——提供小班导师带班及改进的参考。

5．小班导师对学生进行评估——提供学生具体建议，使其发挥优点、改正缺点。

回顾过去十年实施PBL课程，我们达成了什么？

PBL的教育目标是让学生：①获得必要的知识；②能有效地利用这些知识评估和照顾病人的健康问题；③有能力延伸和改善这些知识，并且将来面对新的问题时也能妥善处理照顾。因而PBL课程的成效评估不仅是学习期间的知识获得、小组学习的态度及自我导向的技能，尚应包括学生进入临床年实习后及担任住院医师时，是否能有效地利用所学知识评估和照顾病人的健康问题；并有能力延伸和改善这些知识。PBL课程的成效评估，可分为短期及长期的成效评估，辅大医学系的PBL课程才实施6年，因而只能做些短期的成效评估。

分四部分来探讨辅大医学系PBL课程之短期成效，第一部分为PBL课程实施过程中之成效，第二部分为学生在临床实习时之知识、态度、技能三方面，第三部分为学生进入临床实习半年后，进行半结构式访谈，以了解其对之前所经历PBL课程的看法，第四部分为医师执照考试结果。

第一部分：PBL课程实施过程中之成效

1．增加基础老师与临床老师间的互动。学校基础老师与临床老师间及不同医院间临床老师的互动增加，原本彼此不了解或了解不多，因开会、共同规划课程、编写教案、担任同一单元小班导师（tutor），增加相互认识及了解的机会，进而相互欣赏、共同做研究。

2．学生知道所学基础医学的实用性。经由教案的临床情境，学生整合性地学习基础医学与临床医学知识。

3．增加学生间的认识。小组学习课时，每一到一个半月换一组，每个学生与班上 80% 的同学有每周相处 6 ～ 9 小时的机会，增加学生间的相互了解与深入认识。

4．老师可以早期发现学生的问题给予辅导。每个小组 6 ～ 8 位学生即有一位小班导师，每周老师与学生相处 6 ～ 9 小时，老师得以近距离地观察学生，早期发现学生在学习及生活上的问题，及时给予辅导，改善学生的学习技能、学习态度或是作习习惯。

5．提升学生资料搜集及表达能力。学生搜寻、整理资料、口说、做 powerpoint 及提问能力进步，增进学生做主席及营造团体气氛的能力。

6．加强学生英文阅读能力及医学词汇之认识。

7．共笔消失了，学生主动看教科书。台湾医学系学生盛行共笔（共同笔记），即对某些必修课程指定两或三位学生上课听讲、录音，或向老师取得讲义、ppt 档案，制作共笔给全班同学使用，此共笔往往会留传给下几届学生。辅大医学系学生在一、二年级时也有许多课制作共笔，到三、四年级时每星期两次到三次的小组学习课（tutorial），每两次小组学习课之间往往需读书 6 ～ 8 小时，学生没有时间制作共笔，必须自己作个人的笔记。

8．带动风气，将 PBL 教学理念与做法带到其他学系：辅大护理系及临床心理系的老师，在参与辅大医学系所举办的 PBL 的研习会及工作坊，亦对 PBL 产生兴趣，并在台湾教育主管部门计划经费资助下，至岛外参加 PBL 研习会。之后，护理所开始在硕士班核心课程——护理理论、专科护理学理论，与二技妇幼护理学课程中，进行 PBL 之教学，临床心理系亦开始在硕士班进行 PBL 之教学，成为带动岛内护理所及临床心理所教育改革的先锋。辅大其他学院的老师亦受之影响而开始有兴趣了解 PBL 为何，并于 2005 年始陆续在企管、国文、法律、哲学等系所，开始推展以 PBL 精神为蓝本的课程。

第二部分：从学生在临床实习时之知识、态度、技能三方面来探讨

我们以实习医学生的临床学习测验及“实习医师”考核分析等资料，来呈现辅仁大学医学系在临床实习时知识、态度、技能方面的表现；并以实习医学生的反思来了解学生对 PBL 课程的看法。

为了了解辅仁医学系学生在经过三、四年级 PBL 课程之后，所具备的临床医学知识是否足够，及其学习态度及技能之改进是否有助于临床医学阶段之学习，我

们于 2005 年请小儿科及妇产科课程负责老师，从医师执照鉴定考试题库中各挑选 50 道测验题，测验 60 分钟，于五年级学生实习该科前及后作答。结果显示辅大学生之前测成绩较同时期其他学校学生为低，没达统计差异。辅大学生之后测成绩较他校相当或是较高，前后测分数的差距辅大学生显著地大于其他学校学生，显示辅大学生知识累积速度较快。可能的解释：

1．PBL 课程经由教案学习的临床医学知识不完整，且辅大学生进入临床学习之前未先上临床医学课程，因而增加学生在临床学习时之学习动机。

2．学生已具备纯熟的自我学习技能，因而在临床学习时之学习成效较好。

另外以辅大医学系七年级学生在医院实习期间，分析其依医院评量表及相关规定所打的平时考核成绩或实习成绩，并与同时期其他学校学生比较。资料分析结果显示：辅医学生之专业知识和他校学生无明显差异，辅医学生之能力、态度与责任感方面获得肯定。

结论：PBL 课程训练出的学生在临床实习时，前备知识不会比以老师上课为主训练出的学生差，知识累积的速度较快，学生的学习态度与责任感方面获得肯定。

第三部分：学生进入临床年后对之前所经历 PBL 课程的看法

在 2006 年 1 月对谈辅大医学系 12 位五、六年级学生，于他们进入医院接受各科之临床训练（担任 clerk 的角色）至少半年后，进行半结构式访谈，以从学生的观点探讨 PBL 课程对学生之临床实习有何影响，及进入临床年后对 PBL 课程的看法。

结果：

PBL 课程对学生临床学习的正面影响：

1．提升学生寻找资料、深入探索临床问题的能力。

2．提升学生临床推理之逻辑思考。

3．提升学生做报告之自信。

学生对 PBL 课程有以下建议：

1．PBL 课程提供之学习广度不足。

2．PBL 课程设计无法给予学生对医师执照鉴定考试之信心。

第四部分：医师执照考试结果

PBL 课程的目标为培育学生的自我学习、合作学习及批判性思考的能力。因而医师考试成绩不应是评量 PBL 课程的好工具，但一个课程的设计与执行，应让学生习得足够的知识而能通过医师执照鉴定考试，因而台湾许多医学院校均以辅大医学系学生的医师执照鉴定考试成绩，作为判断是否可以在台湾全面实施 PBL 课程的指标。

台湾的医师执照考试从 2007 年开始采取两阶段的分试考试，即第一阶段考基础医学，四年级结束完成基础医学课程后有应考资格，第二阶段考临床医学，七年级结束完成临床医学课程后有应考资格。2007 年 2 月辅大 4 ～ 6 年级的学生，参加第一试医师执照考试通过率为 89.17%，全台第一名，许多学科的平均分数亦为全台最高分。2007 年 7 月第一届学生毕业后参加第二试医师执照考试，通过率为 100%。

探究此高医师执照鉴定考试通过率可能原因如下：

1．前几届学生的责任感与荣誉心，学生知道要比别的医学院校医学生好，就需加倍地多努力充实自己。

2．小组讨论之相互观察学习，减少学生间程度上的差异：成绩在后段的同学，不像一般传统上医学课程那么轻松，于小班上课时，每位同学都需要发表自己所搜寻的学习主题的资料，与同学分享，也需要与同组的同学互相讨论，所学习的主题反复讨论思考，增加其理解力与判断力，其程度相对地会被提高。

3．上课不缺席，每周均念书、作笔记。

4．学生在三年级开始就参加学系所要求的个人进步指标（personal progress index，PPI）的答题考试，虽然有许多题目尚未学到，仍可根据自己的思考或推理做答，第一次或许成绩非常不理想，随着往后升上高年级或进入临床医学，会做答的题目也会增加，至毕业前可以做许多次左右，每次均有成绩显示，学生自己可以知道自己进步的情形。PPI 的题目来源包括医师执照鉴定考试的考古题及本系的基础与临床医学教师的出题，学生经过多次的答题后，早些熟悉医师执照考试的题目形式与出题方式，至正式参加考选部举办的医师执照考试就不会有害怕的心理；此外 PPI 可以显示同学的个别进步情况，看到自己进步的情形，对医师执照鉴定考试也就会减少一些恐惧，增加自己的信心。

5．不可讳言的是有些学生也参加坊间的医师执照鉴定考试补习班，其他医学院校的医学系学生或多或少也参加医师执照鉴定考试补习班，但是参加医师执照鉴定考试补习班，并不是通过的保证。

《编者按》

为了鼓励辅仁大学建立新的医学院，就胆大心细地以 PBL 为课程规划的主轴，我自 1999 年起就与 McMaster 的李泽生教授共同协助辅大医学系发展 PBL 课程及教师培训。从其第一届的医学生由 2001 年开始接触 PBL 起直到他们进入医院实习都有定期的追踪。我深信这群第一届的学生在考试成功的表现决不是上补习班侥幸得到的。

我们是如何做到的

推行此一以教案讨论小班学习为主轴、老师导引协助学生自我寻找资料主动学习的课程，需要很多的师资、资源及强有力的行政领导。台湾医学院评鉴委员会（Taiwan Medical Accreditation Council，简称 TMAC）委员及每个医学院校主管，知道辅大医学系要在三、四年级几近全面实施 PBL 课程，都表示很怀疑台湾的医学生是否可以自发性地读书及参与小组讨论，且担心以辅大医学系的少许人力、师资是否能推出 PBL 课程。TMAC 委员在前几年的访视，经由我们的简报逐渐了解我们的课程设计，肯定我们是在很认真地筹备课程，但仍很担心我们执行 PBL 课程的能力；直到看到我们进行中之三、四年级 PBL 课程后，始对我们的 PBL 课程规划及执行表示肯定与赞赏。这过程是很辛苦的，需要很多人（老师、医师及职员）的投入与牺牲家庭生活、假日休闲时间。但看到学生对获取知识途径的新认知及学习态度习惯的改变，有如羽化、蜕变一样，又获得 TMAC 访视委员对本系 PBL 导学方式的肯定，老师及职员们都觉得欣慰、值得。

在过去这些年的课程筹备及执行，我们学习了很多，略述于下：

1．团队合作：在进行这样一个与过去经验及理念不同的课程时，沟通协调、让大家都发表个人的看法及建议是重要的，但是仍需要有强有力的领导及团队合作，才能使课程规划及教案编写有一致性及连贯性，且不偏离核心理念。刚开始时我们只成立了一个 PBL 课程筹备委员会，在此委员会内达到课程规划及执行的共识后，才由筹备委员会的委员成立其他的课程规划委员会，邀请其他的老师及临床医师加入课程的准备；此时回顾仍觉得这是很正确的做法。

2．看重师资培育：在一开始即要培育教学医院的医师，使其对课程设计及教案编写有充分的了解，因为他们在课程规划及执行上，扮演很重要的角色。辅大医学系很幸运在成立之前及成立之初，和耕莘医院有很紧密的关系；那时医学院院长陆幼琴修女亦同时为耕莘医院的院长，我除了身为医学系系主任外，亦同时为耕莘医院的教学副院长。在课程筹备期间，耕莘医院有四五十位医师参与；课程进行时担任单元组长及临床技术课程的负责老师均为耕莘医院的医师，故课程执行上的困难较少。在这两年另有两家医院参与教学及担任单元组长，虽然人力充足，但课程执行上会出现不同做法及不同理念，需要花较多时间去沟通与协调。

3．确认课程目标，贯穿课程规划：在课程筹备之初，对于采用何种型态 PBL 课程之共识，要建立在课程的目标上。辅大医学系 PBL 课程的目标为不仅要学生学习必要的基础医学及临床医学知识，尚要整合性地建立这些知识基础，并加强医学生回忆所学和应用所学于临床工作的能力；此外要能发展有效的主动学习能力和团队合作的技能，培养对全人的关怀及对医学伦理相关议题的敏感度。PBL 课程实施型态大致可分为三种：第一种为全面整合课程，不再单独开设基础及临床医学课程，学生主要借由教案整合性地学习基础及临床医学知识，小班学习时间高于课程总时数的 30% 以上，此可称为全面实施 PBL 课程。第二种为有进行整合课程，或只在一或两个课程进行教案讨论之小组学习，但仍以大堂授课为主，小班学习时间介于课程总时数的 15% ～ 30%，此可称为外加式 PBL 课程。为了要整合性地学习基础医学及临床医学知识，构成医学基础的所有学科都应该纳入以问题为基础的学习课程，且要能影响学生的学习行为与态度，小班学习所占的比例不能太少。辅大医学系一开始就很确定我们是要在三、四年级全面实施 PBL 为主的课程，因而我们出台参访的学校均选择全面实施 PBL 的学校。台湾学生在入大学前之教育方式、学生成熟度、学制及资源等方面，与国外学校有很大的差异，在台湾不同学校之间也有差异，因而要规划出适合自己学校使用的课程及执行方法，但各课程之间要有一中心理念（或说是信念较恰当些）将其串联起来。

4．编写适合学生程度及学习进度的教案：教案编写过程是很漫长的，且参加的人数很多，要让每一位参与的人对教案内容的安排及书写方式（怎样才是一个好的教案）有很清楚的认识是不容易的，因而需要有教案审查委员会。在辅大，因刚开始时每个老师都是新手，都没有教案编写或使用教案教学的经验，因而我们找几位老师对国外学校教案有专研的老师成立教案编写协助小组，而我则尽量参与每一次的教案编写讨论会，且在教案付印之前再做最后一次的审查及修改，以使前后教案有衔接性，适合学生程度及学习进度，且贯穿原来所订教案编写的原则。

5．认真负责的行政人力：PBL 课程之准备及执行上，有许多事需行政人员协助，如会议之召开、教案编写之联系及文书工作、单元课程安排教师、评量问卷之实施及考试出题之联系及文书工作、学生之 Q&A 等。这些工作在过去大多是由负责教授某一门课的老师负责，而在 PBL 课程都成了公共事务，需另外安排人来做。此外尚要举办一场又一场的师资培育活动。在成立之初我们只有一位职员负责系务及三、四年级课筹备，后来逐步增加人手。有赖这些课程行政助理的认真负责，使得课程的筹备及执行能顺利进行。目前共有三位职员及一位研究助理参与三、四年级课程之事务，但仍感人力不足，尤其是很多事务之决策及管理都要系主任做，造成系主任很大的负担。因而急需成立医学教育室（office of medical education），其组织架构上应有一人为组长，以领导、管理其他的行政人员，如此才能更有效能及长久地执行下去。

6．足够的财源：有足够的经费，才能聘请有经验的老师来培训人员，才能按照理想设置学习空间及设备，才能有较足够的行政人员协助课程的筹备与执行。在辅大医学系成立之初，申请到台湾教育主管部门为期 4 年的计划，除学校提供的经费外，此计划确实给予我们很大的经费上的资助。

7．友人的支持：在前两年筹备期间，我们在岛内是孤军奋斗，因医学教育界的人均不看好我们，更明白地说，他们不认为台湾的学校能全面实施 PBL，也不认为辅大医学系可以做到。在这期间好几位国外友人给了我们强有力的支持与鼓励，他们都到过台湾，检视过我们规划中的课程、教学活动及编写的教案，都很肯定地告诉我及我们的老师："我认为你们准备得很好，很正确，我相信你们会成功！"他们是：加拿大 McMaster 大学李泽生教授、关超然教授，美国 Southern Illinois 大学 Ann Kelson 女士，Hawaii 大学 Golden Greene 博士及澳洲 Flinders 大学 Liz Farmer 医师。

结论

PBL 的目的除了要学生学习与课程相关的知识外，更重要的是要培育学生终生学习、促进团队合作学习及训练判断性思考的能力。因而 PBL 不只是一种学习方法，只要照着三阶段七步骤去做就可能达到预期之成效，而是要做课程整合，改变老师与学生对教学及学习的理念，准备好学习资源（如教案、图书、解剖及组织之学习资源）；在建置好学习空间、学习资源及老师对 PBL 有正确的认知、认同，并有足够且良好的训练后，此时所要做的即是要信任学生，给予学生空间去改变与蜕变。但 PBL 课程的筹备与执行均是很耗费人力的，学生整体知识架构之建立是很无效率及片段的，且专科老师可以授课的时数减少。所以在决定是否要采用此种方式进行课程改革之前，除对它要有较深入的了解外，更需要严肃地去检视课程改革—— 你所想要达到的目标为何？PBL 课程是否为适合的模式？若决定采用 PBL 课程，则要进行课程整合，且进行教案讨论小组学习期间，大堂课要减少（最好每周不超过六小时），以让学生有较多的时间自我学习，此外，小班老师要对小班学习课时学生的学习态度、团队互动及自我学习等方面评分。因为如此才能达到 PBL 课程的目的，教案讨论小组学习并不等于 PBL。

《编者按》

1998 年我在加拿大 McMaster 大学接待了从台大医学院退休后到耕莘医院的林瑞祥教授。林教授为了帮助规划将在辅大新成立的医学院并考虑采用崭新的医学教育课程，亲自来到了 McMaster 大学做实地的访问考察。离开前，他对我说希望辅大医学院能采纳较全面的 PBL 课程。翌年我也回访耕莘医院并举办了一个 PBL 工作坊。在这个工作坊中，我以一位 PBL tutor 老师的身份带领了六位护理系的学生进行了一场 PBL 学习。在场与会的医师及老师都相当兴奋且惊讶地看到他们自己学生出色的学习表现。学生们也很认同这种既实际又有趣的学习方式。以后的两年，第一任院长陆幼琴修女及台大第一任医学系系主任邹国英教授也都相继来访。我与同事李泽生教授也为了辅大医学院决心建立全面 PBL 课程的毅力感到分外的兴奋、鼓舞与敬佩；我们俩也答应全力相挺，协助举办相关方面多元多次的 PBL 培训活动。

我自 1999 年起就与 McMaster 大学的李泽生教授共同协助辅大医学系发展 PBL 课程及教师培训；我与李教授共同或轮流往返 McMaster 大学与辅仁大学，参与规划 PBL 各方面的细节，包括 PBL 种子老师的培训、学生的开导、教案的审核及评量方法的建立。由 2001 年其第一届的医学生开始接触 PBL 起，直到他们进入医院实习都有定期的追踪。很少有医学顾问注入如此多的时间与精神。对邹主任在教学行政上与 PBL 教案及评量品质上把关的用心，和同学们以“牺牲小我完成大我”作为实验天竺鼠的合作心态，我深为感动。我深信这群第一届的学生医师执照鉴定考试 100% 通过率的表现决不是上补习班能侥幸得到的。辅大医学院实施 PBL 第一阶段的成功也非偶然。况且，一个医学院的成败誉贬本来就不应以医师执照鉴定考试的通过率做依据；此外，向来医师执照鉴定考试的传统指标是在知识技巧的层面，而 PBL 是注重能力品德的层面。至少，PBL 课程全面化并不影响知识的汲取（已有相当多的文献证明），也能让学生学习自主化、全人化、生活化、职场化及对学生更有意义的趣味化。

第六节 台湾“中台科技大学”以教师成长社群推广“问题导向学习”课程的经验分享：教与学的迷思

“科技大学学生的素质能力及自动自发的程度，足以实施 PBL 吗？”

“不教学生，我是好老师吗？坚持少说话、不给学生答案，我尽职了吗？”“教学就是老师教，学生学！老师不教，学生怎么学？拿什么考证照？”带着这些迷思及待印证的问题，台湾“中台科技大学”“PBL 教师教学专业成长社群”踏上一段实验、未知、冒险的 PBL 旅程。

前言

自 1990 年加拿大 McMaster 大学医学院进行医学教改，将 PBL 应用于医学课程至今，PBL 已成为高等教育“以学生为中心”教学的重要主流理念，各国教育改革无不努力纳入、仿效实施。纵观台湾目前实施 PBL 的技专院校，大多为医学教育背景体系的学校。这些学校发展 PBL 的历史，多经历从上到下 top-down 的模式，由高阶主管率团学习观摩，研习加拿大、美、日等国实施 PBL 的情形，再引进到自己的学校。

此外，在准备实施 PBL 课程时，岛内外学校都花费 2 ~ 4 年的筹备期，致力于师资培训及教案撰写的工作。实施期间，也必须经由定期聚会师训、督导回馈、修订教案及评值标准等机制，才能确保进行的成效，达到帮助学生在获得知识、技能之外，还要具备创新思考、问题解决及资料收集与分析的能力，让学生自主学习，精进与人共事的沟通技巧和团队合作的能力。

总结实施 PBL 的要素，需有学校政策、行政资源、师资、时间、金钱等多方投入，加上经年累月长期的督导、监控和研究，才能达到最佳境界。因此，有别于医学大学实施 PBL 的条件，技职科大若要进行 PBL 课程的推广，在学生素质、经费、行政、环境等各方面皆相对不充足的情况下，确有其一定程度的挑战性。不同于医学大学实施 PBL 的模式，台湾“中台”PBL 教师成长社群以由下而上 bottom-up 的实验模式开展。期间感谢关超然教授的持续指导与支持，今很荣幸有机会将本校实施的模式及经验，与其他技专校院交流，以期能让有心尝试 PBL 教育理念的教师参考，一起共襄盛举。

PBL 教师教学专业成长社群成立背景

台湾“中台科技大学”（以下简称台湾“中台”）成立于 1966 年，为全台技职教育体系中，医护技术类科系最完整学校之一，目前设有健康科学院、管理学院和护理学院三个学院，共有 14 个系、11 个所，以培育医护、健康与管理人才为职志。在教学卓越计划的挹注之下，教学发展中心于 2010 年推出以教师社群推动 PBL 的模式。对多数台湾“中台”的教师而言，PBL 是一种全新的教学体验，PBL 社群因此肩负着一个冒险及创新课程改革的任务。

回顾过去，台湾“中台”早于 2003 年就曾实施 PBL 课程，当时因台湾暴发严重急性呼吸综合征（severe acute respiratory syndrome，SARS）疫情，护理系学生被迫回到学校进行各科护理学实习。为了提供学生贴近临床真实情境的学习、完成各科实习目标，几位教师凭借过去参加 PBL 研习的经验，编写 PBL 教案并带领实习生进行 PBL 小组讨论。SARS 疫情过后，部分护理教师仍持续运用 PBL 于实习课程，但碍于训练方式不同、各种设备资源的不足，并非全面实施，也没有相关机制建立。

台湾“中台”教学发展中心于 2010 年正式成立，教师教学发展组组长苏慧菁邀请 McMaster 大学医学系荣誉退休教授关超然到学校演讲，此次演讲引起校内有心推广 PBL 课程教师的热烈回响，大家凝聚共识，以期能将此优良的教育理念深化到学校的课程，以促进学生学习成效。于是，在学校主管及各方面因素支持配合下，苏组长特别邀请护理系江青桂老师（后来成为该中心学生学习辅导组组长）成立“PBL 教师教学专业成长社群”，并将该社群列为学校重点发展社群之一，提供特别经费补助，聘请关教授担任讲师及顾问，带领有心改变、创新教学的教师深耕 PBL 这个园地。

PBL 教师社群规划理念

PBL 教师社群强调教师专业自主，注重协同学习，重视反思实践，通过群体合作的实践行动，借由系统性研习，协助社群教师进入 PBL 的实务，建构 PBL 相关知能，并应用到自己课程中。因此，PBL 社群运用行动学习（action learning）概念与行动研究（action research）方法，希望提供给全校教师一个 PBL 专业知能发展与实践的机会，强化教师的 PBL 行动力；期待通过个别与集体反思实践的历程，发展出适合于本校情境的 PBL 课程。

PBL 教师社群的准备与实践

社群行动计划

PBL 教师社群每学期以四个步骤进行循环研习，包括招募成员、拟定行动方案、行动实施与观察、反思与修正。每学期通过共识会议制订学习目标，排定研习、tutorial 实作或演练课程并进行校外参访。除了邀请亚洲 PBL 大师——关超然教授担任指导专家之外，亦以同伴教学的方式，就 PBL 相关主题，邀请有经验的社群成员分享其想法与做法，大家共同讨论一起成长。本社群的成员的背景资料及行动方案描述如下：

社群成员组成

台湾“中台”PBL 教师社群为全校性社群，各系所教师皆可依个人意愿自由参加，99-1 学期至 100-1 学期共计有 122 位教师参与 PBL 教师社群研习活动，其中以护理系教师占最多数（71.3%），其次为通识中心（9.8%）和应用外语系（6.6%），社群成员接触 PBL 的经验多元：从初次接触到曾实施 PBL 皆有。统计 2010 年第一至 2011 年第一学期期间，持续参与社群聚会活动的教师有 12 位，来自全校各系所单位。

准备期：第一年 PBL 教师社群教育训练

社群成立由江青桂组长担任召集人，定期举办有关 PBL 专业的研习活动。因考量到成员来自各学系的多元性及经验差异，课程设计须由浅入深，从 PBL 精神讲述开始，到教案书写、小组讨论操作等实务的演练皆需涵盖，以学期为单位，采用每学期循环培训的概念，反复进行所有培训活动。

循环式的研习可帮助社群成员，随着学期的进展消化吸收知识，使学习讨论的层面更广、内容更深入、更符合实务应用性，逐步发展出适合自己专业及课程所需的 PBL 教案及其他相关资料，达到扩展 PBL 实施范畴的目的。

社群的运作模式涵盖专题演讲、团体讨论、实务演练、PBL 实作示范以及至台湾“中国医药大学”进行 PBL 实际观摩和参加 PBL 研讨会等；经由专家咨询指导及合作互动的团体成长模式，社群教师彼此分享知识及交流经验，深化在 PBL 的学习，精进 PBL 知能，且逐渐形成对 PBL 的共识及实际推行于课程的意念。

行动期：实施 PBL 于护理系人类发展学课程

历经一学年的 PBL 研习，社群教师决定于 2011 年第一学期将研习成果实际应用于教学实务。经由社群教师们的讨论与构思，整体考量设备及系所的行政支援，最后选定护理系大学部四技一年级“人类发展学”课程（日间部及进修部各一班），以 hybrid PBL 方式进行，扣除期中考及期末考 2 周，利用 10 周进行授课，1 周为学生解说 PBL，5 周进行 2 个教案的 PBL。

实施前，社群教师合作完成“人类发展学”PBL 课程各项准备工作，包括课程设计、教案修编、PBL 手册及评量表（学习评量表、教案评量表、小组教师评量表），并遴选 10 名完成培训、具 PBL 师资证书之社群成员，担任 PBL 小组教师（tutor）。

实施 PBL 期间，社群成员每周利用中午时段召开小组教师会议，检讨与修正 PBL 小组讨论过程及 tutor 技巧。共举办 5 次会议，其中 2 次邀请关超然教授莅临指导，协助社群成员澄清疑惑。

反思期：进行 PBL 课程行动结果反思

这一段全新的 PBL 旅程，并非平顺无碍，其实参与其中的师生皆面临许多的挑战与迷思考验。我们经历了角色转换的冲突，我们体验了困知勉行的不安，幸好过程中有专家陪伴指导及同伴回馈支持，通过行动经验中的反思与觉知，我们终能面对与超越这些考验，顺利完成此课程。兹将小组教师会议、师生省思记录及回馈，从老师及学生的观点，综合整理出三项主要的迷思，论述如下：

小组教师的经验与反思

迷思一：科大学生适合进行 PBL 课程吗？

随着时代变迁，教育制度持续改革，其目的在于希望达到因材施教，使学生皆能适应发展。但是，一般而言，技职院校仍是大多数家长与学生的第二选择，以至于教师对技职学生能力的质疑成了推行 PBL 的一大阻力！曾有位应用外语系老师提到：“有些学生的英文能力真的、真的很差，我怀疑应用英文教案的可行性。当他们对于英文单字理解都有困难时，如何阅读教案句子或文章（进行 PBL 学习呢）？”而护理系老师则表示：“同学常常对于病人的问题没有反应！对于一些 lab（实验室）检查值没有能力判别……”看到学生能力与职场实务的巨大差距时，常引发老师的自我期许，更积极灌输学生大量知识，结果常因学生吸收有限、学习成效不佳，令教师感到挫折。

这些老师的心声，反映出社群成员于初期担心科大学生的背景能力与学习问题不适合实施 PBL 的迷思。经过彼此的讨论澄清及互相支持，老师终能建立信心，回归 PBL 精神，将学习的主导权还给学生。教师彼此砥砺必须：①相信学生是有能力的；②致力于营造一个支持、安全的学习环境，激发学生的学习动机；③协助学生“意识”自身的学习问题，并协助提升其能力。如此一来，教与学的关系不再只是老师单方面的传授，学生也必须做更多的投入，为自己的学习负起责任。

抱持与坚定这样的信念实施 PBL，课程进行至第二个教案讨论后，tutor 发现学生已逐渐形成团体规范，例如上课不迟到、掌控发言时间、尊重发言者、会主动担任计时者或记录者等。这验证了 PBL 的确有助于培养学生自主学习态度与团队合作精神；另外，部分平日沉默寡言的学生，在沟通、表达能力上也有明显进步。观察到学生的这些改变，更加强教师将 PBL 运用于课程的信心，对科技大学学生能力的迷思也得到澄清。

迷思二：小组教师任务符合传统老师角色的认定吗?

实施 PBL 师生互动关系中，学生角色改变了，教师角色也必须有所调整。对初次接触 PBL 的老师而言，要放弃旧有传授知识为主的角色，必须经历很多的自我怀疑，尤其是教授专业科目的教师，因为他们肩负学生专业证照考试的压力。因此，能否坚持实施 PBL，内心必然是经过一番的挣扎与抉择。

但在冲突挣扎的同时，老师内心亦不免怀疑以灌输知识为主的教学策略，在当今资讯万变的环境，能帮助学生因应毕业后的职场需求吗？老师对自我角色的认定，在这个自省的历程，面临反复不断的抉择：要继续传授知识，还是要培养学生带得走的能力？这些疑虑，通过社群教师的反思与辩证历程，大家认同老师的角色任务：**重在培养学生的学习能力，更胜于填鸭式的知识传递。**

在实施 PBL 课程的历程中，社群的教师更发挥以身作则的功效，通过本身鼓励主动学习、主动改变，开放心胸接受新知的气氛，影响参与的学生。本次“人类发展学”的 10 位 tutors 中，有一位是非护理系老师，在带领初期，虽有学生怀疑该教师的能力，但随着课程进行，老师可以和学生同步学习，教师亲身示范如何以 PBL 方式学习，赢得学生们的一致认同。

在带领学生参与小组讨论的过程中，老师对自我角色的认定常会产生动摇。例如：学生对教案情境无感、无言时，教师常迫于时间的压力，频频督促学生发言，因而产生：“我这样是介入，还是引导？”的自我怀疑；面对学生小组参与过程中的问题，如迟到、请假、未确实会前准备、发言占时过长等，如何处理？如何对学生表现建立适当的评分机制？

针对以上现象，社群教师经由下列因应之道解决迷思，以确保 PBL 课程品质：①发展合适、高品质的教案；②拟订本校 tutor 教战守册、PBL 评分机制；③利用持续的社群活动分享经验；④咨询资深的 PBL 专家。

通过这些方法，教师借由生活化的教案情境，将生硬的专业知识连结到学生的生活经验中，刺激学生发现问题、主动求知；利用 tutor 教战守册，获得处理许多学生问题的建议，避免自己陷入迷你教学授课模式的陷阱。

在第二次 PBL 会后讨论中，有一位 tutor 分享她对学生积极投入课程与产生自主学习的深深感动，她说："我要放手，我下次要放手更多，然后我会很小心不要让学生依赖我，因为我发现我不用讲太多，学生都把重点讲到了。"通过自我省思，老师可持续观察自己上课的言行表现对学生所造成的影响，也提醒老师应对学生表现适度关怀，而非只关注授课内容的完整度；由此不难发现这位老师已通过实施 PBL，对自身角色认同的考验了。

迷思三：PBL 适合延伸至其他专业学科领域吗？

护理系"人类发展学"PBL 课程成果分享之后，其他科系的老师虽然认同 PBL 成效，但是对于实施 PBL 仍然裹足不前，影响因素如下：教师觉得自己接受 PBL 的培训课程尚未完整、没有属于自己专业领域的教案、系里缺乏足够 tutor 带领课程、经费与教室设备不足、担心会压缩原有的教学时间等。

在衡量这些因素的同时，所有参与带领 PBL 的 tutor 都发现学生学习能力及表现，随着参与 PBL 次数增加而渐入佳境。此应证关超然教授的分享："一般来说，学生的表现都要四五次的 PBL 经验之后，才会比较成熟。"所以如何持续提供更多 PBL 的经验给学生，实为社群的一大挑战。

根据 PBL 应用于医护教育相关探讨发现，PBL 可运用于许多医护教育课程，包括伦理学、临床案例分析、精神科护理学、基础护理学等课堂教学（洪，2009；萧，2007；曾等，2006；Hsin，& Kwan，2011；Lin，Lu，Chung，& Yang，2010）。文献上虽未提及"人类发展学"PBL 课程，但我们证明 PBL 也可运用于"人类发展学"课程。此次的成功经验鼓舞社群老师下学期有计划地将 PBL 应用于其他大学部课程，甚至推向高阶研究所课程，希望在不久的将来，可以发展出各个不同专业领域的教案，进而能分享各系所实施 PBL 的宝贵经验。

学生学习成果与反思

迷思一：科大学生适合进行 PBL 课程吗？

科技大学的学生来自各领域综合高中，背景多元，其养成教育过程多偏重技能的训练，常以传统背诵方式达成知能堆叠的目的。因此，台湾"中台"学生大多是习惯于当"听众"，安静听讲。据调查修课学生，有近八成先前从未听过或接触过 PBL，对于 PBL 学习，初期学生常反映害怕于课堂上表达意见、想法，甚至认为老师若没授课，他们就不会念书等状况。这反映出传统填鸭式教育，虽能快速传递知识，但也塑造出学生被动依赖、缺乏信心、欠缺统合资讯能力与重视寻求“标准答案”的迷思。

实施 PBL 打破学生惯有的学习模式，老师观察到学生参与 PBL 之后的改变。有的学生会不断地运用先备知识并汲取新知，将之整合应用于问题解决策略上，此与我们期望能养成学生临床思辩与问题解决之目标相契合；以前被动学习的学生，现在转为会发问、提供资讯或寻求、解决问题，间接增强对自我的信心。

由上述可知，PBL 能培养学生独立自主、主动学习与解决问题的能力，经检视学生平均期中考和期末考的差异，发现成绩进步的情形达到统计显著意义。另外，学生反思因 PBL 的评量方式有别于既往单一评量的方法，对于成绩优异“背多分”型的学生，刚开始会特别担忧在团队中的表现，因此抗拒 PBL 学习方法。学生亦反映以往只需准备应付一次考试即可，但转换为此种学习模式，不仅要查询、阅读文献，还需与同组成员互动合作，这对习惯“独自”学习的学生而言，PBL 的过程无非是一项酷刑。

经调查本次“人类发展学”PBL 学习经验，约有 5% 学生认为 PBL 对学习无助益，这种情形和其他实施 PBL 学校状况雷同。即便如此，多数学生对 PBL 仍抱持正向看法，认为 PBL 是一种有趣且能引发学习动机的方式。

迷思二：学生对传统教与学角色的期待与疑虑

“师者，所以传道、授业、解惑也”，传统教师角色被赋予教学的责任，学生学习也因而被框在教师所规定的范围内。当学生初次接触 PBL 教案内容时，不免担忧学习内容是否可以应付未来证照考试需求，加上学生期待教师是“教者”的角色，故于实施 PBL 初期要求教师恢复以往上课模式，但这些情形随着 PBL 的进行逐渐改变。

实施 PBL 初期，学生普遍抱持“以教师为主导”的观念，因此在第一个教案开案时，学生常显露不安、紧张的态度，甚至抓不到教案的学习要点。经过多次讨论后，老师发现学生会利用课余进行讨论、分享自身看法或提出后续讨论目标。虽然此次“人类发展学”PBL 课程仅进行两个教案讨论，但调查、分析参与学生的学习成效，结果发现学生对自己解决问题的态度有明显转变。调查结果也显示讨论教案的次数及时间与学习成效有显著相关。

课程进行到第二个教案时，多数学生已熟知 PBL 进行流程及每人的角色任务。他们反映：“虽然老师不会在课堂上告诉我答案，但这种方式反而让我学会‘思考’及‘找答案’，而且学习责任本来就在我自己……”如此的态度转变，不难窥见学生已学会多层面思考问题，且开始会利用佐证资料来落实“实证精神”。

但也有部分学生质疑教师被赋予“教导”责任，当这角色功能消逝时，老师是否尽责呢？也有学生认定这样的教师角色“太好当”，无疑失去了他们缴交学费来学习的目的。“人类发展学”PBL 问卷调查显示仍有约 8% 学生无法摆脱“老师教，学生学”的传统思维，这些学生期待“被教导”！这样的信念影响学生自我导向的学习动机。针对此点，学生在反思回馈中提及“这是自我学习观念上的盲点，期待自己能加以突破，获得更好的学习效能”。

另外，有学生反映由于组员对教案或 PBL 流程不熟悉，以致花费过多时间分享经验或模糊学习焦点，甚至唱起“文献独角戏”，欠缺互动讨论，延宕进度。综合以上状况，社群老师进行讨论反思，提出下列改善因应之道：①课前应明订规范，以管控时间、讨论方式；②以录像带教学方式，让学生观看 PBL 流程，以增加熟悉度，缓解学习焦虑；③举办 PBL 学习训练营活动，使学生深入了解 PBL 精髓。

迷思三：PBL 适合延伸至其他专业学科领域吗？

改变需要时间！回首来时路，身为 PBL 课程启动者的我们，着实承受着来自各方的关注，其中也包括学生对 PBL 不了解及对教师角色期待之落差。记得在介绍 PBL 时，学生表示：“……老师为何就我们人发课要用这样方式，它会比较好吗？（指与传统授课比较）”推动之初，学生对 PBL 可能带动之学习效果是存疑的！

第二次教案开案讨论后，老师观察学生下课时，并非一如往常地迅速离开教室，反而是各小组组员驻足聚集在一起讨论教案内容、规划课后讨论的自学进度。在进行几次 PBL 小组讨论后，偶尔会多出数位非研修“人类发展学”学生来旁听。询问原因得知，原先他们只是抱持对 PBL 上课模式好奇而来，但之后却被课程能启动学生脑力激荡与讨论的魅力深深吸引。这呼应了高达九成修课学生的说法：PBL 能激发学习意愿，进而达到正向、优质学习的效果。

虽然 PBL 课程改革过程历经许多困难与挑战，在进行最后一次 PBL 回馈时，有近九成的学生，主动提出对其他核心课程的期待，希望基础护理学、内外科护理学、护理伦理等课程，也能运用此教学策略。有学生表示：“……我好希望未来还能上到这样的课，因为它让上课变得有趣多了”“我会把这样的学习方法（PBL）应用到其他科目的学习上”。

除了学生的推荐之外，社群召集人也借由每学期末 PBL 社群成果展，分享 PBL 研习及课程成果，并于每学期初招募新成员，达到宣传及推广 PBL 之成效。

实施 PBL 至今的成效

与其他医学大学相比，台湾“中台”PBL 社群教师于护理系课程开始推动

PBL 的成效实在微不足道；但对科技大学而言却是意义非凡，就像“人类第一次在月球踏出的一小步，却是人类科技发展的一大步”。台湾“中台”实施 PBL 至今的成效包括：提供了实证证明在科技大学也能实施 PBL；以社群模式推动 PBL 是一种经济、低风险、成功率高的做法；发展出 PBL 课程的相关配套策略，减少 PBL 初期实施的阻碍；建立与 PBL 专家沟通咨询通道，减少瞎子摸象的摸索时间。奠基于现阶段行动任务的四项重要成果，有助于 PBL 的后续推动与持续发展。

实践后的省思

以教师成长社群推动 PBL 的优势与特色

高等教育必须对学生的学习成效负责，所有技专院校在全面引进、实施创新教学模式时，都必须有全盘的考量，以免学生权益受损。因此，“中台科大”以教师成长社群方式小规模推动 PBL，有如前导实验般，是一种经济又可减低大规模实施风险的做法。社群推动 PBL 之具体成果、实施成效分析，可供上级主管评估是否复制成功经验，推广到各科系之参考。

综合整理台湾“中台”两年以教师成长社群模式推广 PBL 的经验，发现有几项优势及特色。

动机方面

PBL 教师社群是一个自发性的社群，由学校提供经费支持、协助本社群运作，但没有给予太多主导或行政压力规范实施过程或要求结果成效。因此，社群实践动力来自参与教师个人的兴趣、动机或需要，终极目的在提升自己的教学成效。例如有社群教师表示：“我的教学引不起学生的兴趣……我来这里寻找一种有效的教学方法。”“我是自己来‘参加社群’的，因为对自己的教学有帮助。”

如此强大的内在动力，最能促成教师专业能力的成长。不同于过去由上而下 top-down 的教育训练模式，PBL 社群教师的成长与学习皆出自教师内在动力，是一种由下而上 bottom-up、自我导向的专业成长。

知识方面

Dora（2005）和 Wu（2003）指出教育相关知识是教师改变教学的基本必备素养。因此，为了协助教师成长与学习，PBL 教师社群提供完整的、持续循环的 PBL 培训课程，采专家咨询指导及同伴教学方式，由关超然教授及有经验的社群成员教导其他同伴，然后共同讨论，促进彼此教学专业成长。社群教师参与 PBL 社群活动的过程中，不断地从自身以及他人的行动省思中，修正自己对 PBL 的认识与做法，例如有社群教师在参与社群聚会后表示："原来我以前（PBL）做错了……我们真的需要专家！"

专业自主方面

传统教师成长的方式不外乎参加短期研习讲座，邀请专家学者讲授教学理论，或以工作坊的方式进行教学研讨，这些方式都是通过由外而内的机制企图改善教学，缺乏教师自主的精神。教师研习或工作坊等成长课程虽可提升教师的教学知能，但无法确保教师将其所学实际运用于教学实务；有效能的讲师或可激发教师对改变教学的热忱，但这种由外引入的热忱通常无法持久，教师一旦回到其教学现场，很容易因为繁忙的教学工作或实务上的困难与挫折而轻易放弃，难以将理念付诸行动。例如有社群教师表示："PBL 的演讲以前我也听过很多次，虽很想要采用，可是一直没落实去执行！"

团队支持方面

研究发现老师虽然认同改变教学，但是因为担心必须承担学生的负面反应而不敢行动，此问题可借由老师之间协同合作、分享学习及互相帮助而获得改善（Chiang，Chapman & Elder，2011）。推广 PBL 之初，有些教师虽相信 PBL，但却缺乏冒险实践的精神；有社群教师表示："我以前不敢轻易尝试 PBL，这次跟着大家一起做'人类发展学 PBL'，觉得很踏实，因为过程中大家可以一起讨论。"PBL 社群的群体实践行动，激励了成员。Fullan（2003）指出教师普遍缺乏教学改革的冒险精神与实践力，他们通常习惯沿用过去常用的教学法"play it safe"；关超然教授认同首次实施 PBL 确实存在一些不确定性及风险，因此要"胆大心细"。Chiang、Chapman 和 Elder（2010）的研究亦发现，教师的所为（教学行动）常与其所知（教学知识）及所想（教学意念）不一致。本校以教师成长社群模式，通过团队行动的历程，持续支持及协助教师实施 PBL，可以确保教师的"想法"与"做法"一致，达到理论与实务之连结。

合作学习方面

多位学者一致指出教学是一种孤独的职业，因为教师习惯于单打独斗，很少进行教学合作，此现象尤以不同领域的教师为甚（Fullan，1993；Fullan & Hargreaves，1996；Hargreaves，1995）。PBL 教师社群破除教师之间以及专业之间的界限，提供一个同伴对话与学习的论坛，鼓励志同道合的教师共同组成教学团队，形成多元合作的伙伴关系，相互学习成长，促进彼此的PBL知能。例如有社群教师表示："很开心有机会跟不同系的老师一起学习，大家想法都不一样，学习到很多！"通过群体研讨方式，可以鼓励不同领域教师合作学习，于是，教师的专业成长，由个人研修提升到团队激励的层次。

成长团体带领者方面

成长团体带领者实为成长团体运作成败之关键。PBL教师社群召集人自2010年第一学期带领成长团体迄今未曾间断，每学期负责研拟社群计划书，能清楚掌握社群之目标。此外，召集人具备负责、热心、真诚与实践的精神，能忍受不确定性，能接受改变，能坚持理念；在PBL行动过程中，召集人清楚掌握自己的角色，能随时营造团体开放、安全、信任的环境，鼓励社群教师尽情地对话、彼此分享和互相学习。换言之，称职的社群召集人能带动并延续成员的学习兴趣与学习效果。

以教师成长社群推动PBL的困难与挑战

PBL教师社群虽然已经带动教师实施PBL，但这期间我们也观察到一些值得探讨的问题，分述如下：

成员的不确定性

PBL教师社群是一个持续进行的开放性团体，成立迄今历时约2学年，每学期皆向全校各系所单位公开招募新成员，亦尊重旧成员之意愿选择继续留下或退出社群。因此，在长达三个学期中，社群成员组成不断更替。PBL教师社群成员组成的多元及不确定性增加了社群活动规划的复杂性及困难度，文献上亦有许多学者提出类似的发现，例如：Chiang、Chapman和Elder（2010），Chien（2007），以及Gajda和Koliba（2007，2008）。召集人参考其做法拟定以下因应策略：

PBL教师社群成员来自全校各系所单位，除了校内授课教师之外，另有专责在校外带实习的护理教师，导致社群活动时间安排困难。为解决此问题，召集人在每学期初的共识会议与教师协商、排订社群活动行程，及早公布以利老师事先规划参与。

PBL教师社群重视教师的个人意愿及内在需要，召集人并没有任何行政上的命令或约束力要求教师全程参加社群的活动。因此，每次社群活动的参与教师皆不固定，所以成员的投入程度不一，认知也有差异，导致社群活动安排及运作产生困难。为此，召集人规划活动时，必须兼顾各系所教师之专业背景，调整课程内容及深度，以确保社群活动对参与教师有实质的助益。

教学与行政资源的不确定性

“巧妇难为无米之炊”，此次若未获得台湾教育主管部门教学卓越计划的挹注，私立技专院校很难长期提供 PBL 培训计划及支援低生师比的相关费用。目前台湾“中台”教学发展中心能持续支持循环式的培育课程，协助校内教师能力养成，拨补奖励教师编写教案及提供专家审核辅导的经费，及赞助社群教师相互支援 tutor 之人力需求及钟点费，则植基在这个前提之下。

以教师成长社群模式推广 PBL，采用由下到上、小而美的推广模式，虽然实施成效显著，且获得大部分参与师生的肯定与支持，但就长远经营的现实层面而言，必须寻找教学卓越计划以外的资源，建立校内行政资源体制，研拟经费，成立 PBL 课程委员会，制定教师钟点的认定，满足上课教室设备、空间需求的弹性安排，对教师研究的肯定（写教案纳入研究成果）等配套措施，否则要有效落实 PBL 理念于校园，实是另一困难重重的道路。

结语

回首来时路，“台湾‘中台’PBL 教师教学专业成长社群”推广 PBL 之初，一般老师对 PBL 能否落实于课程，普遍抱持着怀疑的态度！在习惯传统教学方法的师生眼中，宛如在执行一项“不可能的任务”！虽然 PBL 在岛内外医护教育已行之有年，对台湾“中台”师生而言，PBL 却是创举。所幸教师成长社群以群体力量，互相激励及支持，发挥群策群力、勇往直前的冒险精神。“创业维艰”这四个字，足以形容台湾“中台”PBL 社群的历程，但在此可大声地宣告：“是的，我们做到了！”

教育是百年大树的浩瀚工程，必须持续不断追求进步与成长，向下扎根，才能枝叶繁茂。因应社会环境的快速变迁，帮助学生顺应改变、学会解决问题、培养终生主动学习的能力，是技专院校老师重要的任务。虽然此次以教师成长社群模式推动 PBL 的成效卓著，但在长远发展、推广到全校课程的目标上，仍有一段长远的路要走，必须寻求校方高层主管的认可，建立 top-down 的永久机制。否则，社群短期的成效可能如昙花一现，随着资源、经费的补助及行政的配套措施的消失，就此画下休止符。如何延续得来不易的成果？这考验着台湾“中台”PBL 社群召集人及教学发展中心主管的智慧。

参考资料

1. 洪淑君（2009）. 问题导向学习成效之后设分析. 新台北护理期刊，11（2），47-62。
2. 曾惠珍、简淑媛、徐芸芸、柯薰贵、金继春、周汎澔（2006）. 应用“问题导向学习”于“临床案例分析”护理课程之效果. 医护科技学刊，8（2），121-131。

3. 萧淑贞（2007）. 应用问题导向学习于“进阶精神科护理学”课程设计之探讨. 精神卫生护理杂志，2（2），21-30。
4. Chiang，C.K.，Chapman，H.，& Elder，R.（2010）. Changing to learner-centred education：Challenges experienced by nurse educators in Taiwan. *Nurse Education Today*，30（8），816-820.
5. Chiang，C.K.，Chapman，H.，& Elder，R.（2011）. Overcoming Challenges to Collaboration：Nurse Educators' Experiences in Curriculum Change. *Journal of Nursing Education*，50（1），27-33.
6. Chien，L. Y.（2007）. *Reculturing curriculum within a nursing context in Taiwan: An action research approach*. Unpublished doctoral dissertation，Queensland University of Technology，Brisbane.
7. Dora，H. C. W.（2005）. Curriculum change：The developing role of preschool heads in Hong Kong. *The International Journal of Education Management*，19（1），48-58.
8. Fullan，M.（1993）. *Change forces, Probing the depths of educational reform. London*：Falmer.
9. Fullan，M.（2003）. *Change forces with a vengeance*. London：Routledge Falmer.
10. Fullan，M.，& Hargreaves，A.（1996）. *What's worth fighting for in your school*？ New York：Teacher College Press.
11. Gajda，R.，& Koliba，C.（2007）. Evaluating the imperative of intraorganizational collaboration：A school improvement perspectives. *American Journal of Evaluation*，28（26），26-44.
12. Gajda，R.，& Koliba，C.（2008）. Evaluating and improving the quality of teacher collaboration：A field-tested framework for secondary school leaders. *National Association of Secondary School Principals Bulletin*，92（2），133153.
13. Hargreaves，A.（1995）. Renewal in the age of paradox. *Educational Leadership*，52（7），14-19.
14. Hsin，H. C.，& Kwan，C. Y.（2011）. The Use of PBL in a General Education Course Dealing with Life and Ethics：Students'Learning Perspectives. *Journal of Medical Education*，15（2），4-15.
15. Wu，M. C.（2003）. Knowing change，coping with change，and initiating change：A framework for educational reform and teacher professionalization. *Taiwan Education Review*，630，41-49.

第七节　观察 PBL 的阴阳面：学习压力与快乐学习的冲击

关超然　撰

当我仍在 McMaster 大学任职的时候，常有一些来访学者，包括几所台湾医学院校的主管及老师团队，要求能现场观摩学习我所带领的 PBL 小组。来访的团队通常是在观察室隔着双向玻璃走马看花式地观察 30 ～ 60 分钟在玻璃背后 PBL 讨论室里 tutorial 的进行。这种短时间在背景的观察仅能看到相当片面的形式，无法领略到 PBL 的精髓，更品尝不到 PBL 团队动力管控的奥秘。另外一种形式的观察是属于个人访者，为期数个月做整个 PBL 讨论全程阶段的观察者，而且访者必须被学生们接受成为团队成员（只观察，不参与讨论，但可以参与讨论结束后的评量回馈）。做此类观察者，通常是由对方学校特派来学习 PBL 流程及规划任务的老师。我前后亲自训练了四位国外来的老师：来自马来西亚国立大学医学院、致力于医学教育的药理系沈喜梅教授（译音；Professor Debra S. M. Sim），来自台湾阳明大学医学院解剖学系的麦丽敏老师，来自湖北武汉大学口腔医学院儿童口腔科的宋光泰教授及来自国立新加坡大学医学院神经药理学系的陈纪虹教授（译音）。前三位访者与我有较深入的交流；以下我略为叙述我与沈教授、麦教授及宋教授个人交流所得知他们在不同层面所见所闻的经验及心得。

PBL 的压力：是驱使学习的动力还是造成沮丧的根源？

沈教授在保守的亚洲文化下长大，后来在英国大学接受传统的基础科学教育，在马来西亚大学任教并负责教授传统的医学课程。她现在是亚太健康科学 PBL 学会的秘书（我是现任的会长），也是十年前马来西亚大学医学院开始推动 PBL 的先驱者之一。她利用六个月的学术进修机会（Sabbatical leave：马大提供来回机票及食宿费用）特意来到了 PBL 始祖的 McMaster 大学，对 PBL 医学教育做进一步的研修。她观察了一个由我带领的 PBL 学习讨论小组，并且以她观察的角度及在马来西亚教学的经验提出了她的观点及心得。

沈教授对三个月来在 McMaster 观察 PBL 小组讨论的经验，提供了一些个人的意见。有一部分以英文（沈教授不会阅写中文）发表在台湾的医学教育（9：1-17，2005）。她认为在医学教育上，这是一个创新的学习方式，令人大开眼界，有这样的经验是相当宝贵的。没有任何一个 PBL 训练研习会可以取代这样一个真实的经验，能够让人体验到其中困难的部分压力，以及这样的学习方式可以带来的好处。

她说："我喜欢以旁观者的角度去听、去看。除了某些时候会提出一些问题和评论，我在前两个月大部分的时候都尽量当一位安静的旁观者。然而，在最后一次 PBL 的小组讨论，关教授让我有个可以对学生提出回馈的机会。因此，扮演旁观者以外角色的压力就浮现出来了。我才真正感受到很需要学习怎样对每个来自不同文化社会背景的学生，给予建设性的批评。"

她也注意到，在 PBL 小组讨论一开始的时候，因为要如何让小组成员自己制定一些学习目标而产生小组自身的困扰。学生们花了近两个小时才解决了这个问题，而且还是在老师的提示下才完成的。这种以学生为中心让学生对学习负责的训练，需要具有关怀的耐性及接受专业培训的自觉。当然，在传统教育的解惑与传承观念下，这种学习是缺乏效率的，但是学生就会失去从逆境中找寻解决之道的机会与经验。我们不应忽略效率是行动经验累积出来的结果。在大堂课坐享其成，以传承式学习的学生怎么会领略到 PBL 自主学习的成就感呢？

沈教授观察到 PBL tutorial 的过程中还有一个常发生的问题，就是当在寻觅搜集资料的时候，怎么掌握不同或是判别不一致的看法，对学生而言也是颇具压力的。无论是让每位组员都做全部议题的搜索，还是让他们平均分配议题各自去收集资料，对要学的议题应当研读多广多深、如何拿捏，伴随而来的问题是他们了解到根本没有足够的时间去学习全部的议题时，必须要自己决定哪些该取、哪些该舍；也就是论语中所谓"三人行，必有我师焉，择其善者而从之，其不善者而改之"。在他们搜寻和收集完资料以后，如何把资讯变成有意义和有用的东西，使其可以对他们的医学训练有所帮助？他们应该轮流发表自己所学到的吗？他们应该囫囵吞枣地学习吗？该怎么去做自我导向学习？这是一种自主性判断与抉择的训练，可取用于一生（这就是以学生为中心的心态）。对攀附在传统教育心态体制下的学生当然不易适应以上种种自己要为自己决定及负责的行动；他们当然还是非常惯性地、不假思索地希望老师直接告诉学生们怎么做，为他们做决定（典型的"以老师为中心"的心态）。因此，学生在 PBL 学习的压力就在于不懂得如何做团队的自主学习（有别于个人的自修学习）。沈教授说："加拿大的学生与马来亚的学生在 PBL 学习上也有同质性的压力，尽管他们有不同的年纪、语言、文化及教育体制。这些同质性的压力与困难包括了对自己搜寻到的知识广度、深度及精确度的不确定感，对建立学习目标、老师的期许及同伴的信任所产生的混淆，以及分享资料及成果的呈现方式（口述？ ppt 简报？还是分发讲义？指定轮流还是机动随意？）。在马来西亚，我的学生似乎并没有在这里看到的加拿大学生所感受到的压力。有几点可能性的解释：首先，我们的学生在学业上的同质性相当高，能进入医学院的学生大都有很好的生命科学底子，因他们都是全国高度竞争下的天之骄子，学业上落差（academic gap）很小。理论上，在知识的层面他们都能在同一频率上（on the same frequency）互动，但也就是因为位差不够大，不易产生能量的火花，而显得机械式、公式化，也缺乏新意。虽然马来西亚是个多元文化的国家，但是从学生文化的角度来看，中国裔、马来裔及印度裔的学生也都拥有同质性的‘优良’东方传统：不想在老师面前指出同伴的缺点或批评同伴的异议而使对方或自己‘没面子’，或让自己‘出类拔萃’，因‘树大招风’而招人议。当然，犯错也会是个面子问题，不做表示就减少犯错（所谓沉默是金）。再者，在中学教育里多年来受‘被动’传承的浸润使得我们的学生光在沟通（PBL 的必要基本条件）这一环就足以让他们经历到学习新观念的压力。”她接着感叹地说：“这大概是为什么东方的学生常被批评缺乏批判性的创新思维；但是，不主动、不表示、不参与、不评议、不沟通，又怎能创新呢？又怎能在国际上竞争呢？”

PBL 的火花：星星之火可以点燃起快乐学习的烈焰

1992 年我以留职停薪的身份暂时离开了 McMaster 大学，来到了香港大学任职医学院生理系的专任讲座教授及主任。为了提升与扩大生理系老师的研究能量与合作范畴，我建立了一个一年一度的“生理研究日（Physiology Research Day）”作为生理学系的年会。除了让本系的老师增强研究互动之外，也邀请了中国台湾及大陆一些医学院生理系及香港中文大学医学院生理系的老师及研究生来共襄盛举；并借此拓展本系区域性的知名度及学术合作网。如今我离开香港大学已 15 年，犹感欣慰的是这项每年一度的研究日非但从未间断过，而且近年来已发展成为海峡两岸三地的区域性生理年会。

犹记得我在 1994 年邀请了当时台湾阳明医学院（即今台湾阳明大学）的三位研究生来香港大学参加以研究生报告为主的研究日（第一届以老师们介绍自己的研究领域为主）。我也募到捐款设立了三个研究报告奖。其中一位台湾阳明医学院的博士生，麦丽敏，是当届研究日的得奖人之一，毕业之后，她在台湾阳明大学医学系解剖学科任职副教授，并是台湾阳明大学医学教育改革小组的委员。1998 年正值台湾阳明大学之医学教育改革的开始，由陈震寰及萧光明临床医师带领的考察团亦来到了 McMaster 大学生命健康学院，参考观摩 PBL 学程及小组讨论的实施。以后的三年，每年我都赴台造访阳明大学医学院举行 PBL 工作坊，并实地大规模地训练 PBL tutors。阳明大学无形中成为我在台湾推动 PBL 的第一站及有效的驱动力。1999 年台湾阳明大学的麦丽敏老师向我表示希望来 McMaster 大学做 6 个月的进修，让她有机会直接在 PBL 的发源地观摩第一手（first-hand）完整的 PBL 课程与流程，以下的叙述是麦丽敏老师进修时的心得。

“我于 1999 年赴加拿大 McMaster 大学参加该校举办的教学研讨会，深深为其诱发学生主动学习的动力所吸引，加以忝列台湾阳明大学自 1998 年起成立的阳明教改小组成员，因此，实地参访该校成为进修的课题。有幸以访问学者身份于医学课程第二单元进行中，在医学系跟随着关超然教授所引导的学习小组观察了三个月，实地体验整个单元进行。关教授当年也被学生评为最优良的第二单元 PBL tutor。McMaster 大学是加拿大安大略省最古老的学校，由 William McMaster 参议员遗产所捐建的。大学医学课程（undergraduate medical programme）采用“问题导向学习”（problem-based learning，PBL）教育理念达四十多年，早已闻名全世界。该课程以学习临床案例（health care problem）为方法，将基础知识直接与临床应用相整合，并强调让学生尽早接触病人，经由其中学习临床诊疗的技巧。

医学课程，广泛招收各种专业的大学生，只要曾经修习三年大学课程，不分各种专业，均可申请入学。以在校成绩、过去相关经验、面试与模拟 PBL 小组讨论等多元评量审察。除查看曾经修习大学课程的成绩外，甄选中尚考虑过去是否有任何与医学、医疗相关的工作经验，包含工读、义工等工作经验，均是考量申请该项课程不可或缺的项目之一；而通过与专业人员或高年级学生对谈，主要希望从谈论中，选取具有意愿、愿意倾听、善于沟通、良好表达能力等特性的人选。该课程共修习三年，前两年为病例学习课程，第三年为临床实习。前两年的课程共分成六个单元（unit），每年三个单元，采用小组学习方式进行，除此之外，学生尚需选修一些相关的课程。每周课程中，除了两个半天的小组分组学习外，尚有大讲堂的课，讲授各单元中基本概念，并另有相关临床技巧（clinical skill）的课程。使学生提早接触临床，也使得基础知识与临床应用并行，希冀达到终生自我学习（life-long，self-directed learning）、面对问题并解决问题（confront problem and seek solution）、有效率的团队工作、整合科学性的知识应用于临床、成为有效率的沟通者、明了自我的特性、学习自我评鉴并促成同伴的评鉴，并参与临床案例的探讨与解决等几项目标。

在与经历过 PBL 的不同专业（医学课程、药理专业、护理专业）课程学生对谈中发现，接触该课程的第一个月内，学生普遍都有无法掌握学习成效的焦虑感，无法确知获取知识的深度、广度是否足够。但经过第一阶段的共同评估后，绝大多数学生对自我的学习更具信心，且更自由化，随时调整自己学习的时间与脚步。学习完全掌握在自我手中，由此发现“主动学习”的乐趣，且明显不再喜欢长时间的讲堂授课方式。第二单元学习主题由心血管、呼吸与泌尿三系统所组成，每周有两次三个钟头的小组学习时间（tutorial period），一次两个钟头的大讲堂时间（large group session），接着是两个钟头的临床病理讨论（Clinical-pathological conferences，CPCs），其余时间学生自我安排，或上图书馆、网络查询资料，或与临床医师接洽观摩。在多次同组学生协商安排一起做小组观察中，发现每位同学都充分地利用了“课余时间”。在每周两次小组学习时往往可以发现，同学除了病例中所需研读的课业与资料外，常常有其他方面知识的分享与资讯，如医患关系、沟通技巧与临床经验等，真的深深为学生好学、主动学习及享受学习的精神所感动；且从中也发觉，学生已由侧面开始观察或接触病患，如此有助于日后临床实习的进行。单元主任李泽生教授（Dr. Robert MKW Lee）在受访中也谈到，该校毕业生在执业过程中所引发的医疗纠纷，远远低于该省其余三所传统医学院所培育的医事人员。

李教授除在每周大讲堂时间中，规划该单元三系统有综合性讲题，诸如：*Asthma*、“*Ins*” *and* “*outs*” *of drug therapy*、*Sexual harassment*、*Fluid balance*、*Addition*、*Renal transplant* 等外，尚于单元课程中，整合一个高血压周（*hypertension integrate week*）的活动，聘请各方专家学者，连续一周（五天）上午讲授与血压有关的主题，诸如心血管疾病危险因子的探讨、血管的重塑（vascular remodeling）、自由基、另类医疗（non-pharmacological approach）、怀孕期的高血压、高血压的神经调控、肺动脉高压等，由更广泛的层面来了解这整个单元相关的问题；下午则学生分别探讨相关问题后与讲者对谈。但是由于学生已不习惯长时间的授课，加上讲授内容难免有些重复，学生虽不至于缺课，但从课堂中学生与老师间的互动和学生进出教室的情形，果不其然在课后评鉴时，这些都成为美中不足的评语。针对于此，学生还认为自己由网络寻找资料，可能资讯更丰富且节省时间。若将此课程于传统以“汤匙喂食（spoon feeding）”养大的学生中施行，评鉴结果可能大不相同。课程内容讲授重复，往往是传统课程无法避免的问题，相同的主题由不同的角度来讲解，教师在课程开始时，难免常常就背景知识，通常是身体基本结构与功能，由浅入深先予讲授，则无形中造成时间与精力的浪费。学生因已经习惯此种“被喂食”的方式，而不易察觉。但在 PBL 学习中，在一个主题下，同时由各个角度（解剖学、生理学、病理学、药理学等）来探讨，不但可了解彼此的相关性，也因为与实际临床的病例相结合而应用，建立联想性，即学即用，记忆深刻，不易忘记也易于应用。学生在经历各种精心设计的临床相关的案例后，经验逐渐累加，将能建立所需的推理、思考以及判断的能力。这种学习方式比传统课程以强迫记忆为主的学习方式更为有效率，也更快培养起适当的“临床推理能力”。

引导老师在整个问题导向学习中扮演一个领航者的角色，常常需有耐性、技巧性地引导讨论的方向，以达到学习目标；诱发同学的讨论，使每一位同学贡献相近的精力，而不至于集中在少数人身上。同伴共同地学习，可得到多方资料的贡献，相互弥补不足而达到皆赢的地步。每次小组学习后的评鉴，忠实地反映该次学习之优缺点，可加强成员的默契并提升学习效果。笔者眼见一次真心诚恳的评鉴后，同学相处更融洽、默契更好、学习效率更佳，这种相互沟通的学习、团队精神的培养也是 PBL 的精神与目的。

不论大学修习何种专业的学生，在 PBL 的洗礼下均能培养出自我学习的特性，不因老师是否在场而影响学习。深深记得有次关教授因事耽搁，但是学生仍照往昔般，在制订出每一研讨的小标题与预计花费的时间后，即相互展开热烈的讨论，不因老师不在或者迟来而受到影响。反观传统讲授教学的方式，老师晚到时，所有的学生可能只是吵杂、聊天或睡觉，绝少会自动研读原本“洁净”的课本，更遑论相互就课程内容做讨论了。主动学习是随时、随处的学习，是主动发掘问题的学习，是整合知识解决问题的学习，更重要的是愉快而自发性的学习。尤其像今日各种资讯的获得方便又快速，随时保持一颗探求新知的心、主动学习的精神，不但可应用于莘莘学子身上，更可为个人终生学习的基础。

习惯传统讲授课程的老师，在实施主动学习课程下所应扮演的角色是普遍引发的焦虑感。当学生享受快乐主动学习的当下，老师们也应当乐于享受当引导者的喜悦，"一日为师，终生为父"是中国的古训，站在讲台上讲授新知固然是老师，心理咨询是老师，指引学习的引导者是老师，规划课程、撰写教案、辅导查询资料者更是老师，老师的角色与层面其实是更宽广的。老师的焦虑感不应来自"无课可教"或"非专业"，没有一个人是专才（expert），更遑论是全才（know-all）了。知识进展如此快速，课堂上永远无法教授所有的课程内容，所以才需要分门别类的教授，那么何以不把学习动力的角色交付给学生，让学生对自己的学习负责？老师只须从旁辅导，当个"引导者"（facilitator）甚至是个"教育者"（educator），容许学生在知识海洋中悠游自在，学习撷取所需、所求的知识，学习跌倒、学习爬起、学习自我达成目标，而不再是传统"亦步亦趋"一路牵手伴行过度保护的学习，不放手永远不知会爬得多高、飞得多远。现今就读的学生将是五年、十年后你、我的医生，若他们不懂得寻找新知识，仅应用现在我们所传授的知识来服务，将无法因应未来时光中种种的变迁。老师们！让我们从今天起，都做个高瞻远瞩、心胸宽广的教育工作者，让莘莘学子长满羽毛，离开您坚实的羽翼，走入知识洪流与竞争冲击的现实环境时，仍能奋力前进、屹立不摇，爬得更高、飞得更远，嘉惠更多的人，教育的功效则展现无疑。"以上是摘录自本书2009年版本中我与麦丽敏教授共著的一篇名为"**点燃快乐学习的火花：实践一个崭新医学教育理念**"的章节。

PBL的魔镜：反映近代中国传统高等教育改革的必要

宋光泰教授是一位牙医老师，在2001年争取到武汉大学出国进修的资助。虽然该校期望他去加拿大学习PBL，却又"派遣"他到没有实施PBL的加拿大多伦多大学。宋老师发觉我服务的McMaster大学离多伦多很近，于是就联络我，希望来我的PBL组做两个月的访问学者。宋光泰老师随后将他在我的PBL组体会到的经验心得以英文发表在*Teaching and Learning in Medicine*（17：382-384，2005）。以下我摘录其中的精髓。

我在到汉米尔顿McMaster大学医学院造访的两个月，深深地感受到PBL的威力与成效。从关教授的PBL小组的动力，我观察到五个很特殊，而且突显的现象。首先，整个PBL的小组讨论是千真万确的以学习者为中心（以学生为本）。整组有六位学生，他们完全要为自己学习的过程负责，例如共同策划、设计及决定他们学习的里程碑（roadmap of learning）。他们的学习手段完全是"学习过程导向"（process-oriented），而非传统式的"知识内容导向"（content-oriented）。这种学习过程导向的理念与实务促使学生运用人际关系技巧（interpersonal "people skills"），去发展有效的"沟通技巧"及"专业素养"。在 PBL 要求下的自主理念会让学生驱策自己到极限，这是压力，也是抗压技巧的训练。在学识层面上，学生学着处理问题（探索、讨论、应用及解决问题），所需要的是培养出举一反三的整合性思维，所以学生围绕着 PBL 案例延伸出来的问题，无论是解剖、生理、生化、药理、微生物、公共卫生、伦理、社区等，都会去搜寻、研读、整合与分享。PBL 是真正全人化的整合性学习（holistic learning）。这种学习法对在中国习惯于被动受教的学生将会是一个巨大的挑战。

第二个现象是，PBL tutors 不做传统式的授课。在第二单元的 PBL 课程中包括了循环、呼吸及肾系统，虽然关教授是心血管及高血压的基础研究专家，我注意到他很有意识地避免给学生上迷你课（mini-lecture）或主导学生的学习方向。反而，他仅利用图示及流程图引导学生规划出宏观的概念（the big-picture）。他常用提问的方式促使学生对疑惑去做抽丝剥茧的思考，而不是惯例性地告诉学生期望的标准答案（典型的是最简单却低成效的传统式解决问题办法）。事实上，他告诉学生在医生的职涯里遇到的问题很多是没有标准答案的，而是要懂得思辨及勇于应变。我很惊讶地注意到关教授对学生犯了的错误有很大的包容性。最初我以为关教授并没有注意到学生犯了错（知识上的错误了解或表达），后来才发觉关教授有相当的耐力与智慧，原来他不愿马上更正错误，要等个 3 ～ 5 分钟把机会留给学生去发现及更正同伴的错误，因为从错误中学习会更有成效，也更能促进以学生为中心的互动及学生的成就感。如果老师经常立即更正学生的错误，很有可能会对学生表达的原动力造成某些程度的抑制（因为不表达就会少犯错，少受老师更正而保留面子）。在中国，即使在大学，老师就是应该口沫横飞地教书授课，学生就是要乖乖安静地听课（典型的 teacher-centered learning 模式），老师向来被视为学生学习知识的源泉。若要求老师不去教学，而把课堂中的学习的权力交付给学生，似乎对老师不尊重（respect），当然也会影响老师的"自尊（dignity）"。这种师生之间关系的改变也是 PBL 在中国开展的主要障碍之一。

第三个非常关键性及革命性的现象，是 PBL 的学习与专业的连结性与相关性。McMaster 大学创新发展出来原汁原味的 PBL，打破了传统学科与专业间鸿沟的隔阂与自我的孤立，并以纵向（基础与临床）及横向（各个学科专业）整合发展出来全人化教育学习理念。每一星期，同一 PBL 小组（由 tutor 引导）也配合了专业技巧（临床医师带领）与沟通技巧（社工人员带领）的训练（这是很多第二手的 PBL 院校所没有的配置）。此外，即使刚入学的医学生，也可以有在医院或诊所或其他医疗单位选修见习的机会；是名副其实的早期临床接触（early clinical exposure）；以上所述在中国真是匪夷所思、叹为观止。目前中国正在试验性进行的 PBL 是将

PBL 在整个传统的教育理念弥漫的环境下仅应用在一个学科、课程或模组；何况，那仅是个很含糊的混杂型 PBL（hybrid-PBL），离真正的整合性学习或全人化学习尚有一段非常遥远坎坷的路程。

第四个值得借鉴的现象是 McMaster 大学医学生的学习驱动力不是来自传统教育下繁多的考试。他们注重多元化的评量而不局限于测试知识汲取的多少，他们注重形成性的评量去改善学生学习的态度及方法；在给总结性评量之前会给学生很多改善的机会。尤其，他们鼓励并培养学生的自主能力时，也包括了学生自评、同伴评量及对 tutor 的评量，而且都是面对面的评量。我看到这么一个例子，一位有生化背景、来自香港的女学生非常聪颖，入学成绩优良，但是在团队学习的 PBL 环境下却显得羞涩退缩，惜字如金，除非必要，参与表达意愿不高。而当她被 tutor 或同伴咨询或挑战时，她也可以给予简短正确的答案或回应。经过几次自评的过程，同伴及 tutor 对她的评量回馈后，她才深深意识到她必须多敞开心胸，多做点表达，多关怀参与。之后，她逐渐有活泼近人及自信的表现。很明显地，她改善了，也改变了。在总结评量时，她还谢谢同伴组员给她的建设性回馈及支持。

第五个令我惊讶并感有趣的现象是 McMaster 大学医学院录取学生所采纳的有远见的策略，并验证了对学生素质及学习能力的重视，而不像中国将现有知识多寡作为单一录取学生的尺度。他们认为有了自主学习的能力，不怕学不到知识。关教授的 PBL 小组有一位学生在大学时是攻读英国小说文学，另一位是三个孩子的母亲，而且已从事了十年的护理专业，虽然专业经验丰富，但是基础医学薄弱。在中国，这简直不可思议。即使在北美，生命科学底子弱的学生也会被医学院校拒之门外。我们在中国以考试（单一知识层面而已）的分数的高低分发学生去学医学实在太浅见了。即使现在，中国仍然没有像 McMaster 大学那么大费周章地去面试学生，测试他们的品德素养、应对沟通等软性技巧（soft skills）及人际互动技巧（people skills）……我庆幸能有这个机会实地长期观察到 McMaster 原汁原味的 PBL，也希望这份经验能为中国的教育改革添加一些激励与启发。我很同意关教授的看法：PBL 不仅是另外一种教育的形式方法，重要的是它代表一种心态，也是一种文化。要达到 PBL 这种崭新的哲理与目标，学生松散的学习态度、老师过时的教育心态、残旧的教育体系及整体与国际脱节的学术文化都必须要改变。这并不是微不足道的改变，而是带有使命、热情与实力的改变。

所谓“当局者迷，旁观者清”。三位来自不同地域及背景的老师，以旁观者的身份，对 PBL 从不同的角度切入，经历了整体性 PBL tutorial 的观察，得到了相同的结论：PBL 可以是一种快乐、满足、有效、丰硕的学习经验，但是这种经验是需要用自主、自省、自律、自信的付出作为代价。但是，对于长期在被动的环境中呵护成长却又不愿意或无能力付出学习的代价者而言，PBL 的经验很有可能是一种煎熬的痛苦。

第十五章

学生对PBL的个人体会

■ 纪皇如　撰

第一节　一个特殊高中生医学营的崭新经验：PBL学习心得

前言

七月初自邮差手中接获录取参加医学营的名单，尽管开学之后立刻要面临高中生涯里的第一次大学入学模拟考试，我仍满心期待着暑期辅导课程后的这项活动。事实上，我差一点便让自己失去了参加此次医学营的机会，只因为我看见报名简章上的参加资格：除了“有志从医”外，也要“有能力考上医学系”。十分惭愧，目前我的成绩尚未达到如此水准。正犹豫要放弃，幸亏一位最了解我的同学二话不说便替我登记领了报名表，有点生气地告诉我：“想参加就报名啊！想那么多做什么！不要老是做一些会让自己后悔的决定！”

谢谢你，我的好友，要不是你的直言，要不是你的一记当头棒喝，就没有今日眼界更开阔的我，更没有今日这篇心得。

为什么要当医生？

“如果你想当医生的目的是为了要帮助别人，那么律师、护士同样都是在服务社会，为什么你选择当医生？”这是黄院长在致欢迎辞时所抛出的第一个问题，便让我们不禁自问：“是啊！不是只有当医生才能帮助他人，为什么想读医学系？”在经过四天医学营的体悟后，相信我们能找到一些答案了。

医师不只是个职业，而是“志业”。若你是为了赚大钱，或是为了获得较高的社会地位，抑或只是为了满足亲人的期望，那么千万别当医生。白袍之外，并不是一般人所想像的光鲜亮丽生活，每天战战兢兢所面对的不应该只是“病”，而是

“病人”。高明的医术或许是成为“名医”的要素之一，但良心、道德伦理存在与否，才是“医匠”和“医师”的最大分野。而白袍之下，医生仍需持续地自我学习，吸取日新月异的医学新知，并不是在医学系中所学，但是最有效的治疗方式。除了本身要求精进、与人沟通的压力外，家庭生活品质也可能有些许影响。该如何从中取得平衡，成为一位快乐的医师？必须具备极大的热忱才办得到。因此，是否具备成为一名好医生的特质，是每一个想要走进医疗体系的人必须用心去了解自己的课题。

和信“博物馆”

在医院导览时，我们分成三组到几个部门参观。我并不是第一次走进和信医院，但在这次的参观中，我发现了更多之前没有注意到的部分，就像是到了博物馆，每走进一次，便有不同的收获。这里少了药水味的氛围，多了些文艺的气息，在各个角落用心地营造出像“家”一般的感受，甚至是如同度假村般的品质，使走进和信的人们少了点冰冷的紧张。看不见疾步而严肃的医师，取而代之的是亲切的医护及清洁人员，甚至是警卫。在放射肿瘤科，医师浅显地解说仪器、设备的功用及疗程的安排；到了领药的服务柜台旁，医师使我们感受到这里对病人的体贴，从患者踏进和信起的挂号服务，直到治疗过程中病患及家属的心理建设，甚至延伸到结束疗程后的持续追踪。完善的照顾，的确是达到了对病人的尊重，提升了医疗的品质。另外，我们也看到了医师们聚集在会议室进行的早晨会报，相信这样能有助于整个医疗体系的整合，也能让各科的医师们相互学习，甚至彼此检讨改进。医护人员用心、忙碌，但脸上总是挂着笑容，着实令我们钦佩不已！也由衷感谢几位医师百忙中仍抽空参与此次医学营的课程。

“我还能为你们做点什么？”

赖其万教授与我们谈到台湾医学教育的发展与问题，不仅限于和国外体制的比较及教学方法的改进，也提出了主管部门对于医学系和医院的督导体系、医师执照鉴定考试制度的评估，使我们认识目前所推动的改革情形。但更重要的是该如何挑选真正具备医师特质的人才、落实人文和医学伦理的课程，甚至推广到社会大众对医疗不正确态度之修正。这给了我们很深的震撼，发现：整个医学教育改善工作中，涵盖层面之广，不是一朝一夕便能有所进展，更不是少数人的推动就能实现。在茶点时间，赖教授诚恳地问我们这群面临大考压力的高中学生：“告诉我，在我和黄院长退休前，还能为你们做点什么？”大家踊跃地提出对目前学习环境的不满，但心中却同时充满了感动。虽然逃不过水深火热的考试压力，但仍有人关心教育制度的畸形，愿意倾听学生们的想法，已经让我们不禁热泪盈眶了。

PBL 小组讨论

到了最后一天，我们进行了唯一一次的小组讨论，由于时间的限制，显得有点儿仓促，倘若有机会多做练习，相信会更加有效而顺利！尽管彼此并不熟悉，在讨论的过程中倒也十分地热烈；除了学习如何清楚地表达与沟通外，也互相交流资料收集的方法与整合技巧。但最令我印象深刻的是最后对小组讨论的过程做回馈时，同学们个个有自己的思维，并纷纷踊跃发言，且提出具体的改进办法，甚至有许多不同的切入观点，让我学到了很多。

“就算只有一个学生也要继续”

美中不足的是这次活动碰到艾利台风，以致 24、25 两日大部分同学没有出席。原本父母也担心让我在风雨中出门的危险，但在我和爸妈分享了在活动中的收获后，仍同意让我到和信上课。感谢爸妈体谅我不知是哪儿来的固执或坚持，我才得以学到更多。但我的固执，反倒让原本能够休息的医师与教授们又得拨冗来授课，实在是过意不去。但碧云小姐却告诉我：“举办医学营的目的，就是希望让能够成为良医的种子发芽，即使今天只有一个学生出席，我们都会照常上课；即使今天没有任何一颗种子发芽，我们还是会继续办下去。”虽然窗外是狂风暴雨，我却感觉到无限的温暖，澎湃的情绪真不知该如何形容。到了中午，黄院长、关超然教授及陈呈峰医师、刘家全医师便和我们边享用茶点，一边谈论着我从未想过的话题。例如测不准原理、后藤新平和儿玉源太郎谁真正厉害……十分有趣。聆听教授及医师们的谈话，我才领悟到何谓“如沐春风”，不仅是医学知识，人文学问也一样地丰富；仰视其举止，我才体会到何谓“望之俨然”，真是处处展现了仁者的风范与智慧的光芒啊！我惊讶地发现自己已不知多久没有阅读课外书，变得有些目光如豆。这星期赶紧到图书馆拜读了黄院长与赖教授的几本著作，抛开了几天的课本，感觉心灵的提升又多了一层。

和同样参与医学营的学弟一同搭捷运返家时，我们自问：有哪家医院的院长与医师们会花那么多时间和小小的高中生谈话？又有几位学生能有幸像我们一样和教授们直接对话？

答案——自然不言而喻。

后记

感谢所有参与这次活动的医师教授、安排协助的人员，以及所有的同学们，还有我的爸妈。这几天到和信医院，我怀着像是去朝圣的心情去学习。能与一群如此卓越的典范学习与结缘，是福气，更是自我的鼓励与期许！很久没有写心得了，尽管感触很多，但却迟迟不知该如何下笔。毕竟，我所得到的，不是区区几千字便可诉尽——而是受用一生的智慧。或许我最后仍无法成为那颗发芽的良医种子，但我永远不会忘记这次医学营，也谢谢您们给予我一颗原本如石头般的小种子——一个萌芽的机会。

2004.8.23 ~ 2004.8.26

台湾北一女中纪皇如

第二节 面对 PBL 课程压力：初入 McMaster 大学医学生的应变

关超然 撰

几乎在每个地方，只要是涉及高深的专业课程，例如法律、医学及研究所，学生们，特别是初入学的学生，通常会感受并要担负起庞大的压力。一些压力最初跟课程的性质无关，而与外在的因素和周遭的陌生环境相关，例如，离开家里和在新的城市里调整新的生活方式。一些压力则和个人情感相连，比如，和所爱的人分开或是相聚在一起的时间变少。或者，压力是因为经济拮据引发的。有些压力和课业的掌握及表现有直接的关系，例如繁重的作业、考试和其他的课业要求。以下我将叙述我的 PBL 学习小组的学生成员在 PBL 课程第一单元（First Unit；即是在 McMaster 医学院的第一学期的十二周）如何感受到并应对在 PBL 医学课程中所面对的压力。一个即将成为住院医师并曾经在我数年前的 PBL 小组旦学习过的同学，也分享他对在 PBL 课程学习的得失与应对压力的经验及观点。

压力在学术生活就如同在现实生活中一样普遍

在日常生活的各行各业中，害怕失败是一个共同的压力。对一个自我表现及成果很在意的医学生，在课业上失败的念头会让他感到很不自在、备感压力，甚至可能压垮他。在医学院，课业上的压力在一年级的医学生会是一个非常突出的经历。课业上表现不好的学生明显的有较大的压力、焦躁不安，甚至沮丧。较大的不安情绪尤其会出现在临床前到面对临床的这段交接的时刻。一个潜在性的压力或许会因为课程的性质而突显。举个典型例子，有一位一年级的医学生心理精神上还没完全准备好可以应付在解剖课程中详细检验及剖析一具大体，每上解剖课就有透不过气的压力。他说每上了大体解剖实验课之后，只要见到未煮熟的生肉就感恶心而不能进食，甚至做噩梦。第一年的课程都还没有完成就退学了。

有趣的是，我们可以发现老师的教学能力和技巧也是影响学生共同压力的来源。当一些学生面对同学间不友善的表现或是老师态度不专业的时候，他们不知道该如何反应，这也会造成很大的压力。在文献报告中最普见的问题是当学生第一次面对临床科目的时候，受到轻视与当众丢脸的感觉是让他们最不好受的经验。最近的报告与这个结果相同，以学生的观点，最值得注意的因素，是老师的行为与态度。面对科技日新月异，知识爆发倍增，社会发展需求，传统的医学课程及教育理念已腐朽不敷应对现今的需要，传统教育的特色是过分强调知识内容汲取之多寡与速度，以教师为课堂中心，以单向授课为教学主轴，用考试来驾驭学习，只能够以反射性的调适去应付庞大沉重以及紧凑的课程。医学课程随着这样传统心态发展，不可避免地出现一些问题，如老师教学的不够慎重与能力的不足，也造成学生学习态度的各种缺点。

认清传统医学教育严重的缺点，并试着在新建立的医学院避免这些问题的发生，McMaster 大学在 30 多年前创立了第一个问题导向学习的医学课程上虽然有美好的经验与名声，不过这样的改变不可能没有痛苦和风险。这样的转变，尽管光是教学法上的创新，就像是在一个传统的机构里实施新政策一样，也会对老师和学生带来了不同与不少的压力。也许这是问题导向学习在全球发展一直很缓慢的原因，直到最近十年。尽管在 McMaster 大学有三十年问题导向学习的传统，问题导向学习至今仍被全球视为一项崭新的教育理念与方法。

McMaster 大学医学新生与问题导向学习相关之压力

这篇内容以定性的方法解说 McMaster 大学的医学新生在问题导向学习中感受到的压力，需要有经验的老师去帮助他们解压。学生们可以完全自由地发表他们在问题导向学习的环境下，所感觉特别有压力的经验。然而，应该注意，McMaster 大学所选择的医学生是根据他们的自我学习技巧、个人的特色、是否乐意帮助自己与别人、解决问题的能力，而不是那些靠训练考试得高分的学生；他们高的学术表现或成绩只是作为录取的次要条件。McMaster 大学并不要求医学大学入学考试（MCAT）成绩，但是所有的申请人（每年 4500 ~ 5500 人）必须针对 McMaster 大学提出的五个问题做个书面回应，之后他们会挑出四百位精英利用两个周末到 McMaster 大学进行面试。有趣的是，在五个问题中的最后三个问题是：①学生过去面对课程压力的时候所做的控制和应变；②怎么去应变自己个人觉得最失败的事例；③与其他人起冲突的实例，及如何去化解冲突所引起的压力。更进一步询问，在没有一个外在制定的标准状况下，你怎么知道你在校所学习到的是否满意足够。若学生的心态没有达到一定的成熟水平，光能在有限的面试时间内中肯地回答这几个问题就是个很大的压力。

通常，一个资深医学生参加过第一单元的学习小组并担任辅导员（mentor），它可以协助减少新生在问题导向学习的经验里所遭遇的焦躁不安。有一次，为了教师培训的目的，我们让一个受培训的教师参观者与一名学生辅导员加入一个 PBL 小组（得到所有组员的同意），并且经过完整的十二周单元的课程。以下是这个小组对于参与 PBL 学习引致的压力与抒解的问题发表各自的看法。

远离以教师为中心的教学学习方式

过去学生的学习是一个以教导、讲课为系统的方式。McMaster 大学的问题导向学习系统，和大部分传统学校的教导方式不同。学生们被要求必须对他们自己去寻求知识负责任。所以当许多学生刚来到 McMaster 大学的时候，他们会非常地不解与混淆，因为他们不应期望依靠教授讲课，而必须成为独立自我的学习者才能够获得更多以及必需的知识。有几个在小组里的学生发现这样的转变让他们在第一单元的学习感到很重的压力。"我感受到的第一个压力是我在 2003 年 9 月进 McMaster 大学医学系的时候，我对 PBL 的看法是它是相当没有结构组织性。在进入 McMaster 大学之前，我所接受的是非常传统的、以讲课方式的学习方法。早在课程开始之前，每个学生对课程都已做了预期的安排。然而，在 McMaster 大学，一年级的医学生就开始了他们尚没有概念应该要怎么进行学习的课程。"另一个来自类似的教育背景的学生也有着类似的感觉："这样在 McMaster 大学的学习方式和其他我所经历过的传统教学方式是非常不一样的。过去我所有上的课程都是以教授讲课的方式为主，在那里学习，老师会'喂饱'你所有必须的资讯，评定成绩仅完全根据多选题和问答题的考试。"

以上这一点与台湾一般的大学教育没有两样。值得欣慰的是填鸭式、被动式及以考试驱动学习的教育模式不是台湾教育仅有的负性特色。但是令人痛心的是台湾的医学教育没有自己的特色，不是由日本传承下来的，就是从美国抄袭来的。那么台湾教育所显示出来的特色是什么呢？最近《远见》杂志报道了对台湾精神代表的意见调查，"勤奋努力"以 69.4% 的认同成为榜上名列第一项，而"团队意识"及"注重细节"却仅有 10%，"创新思考"也仅有 20.7% 的认同。杂志中也报道了外国人所见到的十大特色；其中一项提到教育："教育似乎都以考试为导向，学生每天、每周、每月、每学期都有考试，不明白老师到底在教什么"。外国人也提到大众的媒体教育："台湾的一般新闻媒体喜欢不断地强调、放大同一件事情，并且通常只限于岛内事务"。

相较之下，一位小组成员来自 McMaster 大学，受过自主学习与小组讨论的教育方式，对压力有不同的经验："其实很多的压力是来自我们自己。我们小组花了些许时间才找到适当的方法去掌控我们应讨论的主题，部分原因也是我们小组最初的讨论过程让我感到很有压力，因为这一组不断地尝试把学习的焦点放在报告讲课的方式，以个别的报告形式讨论每个单一的问题。我发现这方法在我过去在学校的经验里，是非常不适合的。因为它不适合我选择的学习方式，也不适合团队的学习方式。每次轮到我报告或回答讨论问题的时候，我都会非常地紧张。"

"各种不同的教育背景组员组成的小组，让它一开始就安顿在一个学习模式里去分享资讯是一件很难做得好的事。PBL 这过程要我们自己学习后，再回头在小组里研讨、整理及分享或评论我们发掘出来的资讯就是一个压力。我们的确好几次尝试要找出一套适合我们每个组员的方法，适合整体小组的学习方法，可以真正去分享我们的发现并取得共识。我们在小型讲课、自由讨论及轮流报告大家找到的资料之间徘徊，然后也试着把这三种方法合并。我们似乎无法将一个模式固定下来，因此让每个人感到没有效率而有挫折感。”

习惯运用自我导向学习的管理

在 McMaster 大学系统里，学习的责任要转移到学生自己的肩膀上。学生被要求去分辨学习的问题，去裁定什么是最需要去学的，然后尽量去寻找资料学习。一位同学对以上那个原则做了一个中肯的看法：“一般学生认为要去习惯问题导向学习的学习方式，一定会有一些困难。其中的理由是问题导向学习是要学生高度地自我主动，不会直接告诉学生应该要去学什么，也不会直接告诉学生学习过程中需要哪些资源。相反的，学生要自己设立学习的目标，决定他们应该去弄懂什么样的问题。这对我而言真的是个难题，因为也许是我第一次必须真的完全对我的学习负责任。回到我过去的时代，我学习的责任是在我的老师身上。无论老师在课堂上讲什么，都是我必须要去知道的。然而现在，我要自己去决定什么样的资讯对我才是重要的、必需的。这样责任的转换是一个挑战，因为当一个人以前从未看过这个资讯，对他而言，那是非常难去知道什么样的资讯是重要必需的。”

另一个学生有同样的感觉：“不像其他的医学院，在 McMaster 大学，让学生去获得知识，但是也让学生自己决定该学什么。决定什么是最重要而应该要去学的是压力的来源。在我过去研究计划里，我有一个完整充实的科学知识基础，我现在发现那是不够的。我相信学习是不断的而且有很大的空间可以进步；你知道得越多，你越能了解你实际拥有多少知识。然而，当知识能够被定义出来，我才能够评估我的发展。在 PBL 学习阶段及过程中，我不知道界面有多么的大。”

一个学生有这样的看法：“自我导向学习的过程在一开始的几周是压力的来源。因为所有的学生在这个学习小组都有不同的背景，对于主题能够涵盖的范围也变大，每人可以知道得更多。因此，自我导向学习对我而言变成一个巨大的压力，我发现当我没有准备的时候，它会变得非常难懂。我发现它很难以去判断我是否学得够多，能否满足小组所设定的题目。除此之外，我也发现它难以去判断我的进步是否跟得上其他组员，我不断地担心其他人准备的资料会比我多，或是能把主题涵盖得更广。”

设定目标的挣扎

大部分学生感觉得到，特别是在进行研讨 PBL 教案的一开始："我们甚至对建立我们应该学习的东西感到很有压力，我们没有很明确的办法去规划我们的目标。我们花费大量的时间，最终对于压力问题还是没办法有效率地解决。"

一个学生总结这样的经验："在设立学习目标的过程以及怎么去充实问题导向学习的课前准备，到现在仍然会困扰着我。当我们小组第一次要设立目标的时候，情况是多么的逊。我想起其中一个学习目标——如何调节血压？这是个面很广的目标，我们不知道如何很清楚地把焦点集中起来——是内源压力、血容量、激素还是神经方面调节血压呢？我应该学习分子路径还是只是写出调节血压的激素？当我们去寻找和收集这方面资料的时候，对知识内容深度应挖掘多少也形成很大的压力。也因为小组里每个人看待血压调节的问题都是从不同层面探讨的，也因此增加了压力。这使得很难针对一个主题有一个适当的讨论。我仍然担心我在我们小组定的题目里学得不够多，当我出去工作的时候会被我在传统医学院的朋友超过。"

找到和过滤重要的资讯

在 McMaster 的 PBL 环境里学生同时要去尝试独立地学习，他们必须自己去寻找最需要的资源，也要用最有效率的方法去寻找与他们要学习的主题最符合、最适当、最贴切的资讯。

一个学生说："当我尝试放弃充实我的题目时，频繁的压力会驱使我再次开始去找资讯。医学院不提供任何的资讯——关于教科书上教的，或是有高年级的学生可以询问。然而，因为问题导向学习资源非常密集，McMaster 健康科学图书馆提供非常多的资源给医学生。其中包括了书、期刊、论文，有系统的网络医学评论甚至更多。我个人倾向先把课本上的每样东西学习起来，但是如果我不应用网络的资源，我会觉得不断地错失一些东西。唯一严重的缺点是我必须投入非常大的时间去换取适当的资讯。我可以轻易地说我花了数不尽的时间在网络上搜寻资讯去完成我学习的主题。"

另一个学生回应这样的压力说："有别于传统授课的方式将所有必要的资讯在课堂上要给学生，我们必须负责自己去取得与提供我们需要的资讯。我也发现当我离开学术界一段时间和不再觉得我能善用网络和图书馆是会让我很紧张的。我最后重新学习这些技巧，但是有一段时间我觉得非常地没有效率。我找到正确的方法途径是选择最适合我的教科书版本、学习用搜索引擎和最有用的网站。"

人与人之间动态的平衡

在McMaster大学医学院，问题导向学习最主要的学习环境是由小组组成，每个小组由五到六名学生随机组成。当这个小组环境有机会去做有效率的讨论和互动的时候，如果其中有组员无法相处融洽，这位组员也会成为一个重大的学习阻碍。一个小组组员说："在开始六周，光是协调我们第一单元小组成员的组合就是一个巨大压力的来源。我们花了很多时间去组合协调，但是不同的人在每堂课似乎总有不同程度的冲突，使得课程中的讨论变得很紧张，产生压力，觉得不舒服自在。一些小组成员显然比其他人来的敏感，很难适应。"另一位组员回应并强调说："小组学习环境当然是会有压力的。虽然我以前也曾有过这样的经验，但是我却不断地无法为实际的工作做准备。我们的小组也是由相当不同个性的人组成，而我们都具有相同的高成就感和成功经验。在这个特别的组里的成员却具有高敏感度。在不同的两个场合里，我感觉我自己是孤立的，因为我的肢体语言会被认为有威胁性或侵犯性。这样的经历让我有很大的压力，尤其当我挣扎地想我可能做过什么事又招惹到其他人。我也会觉得我在课程里不再是我自己，因为害怕有不好的评价。虽然这个问题在稍后的日子通过沟通与了解已经烟消云散了，但是我仍然会觉得需要某些措施来保护我，并试着让自己不要去在意。"

一位组员在医学课程的范围里面寻找外在的资源尝试去解决与PBL小组表现相关的问题；因为她被同伴批评过于以自我为中心。她发现："为了得到客观的立场，我向同伴询问他们的立场及问题，也利用这样的机会表达我个人的关心，开始去了解或解决自己的问题。在小组讨论后的回馈议题上，同伴也建议我以课程的宏观目标做评估，而不是评估在我的小组里所用的深奥专业知识。我利用在其他小组的同伴朋友了解其他小组成员与老师的角色及能力，以及其他学长们曾有类似经验的困难来评量我自己的状况。最后，我接受建议继续尝试提出我的学习目标，并且常与小组成员互动。尽管这与我过去学习的习惯相违且会有相当程度的困难，但是解决人际冲突的团队动力技巧，在未来的职场上是多么宝贵且一生用之不尽的。"

在一个PBL单元结束前，所有成员都要做期终小组学习的总结性评量（summative evaluation）。我通常会带我的小组去一个轻松的社交场合边吃饭喝啤酒边做评估活动；我的经验告诉我，学生在轻松的环境下谈"压力"比较自主自在。学生们聚在一起开始尝试更困难的工作，就是要经过正式的回馈评量流程共同改善学习的方法与态度（包括个人及团队的层面）。一个小组成员反映道："当这小组变得更有凝聚力，在这单元的后半段，我们每个人不同的经验会显得更有价值。我们能够客观地讨论不同甚至相反的看法，能够尊重不同的意见，以及从不同的角度去学习。最后，我们能够有效率地利用小组里每个人的经验。这样的改变让我觉得不再是被孤立的而显得更有价值。我已完全地肯定了PBL学习的价值观，也更肯定了自己的未来。”我们大家的辛苦耕耘也因这句话结了丰硕的果实。

均一性和多元性的对立

能够和其他人和谐地工作，在 McMaster PBL 的哲学里是必要的。来自不同背景，有不同的生活经验，工作在同一个小组里是一个各补所短的好事，但是当涉及教育上的分歧点时就会因为不同的知识、不同的想法而产生问题；尤其当他们的教育背景几乎不重叠的情形，例如生物科学对社会科学。因为 McMaster PBL 教案是强调多元化及全人化的学习，所以把医学视为社会群体（population）、行为伦理（behavior）及生命科学（life sciences）三位一体的多元整合，而不仅是一些生命科学科目的拼凑组合。

一位有生物科学背景的学生说：“在我们小组里，一半的人有很正统的生命科学背景，另一半的人有很强的社会科学背景。因此，当我们要设定学习目标的时候，常处在一个奇怪的状况。例如，一个学习问题是关于酒精。当在设立目标的时候，我们其中一部分的人对酒精对人体的生化反应有兴趣，另一部分的人则是对酒精对社会的影响有兴趣。或者，当学习目标是跟科学有关的，例如抗体如何发挥作用，我们有一半的人会看到分子层面的东西，而另一半的人只能看到组织表面反应的层面。总之，我们小组的情况常常会因为要决定学习目标的种类而造成争执性的紧张。”

有一位学生有着社会科学背景，只有一点点生命科学经验，说：“对我而言，大部分压力的组成与来源是在单元的一开始，我对我之前所学的社会心理学和我所知有限的生命科学做结合本能上产生了阻力。但是我必须要去消化这些科学知识的内容，因为这是不可能避免的；我相信我能成功地理解这些科学知识所涵盖的核心观念。压力和我追求知识的方法有关，特别是我的组员对于在生物问题还是社会心理问题有不同的意见时。对我而言，当设立学习目标或是教学研讨会讨论新发现的时候，这样的不同意见导致不断重复内在与外在的冲突；例如，我的小组把体重或肥胖问题归类为生物科学的问题，但我觉得这是一般组员倾向避免讨论的群体与行为的问题。结果我发现我所研读的那些资料都不在我的专长领域里面，也觉得我比那些有科学研究经验的组员程度差了一截。虽然我个人有一点小经验或是知识是值得和大家分享的，但这样的压力总会让我觉得被孤立。结果，在第一单元课程进行了一半之后，我决定要终结缺乏自信的问题，多花些精力把自己的生物科学知识强化起来。”

另一位有社会和生物背景的学生说：“虽然我完成好几个生物课程，那已是六年前的事了。从那个时候开始，在进入医学院前几周的时间，我曾集中研读临床心理学以培养我临床的思维技巧。然而，在学习上要掌控科学议题让我觉得有压力和不容易。组员似乎都拥有很强的科学背景，让我和其他组员比较之下，很难看出我的进步。”

另一位女学生在小组里担心她的社会科学学术背景没办法在单元中早点有所贡献：“我在大学时代是专攻人类学的，当我知道要在 McMaster 大学读医学需要懂得多元化的学习时，我害怕我会成为唯一没有科学知识的学生。最后，虽然这样的害怕并没有变成事实，但是我局限的科学知识理解力让我感到很不安。这是真的，特别是当我们钻研生化和分子的基础概念时，我仅有片段的了解，让我意识到我必须比其他组员花更多的时间去加强学习。”

怎么知道我学得足够了?

McMaster 大学的医学课程没有传统的考试，或是给学生一个正式的分数成绩。因此，很难从外在的角度来判断他们的学习成效或进步。几个学生认为在小组学习流程里不给予成绩和外源性的评估也是一个压力的来源：“在 McMaster 大学的 PBL 课程体系里，我发现压力可来自于缺乏严谨结构性的课程和校方或老师所给予资料之贫乏。也有不确定的因素伴随着很少或是没有的外源标准（如考试分数）加强挑战自我的进步，或是帮助我们设立足够的目标。很明显的，我对于学习上的鸿沟感到不适，我也没有足够的时间可以为这道鸿沟搭桥。短时间内，我害怕成为能力不足的人。”

另一个学生说：“制订计划或是缺乏计划，对我来讲是另一个压力来源。在 McMaster 大学里，没有格式化的考试，也没有考试可得的分数。评量学习成效是建立在团队评估、同伴评估和自我评估基础上以质化形式呈现，评估自己是否达到学生自己所制定的学习目标。相较之下，过去我在学校里的分数，是建立在多项选择题和简单问题的格式化考试的基础上。在缺乏外在分数的 McMaster 大学，我很难知道自己是否已经完成我的学习目标而到达一个足够的层级。在我过去的学生时代，学习成效用数字表示，让我觉得从分数可以评判我拥有知识的多少，分数就代表成败。然而，我曾经真的盲目信任那种分数系统，但是现在我相信 McMaster 大学的评估系统会比一大堆分数来得更有用。第一点，它减少了为了高分而读书的压力负担，取而代之的是，有动力的学生可以享有学习的乐趣。第二点，它更消除了要借由给分数才有安全感的假象错误观念。”

另一个学生在这组里说：“没有分数形式的评估和考试让我觉得非常受到鼓舞，反而没有外源性的压力，在过去，为追求高分而不断地努力往往成为一个主要的个人压力；分数甚至可控制我的情绪。不过，没有了形式上的考试其实就像不断的考试一样也是一种压力，是不同形式的压力，可能主要是内源性的压力；因为我一直不确定我应该学习多广多深的范围才算足够。不了解基础观念，除了感觉很枯燥，也会让我觉得惶恐不安，因为我怕不能理解深层分子基础的所有观念。除此之外，任何主题的教案都可以得到非常多的资讯，而这些资讯是如此的多，令我很难决定我应该研读之范围的界线，永远有更多的东西需要知道。然而，我认识好几个 McMaster 毕业的医学生，他们告诉我这种忧虑在这里是一个非常普遍的而且必须经受的压力，也是每个人必须要去学习应变的能力；懂得应变才能懂得去克服。”

知道自己的极限与提供回馈

在 McMaster PBL 里，把回馈的时间及主权交给学生，让他们能够互相评估，训练公平批判的思维与能力。在评估的时候，小组里每个成员针对当天小组的进展（小组评估）轮流发表意见与看法。然后每个组员亦评估自己当天的表现（自我评估）。其他的组员也提出回馈（同伴评估）。它是小组成员对于他们所了解的课程内容发表他们的意见，并且立刻计划如何修正与改善，这样一来，在未来的课程里，同样的错误就不会再重复，而且团队动力也会一次比一次好，当然学习成效一定会有进步，这也是多用形成性评量的好处。这是为了改进，而不同于传统的总结式评量是为了奖惩。

其中一位组员表示：“即使在医学课程里已经两个月了，我发现评估在 PBL 课程里是一个相当有压力的部分。它产生的问题让我感到很不习惯，当我评论到某一位组员的问题或是小组团队动力的缺失的时候，我害怕会有组员对我的评论产生不满。然而，这样的压力随着时间而消失，当小组组员用诚意、知识及循证方式调整评估的流程时，评估变得很有建设性。的确，了解问题导向学习的过程，有效率地和组员沟通，把这个体系所提供的资源做最有效的运用，的确可以帮助解决面临的各种压力。”

如果我可以，你也可以

在一开始第一单元的时候（McMaster 大学医学课程的前十二周），许多医学新生或许会经历一个学术培养的震撼，一个有丰富经验的高年级自愿生会被指派到各小组去作为辅导员。辅导员会和他所分配到的小组在一起参与十二周或部分课程或是当小组需要他的时候出现。自然而然，辅导员的角色就是帮助消除小组的新生因为不熟悉 PBL 的理念流程而产生的不安与惶恐。虽然这个角色也是第一单元的老师的重要任务之一，但是对一个二年级的学生而言，他能更快且更容易地建立新生对同伴间的信任。这部分反映了在特殊教学小组里学生辅导员的观点。

我们的学生辅导员解释说：“在作为这小组的辅导员的过程里，我会分享我自己的经验，他们会体会问题导向学习如何能成功地帮助学生研读医学课程。我已经拥有我需要的知识，我在医学院的现实生活里也有活跃的表现。在以往的一年，我也曾待在过同样的地方，经历过同样的压力。然而，我很快地意识到我不可能完全消除他们的疑虑。”她强调：“在 PBL 的过程中他们所呈现出来的压力感，从我过去的经验可以感觉得出来。我分享我在暑假的实习经验，那是我第一年尚不熟悉 McMaster 的系统，也是令人惊讶与印象深刻的经验。尽管我引用这些策略，我知道每个组员在认同我的经验‘保证’之前一定要经过他们自己的测试和观察实际的行动。”她回想他过去在第一单元的经验：“虽然在第一单元一开始，我曾惊慌失措不知道该怎么说话，在问题导向学习之下我的压力一直持续了一年。我曾为这样的单元学习质疑自己能否掌握足够细节的资讯吗。我如何好好地解决这个问题？我知道怎么做适当和合理的临床观察吗？最重要的是，之后我能够全部记住这些资讯吗？这些答案，在我第一年的暑假之后，我发现大部分的答案是肯定的。我被要求去接受一个八周的临床选修课程训练，吸收临床知识。我已经选修了几项临床方面的课程。更进一步的，当我想不起来一些东西的时候，我知道该怎么快速而且有效率地去找到答案。看起来 PBL 对我而言似乎是成功的。

“但是尽管有这个正面的经验，我仍然要抱怨一下问题导向学习所造成的压力却是从未完全地消失。当这个暑假结束，我离开我熟悉的领域——临床肾脏学，再回到 McMaster 大学接受新的挑战——第四单元的课程。我经历了令人担忧的三个部分的课程：神经学、精神病学和骨骼与肌肉系统。对我而言，这些是完全陌生的领域，接着就有同样类似的问题，就像在第一单元课程遇到的一样。我学的解剖学够多了吗？够详细了吗？我们小组有掌握到正确的资料方向吗？我会不会漏掉一些极为重要的资讯，而影响到我以后的职业生涯？还有最重要的一点，我要怎么记住这些全部的东西？”

以上辅导员与第一单元的同学共同分担在第四单元里面不确定、没信心的感觉，其实也就是他们在第一单元里面所经历过的问题。然而，她再次保证说：“这些压力的问题在每个成功的问题导向学习流程中，都不会很突显。我承认我不可能记住每个我念过的细节、治疗方式、诊断方法。但是对每个新的临床病例，我都可以确认记得重要的部分。PBL 就是一个用实际行动看我的知识是否足够的机会，这样一来可以减少我在学习流程上的压力。毕竟，PBL 给了我一个卓越的效率及方法去接受、吸收、消化以及记住过去学过的医学知识，也让我具备了可以不怕面对未来挑战的技能。”

学习过去，计划未来

一位高年级的医学生愿意把他过去在 McMaster 大学 PBL 的全部医学课程所经历过的压力、经验，与大家一起分享。他将过去的经验重点向大家报告并做了这个结论："在我医学生生涯的最后两个礼拜，我回顾我所经历过的非常多且很有压力的经验，这些压力很多是用问题导向学习的方法去学习所遭遇到的挫折。然而，曾几何时，这些压力成了我内在的驱动力，当我随着医学课程进展的时候，我开始欣赏这与众不同的学习方式。到目前为止，虽然我相信 PBL 的教育有着一定的理论优势，但它也仅是一个催化的平台（catalytic platform），学生内在心态才是成功学习的原动力。"

另一个学生显然也经历过类似的经验，和其他第一单元的学生一样："我一开始用问题导向学习的方法去学习的时候，就遇到了挫折。在第一单元，我发现一下子跳入一个新的学习模式与环境是具相当挑战性的困难：伴随着疑惑到一个新的城市，住进新的房子，去熟悉新的学校，要习惯离开家人和朋友，这些在学习'如何去学习'的过程中是不可避免的。PBL 的方法是我在大学课程里从未经验过的，我发现很难去调整适应。我过去的训练已经将我学习新资讯的方法定了型，因此要让我说服自己去改变成 PBL 的模式去学习，要经历不少的风险和一个变化很大的学习曲线，并不是那么容易的一件事，我陷入进退两难之间。在一开始的时候当然会受到挫折、灰心和沮丧，但是随着进步与信心的建立，心理上受到伤害的风险也就减低了许多。然而，这所有一切都是要依靠自己的坚定信念才有办法达成。同样的，我在问题导向学习里第一个面对的压力，就是要去相信 PBL 能够提供给我最好的医学教育。"

一位新的 McMaster 大学的毕业生表示，他接受问题导向学习成为他的学习方式，是根据 PBL outcome 显示的成果所做出的决定："借由 McMaster 大学的毕业生通过医学执照考试、研讨会的表现以及名声，在某些程度上我可以减轻我的压力。我下定决心要认真努力改成用问题导向学习的方式，在医学博士的课程里做一个结合运用；然而，我的决定是经过衡量我的学习方式、学习需求，以及对于问题导向学习的研究。当学生，甚至是老师，面对一个有问题的小组或在一个 PBL 建立得很松散的学校，最简单和最便利的对应方法是不是再回到传统的教学呢？做为 McMaster 大学的学生，需要有自己的原则去维持 PBL 的精神以及对它付以信念（faith）。"

他回想："其他的学校给学生的都是同一个包袱，里面装的都是必须要学习的东西，而且都为学生有系统地整理好了。这和 McMaster 大学的方法完全不一样。McMaster 大学所给予学生的是个有弹性材质的包袱，里面只附了一份学习地图（learning roadmap）。早期的训练、我收集资料的技巧、评估是否有相关性以及问题的处理等，都还是在不很熟练的情况下进行的；我花费大量的时间努力地想从每个教案里尽量学习到东西，但是我遇到了困难。因为要花费这么多的时间取得这些资讯，我没有多余的时间去专注研读这些资料；这又导致了更大的压力。在我的小组、我的班级、我的学校里，我学的会和其他学校的学生一样多吗？和其他许多同学之间讨论也带给我们很多压力。

“随着 PBL 课程进展，我在训练过程里面能够获得进步，我能够很快地处理资料，用我 PBL 的技巧在最短的时间内寻找到最适当资料、最有力的证据。我了解到这样的训练，可以带给我的好处是能够更主动、更容易、更有效率地获取知识”。

他相信在临床前的 PBL 训练对于临床实习阶段提供了相当的帮助，加速了资讯的收集，以做出决定性的决断。然而，在实习医生的阶段，新的压力与挫折也很快地浮现出来，尽管我们有 PBL 的训练，但是还有一些医生早期接受的是传统的医学教育，他们不习惯用 PBL 的方法解决病人的问题。我发现 PBL 训练让我能够整理简述适当的问题来询问病人，现在的治疗模式是以证据基础医学为主的研究和不同的诊断。然而，我觉得我没办法靠着我接受的医学训练的反射详细地描述出其中每个不同的地方。我觉得我接受的问题导向学习教育强调的重点是去问 WHY 而不是 HOW。WHY 强调批判推理，而 HOW 则是强调形式方法。

当我在实习阶段有进步的时候，还继续发现新的学习需求，实习初期我努力把时间集中在如何改善我的弱点——病理学。这个问题随着我自我导向学习技巧的进步，压力也越来越小，也不断地发现如何使我的教育需求臻于完善。这位 2004 年尾毕业现在进入实习阶段的 McMaster 大学医学生总结说：“在见习的尾声，我回顾过去在医学院的种种压力与挫折之余，也衡量对自己进入医院做临床实习的信心。基础医学的核心课程终于成了过去，与临床相关整合扎实的 PBL 训练，似乎让我们能有恃无恐。虽然初入医学院接受 PBL 洗礼时，感受到极大的压力与不安；随着持续、适当及建设性的回馈，加上对 PBL 课程信心的建立，压力可以在很短的时间内被克服。”

后记

不管传统课程的教育也好，PBL 的学习方式也好，对于一个新进入医学院的学生而言，压力的存在与感受是有共通性的；只是压力来自不同的根源。对一些学生，一系列的考试是个形式上的压力；对另一些学生，没有考试本身就是一种意识上的压力。虽然 PBL 理念与方法可以避免或克服传统教育的种种恶习与弊病，但它并不能减少学生甚至老师的压力。压力的阐释是主观性的，因为压力可被视为学习的阻碍力，也可被视为学习的驱动力。以上 McMaster 大学医学生中肯的叙述也验证了压力的主观性完全取决于学生对于学习理论与经验的认知。意识上质的压力（如沟通、自主）是可以从认知与心态的提升去纾解的，而形式上量的压力（如补习、考试）却只能以总体数量的削减去纾解。

第三节 我背着 PBL 的重担走了两年

陈 彻 撰

似一苇孤帆，漂遥在黑夜风大雨大的海上，港边的灯塔发出微弱而迷茫的光亮。在知识的大洋里，我曾经历过颠簸，PBL 也曾让我备感艰辛。遥记两年前金风初起时，我首次坐在 PBL 的小班教室内，新的学习方式以及繁如星光的知识让我终日困厄，一颗心竟如枯兰般枯槁。

从来都是坐在讲台下，望着老师在讲台上手舞足蹈。在 PBL 的课室，学生不再是静静的聆听者，也不可以一有问题就问老师，我们要将读到的知识融会贯通，然后与同伴分享、讨论，偶而也必须权充“师长”，担负起“传道、授业、解惑”的责任。遇有问题时，当然的，老师已不再是问题的解答员。在 PBL 的课程中，我们有责任，自己去寻找问题的解答。

于是，多少个晨昏昼夜，我们出入图书馆，竟然就像跑饭堂一样频繁。图书馆内有时座无虚席，仔细一看，座中绝大部分竟是同窗相识者。还有那披星戴月的日子，夜已阑珊，案上孤灯犹自亮着，案前的书本更是堆叠到高得不像样。有时书未读完，算了，熄灯就寝。这时内心的焦躁担忧才真正会“寤寐思服，悠哉悠哉，辗转反侧”呢！

谁谓求学乐　其苦甚于荼
排排英文字　点点似泪珠

接受 PBL 教育的第一年，我尚未体会到追求知识的满足与欢愉，数着飞逝的日子，有时揽镜自照，竟不免慨叹，何以要把将尽的青春年华，浪掷在这似乎无止尽的医学知识的苦海中？

在 PBL 的表现上，我算是差的。既没有庄盈彦、许璨文之冰雪聪明；也没有张君楷、赖冠恺的博学而识；更学不来某人那种长袖善舞、娴于文饰的浮夸。于是在求学的崎岖路途上，我屡遭挫败，“多辱”的人生就此展开。以前读《论语》，读到“孺悲往而见孔子，孔子辞以疾”这段时，总觉得孔子之“不屑之教”过于苛刻，不顾学生的自尊心。而今，同样的感觉又在内心呈现。恩师之贤，不若孔子，其贯彻“不屑之教”的决心，比孔子又是有过之而无不及。常常，在 PBL 的 feedback 上，老师的一席话让人宛如生吞莲心般。在 feedback 中，不仅老师，有时连跟自己并肩平坐的同学也要来糟蹋你几句，总是说直言指陈对方缺失是正义的表现，这些恶人便假借正义之名，肆无忌惮地攻击起他人来。古人有言：“好话一句三冬暖，恶语伤人六月寒”，PBL 借 feedback 的方式盼望达到全体进步的成果，其立意甚好。然而却有存心不良的人，以攻伐他人来突显自身的优异非凡，正所谓“杀人自身，亡人自存”啊！人心本是凶险难测，PBL feedback 上的唇枪舌战、刀光剑影，又岂 PBL 本身之误邪？

在我最艰难的时候，我多么想要放弃这一切。但是过去的教育告诉我，我必须要撑下去，况且在我最需要帮助的时候，总会有人伸出援手，我的父母、我的同学、我的师长，他们让我看到人性最光辉灿烂的一面。

还记得有时 PBL 后，会和雷尊翔他们去打保龄球，雷同学当然是保龄球这门学问的佼佼者。从保龄球馆内，我学到了，要让球瓶倒下，需要付出多大的努力。医学知识与人际关系的复杂程度，自然远远超过在球道上滚动的保龄球，我们实在需要付出更大的心力，才能认识它们，进而运用它们。

我是一个不成材的人，但有时我也会鞭策自己用功读书。毕竟知识之无穷，若于短暂的有生之年，竟不曾懂得去追求它，岂不白白地走这么一遭了。况且在我挚爱的家人、同学、师长的背后，有一群那么样的人，他们不怀好意，虎视眈眈，以观望别人失败为己乐。喔！在基督耶稣的神圣光环下，在医学院的知识殿堂中，居然还有这样的人，生活在如此阴暗的角落，我一定要好好地努力，绝对不能沦为他们的笑柄。

我永远也无法忘怀那段阴暗晦涩的日子。但是，再阴暗的角落也会有一丝光线。正如贫瘠的沙漠绽开的仙人掌花般，一群好友的支持与鼓励，使我在 PBL 的表现上稍有起色，更重要的是，他们带给我信心、愉悦和活力。那是一群可以一起吃苦，可以一起做乐的朋友——好多个晚上，项颈上顶着一颗仿佛再也承载不住任何知识的脑袋，拖着蹒跚的步伐，李俊璞同学总愿意多花一点汽油钱，多浪费一些时间，让我搭个便车。在车上我们还可以讨论课业或其他琐事。他的乐观进取有时也感染了我。

除此之外，还记得那炎热的五月天，火红的凤凰花肆无忌惮地开放，仿佛校门真善美圣的石碑、小巴黎的木椅、医学院大楼，还有小班教室的书本都要着火了。PBL 依旧在如火如荼地进行。有幸收到许瓅文同学的生日邀请卡，大家在 PBL 的夹缝中，还是勉强地挪出了一段时间，去享受数小时的轻松与欢乐。在许君家宅，赖冠恺同学、李璧蓉同学笑语不断，是那活力泉源般的“早安少女组”吸引了他们。还有那或抒发哀怨、或慷慨激昂，或呕啊嘲杂、或如玉石铿锵的歌声回荡，是大家争着麦克风唱卡拉 OK 的声音。切蛋糕了，寿星当然要先许愿、吹蜡烛，大家虽然嘴正馋着，依然屏息以待，似乎怕破坏了这片刻的宁静。蛋糕当然是甜的，人情之美好更是甜滋滋的，PBL 的苦恼此刻似乎是消失得无影无踪了。

友情的温暖总是滋润着我，在我的大学生涯里，在我因为 PBL 而愁眉不展的时候。更记得的是，初春之际，当 PBL 正要伸出它的魔爪时，抽空与张馨仁及他的一位高中友人来到淡水河口，数着沙滩上遍地的螃蟹与弹涂鱼，仿佛数着过往的岁月。PBL 实在是太严肃而显得杀气腾腾了。“驾言出游，已写我忧”实在非常需要。然后是大湖草莓正鲜嫩红艳之际，黄麒轩同学开着他心爱不已的深蓝色轿车，引领我们走进乡间的蓝天白云中，采撷着这农人辛苦一年的成果。一颗颗红得发亮的草莓，仿佛红宝石般，闪现着神秘而不可测的光芒，那光泽，直直地投射在我心头，PBL 的课程上了那么久，也该有什么收获了吧！

一年多来的劳神苦思，我感觉到，我的思考较往昔缜密而清晰了，分析问题也较精密有条理了。PBL 的这两年间，我翻阅了不少原文的医学知识，也尝试在脑海中将它们分析整理。如今，不少知识已深植在我脑海，愚昧如我，竟也成功地打开了这扇医学大门。

四年级的尾声，精神与行为单元，我乃有如鱼得水的感觉。读书读到一定的分量，以前辛辛苦苦建立的基础就会发生作用，书不再那么难读了。就像大火肆虐过后的不毛之地，经过天与地、风和雨的层层灌溉，如今已成为一片茂密的森林。四年级在谢师宴的欢畅中画下句点，师长的训诲依旧犹如暮鼓晨钟般在耳际回响。我也终于了悟一点一滴累积知识的乐趣，求学的道路纵然艰辛，我也要拿着拓荒者的斧头，披荆斩棘，开创出一条康庄大道。

要升上五年级了，这又是一个崭新的开始。五年级的一切，对我而言，是既陌生又亲切。感谢 PBL，让我在这两年内翻阅了不少书本卷册。有人说，亘古至今，书籍之多如恒河之泥沙，要阅毕必无可能。PBL 也让我学习并尝试从图书馆一排一排的书架上、从书页密密麻麻的字里行间中，去获取实用且宝贵的知识。往后的人生旅程，我依旧需要时时查阅书籍，并将书本上的知识吸收整理然后映在脑海里。PBL 教导我的，不仅是知识的本身，还有做学问的方法。古人有言：“独学而无友，则孤陋且寡闻”，做学问不能闭门造车。在 PBL 针对问题的讨论中，我与挚爱的同学亦常激荡出不少思想的火花，至今依旧使我受益无穷。

诚如庄子在养生主中所言：“生也有涯，而知也无涯”。在知识浩瀚无涯的大洋里，我们曾驾着的 PBL 舟船，雄心壮志地妄想征服宇宙间的知识、穷尽古今中外的真理。PBL 确实让我们大开眼界。在饱览学术的瑰丽雄伟，也有时遭遇狂风大浪般的惨败后，我深刻地了解到，以有涯的生命是难以穷尽无极的学问的。日后的我，当以更谦逊的心，去面对周围的人、事、物，尚书乃云“谦受益，满遭损”，不就是这个道理吗？

《编者按》

第一次与台湾辅仁大学医学院的教授接触是 1998 年。林瑞祥教授为了建立将在辅大成立的新的医学院，亲自来到了 McMaster 大学做实地的考察。离开前，他对我说辅大医学院一定要采纳较全面的 PBL 课程。以后的两年，第一任院长陆幼琴修女及第一任医学系系主任邹国英教授也都相继来访。我与同事李泽生教授也为了辅大医学院决心建立全面 PBL 课程的毅力感觉分外地兴奋与鼓舞；我们俩也答应全力相挺协助举办相关方面多元多次的 PBL 培训活动。医学院成立后两年，PBL 就上阵了（三年级医学专业课程开始）。实施当年 PBL 的课程之时又要筹划下一年的 PBL 教案的规划。第一届的医学生成为 PBL 课程实施的天竺鼠。他们的惶恐不安的心境由陈彻同学的描述（我首次坐在 PBL 的小班教室内，新的学习方式以及繁如星光的知识让我终日困厄，一颗心竟如枯兰般枯槁）可见之一斑。数年来，我一直追踪这第一届医学生的 PBL 反应的进展。

虽然面对着必要的改变而产生上述无奈的心态，而同学意识到必须感受应变的意义。因此，陈同学道出这般心声："从来都是坐在讲台下，望着老师在讲台上手舞足蹈。在 PBL 的课室，学生不再是静静的聆听者，也不可以一有问题就问老师。遇有问题时，当然的，老师已不再是问题的解答员，在 PBL 的课程中，我们有责任，自己去寻找问题的解答"。从感受而内化，内化而后接受："PBL 教导我的，不仅是知识的本身，还有做学问的方法"。因接受而付诸行动终至获益："PBL 的这两年间，我翻阅了不少原文的医学知识，也尝试在脑海中将它们分析整理。如今，不少知识已深植在我脑海""因为我感觉到，我的思考较往昔缜密而清晰了，分析问题也较精密有条理了"。陈同学也意识到"团队动力"的 power，也领悟到"三人行必有我师焉"的 beauty："做学问不能闭门造车。在 PBL 针对问题的讨论上，我与挚爱的同学亦常激荡出不少思想的火花，至今依旧使我受益无穷"。如今在 2008 年，陈彻同学所代表的第一届以全面 PBL 课程训练出来的医学生在全台医学教育界特意之关怀与好奇的注目下全数通过医师资格认定考试。有人仍然感觉惊讶不可思议，且认为这并不代表 PBL 医学教育的成功，因为大部分的辅大医学生，还是有上补习班（当然也是为了得到一些假性的安全感）。当然，医学教育的成功怎么可以用医师执照鉴定考试的通过率来衡量呢？不过，我们不应忽视的是，经过 PBL 磨练过的医学生用艰辛应变的努力所换来的潜力与拥有的收获会远远超越医师执照鉴定考试之分数所俾予的认证，那就是他们自主、自律、思考、沟通、人际、团队及终生学习的能力。

第四节 在台湾“中国医药大学”医学系经历 PBL 后的心得

黄富焕 撰

犹记得在大二下刚开学的时候，学校为了让我们顺利适应 PBL 的课程，邀请了已经有实际经验的大五学长姐在国际会议厅台上做模拟与示范。当时的我和其他一百多位同学一样，对如此新兴教学方式有着陌生与好奇，到底 PBL 是什么？对我们学习医学有帮助吗？ Problem-based learning，字面上的意义应该是以问题为基础的学习，到底什么是问题呢？对于当时刚刚进入基础医学课程的我们来说，能够提出问题然后去学习的能力似乎并不具备。加上早已习惯于填鸭教育的劣根性还在，心中不由得担心这样的学习会让自己的医学知识输给许多其他医学院的学生。经过三年级、四年级到现在五年级，从开始的懵懂无知到现在渐渐习惯去发掘临床问题的思考路径。在三年级的阶段，因为自己的医学基础知识的不足，这时候可能还是以学习如何小组讨论、如何寻找问题为主。到了四、五年级的时候，开始学习运用网络上的医学资源（包括电子资料库和循证医学的网站），学习如何去诊断。直到现在，虽然仍会觉得自己的能力依然不足，但是在这样的训练下，还是有信心在遇到临床问题的时候可以按部就班地去找出诊断与治疗的方法。毕竟经历过 PBL 的训练会逼着自己去想问题、去找答案；和以前只知道强记医学知识去考试相比，现在的我至少有一点点的能力去做逻辑思考、去解决问题。很庆幸自己有机会遇到学校的医学教育改革，有机会学习一辈子都需要的技能、解决问题的能力。但是毕竟改革才没有几年，仍然有不少地方需要不断地调整与修改。今年 2 月，我利用了寒假的两个星期申请去彰化基督教医院见习，期间也有机会和慈济医学院的同年级学生接触与共事。从彼此的知识和能力的比较中，我发现本校医学教育中仍有许多可以继续努力求进步的空间。在此，将以 PBL 的部分为陈述建议的重点。

首先是时间的安排。本校对于 PBL 课程的安排是将之视为医学课程的一小部分，并非医学教育的主轴，这一点和 PBL 的起源地加拿大 McMaster 大学很不相同。师长因为担心全面使用 PBL 会因为东方学生一贯的被动学习习惯而有反效果，所以维持大堂授课的整合课程（利用器官系统分成许多模组课程），再将 PBL 穿插其中。这样的设计立意良好，但在实际执行上仍有些缺点值得我们去思考。因为模组课程中的考试相当密集，几乎是两三个星期就有一次考试，考试内容也不少，加上两周为一个单位的 PBL 总是会相当贴近考试时间。在考试的压力下，许多同学宁可选择念书准备考试而放弃好好利用 PBL 学习的机会。所以在此建议，未来是否可以调整 PBL 的次数与时间，不必每个模组都加入 PBL 在其中。临床课程中甚至可以用内、外、妇、儿为四大主题来设计教案，在四年级的教案以内外科为主，五年级的教案以妇儿科为主。PBL 的课程精髓应该不是在次数的多寡，而是让同学有充分的时间好好学习临床问题的思考与最新医学资讯的搜寻与判读。

再来是师资的部分。本校在师资上投入了许多资源与心力，在学习过程中也的确可以感受到许多老师的教学热忱与用心。但是在分数主义的作祟下，同学们会很在意老师评分的公平性。这个似乎是一个难解的问题。在此我没有答案，和许多同学讨论过后也没有一个更好的评分方式。也许要留待未来找出更公平完美的模式。但是思考慈济的五年级教育模式，有个值得我们借鉴的地方，也是我们未来应该努力的目标。在慈济医学院，五年级在上过为期一个月左右的临床核心课程后，学生便进入医院加入临床实务中学习。有许多 PBL 中使用的临床思考与讨论，在这样的模式下是转移到实际临床实务的一部分。学生被分配了实际的个案，从照顾中发掘临床问题，再通过资料查找和临床导师的引导与讨论来学习。这样的学习会将 PBL 的学习纵深增加，更加贴近实际应用，更能引起学生的学习兴趣。如此一来，分数不再是同学在意的问题，临床问题的解决成了唯一的主角。和之前时间安排的问题中提到的内外妇儿的概念相结合的话，若是可以在四年级阶段先熟习内外科的临床思考，五年级进入医院再加上其他专科的临床小组讨论，这样学生应该可以在临床知识学习上更加完整。但是这样的前提是，附设医院的临床医师需要作好准备接受培训来担任临床教学的任务，千万不能因为门诊忙碌而不认真投入，任凭学生放牛吃草、消磨时光。所以 PBL 的师资训练不该只是为了到学校做机械式的教学动作，应该要更注重医院中教学制度的建立，这才是未来学弟妹之福。

最后，PBL 常会要求学生自主登上网络搜寻医学资源。在 PBL 学习过程中，很幸运有许多学长姐协助我迈入网络医学资讯的世界。从学长姐的传授和自己的摸索中，总算对于学校购买的许多电子资料库与电子期刊使用有些许的心得与熟悉。可是在和许多同学的接触中，常常听到同学或是学弟妹感叹不太会使用学校的资料库或是医学资源。对此我认为原因主要有二：其一是同学对于使用外文关键字或是外文资料有障碍；其二是缺乏主动引领同学的教师或学长。若学校能及早开始要求学生英文能力检定及加强语言训练，相信学弟妹会愈来愈少面临这样的困难。但是只对学生做语言能力的提升要求，却没有配套措施建立英文的学习环境去辅导学生，也只能事倍功半。学校课程虽鼓励学生看英文教科书，但教师能用英语授课的能力也相当有限，根本无法建立英语普及应用的校园文化。若有了系统化的基础训练，只要稍加练习，相信就可以熟能生巧。请师长们帮忙的也有多种层面；虽然在我后面两届的学弟妹们有医学文献导读的课程，可是每当我问起学弟妹知不知道学校有许多好用的医学资源时，却常常是一问三不知。学校每年花这么多钱在建构一些方便的电子资源，同学却不知如何有效地去使用，虚同白废，实在是一种资源的浪费。这方面除了请师长多费心外，一些学长姐们也应积极着手从学生的角度安排相关学习课程的引入及互辅，可以让学弟妹在课余有更多机会学习这些搜索利器的应用。

个人的能力有限，眼界亦有限。回顾这两三年来在本校接受 PBL 的训练，收获很多，但也发现有许多地方值得再改进与修正。简单来说，把 PBL 运用在医学课程中，对我而言是个正确的方向。只要再稍加修正其中实际执行的缺失，相信对培养未来的临床医疗工作者会有相当大的帮助。

《编者按》

这篇学生的心得写在当他还是五年级医学生正进入临床实习的阶段，对台湾“中国医药大学”实施片面混杂型（hybrid）的 PBL 表达了很中肯的感想，也反映出了实施 PBL 的初期以“别人有，我也有”或是在为了“满足台湾教育主管部门的期望”的心态而下引入 PBL 的“教学方法”，将 PBL 穿插点缀在传统的大堂授课的课程中，作为一种可以应用在大堂课被教的知识的方法与机会。主要的教育理念仍维持“以考试来驱动学习”“以老师为中心”“以分科专业知识为主轴”根深蒂固的传统思维。这种过时的理念与“以学生为中心”“以情境为学习平台”“以全人整合为目标”“以自主心态为主轴”的 PBL 精神背驰，当然会产生混淆与乱象。

在台湾，学生被动的习惯已贯穿整个社会及各个由小至大的教育机构，也确切地反映出传统教育及师资培训层面上的不足。同学提到：“师长因为担心全面使用 PBL 会因为东方学生一贯的被动学习习惯而有反效果，所以维持大堂授课的整合课程”。当然，这是一种美化的解释。其实，殊不知学生学习上的被动其实是老师及传统课堂文化造成的，而非学生的本性。只要观察学生下了课后的活泼性、主动性、互动性及灵活性，就可见一斑。很可悲的是，居然有些大学老师认为改变学生学习态度由被动成为主动并不是大学老师的责任。

近几年来台湾“中国医药大学”已经按部就班地做了多方面的调整及改进。设计医学大学的核心教育理念（4C our future：compassion，competence，context and constructivism）且争取到台湾教育主管部门第一期三年的教学卓越计划奖励去实施推展 4C 理念，第二期的教学卓越计划还荣登全台大学之冠；建立起全台医学院校第一所教师培育暨发展中心（Center for Faculty Development，CFD）；在这个平台上介绍、培训并加强学生及老师对 PBL 的认知并扩展 PBL 教案撰写与审核及 PBL 课程统整。本书第三章节叙述了以 CFD 为平台管控 PBL 的品质。

第五节 一位护理系学生参与 PBL 的心得

卢佳伶 撰

还记得第一次接触 PBL 是在我高一的暑假，刚好参加大专院校举办的医学营，其中包含了 PBL 的活动，那时的我对于 PBL 的印象就是不断提出问题，大家针对彼此的想法做出讨论，觉得这样的教学方式很有趣，是一种不同于以往的教育方式。但当时对 PBL 仍是一知半解，不了解其中的内涵及意义，直到进入医学大学护理系就读，真正接触 PBL 后，我才发现 PBL 迷人的地方。

PBL 的新鲜与迷人之处

刚开始接触 PBL（成人护理学一门课中），就感觉到 PBL 带给我的是主动式的学习，学习者会因为看过教案之后想更深入地了解，而去主动找寻相关资料。以前往往是老师灌输知识及观念，老师给什么就吸收什么，PBL 却是想要什么就自己去找什么。刚开始只会从课本或网络去搜寻资料，其中可能充斥着不适当的资料，但在 tutor 的引导下，我开始懂得分辨资讯的品质，并使用资料库去搜寻文献及期刊之后，才发现原来学校已提供很多宝贵的资源，只是之前都没有动机也不知道该如何运用。学会使用资料库后让自己搜寻学习的资料更有可信度及深度。这样主动式的学习及查资料，会让学到的东西印象更深刻，也会觉得知识很珍贵，毕竟是自己努力花时间辛苦查询，又有兴趣要知道的问题，就会更加认真去研读及钻研，这样的过程和别人灌输给我的知识是完全不一样的感觉。此外，借由 PBL 这种团体式的分享，结合众人的想法聚在一起讨论，不但可以学习到自己先前所没有注意到的地方，也会因为集思广义地分享与表达，而让自己所学到的东西更加印象深刻。还记得大三第一次的 PBL 是一则关于成人护理学慢性阻塞性肺疾病（COPD）的案例，教案中的病人因为对疾病认知不足，自我照顾缺失，导致疾病控制不良，我们都感到相当惋惜，希望能以健康教育咨询帮助病人。但当时我们对于 COPD 所知有限，于是我们便开始讨论病人需要什么样的帮助，整理出一系列我们认为病人需要，且我们需要深入学习才能提供照护的知识，分头去查阅。在第二次的讨论会中，把自己查到的东西提出做分享，在整个过程当中，除了理解自己所要表达的之外，也会对别人所分享的提出回应，并且与自己查到的做统整，最后我们还整理出一系列要提供给病患的健康教育知识。我觉得这个经验非常特别，平常我们大概只会对病人做重点式例行健康教育，但是通过 PBL 让我们有机会一起讨论，深入理解，学习在临床上我们要如何指导病人照顾自己，整理出属于我们自己的（不同于一般网络知识）一系列丰富又完整，且适合病人的健康教育，达到提升病人自我照顾能力的目的，也因为这样的讨论过程，让我们每个人都变成 COPD 小达人，期许自己在临床上遇到这样的病人也能够将所学实际运用。

学习中实现对人的关怀

印象中，PBL 过程中用过的每一个教案，不论它故事的真假，都让人感到贴近现实生活，更可以从故事中去做更多连结。以前念书都是注重学理或是医学相关知识，但是当一个故事出现后，脑海中浮现的就不只是学理，而是更多对人的关怀。运用同理心去思考主角及其他角色的内心世界，各会是什么样的思维，是否会受到故事当中的环境影响。过去传统的学习是以疾病为出发点，到了 PBL 的教案当中，会变成从病人为出发点，更能深切体会疾病对病人及其家人的影响，以病人为中心去拓展更多的思维，去看到病人想要且需要的是什么，针对病人个别性提供病人真正需要且适合的。

护理是站在最前线照顾病人、与病人相处。在学习过程当中师长总是会提点我们要去关怀病人，用同理心去了解病人，然而夹杂许多专有名词及学理的书籍，往往也只能点到为止。PBL 的学习让我看到的不只是疾病，而是从一个病人的角度去思考，更能够真切体会到事件当中护理人员该有的角色。用一个护理人员的观点去思考我们可以带给病人的协助，走出书本的框架，用心去感受。PBL 让我对于关爱及同理心有更具体的感受，知道在面对一个真实事件中，要用什么样的心态及想法去处理，让护理更贴近人心。

PBL 的学习让我觉得我学到的东西可以真正实在地用到，不会有光凭老师上课时的那种不切实际感。例如护理常提到要关怀病人，关怀是一种行动，没有实际例子很难展现我们的关怀，利用 PBL 的讨论，表达我们的看法，可以充分地将我们对病人的感受、想帮助病人的心理表达出来，也在讨论中更知道怎么样的关怀是比较好的关怀，可以深入别人的内心。此外，在彼此的讨论过程当中，也让我学习到沟通的技巧，在提出与别人不同想法时，把自己想表达的用别人听得懂的方式说出来，同时也尊重别人的想法，不批评、不攻击，用另一种方式表达自己的立场，是一个非常重要的技巧，这样的技巧可以使彼此之间的气氛融洽，又不会让彼此受伤。听到和自己不同的意见时，可以训练自己听听不同的声音，思考别人为什么会这样想，自己是不是哪里没有想到，将彼此的想法做结合，找出一个更理想的做法。

医护合组、跨专业间伦理学习的尝试

在三年级下学期时，PBL 更发展出医护合并学习的方式，讨论的组员除了原本护理系的同学，更多了医学系同学。我觉得这样的学习又与单独只有系上同学更加不一样，医学与护理拥有不同的学习背景，彼此思考的角度不同，通过这样的合并更可以知道对方心里关心、在乎的是什么。在医护各有角色的教案中，使用的是牵涉伦理的议题，通过 PBL，我们把课堂上学到的各种伦理原则，反映到教案主角身上，把彼此对事物的认知，充分展现，真真实实地用在教案当中。多了伦理议题的 PBL 更具难度及挑战性，教案故事内容更是饶富趣味，不同于以往偏向学理的分享及讨论，大家的讨论着墨在如此脉络分明的情境下各种抉择的利弊。摒除了临床传统思维的框架，分别对不同的立场提出意见，虽然没有一个标准答案，但这样彼此分享自己想法的讨论，可以让自己看到更广阔的层面，不会局限于自己单一的想法。

人与人之间的相处，本来就会有不同的想法，每个人对不同声音都会有不同的感受与回响，PBL 不只充实了我的学习，更丰富了我的思维，让不同的想法激荡出更多火花，使我对于事物的认知有更上一层楼的看法。例如，最后一次 PBL 的讨论，是关于病人因为宗教理由而拒绝输血的议题，刚开始我们对于因宗教因素拒绝输血，导致回天乏术的结果感到很震惊。大家纷纷提出不同的观点，如：“以病人家庭对宗教的执著，若执意输血，当病人恢复健康后，回归到家庭及社会，受到其他同宗教亲友的不谅解，以及病人本身自责，造成其他负面效果，则会失去我们拯救病人生命的意义”。但也有同学提出：“这个病人的年纪还很轻，当时有可能受到父母的牵制，无法说出真正的意愿，如果只因为宗教因素拒绝输血，而放弃未来生命的美好，是多么可惜的事”。对于这个部分，我们共同的理念皆为病人的意愿至上，应该要以病人真正的意见为依归，当病人的意愿分歧时我们又有不同的意见，一部分同学认为：“病人的法定代理人已提出拒绝了，我们就不应该违背意见输血，应该尽我们所能提供其他输血替代疗法”。另一部分同学则提出：“我们不清楚病人意愿，应尽可能说服家属，并且确实告知拒绝输血所造成的后果，坚持要输血的立场”。经过一番讨论后我们还是拟出一个共同的理念，我们认为身为医护人员，本应竭尽所能救治病人，但我们不应该只是救人，还要顾及病人的心灵层面，若为了使病人活下去而造成心灵上的伤害，衍生出其他我们所不想预见的后果，这样的救治皆使我们感到疑惑。当我们的救治能够使病人身体恢复健康外，更顾及到病人的心灵层面，让病人充分从我们的治疗行为中受益，这样才是真正地医治一个人。若没有 PBL 精彩的教案为媒介，开放自主小组讨论的情境，也许伦理学习的过程就不会那么令人满足。

学习过程的不顺畅，导因在被要求的作业

当然，PBL 的学习过程也并不是皆能得心应手。例如第一次讨论 PBL 时，我

们被要求讨论的结果需用概念构图来呈现，当时我们还不是很懂得该如何使用概念构图，也很担心概念构图画不好影响成果，导致整个 PBL 有以画概念构图为目的的倾象。过程当中我们必须挪出部分讨论的时间来画概念构图，也因为讨论的部分时间挪去讨论概念构图，导致其他讨论的时间减少，原本应该要学习到的东西变少，讨论时每个人的想法都不一样，要将大家的意见统整需要时间，而除了意见多难统整外，在讨论的过程当中也容易有些同学没有想法，沦为单一同学的个人概念构图，使得其他人的参与度下降。时间分配上，除了需要挪出讨论时间画图外，还得在紧凑的实习中挪出时间，一起讨论概念构图，整个过程使我们觉得相当疲惫，有事倍功半的感觉。

但是在第二次讨论 PBL 时，情况有所改观。刚开始我们对于概念构图也是担心不已，主席在一开始就提出要在讨论过程中，挪出时间讨论概念构图，但 tutor 告诉我们概念构图不是重点，引导我们回到教案的讨论及学习上，因为有 tutor 的引导，我们这组才没有为了最后要呈现的概念构图花掉所有的心思，反而在教案的学习上讨论更深入，学得更充实，把概念构图用精简的方式呈现，省去原本繁琐复杂的内容。幸亏 tutor 当下正确的引导，告知我们应该先以讨论教案为主，学习到我们应该知道的知识后，再利用其他剩下的讨论时间去画图，毕竟当我们充分了解教案内容之后，心里会有一个蓝图，比较有想法画出概念构图。在画图时也能引导我们利用概念构图把教案精髓真正表达出来，避免我们把概念构图变得很复杂或琐碎。让我们在 PBL 讨论的过程中，正确地把 PBL 与概念构图结合，才不会变成整个 PBL 是以概念构图为主，而失去了我们讨论 PBL 的意义。

PBL 虽然能够学得多，但相对也要有所付出才能得到东西，每次讨论完之后都有很多资料需要查，但我们平时还要实习，实习也有报告及资料要查，有时候会因为实习的关系，时间非常紧凑，而没有办法把 PBL 的资料查得很仔细，或是读得很详细，我觉得这是比较可惜的地方。PBL 的 tutor 也是影响我们学习的重要因素，每一个 tutor 都有不同的习惯，在经过这么多次的 PBL 后，我觉得能够把讨论的主导权完全交在我们手里，克制自己不要介入太多，在适当时机跳出来引导我们的 tutor，会让我们对于 PBL 的讨论更有一个自主的方向，能够用自己的方式去讨论出自己的想法，这样比较不会感觉到被限制在以老师为主的框架中，也能够学得比较广泛。

作业、考试都免了，一切让我们自己来吧。学生难免会在意成绩或是作业，会担心没办法完成应缴交的作业，导致整个 PBL 的讨论变成为了作业而讨论。在宝贵的讨论时间里，利用某一个同学的概念构图去修改，觉得有人画就好了，反正自己也想不太出来或不用想也无所谓，回到用应付过去的心态完成作业，到头来整组也只有某几位学生讨论概念构图，大家的参与度下降，失去了原本 PBL 讨论的意义。我觉得 PBL 的讨论不一定要有概念构图，因为有了概念构图，除了需要花时间讨论概念构图外，还会对于讨论概念构图感到苦恼或是不喜欢PBL，出现对PBL的负面感觉，甚至概念构图可能会只有某几位同学在画，而不是整组参与。为了完成作业与规定，即使知道不顺手，阻碍讨论、妨害学习，还是不得不从。相较于医学伦理的课程，在PBL的讨论上就没有硬性规定要有什么成果，少了概念构图的压力，大家比较能畅所欲言，将所搜寻的新知识提出与大家分享。结果，有较多时间专注在教案的讨论上，作业也以心得及反思为主，能够在讨论过后，利用心得把自己学到的、感受到的写下来，真正享受PBL的乐趣，这样的学习方式我比较喜欢。

指导老师（辛幸珍）的点评

为配合护理系学习成效评估的行动研究，成人护理学PBL课程设计中以划概念图（concept mapping）来呈现学习成果，学生为了完成不熟悉的作业，占用讨论时间，也压缩了无框架学习的空间。撰写本文之学生其另一项PBL的学习是生命医学伦理学课程，三个教案，其中之一乃医护合组做小组讨论，其课后作业仅在于对教案议题之整体看法与举出同组同学哪些意见对其具有启发性。本篇学生的分享，正好激起我们思考如何导正在PBL学习中，学习的过程本身就是教育的目标，学生学习成果的呈现应是随着目标的达成而能自然流露。依此，更应极力避免以强制式的要求与作业来引导学习，违反PBL主动、自主学习的真谛。

第六节　一位实习医学生的感受：多元化学习方式及教学态度的重要性

关超然　撰

我于 2004 年夏在和信癌症医院阅读了一位实习医学生（姓名不详）以感恩的心情，写给一位热心带领实习医学生之主治医师的信。虽然事隔多年，这位当时初出茅庐的医学生由医学院进入医院实习所显示出的不安及惶恐之心，反映出现在医院与学校之间、医学教育上依旧存在明显的断层。当年我由加拿大 McMaster 大学拿了六个月的学术进修假（sabbatical leave），经由赖其万教授的介绍与安排来到和信医院受聘为客座教授，并借着黄达夫医学教育推广基金会的赞助在台湾各地医学院校做一系列的 PBL 工作坊，推广对 PBL 的认知与实际的应用。在和信医院，我也接触了一些来自各地的实习医学生，并向他们做了一些用 PBL 教案式批判性思考来推理的测试，发觉他们即使完成了所有基础医学训练，仍然改变不了以知识层面为主轴的学习心态，仍然依靠反刍性的记忆而不能有效地进行临床推理（clinical reasoning）。而且学生的临床学习仍以几位年资较长的医师以师徒的方式谆谆教导为主。比较有经验的老医师一般比较热心地向学生不断发问（但回应的学生不多），甚至有耐性地一一解说（这是学生不回应的原因吧！反正老师会给答案的），而经验较少的医师则以技巧层面或重点的展示叙述为主。实习医学生还是相当“尊师重道”地聆听且很少发问，完完全全是“老师言教，学生听教”的传统教育模式；这种师徒方式的“床边教学”的优点是学生人数少，学生较易专注，学习环境比较容易掌握。其主要缺点是若不以学生为中心让学生自主、自律地去内化所学，会使得学生对学习变得更为被动而依赖老师授教。以下是该实习医学生的叙述（我做了一番文字的修饰使之更为通顺但不改变原意）。

这个月外调新光，结束五月份的临床实习科目之后，实习生涯也告一段落，接下来即将面对的是重要的医师资格鉴定考试。接连就是两个月的外调时间，先到和信医院（内科），然后是新光医院（心脏内科 & 麻醉科），我有一些想法想要与老师分享。

首先是到和信医院的部分。在这里我遇到一位来自台湾“中国医药大学”的实习医学生，他让我开启了医学的另一扇窗，让我真正知道医学的奥妙。我也附上在和信医院的心得报告与老师分享，里头有蛮多部分提到我和他的互动。特别要与老师分享的是，我真正觉得我们目前的医学教育实在是缺少了让我们学生去“思考”的这个部分！我所谓的思考不光只在临床训练提及的为了解决病人问题的思考流程（thinking process），而是再更深一层地去问“为什么”。换而言之，我们过去的教育只传授学生“知其然”，而没有教导学生“知其所以然”。举一个在心脏科学习的例子，对于一个患有高血钠（hypernatremia）的病人，我们对病人处理的第一步就是先评估病人的血容量情况（volume status）。这在医学院的生理基础科中老师都有教过，但一走进临床，有时候会忘记以前所被教的基础知识，翻翻书之后又会猛然地回想起来：“啊！对了！这个以前有教过！”“想起来了，在 Harrison 上曾有一个流程表确实是这样子”。然后再一步步走流程图、分析原因。到这里为止应是属于“thinking process”的部分。但没有人跟我们说过“为什么第一步是先评估 volume status”而现在我至少知道“体液的容积（volume）的多少是由体内的钠离子总量决定之，而钠离子浓度反映的只是钠离子相对于 volume 的多少”。

那一位来自台湾“中国医药大学”的实习医学生跟我说，“教育”分成三个阶段：接触认知（expose）、内化感受（internalize）、接受实践（accept）——先让学生们“接触认知”这样的事实，再去“内化感受”为什么会有这样结果，自然而然地学生们就“接受”而愿去实践了。但是台湾的老师常常跳过了第二个“感受”的部分，让学生“接触”，就要求学生“接受”。自然而然地，我们从医学院到医院，在医院里经过多次的经验，都学会“遇到高血钠的病人就先评估病人的 volume status”，就是先接触而后接受了。

这样子没有通过自己内化感受学习固然没有什么不好，因为直接接受老师的传授就可以把问题解决；一些名医名师过去不也就是如此学习而来的吗？但对我而言，我会觉得并不满足，或者换成另一种说法就是，我会因为能想通一件事实隐藏的前因后果才会感到学习的愉快及满足感。只是，我竟然是在结束实习前的 2 个月（也是毕业前的 3 个月）才开始发现自己有这样的感觉，才意识到原来可以这样地学习！天啊，我觉得似乎拖得过久太晚才意识到什么叫学习！我在大学 7 年中怎么都没有受到这样的训练，让我在大学的青春年华都浪费在“白学一场”。后来我换一个正面的角度去思考，真要感谢让我在外调时遇到能启发我的人，至少让我在往后的习医生涯中可以享受到“快乐读书、快乐学习”。

在这里再跟老师分享在新光医院心脏内科实习后的想法。新光医院由于一直没有固定长期实习的医学生，所以并没有发展出一套完整的训练计划，大部分实习医师过去都是跟着该科既有的“住院医师”接受训练。例如，在心脏内科有位连文彬教授负责 case round，骆惠明教授负责 ECG round；而麻醉科没有既定的教学计划，就只能看运气了。其实我蛮喜欢新光医院的教学活动，这与我在荣民总医院的经验大不相同！在荣总若是有 morning meeting 或是 case meeting，较常呈现的方式是，先对一个病人的 history 做简报，从病人的主诉、present illness、image/ECG finding、lab data，以及最后对这个病人做诊断。然后就以这样的诊断进行一个 review。然而，我在新光医院碰到的学习流程不一样。在“case round”的教学回诊期间，其中的一周正好是由我负责做简报，一开始我提到病人的年龄、主诉时，就开始做初步的诊断流程了。然后我再进一步提及病人目前的病史时，连教授往往对我所提及的问诊（history-taking）不满意，会一问再问。幸好我问病史问得很详细（这也是我在刚结束和信医院的实习经验学来的），让连教授足以在询问病史的部分就可以进行鉴别诊断。接下来病人的资料（心电图、影像片、实验室检验资料等）愈来愈多时，就能让较接近正确的诊断呼之欲出！若是病人的病史问诊资讯无法完整呈现（例如：DOA 的病人，所呈报的并非经由本医疗团队接手的，就只好完全依靠病史记录表上的叙述），那就无法按部就班地进行鉴别诊断，只好利用其他的检验来帮助决定了。而在“ECG round”的教导，则是拿出一些不同的心电图，让每一位住院医师（以及实习医学生）自己先进行判读，若是遇到瓶颈，骆教授会蜻蜓点水般地提醒：“要不要量量 PR interval”“你要不要看看 QRS complex 后面那是什么波”“有没有觉得 P 波方向好像怪怪的”。说来真是遗憾，我当时也在台北某医院的心脏内科实习过，但是并没有受到这样的 training。我记得当时我去心脏内科时，每个早上 7 时半都有 ECG 的教学，那个课程是一学期的，我去的那 2 个礼拜教的是“re-entry arrhythmia”，教得颇难懂，再加上 EPS，更是难上加难。我离开那心脏内科已久，不知道现在教学情形如何？即使如此，我还是非常珍惜在心脏内科实习跟老师的 2 个礼拜，到现在我一直都还记得那时候老师让我对 2 位病人做 primary care 的训练，一位病人有 dissecting aneurysm，表现出 atypical chest pain；另一位病人有 heart failure，with precipitating factor of K.P pneumonia。事实上，我一直认为，在那医院的心脏内科，若不是有幸跟着老师您的团队，根本就学不到心脏内科的东西！尤其是学不到怎么理性及有效地去处理一个心脏内科的病人！我还有另一个感想就是，我觉得医院里的“教授”虽然很多，可是这些“教授”往往都没有把教学责任放在心上（像您这样热忱费心的老师，真的是少之又少！）。我在国泰、和信、新光等医院实习时，常常都会参与一些教授的 teaching round，有时候某一教授的 teaching round 取消时，也会指派另一位主治医师来与我们实习医学生进行小组讨论，而不会剥夺我们学习的机会与权利。我不知道对这样临床教学态度的要求是不是算过分，或者这代表了区域医院与医学中心之间的差别（其实，区域医院教学认真才能招得到住院医师和实习医师）？或是代表不同医学院体系支流之间的差别？

最后还有一件事要跟老师说，也算是对老师的支持。台湾的基本教育向来就很僵化，在这样传统的大环境下，要求医学生突然之间变得灵活实在很困难。加上握其权、主其事者，明明知道需要有改革作为，却往往屈服于非学术性的压力与阻力，使得改变更是难上加难。老师您却愿意带一个一个的医学生、实习医学生、住院医师，就好像在默默地播一颗一颗的种子。哪一颗种子会开成美丽的花朵、结成壮硕的果实，也不知道；但若哪一天老师要去实现某个想法，我们这些待发芽的种子一定都会给您适当的响应。

谢谢老师花时间看完这封信。在知道不同的学习方式和态度后，我将更努力地向目标迈进（可是，还是要先现实地冲过考试啊！）。我希望以后我也能步老师后尘，成为一个散播种子的园丁。祝老师天天开心公务顺利。

目前整个台湾医疗体系及医疗理念正面对着一个巨大的改变，即是以“病人为中心”为主轴，然而教育体系及体制仍滞留在以“老师为中心”的被动学习时代，能做出并贯彻 PBL 精神，“以学生为中心”的自主学习的高等教育机构真属凤毛麟角。我们的实习医学生就卡在临床医疗体系与教育体系相互冲击的夹缝中寻找明确的方向。如果我们都把学生应做的学习变成为老师的责任，而学生不愿或不会对自己的学习负责，我们有尽到高等教育的目的吗？我们不能只做个昂贵的高级教书匠，而要做个引导者或启发者，老师若教育大学生像教诲中小学生一样地牵着他们的手带路，我们的大学生就只能成为高中生心态的延续，继续沦为被动学习者。

还有一般台湾老师常犯的错误就是，既不能容忍学生犯错，又没有及时反馈的机制，令学生因怕犯错而变得更为沉默被动。我们若尊重大学生，给予他们自主学习的权利，并引入能为自己的学习负责的义务感，我们的大学生才能真正地在大学里成长，实践成人之学，迈向终生学习的至高目标。即使他们会因经验不足而犯错误，但由错误中学习不是更具成长的意义吗？论语亦有谓“过，人皆见之。改，人皆仰之”“有过无惮改”。古人君子的美德与智慧在今之学人中已为鲜矣。该实习医学生强调说，一位来自台湾“中国医药大学”的实习医学生与他的互动带给了他一个重要的启发，就是教育与学习过程中对“内化感受”的认知，也是训练学习自主的关键，更是 PBL 的核心精神的发挥。这位实习医学生的指导主治医师也利用有效的沟通及提示给予了他充分的机会，培养批判性的思考（critical thinking）、亦学会了实践临床推理（clinical reasoning）。更重要的是这位实习医学生已为自己建立了理性的认知及深度的感性。他对表达沟通能力的尝试也让他与导师之间形成了紧密的亲和力。他在结语中说：“我希望以后我也能步老师后尘，成为一个散播种子的园丁”。这不就是教育真正的意义与力量吗？这位实习医学生从头到尾没有提到 PBL 或 PBL 对他的冲击，但是，读者们，你能将 PBL 与这位年轻的实习医学生的叙述串联起来，而感受到 PBL 教育对终生学习的重要性吗？

第七节　从一位中医硕士生对 PBL 理念错误的认知谈起

关超然　撰

虽然亚洲的 PBL 医学教育在西医领域里现在已如雨后春笋并进行得如火如荼，可是还有其他的医疗领域的教育仍流于传统而无法与医学主流衔接。传统中医药教育是最令人担忧的，可能问题就是出在“传统”这两个字。除了把传统两个字之前蓄意地冠上“优良”，传统在一般普遍的认知是带有古旧、保守、陈腐与落后的负面意味。传统中医所代表的是中华文化、哲学与艺术在医疗理论与实践的具体展现，自然有它古老文化优质的一面，更有与现代科学脱节的一面。其实西方医学也有“医是生命的科学，也是治疗的艺术”的说法（medicine represents a science of life，also an art of healing），但是中医与科学却长久保持着很模糊暧昧的关系。清末民初以来，中医向来受拒于以科学医学为主流的医学专业圈，自然有其历史渊源的依据。中医专业虽有独特的文化（甚至政治）层面，若不能与国际主流医学接轨整合，唯有走向没落、淘汰、灭亡一途。因为教育是个国际化的普世产业，它是要穿越文化，随着时代变迁的巨轮而运转，才不致与社会脱节。因此，中医与主流医学接轨整合之成败就在于中医教育的改革。西医与中医的内容与行医的方法或许因为哲理的分流产生了很大的差异，但是医学教育的宗旨与教学理念和心态是没有，而且也不应有在文化、种族与政治上的分野。

近二十年，在中国港澳、台湾及大陆三大华人社会中，社会经济结构的变化促使医学教育改革一波又一波地掀起了巨大前仆后继的浪潮，但是传统中医教育界却似乎受到边缘化，仅怯步袖手旁观。这边缘化的缘由并非来自外界的排斥，而是整个中医体系内传统性对危机感的不足及直觉性对创新力的失敏，而将自身边缘化。因此，具国际观并有远见的中医学院终于开始意识到中医教育的落后及改革的必要。在中国大陆，整体而言，PBL 的起步较慢，两年多前在沈阳的中国医科大学举办了 APC-PBL 的研讨会后，在中国高等教育圈中激荡出 PBL 的涟漪。一些重点大学的西医学院校已展开了 PBL 的探索与尝试。中医方面大陆虽然有很多古老有名气的中医药院校（如北京中医药大学、上海中医药大学、南京中医药大学、天津中医药大学等），目前仅有上海中医药大学正式与台湾的“中国医药大学”合作，筹备建立教师培育暨发展中心，并规划 PBL 的课程与师资的训练。在香港，除了两所大学的医学院之外，也有三所中医学院分别隶属于香港大学、香港中文大学及浸会大学。目前也仅有香港大学的中医学院正在筹备建立一小部分试验性质的 PBL 科目。上海中医药大学的前副校长童瑶教授接任了香港大学中医学院院长之后，也致力于尝试 PBL 在中医药教育之应用。这也许是香港大学的医学院及牙医学院已有十年以上 PBL 的基础能协助中医学院树立创新的信心。在台湾，目前仅有台湾“中国医药大学”及台湾“长庚大学”设有中医学院；2010 年义守大学亦成立了台湾第三所中医学院。台湾“中国医药大学”的中医学院已有半个世纪的历史，也是在台湾唯一实施了数年 PBL 教育的中医学院。不过，其 PBL 课程仅局限于中医系。当然，这是因为当时的系主任也是现任的中医学院院长，高尚德教授，对 PBL 理念的认知、接受并付诸行动；最初 PBL 的教案是以医学院的教案为蓝图，真正属于中医教育体系内的 PBL 教案仍属凤毛麟角，如今渐已改善。另外一个困境是执教的老师很多来自执业中医师或在职研究生，他们既无法投入时间，也缺乏足够的训练；这严重的缺点尚有待加强，也可让其他中医学院借鉴。

我每年在学期初举办两次全校性的 PBL 工作坊（初阶与进阶）及其他特殊教师培训的活动（如 PBL 教案设计与审核，PBL 培训种子老师工作坊，伦理师资培训营等）；也有对个别学院或系所的要求做较专业的培训。两年前，我专门为中医学系的研究生做了 2 ～ 3 小时的讲授课程：“PBL 的理念：应用在中医教育”。那是安排在一个星期日早上，因为学生很多是执业中医师。培训之后不久，我收到一封来自一位参加过那次培训营的硕士生所写的信。这封信洋洋大观叙述他对 PBL 在中医教育层面上一些个人的心得与观点。在台湾，能像这位硕士研究生不厌其烦地向一位教授（而且这位教授还不是该专业的老师）提出对专业教学的个人看法与建议，实属少见也很可佩，更是我在台湾推广 PBL 医护教育七年以来第一次遇到如此关心教育的研究生。可惜的是，这位研究生的信并没有署名，我也没机会给予回馈与澄清。我将此信给了同事（包括了中医系的主任）阅读并请他们给予我一些建议，我的同事认为既然写信者不愿署名，就不需对此信做认真处理；有人认为该研究生也可能是正在执业的中医师，因为做 PBL tutor 是中医系研究生毕业门槛之需，学生既不熟练教学，又要花不少时间与精力，怕影响研究，拖延毕业；因此写信给我希望我可以去影响中医系松绑对研究生的要求。不过，我个人觉得该研究生之叙述蛮有诚意，也算中肯，因此与读者分享；一些读者也许会有共鸣，我亦可趁这个机会对 PBL 的理念再做些梳理与澄清。该研究生的信尽量以原文呈现（不通顺及笔误之处稍做修改而不影响原意）。有些重点，我以粗体字加以强调作为后续的分析。

关主任：

您好，日安！

谢谢您星期日仍到学校来推广教育的新理念。

真的很对不起，我能同您谈谈吗？以下是个人听完课程之后的想法。您谈到担任一个 PBL tutor 的角色要具有以下的教育目标：

1．传授自主学习能力，而非授课而导致被动学习。

2．管控团队动力顺畅。

3．不使学生讨论离题失焦，浪费时间。

4．尽可能让所有学生组员有分享的机会。

5．协助维持人际关系及专业素养。

6．展现对学生学习的关怀。

听完课后，发现 **PBL 所想达成的目标是要有师生（或同学）的互动**，不知您是否可考虑**小班制教学**，直接由主授课老师与学生互动（在我们的系上是如此做的）。但是小班制教学要面临的问题是学校目前有师资不足的状况，老师常常需重复授课（授课时数、科目太多，同时有些尚需做研究论文、兼任医院工作或学校事务），负荷过重，这对老师的自修、进修都不好（准备一份教材是需要时间的，而且上课前也需要一些时间去做准备，如再预习一次，整理思路），建议应当**增加师资阵容**。如果真的一直找不到合适的师资，是否考虑**教学助理制度**。这样主授课老师与教学助理彼此交流教学理念与经验，内容才会实现同一步调而且也才可谈得上跨领域教学师资，而且老师留任的机会较大。其实，引导学生或回答问题比上课更难，上课有参考资料可以准备，但引导与回答问题，必须具有多方面的知识与融会贯通才能胜任，功力要更强才行。而且今日学习的领域因专业不同而多元化，有时根本无法全靠专家授课的，**但是您能让一位学文学的教授去教物理吗？这有一点像以盲引盲**。对于课程设计，您是否能再重新考虑一下？此处，提出过去学习时，曾见过的一个教学方法：1∶100 的师生比的临床中医课程课堂，学生分组（几人为一组，对不起！我记不清楚了），一组一个医案，每组 20 分钟报告，老师指导十分钟（由老师针对同学所报的医案提出问题，整组同学皆可回答问题，算为整组同学的报告成绩），在期中考、期末考前一周报告，个人觉得这种方式还不错！**不知是否符合您所谓的 PBL 教学**？若有，中医教育本身就已实行了！那么您就可以不用再动脑筋推行 PBL 了！因为老师您真的很辛苦，理如同上。其实，若可以的话，是否可多动脑筋去减轻老师的负荷？

今日，您列举的教案皆为临床教案，但目前我们所接到的授课课程是基础

学科（生化、组织学与生理学的整合，病理学与药理学整合），基础学科应是作为医学内涵的，临床学科则是应用这些内涵（没有内涵，就谈不上应用。这有一点像总要先知道注音符号，之后才能应用它、组合它，而注音符号的学习似乎不适合用 PBL 教学吧？！）。同时请您别介意，**我打个比喻：主任您的专长是药理学，今日相信离开学校也有好一阵子了，如果今日让您去带生化的 tutor，您会愉快胜任吗**？再说要提升教学品质、为未来的临床作准备，学校教育就很重要，要给学生对的引导，才有助益，那么由谁来引导学生就是一个重要因素。如果有研究生的专长恰好符合所需，那很好，要不然是否该考虑去礼聘其他的校外师资？在课堂上您提到：老师教的是否为学生所需？那么师生双向互动就更为重要了，而非仅由 tutor 聆听学生的问题与所需。我想表达的是：问题与所需也要回馈给主授课老师，作为准备与修正教材的参考依据。甚至我会想，这比期末时做教师教学评估还有意义。再说这也有其他解决的办法，您可让小老师（我们称之为“组头”）调查学生的需要与问题，再去同主授课老师沟通，是否更好呢？此外您谈的人际互动，若为学术的讨论，这一个目标不易达成。团队动力，除非是长期才有团队动力可言，只是一两堂课，效果并不佳（关主任，您所带的国外学生也是经过 3 年的训练，才养成这个习惯的。而且一两堂课的相处，会形成团队意识吗？但是这一项您也别太忧心，我们有实验课，常会分成几小组，所以是有同学互动与小团队的，只是不知这种形式是否符合您心中的期望）。不离题，团队研究合作是我们目前在**研究所的教育目标之一，现在让我们去做 PBL tutoring 的工作**，是否合适？

做老师要展现对学生学习的关怀，这一点我们可以尽量达成，但是教育，除了关怀，还有传授知识、解惑、分辨是非的重要一环（分辨观念的对与错，并非是让学生发言完就好了）。让学生知道考试的错误在何处，这应该同老师们商量，看看他们是否能有批改，之后可将考卷发回（若老师的负荷过重，**是否考虑让老师们可依课堂数去申请教学助理**，能多一位教学助理分担回馈的工作）。

至于主任提到关于中医的部分，在此也举一两项回复。谈到有关人参的论文，若依关主任课堂上所提而言（因为本文内容没有见过），这属于纯化物的提炼，在临床使用时，是否有在中医的思维下用药？我们老师是这么教我们的：在中医理论下使用的药，才称中药。就我所学，其实中医的用药常是复合式[非单一味药，当然也有单味药，但绝非提炼过的，而且尚有炮制、煎煮时间（结风药：要大火急煎；滋补药：先大火煮煎，之后要小火慢煎），药材的先下后下又是一个需要考虑的因素，是颇细腻的]，不知关主任您的实验有考虑到这些因素吗？但是您也别难过，这是一般西学背景的人常提出的问题，如果您对中医有兴趣同时有时间，个人小小的提议，是否上一些中医课程？（这非1～2小时可谈尽的，以个人为例，现在的我也还在学习中，所以绝非非难您，望您见谅！）谈到中医是经验医学，我们不否认，但《黄帝内经》已由经验医学归纳为理论医学，它总结了先秦西汉的医学经验。再说，这样是否代表您认同它是**循证医学（有人体试验）了**？而且您是否知道中医药剂产生的过程？它常是一位医者面对临床（有时是大量病人，如：瘟疫），经由多少宝贵生命所换来的经验方剂[注1]。此外您提到临床的再现性，若有同一病机与体质者，是可再现的，但是临床是否能找到完全相同体质的人呢？所以中药方剂中常有化裁（即是有主要组成，再加减药材的种类或剂量）。

至于谈到科学，中医是同时具有“道术”（道是理论，术是方法），是由临床直接面对病人所得的经验总结（较详细内容，请参考上段），而且有效没有效，病人的身体会反映出来，有些疾病是否能转危为安，常在一线间，用错药就要来生再会了，若只为经验医学没有提升为理论医学，哪有那么多的机会让医者去经历呢？

谈到传统，传统不是包袱，正是因为有这些累积的经验，去验证与修正我们的理论，使我们有时对中医会抱有“神乎其技”的惊叹，不知您是否曾听过？过去的人们，经由西医的治疗，而宣告放弃者，转而向中医求医因而活过西医师的预言时间（当然我不否认，西医有其长项，也不想挑起中西医之争）。老师告诉我们：传统的中医是很厉害的，今日中医的式微，是因为清代末年，由于西方的船坚炮利，驶入了中国的领土，造成中华民族自信心的丧失，导致一味崇洋。请想一想，历史上有哪一个民族可以保存有5千年的文化？很多古文明今日已消失了，中华文化可以保存那么久，相信定有她的优点。而且中医在民初经历过一场浩劫（**“文化大革命”**，使得很多人失踪死亡，造成文化断层，中医也不可能幸免于难），尚好有一批**老中医拨迁来台**，不知您听过马光亚前辈吗？他是我们中医界的翘首（现已舍报了！），也曾在学校、附医任职过，请问**老中医不好吗**？关主任，您对中医了解有多深？不谈太远的，台湾“中国医药大学”草创的几位老前辈，您研究过吗？（对不起，我真的不是非难您，只是展呈我所知道的中医，若措辞有不当之处，请您多包涵）

此外，不要以为没病就不可吃中药。不是有有病治病，没病强身的说法吗？

想向您传达这个观念，这样对身体健康会较好！用中药调理身体，其实代表身体已出现偏差，只是它尚不干扰您正常生活而已。这正突显有小症状时，就要去多留意是何因素造成的。是作息？是饮食？是工作过了头？不要等到大病才要处理。除了急性传染病，一般疾病的形成常早有先兆了，疾病非一日形成的。对这种种的观念问题，想来您对中医可能不了解。若您对中医有兴趣，真的可以考虑去上上中医课程，欢迎您！对于将 PBL 应用于中医学上，是否可就现实情况，重新考察、了解、评估后，再设计出合适的方案？**对于让非专业人士去担任西医基础学科的 PBL tutor 一案**，是否可再三思？是否可改由自愿者？以奖励的方式取代带有胁迫的方式（因为今日**没有这些 PBL tutorial 实习证明，我们是无法取得毕业证书的**）。谢谢您拨冗阅读。祝福您健康平安。

硕士生 2009.08.22

【注 1】附录一段张仲景前辈的原序内容：

余宗族素多，向馀二百，建安系已年以来，犹未十拾，其死亡者，三分有二，伤寒十居其七。成往昔之沦丧，伤横夭之莫救，乃勤求古训，博采众方，撰用《素问》、《九卷》、《八十一难》、《阴阳大论》、《月台驴药录》并平脉辨证，为《伤寒杂病论》合十六卷。虽未能尽愈诸病，府、可以见病知源。若能寻余所集，思过半矣。

如前述，我觉得该硕士生之叙述蛮有诚意，也算中肯，只是思维过于受到传统教育逻辑与方法的束缚，很难接受创新的理念与思维，因而缺乏学术成熟感及对当今国际高等教育趋势的认知。当然，这位学员对 PBL 负面或无知的看法也再次显示出传统教学的弱点。的确，当我采用传统式以老师为中心的“讲授”（lecture）去宣道 PBL 理念后，并没有成功地让这位研究生感受到 PBL 正面的精神；因为我没有让学生去亲自动手实践“做中学”与“学中做”（即“以学生为中心”的自主学习），一般被动受教的学员是难以体会由知识的接触到其接受必需经历的一个重要的过程——那就是“内化”（internalization）。“内化”是要学生自己去做内源性（intrinsic）的感受、分析与建构而不是由老师做外源性（extrinsic）的传授、灌注与解惑。有“内化”后的接受才可称为学习到了，教师有讲授并不表示学生有学习。这位学生并没有“内化”我在 PBL 认知营的讲座授课中所提到的**“PBL 六大核心精神”：小组化自主化学习、以学生为中心学习、素质化能力化学习、人性化情境化学习、全人化整合化学习、科学化循证化学习**。于是，我发觉这位研究生的“自我剖析”，虽然有很多的盲点、迷失与错误，却可以成为一份很好的对 PBL 理念的学习实例，促使我写此文论述，将该中医系的硕士生的剖析分成三个层面来诠释解说：教育理念、教学方法及中医专业。

教育理念——该学生提到小班教学、增加师资阵容、采取 TA 助理制度等，这些都是很典型的传统教育思维模式，也就是“以老师或专家授教为中心”及“以外源知识及标准答案”为教育的主轴。PBL 最主要的精神理念是以学生为中心的自主学习，而不是依赖老师、专家及助教的“传导”“授业”与“解惑”（没有创造新知）。学生可在先辈的引导（非主导）及启发（非讲授）之下自己去求知、求证与求新（才会产生创新）。中医的内容与教育不乏多元化的传承，但是有创意、新颖的发展却罕如凤毛麟角。他也提到中医界的翘首，已过世的马光亚医师，是位中医界的名老中医，当然不会有什么不好。但他也仅是一位受人敬重的传统中医忠实努力的传承者。至于马前辈是否在中医的医疗及教育产生了革命性的改变，或在整体医药界提出了建构性的崭新理论福祉更广大的人群，仍需要经过国际医界社团的评价及肯定，不是自己小圈子的人说了算。

该学生亦从研究生的角色一方面建议：“是否考虑让老师们可依课堂数去申请教学助理？”另一方面又质疑：“团队研究合作是我们目前在研究所的教育目标之一，现在让我们去做 PBL tutoring 的工作，是否合适？”这项质疑反映出台湾中医教育与国际高等教育的脱节与落差。四十年前，我在美国长春藤八大盟校之一的宾州大学做博士研究生时就做了几年的教学助理（TA；带学生实验课及额外夜开教学），还荣获化学系最佳 TA 奖。因为大部分研究生都会走上学术的生涯，所以学校鼓励所有研究生都应做 TA 获取一些教学经验。如果一位医师只为了开业行医而不参与学术工作，攻读研究所做团队研究又有什么重大的意义呢？在台湾，TA 制度只是近几年的事，TA 的角色仅限于对教师教学安排上的辅佐，加上台湾近十年来的研究生数目充斥社会，受传统教育文化长期的熏染，学习心态本身就有偏差，若没有受到严格有效的教学培训及足够的 PBL 理念与实务的洗礼（包括心态与技巧），怎么可能负得起引导 PBL 小组学习的重任？

此学生也说：“……今日中医的式微，是因为清代末年，由于西方的船坚炮利，驶入了中国的领土，造成中华民族自信心的丧失，导致一味崇洋……而且中医在民初经历过一场浩劫（“文化大革命”，造成文化断层，中医也不可能幸免于难），尚好有一批老中医拨迁来台……”这里有两点要澄清：①我们对今日中医的式微应做理性的自我检讨，而不是感性地指责他人。今日中医的式微与西方的船坚炮利无关，其实都是我们太执著自己认为的“优良”中华文化传统，抗拒改革创新，坚持墨守成规。若没有西方的船坚炮利唤醒了中华民族，若没有受到西医科学的交流影响，当今的中医也许还停留在自我感觉良好的中古时代。崇洋（而不是官场上的媚洋）是当时当局之所需所为。古语说：“择其善者而从之，择其不善者而改之”。盲目地崇洋当然是媚外，但是无知地守旧会误国。当我们沾沾自喜看到西方对中医产生兴趣甚至崇拜时，孰不知西方会以他们独特科学求知严谨的态度对中医做更深的研究。当我们自傲的文化产业自己没有能力提升，而终让西方得到创新与突破时，也将是中医第二次被西方唤醒。②在大陆，“文化大革命”并不是在民初发生的浩劫，而是在 1966 年中到 1976 年中，那个年代时段不可能有“一批老中医拨迁来台”。再者，当时大陆的正规教育（包括中医）停顿，红卫兵四窜斗争，医药物资缺乏，知识分子下放，人才藏匿流失，但是仍然训练了很多“赤脚医生”，以当地取材的中医中药方式进行农村医疗。因此，即使正规中医教育可能受到压迫，地方性的中医反而受到局部的提升。

这名学生也做了如此的表示：“今日，您列举的教案皆为临床教案，但目前我们所接到的授课课程是基础学科（生化、组织学与生理学的整合，病理学与药理学整合）”。这又重蹈一般人对 PBL 严重的误解。医学教育 PBL 的发起无非就是为了要更正及弥补传统医学基础教育的多种缺失，如教学缺乏人性化、趣味化、生活化，更与学生未来临床所需脱节，所以学习的平台为用临床的病人故事来学习基础医学（basic biomedical sciences）的知识及与临床考量推理（clinical reasoning）。所以，PBL 在基础医学的教案虽然以临床情境去呈现，其目的并不是要学生尚未懂得基础就跨越到临床的学习，而将之本末倒置。一些医学院校对 PBL 一知半解，又让临床医师没有受到充分的训练就自以为是地把病历伪装成 PBL 教案，当然很容易踏入歧途而不自知。

很有趣的是，这位学生把“经验医学”（experiental medicine）与“理论医学”（theoretical treatise of medicine）跟“循证医学”（evidence-based medicine；EBM）统统挂钩串联起来。他挑战性地问：“谈到中医是经验医学，我们不否认，但《黄帝内经》已由经验医学归纳为理论医学，它总结了先秦西汉的医学经验。再说，这样是否代表您认同它是循证医学了（有人体试验）？”经验医学与理论医学都是没有明确的科学依据，全靠个人感官的体验去辨证论治，然后从局限案例及地方性的经验建立一些未经证实的理论假说（如经络穴位；至如今仍最受注目而又具争论的中医疗法）。但是“循证医学”不是依照个别专家（如名老中医）或数个成功的例子作为医疗行为的依据；而是根据科学研究、有层次的科学方法及群体统计分析，而做出最适合之医疗决定的临床新理念。EBM 如今已有二十年的历史，并已自成了一门学问，很多过去传统的医疗原则（therapeutic guidelines）都因为 EBM 提出有效的证据而改变了医疗行为（其中包括了对胃溃疡的了解与治疗，得到了诺贝尔奖）。若该硕士生认为有了人体试验就算符合循证医学，全然是对 EBM 的无知及道听途说的结果。不过，“循证医学”才刚在中医领域萌芽，更是中医教育现代化必经的教育理念、手段及成长的过程；也怪不得这位学生对循证医学的无知。读者也许应知道 PBL 与 EBM 在教育理念上是同出一辙，也都是来自同一发源地，McMaster 大学；PBL 起源于 1969 年，而 EBM 实施于 1992 年。EBM 比 PBL 足足迟了 23 年是因为迟来的电脑普及化。在以学生为中心的自主学习之精神层面上，PBL 及 EBM 其实都是完全一致的。如果有老师不赞同 PBL 的理念，却支持 EBM 的原则，就是不懂得这两种理念出自同源（自主自律、自知自明、勇于质疑、求知求证、批判思维等能力的建立），不会举一反三，而将两者视为两种不同的教学方法。孔子也说："不愤不启，不悱不发，举一隅不以三隅反，亦不复也"。

教学方法—— PBL 与传统教育最大的不同就在于"教"与"学"。我先前已说过"教师有教课并不表示学生有学习"。学生若身处被动，自己不去做内化，就很难达到学习的境界。传统教育向来在强调老师主导的"教学"（teaching），而 PBL 却着墨于学生互动的"学习"（learning）；如果学习是教学的目的，为什么不直接让学生去学习（let learn），让学生成为学习的主体呢（student-centered）？传统中小学的教育都是以老师为主体（teacher-centered）去教学，是因为学生的智能与心态尚不成熟，难道在成人的高等专业教育，我们还要把大学生与研究生的教育比照中小学的教学吗？因此该硕士生建议的"小班教学"仅是由大班拆成小班、换汤不换药的传统教学，并不是 PBL 采用的"小组讨论"——以学生间的同伴互动、互辅、互助的自主、自控、自律的交流方式学习，以营造尊重、沟通、合作的学习气氛。该学生又写道："在课堂上您提到：老师教的是否为学生所需？那么师生双向互动就更为重要了，而非仅由 tutor 聆听学生的问题与所需。我想表达的是：问题与所需也要回馈给主授课老师，作为准备与修正教材的参考依据。"该学生所讲的其实是"回馈"的议题，这当然是 PBL 流程中在结尾阶段必须做的事；这回馈包括了"自我评估""同伴评估""团队动力评估"及对"tutor 评估"。我一向十分强调唯有做了充分回馈的 PBL tutorial，也就是说，每次花 20 ～ 30 分钟回馈并能做出改善与进步，整体 PBL 才会愈做愈好。很可惜，据我了解很多 tutors，甚至学生，并没有意识到回馈的重要性而省略了这一环。再者，传统教学中的互动也就是这位学生信中所提到的互动；那也只不过是学生与老师间局限的、以知识为主、针对考试的问答式互动（仍然是以老师主导为依据），会远低于同伴间自主求知的互动（以学生为主体）所能得到高素质的学习效果。

中医专业——这名学生不只三番四次地质疑我在中医专业的知识，又对以非学科专业的 PBL tutor（none-expert tutor）去引导小组讨论也持有高度的怀疑。这又是在传统心态制度下对 PBL 理念缺乏正确的认知。PBL 不是像在传统教育被动心态下灌输专业知识，而是为了培训自主性的求知能力与学习素养；因此不需要专业知识领域的专家去"授课"，多数高等教育研究的结果显示，expert tutors 比较倾向采用以老师为中心的"主导"，而 none-expert tutors 则较尊重以学生中心的"协导"方式。一位 tutor 的成功与否在于团队动力管控的技巧，而不在于 tutor 的专业知识。当然专业知识落差太大，从旁"协导"也会力不从心，更谈不上教课的"主导"（例如，该学生说："若让学文学的去教物理，犹如以盲引盲"；我相当同意他的看法及顾虑）。不过，我想一般传统院校非但不会找一位文学教授去做医学教育 PBL，而且也不会让一位医学系的解剖系的老师去教药理系老师应教的药理（况且，解剖系的老师也不愿或不会教药理），因为传统教育是将专业分割、楚汉分界，全以老师的专业知识为依据去“教学”；而 PBL 是以多元知识的整合及培育学生的学习能力为出发点。PBL 不鼓励传统式专业知识为主的教学。于是，让一位受过 PBL 训练的药师或生理、解剖教授去引导医学教育的 PBL 又何尝不可呢？他们的角色不是主导授课教学（teaching），而是协导（facilitating）——让学生学习（let learn）。因此，这学生很有礼貌但却具挑战地问我：“……我打个比喻：主任您的专长是药理学，今日相信离开学校也有好一阵子了，如果今日让您去带生化的 tutor，您会愉快胜任吗？”首先，我的答案是“我当然会愉快胜任”。这位学生说的也是，我以学生的身份离开学校的确是有好一阵子了，但我从未离开过学术研究与教育，我在大学是学一般的化学，硕士研究的是量子物理化学（专攻理论化学之热力学），博士时转攻生物无机化学（金属离子在酶蛋白的结构与催化功能的关系）。博士后的训练转入了平滑肌的药理、生理、解剖与生化的研究并集中在血管分子受体药理、肌肉收缩功能药理、细胞生理及钙离子调控（荧光测钙）的研究；后来对天然药物，尤其是中草药，在活血化瘀及降血压的功能产生了兴趣。为了鼓励中医教育全球化，进行英语中医教学，自己也去钻研了一些中医中药的理论。既然 PBL 强调学习者的自我学习精神，从以上的叙述，我多元化的能力都是自我学习的成果（我走上了医学教育 PBL 宣道训练者的路子及能力背景，也是出自自我求知的欲望及个人的兴趣）。我当然一定会愉快胜任，去扮演 PBL tutor 在以生化（或其他生命学科）为主的 tutorial。其实，理论上 PBL 是个跨学科的知识及能力整合平台，不应像传统教育的学科专业去区分成解剖的 PBL、生理的 PBL、生化的 PBL、药理的 PBL 等，这位硕士学生如此问问题再次反映他对 PBL 理念的无知或错误的认知，因为他像其他很多人一样没有内化所接触的新理念，仅是用传统思维把 PBL 当作一种方法去做专业教学而已。

这封信中论及一些对 PBL 错误的认知，是我几年来在亚洲宣道 PBL 应用在高等教育时，经常遇到的相当棘手的难题，也是在推展 PBL 实务时经常遭受的阻碍。将引入的崭新教育理念的典型转移（paradigm shift）当作教学“方法的改变”（change of method），一般仅视为照样画葫芦的过程，就像鹦鹉学人语一样可以模仿得惟妙惟肖，却丝毫不懂语中之意；若要把学习的新理念植入当作“心态的改变”（change of mindset），向来都是要经过艰苦经营的“内化”过程。我们高等教育的延伸及我们的中医中药的发展都是经过长期闭关自守桎梏的传承，PBL 的理念给予了我们松绑的机会，真正地将中医教育现代化、优质化及国际化。

读者们，当你们再次在教育文献中读到，或在他人演讲中听到对 PBL 推崇、赞赏并推荐，却看到或听到“PBL 这种教学法”，你们大概会想起我对 PBL 的诠释而莞然一笑吧。

第六篇
PBL 在医学系以外的应用

第十六章

台湾“中国医药大学”牙医系在PBL的试行与经验

■ 涂明君　撰

台湾“中国医药大学”牙医学系于2007年下学期（2008年3月）开始，牙二的同学在传统的生物化学大堂课外平均每学期融入2个PBL教案之学习训练，每组同学人数在8～9人。为让同学及系上教师了解及接受PBL，在前半学期举办全系师生的PBL工作坊与教师的tutor训练营。希望牙医学生及早接触PBL学习，在高年级进入牙医临床课程才可以无缝衔接牙医临床PBL课程；同时也为了牙医系自己的临床PBL教案、tutor储训等逐步进行；幸运的是有教学卓越计划经费支持，使我们能持续朝既定目标前进。

师资培育

1．2008年9月教学卓越计划：P1～2（教师培育暨发展）与教师培育暨发展中心暨牙医学系教师教学共识营。

2．2008年12月教学卓越计划：P4～3下的子计划——以PBL教学整合于牙医学临床课程下：

（1）举办“美国与泛亚洲区牙医教育研讨会”。邀请到香港大学牙医学院Dr. Susan Bridges、美国纽约州立大学水牛城分校Prof. Ming-Shih Levine、美国德州Baylor牙医学院Prof. Yi-Shing Cheng及Neil Frederiksen四位外宾，就各牙医学院的教育作不同领域的讲演。香港大学牙医学院Dr. Susan Bridges演讲自1998年就实施PBL教学，在师资、教材与学生回馈方面有相当深入之解说，希望借此机会将此经验分享给台湾牙医教育，并提供香港大学网址供师生上网查询（http：//www.facdenthk.org/index.asp）。

（2）2009年1月及7月，由系主任傅立志带领系上教师前往香港大学及新加坡大学牙医学院，实地作 PBL 课程之观摩学习。

(3) 2009 年 4 月举办结合牙医伦理与 PBL 课程介绍，储备牙医学系 PBL tutor——牙医师初阶 PBL 师资训练营。牙医系若要进入牙本科 PBL 小组教学，则需要很多 tutors 来支援，借由初步训练让参与的牙医师能认识 PBL 并作为日后牙医学系 PBL 课程开课时的储备老师。

(4) 2009 年 7 月由本人及关教授前往香港参加"**6th Asia PBL Conference for Dentistry in Hong Kong**"研讨会，分享世界各牙医学院施行 PBL 或创新之教育方法。

(5) 2009 年 11 月举办"牙医学系 PBL 课程实地讲习与演练"，邀请台湾中山医学大学牙医系教师及附设医院牙医部住院医师参与，学员们利用透明玻璃观察"胶原蛋白的迷思"教案学生讨论互动过程、tutor 的角色与该如何适时介入等。本人并以 powerpoint 分享"How to be a PBL tutor？"教战守则，并宣道通过小组讨论的方法，可让学生以互动的模式取代传统单向的教学方式，使学生主动而积极地学习到沟通以及培养团队合作与人际关系技巧；培养学生的创造性思维、解决问题、主动与自主学习能力。

(6) 2010 年 11 月我参加由台北辅仁大学医学院主办的 2010 年亚太地区国际 PBL 联合学术研讨会卫星 PBL 工作坊，并发表了一篇演讲"Getting ready for PBL in Dentistry at China Medical University"与各地老师分享本系如何开展让学生融入 PBL 的学习过程。

教案编写

1. 2010 年 4 月举办"牙医 PBL 教案写作训练营"，邀请基础学科教师与临床牙医师，在关超然教授的指导下分组撰写教案与实地讨论演练。总共有 11 位牙医师及 2 位牙医系学生参与，其他则是分属各基础学科、护理系与药学院的老师，聚集在第二会议室进行了牙医 PBL 教案的撰写训练。针对三个教案——"下巴麻痹的林妈妈""亲爱的，我把小牙变不见了！""唉呀！我的脸怎么肿起来了？"作深入之讨论与修正。
2. 在 M0-4 精进教学品质与资源补助下，2011 年 3 月举办"牙医 PBL 教案写作训练营"，企图借此再脑力激荡以增进教师撰写 PBL 教案之能力。

PBL 课程融入医学临床课程

1. 2010 年 11 月期中考后本系牙四牙髓病课程融入一个"唉呀！我的脸怎么肿起来了？"教案，而台湾中山医学大学牙四学生也在 2011 年 1 月期末考前利用同一教案，同学的反应都很正向。

2．2011 年 4 月期中考后本系牙四儿童牙科课程融入一个“亲爱的，我把小牙变不见了！”教案。

评量方法

为要达到 PBL 课程的目的，其评量方式需要有所不一样。以小组学习为主的单元课程，其评量方式分为形成性评量（formative assessment）及总结性评量（summative assessment）。形成性评量包括：①每次小组学习结束前的口头回馈；②单元中老师及同组中其他成员均以填写评量表的方式，表达对某一同学所观察到的优点及弱点，以鼓励同学可以更好；③同伴互评等。学期成绩评量则包括小班导师成绩及笔试成绩两方面。另外本系也在关教授指导下设计学生评估表，以无记名方式填写 18 题问卷（表 16-1）。

教学资源及环境的设置

教学卓越计划补助本系单枪、电子白板，这些均已完工。另外预计争取补助建立牙医学系自己的 PBL 网站。在网站内特规划了 PBL 师生园地，包括师生讨论区、学习目标区、线上手册、档案下载区及随选随看区等六个区域。评量问卷的填写及 PPI 考试将设计为上网填答，以节省人力。

教学成效

在实施初期，tutor 均由牙医师担任，大家都很认真与投入。他们也很惊讶学生的表现竟是这么出乎意料的好，英文表达及阅读的能力优异。绝大多数的 tutor 均可以跳脱传统教师的角色——讲授知识，而是以导引、催化的方式去介入学生的讨论。

Tutor 对学生的观察是：

1．能更具正确性与建设性地分享内容。

2．学生之学习态度、沟通技巧令人满意。

3．具自我学习的能力。

4．小组讨论过程及效果更佳。

学生对 PBL 的看法如下：

1．愿意主动分享想法及意见。

2．对自我学习能力更有自信。

3．可以分享到不同的角度与意见。

4．需要再加强 tutor 导引技巧，也希望老师多介入。

5．查资料仍有困难。

表 16-1

姓名：　年级：　学号：　年龄：　性别：										
想了解你对 PBL 课程自我评估与表现的感受，请圈选出跟你实际感受最接近的分数，由 1 到 10 代表由最弱到最强的程度。										
1．您有协助促进小组讨论吗？ (Do you help advance group discussion?)	1 分	2 分	3 分	4 分	5 分	6 分	7 分	8 分	9 分	10 分
2．您有礼让其他组员发表意见和资讯吗？ (Do you allow others to express opinions and information?)	1 分	2 分	3 分	4 分	5 分	6 分	7 分	8 分	9 分	10 分
3．您有准时完成被分配到的任务吗？ (Do you complete assigned tasks on time?)	1 分	2 分	3 分	4 分	5 分	6 分	7 分	8 分	9 分	10 分
4．您是否有将知识应用到教案的情境？ (Do you apply knowledge to the problem?)	1 分	2 分	3 分	4 分	5 分	6 分	7 分	8 分	9 分	10 分
5．讨论中你有提供些新的资讯吗？ (Are you able to contribute new information?)	1 分	2 分	3 分	4 分	5 分	6 分	7 分	8 分	9 分	10 分
6．讨论中您是否能很自在地发问质疑呢？ (Do you feel free to raise question and challenge?)	1 分	2 分	3 分	4 分	5 分	6 分	7 分	8 分	9 分	10 分
7．您提供的资讯与学习目标有密切的相关性吗？ (Do you present relevant information?)	1 分	2 分	3 分	4 分	5 分	6 分	7 分	8 分	9 分	10 分
8．您有审慎批判考量你得到的资料吗？ (Do you critically assess data?)	1 分	2 分	3 分	4 分	5 分	6 分	7 分	8 分	9 分	10 分

表 16-1（续）

题目	1	2	3	4	5	6	7	8	9	10
9．您是否积极地参与讨论？（Do you actively participate in discussion?）	1分	2分	3分	4分	5分	6分	7分	8分	9分	10分
10．您与组员在观念资讯的交流沟通有成效吗？（Do you communicate ideas effectively?）	1分	2分	3分	4分	5分	6分	7分	8分	9分	10分
11．你在大学里一般的学习中是主动者吗？（Do you regard yourself as an active learner in university education?）	1分	2分	3分	4分	5分	6分	7分	8分	9分	10分
12．你的 PBL 老师有持续地热忱关怀你的学习吗？（Does your tutor show persistent enthusiasm in your learning process in PBL tutorials?）	1分	2分	3分	4分	5分	6分	7分	8分	9分	10分
13．你的同伴及老师常给你回馈促进你的学习吗？（Does your peers and tutor offer you feedback to help improve your learning?）	1分	2分	3分	4分	5分	6分	7分	8分	9分	10分
14．你对同伴及老师的回馈及评量感觉自在吗？（Do you react well to the feedback assessment from peers andtutor ?）	1分	2分	3分	4分	5分	6分	7分	8分	9分	10分
15．你对 PBL 教育现在已有充分的了解吗？（Do you understand PBL education quite well now?）	1分	2分	3分	4分	5分	6分	7分	8分	9分	10分
16．你认为本校应增加学生对 PBL 的认知吗？（Do your think the university should provide more PBL training for the students?）	1分	2分	3分	4分	5分	6分	7分	8分	9分	10分
17．你愿意接受 PBL 成为大学生学习的主流吗？（Do you accept PBL as a main stream pedagogy in university education?）	1分	2分	3分	4分	5分	6分	7分	8分	9分	10分
18．你经历过的 PBL 在本校具有代表性并可提升本校在台湾学术教育界的知名度，你同意吗？（Do you agree that the PBL you experienced is representative of our university and can raise our academic visibility in Taiwan?）	1分	2分	3分	4分	5分	6分	7分	8分	9分	10分

成绩的呈现

临床牙医学课程的成绩中 PBL 虽只占很少（10%）比例，有些同学会很在意他的成绩，拚命表现；或有同学根本不在乎、迟到、不参与发表；两者都会破坏小组学习中之合作学习的参与、互动与分享。因此学期成绩部分不主张 PBL 成绩占太多比例，以鼓励方式让学生熟悉 PBL 学习之内涵及核心价值。

《编者按》

牙医虽属医疗健康领域，欧美牙医教育在 PBL 的起步较医学教育为迟。虽然在台湾的牙医学院数目远超过香港及新加坡的牙医学院，但是牙医教育采用 PBL 却晚于香港及新加坡的牙医教育，在医学教育亦然；这也许反映出台湾高等专业教育的国际化相对落后于香港及新加坡。台湾七所牙医学院已多多少少采用 PBL 的学院，至今也不超过半数。

我于 20 世纪 90 年代中旬在香港大学医学院推动 PBL 教育的同时，香港大学牙医学院也开展了 PBL 牙医教育，而且比医学教育更加全面整合，牙医学院非但全面废除了系所分割体制，也消减了大部分的科目授课而全面采用 PBL 案例。在以华人为主轴的社会里，这位牙医学院的院长所表现出来的远见与魄力，令人震惊，当然很令我振奋。

2000 年我受邀去新加坡协助国立新加坡大学医学院建立 PBL 教育体制，亦得知该大学的牙医学院在一年前花了十万新元特邀新墨西哥大学赴该学院培训 PBL 老师及教案撰写（而且仅限培训四十人）。该牙医学院与医学院建立的都是 hybrid-PBL。我也受邀去武汉大学口腔医学院及韩国的忠南大学口腔医学院做过 PBL 的演讲及工作坊。韩国方面的后续进展情况，我并没有追踪，但是在武汉大学口腔医学院，他们的领导推动 PBL 牙医教育不遗余力（见本书第 14 章第 7 节中 PBL 的魔镜）。

领导对 PBL 的了解与支持是推动 PBL 课程教育不可缺少的一大动力，涂明君主任在接任台湾“中国医药大学”牙医学系主任一职之前，就已投入医学系的 PBL 课程做 tutor；也亲身协助台中友校，台湾中山医科大学（是以牙科出身起家的医学大学）牙医学院的 PBL 师资培训。涂主任深知 PBL 教育对专业人才培育的重要与成效；牙医学系能在台湾“中国医药大学”继医学系及中医学系之后投入 PBL 教育的行列，也拜涂主任历年来在教育上尽心的努力。以下是涂主任最近发表的第一篇有关台湾“中国医药大学”牙医与医学学生对早期接触 PBL 的学习心得。

Tu MB，Yu CH，Wu LY，Li TC，Kwan CY.（2012）Dental and medical students' exposure to PBL. In Taiwan. J Dent. Educ. 76：746-751

第十七章

药学PBL由零开始：从教师培训、教案设计到带领PBL讨论

■ 张淑贞　林香汶　吴介信　撰

药学教育改革肇端

自20世纪60年代起，美国各药学院系陆续设立Doctor of Pharmacy（Pharm. D.），2000年起美国的药师养成教育由四年制改为六年制Pharm. D.的学程，并加入临床照护的课程，以针对临床药学实务课程与药物治疗课程做完善的训练，让药学毕业生足以胜任药师在医疗体系中应有的专业角色。于是药学教育改革的浪潮逐渐在世界各地展开，亚洲地区的日本、韩国、泰国已陆续跟进实施新的学制，唯有六年制学生可以考执照，其药学教育逐渐与世界接轨。中国大陆部分药学系、院，也已陆续推动七年制的临床药学课程。

台湾药学会之药学教育委员会，自2002年起陆续召开14次药学教育委员会议，完成2005年台湾药学教育相关文件，对六年制药学教育的基础科学、专业课程与实习内容订出标准。2010年起，台湾大学开始部分六年制药学教育，台北医学大学药学系也正在申请六年制药学教育，其他学校则仍在观望中。由于台湾的药学教育制度已落后于世界甚至亚洲多国；以美国为例，四年制的药学系学分及学位已不再被美国新药学制度所承认，导致台湾药学系四年制毕业学生，失去申请美国同等学历考试（equivalence examination）之资格。

鉴于世界的潮流及社会的需求，台湾药学会与药师公会联合会于2011年8月27～28日，举办为期两天的“全台药学教育共识营”，邀请各药学院校院长、系主任及相关重要人员，进行药学教育相关议题讨论，以五年以上药学教育学制为基础，依据2005年台湾药学教育核心课程范畴和内容，讨论课程必修学分数，拟定核心课程分为六大类：①共同必修、先修课程；②生物医学科学；③药学科学；④药学行为学、社会药学、药事行政管理科学；⑤临床药学；⑥专业经验。依七

个药学系现行修课现况并考虑药学教育精进的必要性，会中已决议并拟定了 130 个必修学分数（不含实习 640 小时）。于此，台湾各药学系开始着手进行基础药学及药事执业相关学科的整合教育；虽然 PBL 是整合式医护药学教育中最重要的学习方式，真正着手尝试将 PBL 用在药学教育的药学院，似乎以台湾“中国医药大学”为首。

药学 PBL 由零开始

药学教育改革已是世界潮流必然的趋势，然而台湾七个药学系之学制改变仍无法达成共识。虽然如此，台湾“中国医药大学”药学系在课程内容上开始进行改革，除了原有基础及专业课程外，加入了部分临床药学相关的选修课程，主授课老师也将问题导向学习（PBL）逐渐融入课程中。2008 年起，三年级的实证药学首先开始实施 PBL，2009 年起一年级的通识课程纳米科技概论，2010 年起一年级的药学导论，四年级的临床药学病例讨论及 2011 年起五年级的应用医院药学课程中实施 PBL，各课程设计 1 ～ 3 个教案，每个教案进行 2 ～ 3 周。四年级的临床药学病例讨论及五年级的应用医院药学课程也开始实施 OSCE 的期中考评量。三年级的实证药学、四年级的临床药学病例讨论及五年级的应用医院药学，更于期末以 IRS（instant response system；即时回馈系统）评估学生整合药学教育的课程内容及 PBL 学习成果。这些改变显示本系不只在授课科目创新、改变传统大堂课的授课方式，同时也引进新的学习及评量方式（如 OSCE 及 IRS），让学生在不限定采用纸本式测验或交报告下，能以多元化的方式进行学习及评量。

药学系 PBL 能顺利地由零开始，主要归功于本校医学系实施 PBL 的成功经验，本校医学系于 2000 年开始进行医学教育改革时将 PBL 学习纳入规划，除了改建 16 间 PBL 教室外，也密集进行 tutor 的培训，有幸邀请关超然教授至本校策划并推动 PBL。自 2004 年教师培育暨发展中心成立后，每年定期举办 PBL 师资培训营或教案写作工作坊，药学系有部分老师除了参与训练外，也应邀担任其他科系的 PBL tutor，累积了带领 PBL 的宝贵经验，为推动药学系的 PBL 课程奠定了基础。

药学 PBL 之成长——教师培训

药学教育与医学教育的课程内容及重视的核心能力截然不同，医学教育注重以病人为中心的照护，药学教育要同时顾及到以药品为中心的“让社会有药可用”，及以病人为中心的“让民众会用药”之药师法定业务。从药学基础科学到专业执业科学都可以融入 PBL 的学习方法。为了因应 PBL 的导入，自 2009 年起陆续开始举办药学系相关的 PBL 师资培训课程，是为了建立 PBL 课程的准备期，摘述如下：

1．2009 年 3 月 28—29 日于南投泰雅度假村，由药学系与教师培育暨发展中心举办两天的培训课程——“药学教育训练整合暨 PBL tutor 训练研习营”，除了介绍药学教育、药学课程规划、美国临床药学教育参访经验分享外，也邀请关超然教授进行“问题导向学习与整合药学教育”及“如何管控 PBL 讨论的团体动力”之主题分享，参与的药学系老师、硕博生及附设医院药师们也由林香汶老师、辛幸珍老师及关教授带领进行 PBL 实务练习及讨论。

2．2009 年 7 月 29 日于台湾“中国医药大学”举办“PBL 在纳米科技教育上应用”，由关超然教授讲授“PBL 的理念应用”，陈丽文助理教讲授“PBL 的评估与问卷设计”，张淑贞副教授讲授“PBL Tutor 的经验分享”，开启了 PBL 融入纳米科技教育中的新纪元。

3．2010 年 10 月 2 —3 日，由台湾食品药物管理部门假台湾“中国医药大学”举办“药学专业素养评量暨临床药学教育研讨会”。其中高雄医学大学黄耀斌教授及本校林香汶老师一起进行台湾药学教育执行 OSCE & PBL 演练 / 实作教学及其评估之经验分享。

4．2010 年亚太地区国际 PBL 联合学术研讨会卫星 PBL 工作坊，本校教师培育暨发展中心（以下简称 CFD）承担此工作坊之重要使命，以协助引导教师专业成长及发展，推广 PBL 教学理念，以臻教学卓越之理想，会中也邀请大陆学者分享 PBL 实施现况。本校林香汶老师分享药学系及药剂部实行 PBL 的情形。另外，会中本校有数篇药学 PBL 融入教学之壁报论文分享（表 17-1）。

5．2011 年举办药学系 PBL & OSCE 教师教案研习营，为了凝聚共识以期推动药学教育整合，同时加强训练药学系老师之 PBL 教学知识及技巧，药学系及教师培育暨发展中心于 100 年 7 月 14—15 日，于南投日月潭青年活动中心，举办了一场以教育训练为导向的研习营。此研习营特别邀请具有丰富经验的竦祖裕教授及教师培育暨发展中心主任关超然教授、辛幸珍副教授等莅临指导，并邀请药学业界专家分享药业及社区药学的发展，整个活动共计约 40 位药学系师生共襄盛举。其中关超然教授分享 PBL 教学的宗旨与精随、PBL 与药学教育结合及应用、教案设计与审查方法等。为使参与者能合力设计出适合药学系五年级已实习完药学生的教案，由关教授引导参与的师生共同合力撰写药品研发、医院药学及社区药事服务三大领域的 PBL 教案，同时由关教授、辛幸珍副教授及林香汶老师分别带领各组讨论，最后借由案例分享让参与者学会撰写 PBL 教案的注意事项。

药学 PBL 之实施现况——教案设计

由于融入 PBL 于课程中需要大量的引导老师，而药学系每年级有四班，各约

230 人不等；若 10 人为一组，需要大量受过训练的老师及硕博士生担任 tutor。然而，考虑人力及资源有限，PBL 的实施仍注重药学执业之临床药学相关议题，目前药学系已实施之课程及 PBL 教案名称如表 17-2。

表 17-1　两天会议各专业领域演讲的简介

	主持人	主讲者	演讲题目
特别讲座	李孟智 台湾中山医大	施文远 香港理工大学	The role of cultural contexts on the effectiveness of PBL in higher education.
牙医领域	周明勇	Dr.SusanBridges	Building on a Decade of PBL in Dentistry at
	台湾中山医大；	香港大学	the University of Hong Kong.
	台保军	黄翠	The introduction of PBL in Stomatology
	武汉大学	武汉大学	in China.
		陈岱茜	Integrating Medicine and Dentistry in
		台湾阳明医学大学	PBL format.
		涂明君	Getting ready for PBL in Dentistry at
		台湾“中国医药大学”	CMU.
药学	庄声宏	林香汶	Opportunities for PBL in Pharmacy
	台湾“中国医大”	台湾“中国医药大学”	education.
中医药	苏奕彰	高尚德	Retrospect on PBL use in TCM ducation in
	台湾“中国医大”	台湾“中国医药大学”	Taiwan.
		童瑶	Our way to PBL in TCM education at the
		香港大学	University of Hong Kong.
		徐平	Preparing for PBL in TCM education in
		上海中医药大学	China.
教案工作坊	李孟智	Prof. F. I. Achike	The pedagogic principles underpinning
	台湾中山医药大学；	International Medical	PBL triggers.
	林香汶	University	• Introduction to small group session
	辛幸珍		• Small groups breakout session
	台湾“中国医药大学”		

表 17-2

年级	课程名称	授课教师	PBL 教案名称
一	药学导论（必修）	吴介信	药学生涯规划
一	纳米科技概论（选修）	张淑贞	1．纳米科技的迷思与学习地图建立 2．六味地黄丸变小了？
三	实证药学（选修）	林香汶	1．葡萄柚相关案例（药物交互作用） 2．Carbamacepine 案例（药物不良反应）
四	临床药学病例讨论（选修）	林香汶	临床与基础药学整合式案例个案讨论： 1．心力衰竭案例 2．慢性阻塞性肺炎罹患二重感染 3．老人药物治疗管理（多种用药案例）
五	应用医院药学（选修）	林香汶	1．病患药事照顾（利尿剂案例讨论 1） 2．病患药事照顾（利尿剂案例讨论 2）

药学系各课程实施的 PBL 教案多数配合授课内容与目标设计内容，依年级及科目不同而不同，例如一年级的药学导论主题为药学生涯规划。内容设计是为了让大一刚入学的药学系学生，从小组讨论中认识药学系未来的修课内容、了解各国药学教育的异同及毕业后之药师执业类型与工作内容、所需要的专业知识及态度等。教案是由一群在学的高年级药学系及硕士班学生合力完成，学生将自己就学中的经验拟定成初稿，再由于美国取得博士学位且参与台湾药学教育改革的林香汶老师撰写成此教案。实施两年以来深获学生喜爱，借由网络问卷了解学生学习成效，第一年及第二年各有 74.4% 及 86.1% 的学生同意 PBL 的进行对药学专业有帮助，有 69.2% 及 72.6% 的学生同意 PBL 的进行引起其对学习药学的兴趣。甚至，有 62.9% 及 67.7% 的学生认为其 PBL 的整体参与程度高于平均值以上。由于第二年的满意度都比第一年高，这显示借由 PBL 讨论学习及生涯规划确实可以让一年级药学生了解未来药学专业的需求，让他们有机会于药学学习初期了解未来在求学过程中需要加强学习的专业知识的方向，以期能因应未来职业的范畴。

一年级的通识课程——纳米科技概论，修课学生以药学系、医学系、中医系、牙医系为主，其他还有少数药学系、生科系、医管系、口卫系、医放系等之高年级学生选修，课程设计以一年级学生的背景为主，介绍纳米科技的基本概念、各国发展现况、纳米制程、检测技术、生医纳米在医疗上与日常生活上的应用及纳米产品之认证等，纳米科技为新兴科技，本课程为了让学生快速融入纳米科技的知识领域，于课程刚开始时讲授纳米科技的线上资讯及检索方法。实施 PBL 前邀请关超然教授为学生介绍 PBL 的概念，教案 1 为纳米科技的迷思与学习地图建立，让学生由市售各种纳米产品如纳米面膜、纳米洗面乳、纳米衣服、纳米口罩、纳米鞋、纳米袜、纳米炒锅、纳米咖啡，甚至还有汽车的纳米镀膜及建筑用的纳米磁砖、纳米卫浴设备等琳瑯满目的商品，由这些产品是否可以安心使用开始讨论，进一步了解纳米科技，各国为何重视纳米科技的发展及政府投入纳米领域之研究、设备与人才培育，并通过网络查询，了解各校提供的纳米科技的教学资源，进而可以规划自己在修完通识课程后如何建立自己的学习地图。教案 2 为参考已发表的期刊论文，改写成“六味地黄丸变小了？”，本教案可以通过将中药方剂六味地黄丸制备成微米级与纳米级大小，经由电子颗粒显微镜 SEM、TEM 测量粒径，高效液相色谱仪 HPLC 定量指标成分，及动物实验之动力学测量结果等呈现微米级与纳米级药物颗粒的差异，让学生了解传统的中药方剂，当与纳米科技结合后所呈现的各种变化，与通识课程所学的知识互相印证。

三年级的实证药学则设计有两个教案，药物交互作用的教案主要将病人在服药过程常因并服葡萄柚汁或同类水果所造成的问题融入实证药学的学习及练习中，学生除了需要先分析教案中的用药，再由临床资料库中查询这些药物与葡萄柚汁并服的问题外，也要了解药师进行用药咨询时，应该如何给病人最佳的咨询与用药指导，同时也经由本教案学习药物—食物或药物—药物交互作用的问题及其药理、药化及临床药学理论基础，以促使具备基本药师专业咨询技巧及态度。药物不良反应的教案则是让学生学习 carbamazapein 引发之严重皮肤不良反应、其种族相关之用药、抗癫痫药物治疗及基因差异问题，并引导学生善用实证药学技巧及相关资料库，以找到最适合的答案并具备适当的态度，以于未来提供病人最佳的药物咨询。四年级的临床药学病例讨论，有心力衰竭及慢性阻塞性肺炎罹患二重感染两个教案，案例内容除了让学生复习先前学过的药化、药理、药剂、调剂及药物治疗学外，也鼓励学生通过实证药学的技巧查询相关用药及治疗新知识，通过案例学习列出用药问题，评估其适应证、治疗疗程、药品选择、药物使用、病人用药指导及沟通技巧等，以期学会提供病人最佳药事照护的知识、技巧及态度。

五年级的应用医院药学，由于学生已完成医院实习，并已具备基本病患药事照顾知识、技巧及态度，进行 diuretic 教案让实习过后的药学生可以整合过去所学的药理、药化、药物治疗学及临床药学知识于案例中，让学生所学理论与医院实务互相印证，经由教案讨论自己发现问题，自己找寻答案而能内化病患药事照顾知识。其实，岛内外医学院的 PBL 案例也有不少应用在药剂及药理学，可为之借鉴。

药学 PBL 实施后的初步成效

借由网络问卷了解三年级及与四年级学生的学习成效，实证药学及临床病例讨论各有 66.7% 及 91.2% 的学生同意 PBL 的进行对药学专业有帮助，有 51.7% 及 86.6% 的学生同意 PBL 的进行引起其对学习药学的兴趣。甚至，有 62.9% 及 73.3% 的学生认为其 PBL 的整体参与程度高于平均值以上。由此看来，四年级的满意度都比三年级高，这显示借由 PBL 讨论学习药学专业知识及技巧的确对药学生的药学专业学习有帮助。

然而，参与的学生还是有反映 PBL 的讨论、查资料、辨别所获得资料的可信度、各种基础学科的融合运用等是让他们感到最为困难的。曾经学过实证药学并再次参与临床病例讨论的学生有提及，“随着自己学得越多，想要获得的知识也随之更深更广，因此在这次 PBL 中，往往会期许自己能够找到更加有利的文献，或者是更加了解检验相关的知识却局限于自己找寻资料的能力”。学生自述此类 PBL 学习收获很多，有人提及“实际借由 case 讨论与查资料，可以训练自己在面对案例时，所要思考的方向和重点”“经过和同学讨论的过程往往可以发现自己在讨论 case 时常常会忽略地方，以提醒自己以后要注意，这让我学到很多”“有机会将死板的上课内容应用到课程中，加深学习动机”“PBL 激发出大家提问，及讨论补足一个人可能没办法想的周全的部分”“之前没修过类似的课，不知道查询资料库的方式，也没有和大家一起讨论一起解决问题的经验，通过这堂课，这些我都学到了，相信对之后去实习会很有帮助的！”“在这次 PBL 中，我觉得同组之间的脑力激荡真的是让我收获最多的东西，借由彼此的分享，可以了解不同层面的想法，此外，通过组员间的互助合作，以及互相学习，更学到了一些不同于以往的东西。例如：跟其他同学学到了 endnote 怎么使用等，或是可以多利用些不同的资料库搜寻”。从这些学生的反映可感受到这些药学专业选修课程中融入 PBL 的价值及正向的成果。

药学 PBL 实施的困境及展望

药学教育 PBL 的推动正在萌芽，但未来需要更多有热诚的老师一起投入以担任 tutor 或撰写教案；也需要再培养可以审查教案的资深药学师资。医院药剂部门中针对实习生及药师等也在实行 PBL 学习，但其教案与传统的 PBL 设计不同，大多依案例已设计有相对应的问题，这样的方式比较倾向解决问题，像所谓的 case study 或 case conference。由于大部分药学课程仍采行传承、解惑的授课方式，实行传统的 PBL 学习可以鼓励学生自主性地发现问题并提出解决的方案，应当可以改变学生只听不说或不问不答的传统心态，但 tutor 的引导协助就很重要。本校药学 PBL 采用传统式 PBL 方式，已渐渐促成学生自行依案例思考问题及寻求实证的习惯，相信学生在长久浸润之下一定有所影响。

以必修的药学导论为例，一次讨论需要出动 10 ～ 12 位 tutors 来引导，也需要其他人力进行行政事务配合（包括 PBL 教室申请借用、评估表的统计、学习成效的统计等）。然而，开学期间每位老师已有自己的授课课程，加上研究及服务等压力，很多时候多数老师无法拨出时间参与 PBL 的课程，因此有必要适度地引入已受过训练的硕博士班学生来协助。然而，学生 2 ~ 5 年内毕业，促使能用的人力永远处于不足状态，若再加上老师临时有事无法支援，要寻找替代人选实在是难上加难。所幸校内其他系所的 PBL tutors 日渐增加，可由他系征求师资以解决人力问题。但是，药学专业科目的 tutor 引导能力之差异性仍有待主授课老师再花一些时间整合及评估，以弥补学习重点的差异性。另外，到目前为止教案多数是由授课老师自己撰写，数量无法快速增加，药学系尚未有自主之审查机制，有部分教案则借重关超然教授的审查。未来教案撰写与审查制度的建立与 PBL tutor 的培训，将是本系推动药学 PBL 永续发展的关键点。

这三年来本系实施 PBL 经验显示，的确可以建立同学批判式思考，学会沟通协调并尊重他人的意见，也产生合作学习的协同效应（1 + 1 > 2）。由于学生已体会出 PBL 与传统大堂课的差异，建立自主学习与领悟 PBL 的好处，因此我们已跨越万事起头难的障碍。未来如何才能让 PBL 在药学教育生根与永续发展，有待老师们的脑力激荡并同心协力拟出发展的策略。由于学校已有很好的硬件设备——完备的 PBL 教室及配套硬件。教师培育暨发展中心亦会定期举办 PBL 师资培训工作坊，更多有心的老师加入后一起努力，可以为学生规划衔接职场及跨领域的药学相关教案，预期将可以让学生从中学会终生学习的概念，以期培养优秀的药事照护人员以服务社会大众。

以上，谨就目前药学系实施 PBL 的现况进行分享，未来还需要投入更多的努力及累积更多经验，也需要与其他领域的教育学者不断交流。由于照护病人应是由跨领域的医护人员共同承担，未来各领域间的专业知识，可通过 PBL 的方式互相学习，学习跨领域专业间的沟通、协调及合作，将可促成学生未来提供更高品质的药事照护及足够的药品研发与管理能力。

参考文献

1. 林慧玲，许光阳，阙壮卿，李安荣，简伯武，高雅慧，蔡义弘，张建雄，魏道昌，陈基旺，2005 年台湾药学教育小册子，医学教育，10（3），165-185，2006。
2. 陈基旺，台湾药学教育之检讨，医学教育通讯，第 32 期。
3. 李水盛，林慧玲，台大药学系筹划增设之六年制药学教育，药学杂志电子报，No.98，2009。
4. 全台药学教育共识营，2011，2012。
5. 台湾“中国医药大学”教是培育暨发展中心，PBL 专区活动剪影，http：//cmucfd.cmu.edu.tw/pbl_07.html。
6. Kwan，C.Y.（关超然）Problem-based learning：properly balanced learning？ Trends in Pharmacol Sci.，23：163-164，2002.
7. Kwan，C.Y.（关超然）Problem-based learning and teaching of med. pharmacology. Naunyn-Schmiedeberg's Arch. Pharmacol.，366：10-17，2002.
8. Kwan，C.Y.（关超然）Learning of medical pharmacologyvia innovation：a personal experience at McMaster and in Asia. Acta Pharmacol Sinica 25：1186-1194，2004.

作者简介及融入 PBL 的科目课程

张淑贞博士，台湾“中国医药大学”药学系副教授——纳米科技概论。
林香汶博士，台湾“中国医药大学”药学系助理教授——实证药学、临床药学病例讨论、应用医院药学。
吴介信博士，台湾“中国医药大学”药学系主任——药学导论。

《编者按》

虽然台湾“中国医药大学”的前身是“中国医药学院”，最初以两个大系——医学系及药学系起家（两者至今仍然是该校最大的学系），但是药学系引入及启动 PBL 远远迟于医学系。有些年轻的教师，如本文的三位作者，对 PBL 产生兴趣也表示认同，PBL 却尚未得到大部分老师的共识及药学院院长的鼓励及推动。如我先前述及，台湾的教育体系至今仍保有浓厚的由上至下（top-down approach）之家长主导式作风，因此领导对 PBL 的不了解、不参与与不支持是引入或推动 PBL 课程教育的一大阻碍，也是一些学校的 PBL 滞留不前与趋向失败的原因。

我认为药学系非常适合及容易用 PBL 做整合学习，而且将来可以与医学系（药剂与药理）及中医学系（中草药）的 PBL 相互密切结合，达到跨专业整合（也是在职教育培训）的目的。为此，我连续三年特别为药学系举办了多次的 PBL 培训活动，也将热心的张淑贞老师纳入教师培育暨发展中心为组长（她在药学及通识教育的 PBL 担任 tutor），并请林香汶老师成为 PBL 工作小组成员中药学系的代表（她撰写了不少临床药学案例）。在药学系主任吴介信教授的首肯及配合之下，PBL 药学教育终于今年在台湾“中国医药大学”启动了，也代表在台湾七所药学院校之中首先实施 PBL。虽然这是一个创新及领航的机会，其中也隐藏了一些难以避免的潜在性危机，因为台湾“中国医药大学”的药学院长久的传统历史向来就存有独特的行政风格与复杂的学术团队，目前 PBL 的核心群组仍然非常单薄，随着吴介信主任面临任期已满，将来的主管是否可以使多数教师达成共识，将 PBL 种子发芽成苗，苗而秀之，秀以结实，将是本篇作者们面对的挑战。

第十八章

台湾中山医学大学护理学系实施 PBL 之历程

■ 李淑杏　撰

缘起

面对社会快速变迁与医疗环境不断改变，护理系学生于毕业后其专业素养是否为社会大众所需及所信任，是护理教育者须不断深切思索的主要议题。台湾护理教育评鉴委员会（Taiwan Nursing Accreditation Council；TNAC）确立护理教育应慎选学生，施以护理教育进而取得护理师执照，使之成为“称职”并被民众及其家属所信任的护理人员。护理的核心素养为批判性思考能力、一般临床护理技能、基础生物医学科学、沟通与合作、关爱、伦理素养、克尽职责性、终生学习等。

护理是以“实务”为导向的学科（discipline），护理的知识体系来自于理论引导、研究精进及借由科学的方法与艺术的美感实践护理实务（Meleis，2007）。护理教育贯彻“以人为中心”的照护，强调“整体的（holistic）”概念，然而过去以来填鸭式的传授专业知识是否能为学生所吸收与运用？于实施护理养成教育之情境是否“以学生学习为中心”？其学习内容是否能与“实务”结合？护理教育机构须营造正向有效的学习情境来促进学生学习，教师们规划与设计课程时则应以护理专业素养为学生之学习目标。护理教师的职责在于为学生于课室、示教室及临床创造一个可达到认知、情意及技能等目标的学习环境（National League for Nursing；NLN，2005），护理专业素养的内涵无法纯粹以教师的口述传授，需结合临床的实境与照护经验才能统合而成。因此如何衔接课室与临床，使学生在课室的学习中能体悟临床的案例以及课程目标所要教导的核心素养，而能在未来的实务中实践，教与学的策略相当重要。“以问题为导向的学习（problem-based learning；PBL）”在连结上述概念的过程，是一种值得运用的教与学策略。台湾中山医学大学着眼于全球医护教育革新之发展趋势，首先由医学系开始推动课程改革与实施 PBL（李孟智，2006）。护理学系在此机缘下亦随之开始制订计划与目标，自 2002 年起在加拿大 McMaster 大学享有国际盛名的关超然（David，C.Y. Kwan）教授的指导及医学系李孟智主任提供的资源共享下，推动 PBL 教学之准备工作。下表为台湾中山医学大学护理学系推动 PBL 之历程（表 18-1）。从无到有包含了不同阶段的实施重点，其中最重要的莫过于引导学生学习的教师的接受与改变，因此举办多场研习会及共识营，邀请相关学者专家指导与分享，除不断地阐述 PBL 的精神与理念、训练教师的引导技巧、教案写作技巧外，亦强化教师的共识与接受改变教学方法。另外，台湾中山护理学院前院长李选教授与笔者于 2004 年 1 月前往加拿大 McMaster University 护理学院参访，除了了解护理学院实施 PBL 的理念与运作外，更实际参与其 PBL 课程，对 PBL 有了更深的认识，因而也思索如何规划本系实施 PBL（李、李，2004）。以下将本系实施 PBL 以准备期、实施期及精进期介绍整个历程。

表 18-1　中山医学大学护理学系推展 PBL 研讨会及活动

	日期	研讨会及活动	主题
准备期	2002 年 4 月	问题导向学习法与应用	PBL 沿革与理念、加拿大 McMaster U 经验
	2002 年 8 月	“问题导向 / 小组学习”教师研习营	tutor 之准备 tutor 之角色与示范，教案设计
	2003 年 4 月	“问题导向学习法与应用研讨会”	PBL 与护理教育：理论与经验分享，各校经验分享
	2004 年 1 月	护理系主任李选教授与李淑杏副教授前往 McMaster 大学参访	加拿大 McMaster U 参访与撰写参访纪实（医学教育杂志发表）
	2004 年 4 月	“问题导向为基础之教学研讨会”	邀请加拿大 McMaster U 教授指导教案撰写
	2004 年 6 月	“PBL 研讨会”	本系与外校教师经验分享
	2004 年 8 月	“问题导向学习法之应用研讨会”	行政推展与配合、困难、限制与因应
	2004 年 8 月	医学院举办“PBL 小组教师进阶营”	邀请加拿大 McMaster U 教授指导 tutor 之角色与技巧实际演练
实施期	2005 年 2 月	举办 PBL 教师成长营	教师经验分享
	2005 年 7 月	举办概念构图于护理课程之应用研习会	概念构图于 PBL 之应用
	2006 年 9 月	举办问题导向学习法（PBL）护理师资培育研习会	tutor 之准备 tutor 之角色与示范 教案设计
精进期	2007 年始	台湾中山医学大学与台湾“中国医药大学”教师成长中心每年常规性合办教师 PBL 基础营与进阶营共两场	教师 PBL 基础与进阶学习

准备期（2002—2004 年）

推动 PBL 之前的准备工作非常重要且过程复杂，包括以下几个重要项目：①寻求行政资源之支持；②规划课程；③培训师资与达成共识；④撰写案例；⑤准备学生与试行。

寻求行政资源之支持

与麦大护理学院交流的过程中，多位领导阶层教师均表示此项重大教育变革的策略之一须包含由上向下推动（top to down），此意涵即需要校方提供充分的资源；例如：教室之改置、教材教具添购、增聘大量之小组教师、增加授课钟点、师资训练及撰写与评审案例等，均需校方实质之支持方可增加成功的几率。台湾中山医大护理学系在计划推动 PBL 前，已将计划呈请校方讨论，校方亦表示支持护理系进行课程教学之改革，也因此我们顺利地开始实施 PBL 计划。

规划课程

McMaster 护理学院的 PBL 课程模式

McMaster 大学护理学院的 Dr. Tompkin（Assistant Dean，Undergraduate Nursing Education and Acting Associate Dean of Health Sciences Nursing）介绍该学院于 1980—1990 年间进行课程整合，将 PBL 教学模式融入课程中，至今经二十余年的努力，其大学部的课程架构以下列四部分规划（李、李，2004）：

1．护理课程（含课程与实习），分为 level Ⅰ～Ⅳ（四层级），由健康议题（level Ⅱ）进入疾病议题（level Ⅱ～Ⅲ），再进入预防与健康促进议题（level Ⅳ）（图 18-1）。此部分之课程全采用 PBL 方式实施。

2．健康科学课程（含解剖、生理、药理、病理等基础医学课程）。

3．非健康科学课程（含心理学、社会学等）。

4．选修课程（含非专业课程，如：人文、艺术、科学等）。

护理课程由 level Ⅰ开始，重点置于健康议题与影响健康的情境（如：饮食、睡眠、运动、生活型态等），学生学习重点在于获取知识，了解健康（身、心、灵）的基本概念与疾病的发展过程，此期间亦了解护理人员所扮演的角色与如何解决健康问题。Level Ⅱ～Ⅲ分别注重急性、慢性与社区情境下的健康问题与疾病，探讨医疗处置与护理模式。Level Ⅳ则是注重整体性（holistic）概念之培养，经由医疗保健体系之整合，达成健康促进与增进不同情境下的疾病预防。

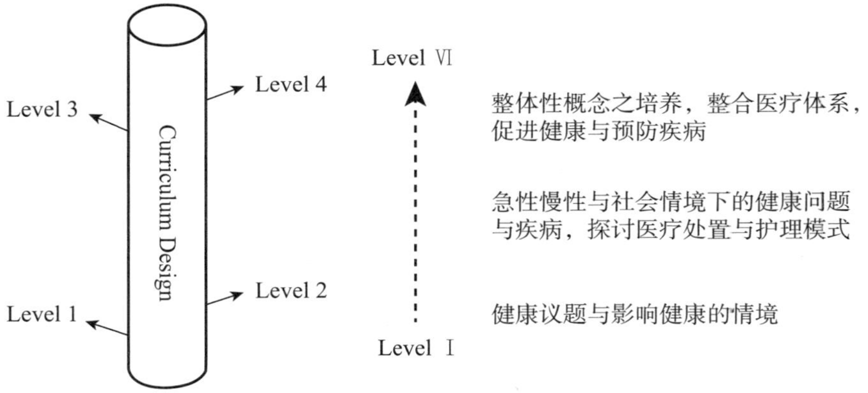

图 18-1　护理课程之安排程序

以上层次的课程中，主要强调的核心内容有四个：①护理人员角色；②沟通；③教与学；④护理专业中的核心概念与理论基础。

台湾中山医学大学护理学系的 PBL 课程模式

McMaster 护理学院的 PBL 护理课程模式是以概念式的 sequence 呈现，以打破各科护理学樊篱，level Ⅰ至 level Ⅳ课程的核心议题，均以 PBL 案例一以贯之。目前岛内各级护理学校的专业课程架构仍完全以各科护理学划分，如“成人内外科护理学”“妇婴护理学”“社区卫生护理学”之独立学科名称来授课，若完全以 McMaster 护理学院的 PBL 护理课程模式，似乎会面临很大的技术性问题。岛内也有一些护理学系开始实施 PBL，多数在护理系或护研所以“选修”课程来实施。故思索中山医大学护理学系的 PBL 课程模式该如何进行。经由老师们的讨论与构思及主任评估行政支援的整体条件，最后选定大学部护理专业科目以“hybride”（PBL 与授课混合）方式进行。每周进行授课。

由课程委员会规划护理核心科目，包含：护理导论、基础护理学、妇婴护理学、儿科护理学、成人内外护理学（Ⅰ）（Ⅱ）、社区卫生护理学、精神卫生护理学、专业问题研讨及辅助科目如身体检查与评估、人类发展学及教学原理与教学法等 12 门科目，每一门科目依课程目标及核心素养内涵，撰写案例（图 18-2）。考量教育目标、阶层目标及案例呈现教学目标之间的衔接性，案例之规划以“纵贯生命发展阶段（through lifespan）”的概念呈现，注意案例之发展阶段、性别与各科之主要护理议题、对象之契合性。本系更制定 PBL 开课（in charge）及小组教师（tutor）资格及流程（图 18-3），并明订开课教师、小组教师及课程委员会之职责，以期使此措施机制化。目前案例之更新或修订已常规性地由各科负责教师于学期开始前召集组内教师讨论。以上即为中山医大护理学系课程规划融入 PBL 的主要架构。

核心科目

一下	护理导论	（2学分）
二上	基础护理学	（2学分）
三上	妇婴护理学	（3学分）
三上	儿科护理学	（3学分）
三上	成人内外护理学Ⅰ	（3学分）
三上	社区卫生护理学	（3学分）
三下	精神卫生护理学	（3学分）
三下	成人内外护理学Ⅱ	（3学分）
四下	专业问题研讨	（2学分）

辅助科目

二上	教学原理与教学方法	（2学分）
二下	身体检查与评估	（2学分）
二下	人类发展学	（2学分）

四学年
共30学分

图 18-2 台湾中山医大护理学系实施 PBL 之护理课程规划图

开课前

开课教师准备

1．开课教师依其专长由课程委员会建议，经系务会议讨论后指派。
2．学期开始前，由开课教师遴选本系专兼任教师担任小组教师，进行开课事宜。
3．学期开始前，开课教师召集小组教师进行课程讨论、书写教案或更新教案。
4．学期开始前，开课教师需申请教室借用。

小组教师

1．小组教师须依开课教师之分派，完成教案之制作、更新或完成会议记录。
2．参加校内外的 PBL 教学的研习课程，完成相关之表单。

课程委员会

1．课程委员会负责提供教师专长与适合开课教师建议名单。
2．学期课程进行时，负责指导与监督。并随时提报系务会议讨论。
3．依每学期学生评值结果、小组教师调课次数、行政配合度等提报更换开课或指导教师之建议。

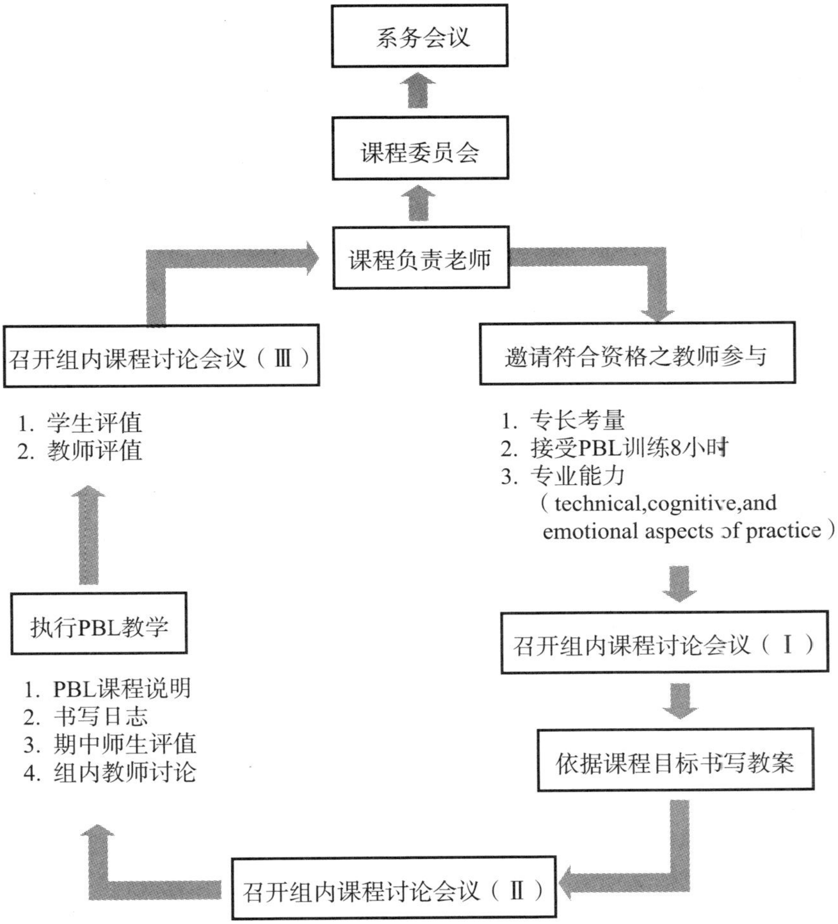

图 18-3 问题导向学习（PBL）开课教师资格及流程

实施期

开课教师准备

1. 学期进行过程中，开课教师应与小组教师进行会议；每学期至少三次，针对课程内容、进度与中学生课堂表现进行讨论。
2. 学期结束，负责收集小组教师对学生之评值，完成成绩登录。
3. 开课教师依学生评值结果与小组教师于课程进行过程中之配合与贡献程度，决定未来是否继续延续。

小组教师

1. 课程进行时不得任意调课，小组教师若需调课，应填写调课同意书，经开课教师同意后执行。

2．小组教师需将学生出缺勤及学习成效随时告知开课教师。

3．小组教师应在每次课后书写教师日志，完整记录学生反应、表现及师生回馈情况。

4．学期结束后，小组教师负责小组同学之评分，接受开课教师指派完成成绩登录与作业整理。

学生准备

1．学期初，学生依开课教师所制定课程大纲与指引进行分组。

2．分组后，学生依小组教师指引与小组长分派进行问题讨论、资料收集、家庭作业、个别报告等活动，不得缺席或推委分派之职；缺席者须完成请假程序。

3．小组中采用民主程序，推派组长、教具借用者、记录与时间监控者各一人。组员须遵守组长之工作指派。

4．讨论过程接受小组教师之建议或学习评值。

培训师资与达成共识

培训师资与达成共识部分可谓最重要的环节。学生虽然是学习的主体，但是促进学习、营造有意义的学习环境的主要推手是教师，唯有教师认可其在教与学互动过程中的角色与责任，教育的成效始能展现。教师们愿意接受“改变”及不断地学习寻求更有效的教学技巧，是教师自我成长的主要议题。

培训师资的策略主要针对护理学系之专、兼任教师进行阅读、讨论、研习等方式来贯彻 PBL 理念、案例设计、tutoring 之技巧等内容，期待在所有教师共识及充分准备下进行。另外，专兼任教师均需取得 PBL 训练研习证明，始得担任各科之 PBL 小组老师。由教师成长委员会及课程委员会共同规划 PBL 教师成长营及相关研讨会（表 18-1）。教师们经由多次且持续的 PBL 研讨会及活动，对于 PBL 之理念均有一定的了解，加上进阶营之演练，更能实际掌握担任 tutor 的角色。台湾中山医学大学与台湾“中国医药大学”教师成长中心自 2007 年以来展开跨校合作，每年常规性合办教师 PBL 基础营与进阶营，以达 PBL 师资训练、成长与精进之目的。

撰写教案

撰写教案是一项重大工程，因为所有预期学生学习的目标与内容均需由此延伸出来，不同于以往教师针对授课主题及内容做整理来讲课，未来在课室的互动是由案例呈现出的情境来促发学生们经由思考、提问、讨论、寻找与统整资料而达到学习目标。此教与学的互动情境异于以往由一位教师对众多学生单向传授知识，而是小组学生成员根据教案的学习线索形成丰富学习的大蓝图。由此可见，教案是学生们学习的骨干，对于教师们改变过去的教学模式、思索如何形成学习骨干确实是一大挑战。在此，对于护理教师的反思是：我们传授知识给学生，希望学生能将所学应用于临床实务，何不在学生学习的历程中即以临床的案例与情境呈现？是否更贴近于护理的教育哲理？

在培训师资的活动中有关教案撰写的原则与技巧正是训练重点之一。撰写教案的原则如图 18-4：

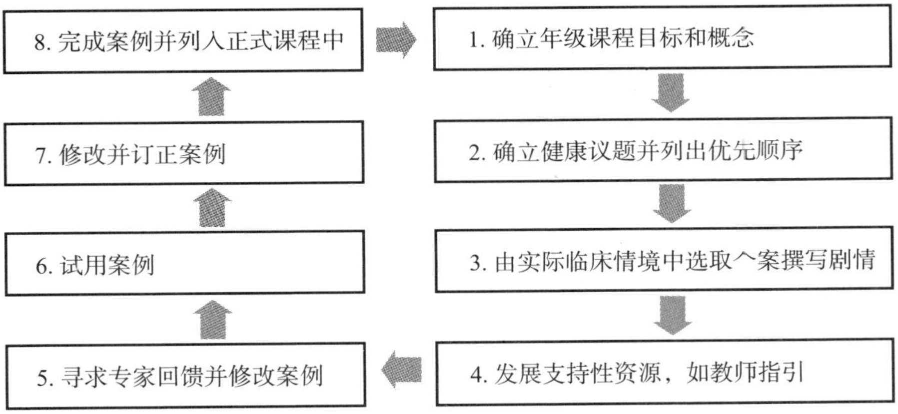

图 18-4　发展案例的步骤

1. 制订课程预期的学习目标

依据课程架构所订出的各课程程度（level）、预期的学习成果，课程负责教师与小组教师共同发展学生的学习目标。

2. 确立健康议题及所包含的内容

发展教案的健康议题时应考虑贴近岛情、文化及生活的状况；例如：癌症居台湾十大死因首位，教案中会有癌症病人的讨论或慢性病、意外事件等议题。另外，如参考疾病在社区内的流行率或发生率，或疾病所造成的影响，对病人及其家庭所造成的影响，护理介入的重要性与价值。

3. 发展剧情大纲与开发参考资源

教案均取材于临床案例。结合专兼任教师之背景特色，共同发展案例。其过程亦可利用概念构图（concept map）方式协助形成案例（图 18-5）。考虑概念能否激发学生思考与整合，并分析概念间的关系后加以设计案例内容。案例不需太长或过于复杂，可设计成三幕（scenario）左右，将资料组织整理，使教案各幕前后符合逻辑。列出相关参考资源：教科书、资料库、网站、照护专家或社区资源等。

4. 发展支持性资源，如教师指引（tutor guide）

内容包括教案中的关键字或概念、各幕学习目标、各幕内容及可能提示用的问题，以协助 tutor 引导 PBL 的进行。

5. 寻求专家意见

寻求具备此主题专长人员或具备教案撰写经验人员协助修改教案，教案中避免过于专业的词汇出现。

6. 建立教案之使用与修改机制

教案使用后，借由学生回馈、教师讨论与评值建立教案之修改机制。

学生准备与试行

于师生座谈会及班会时，由系主任与导师向学生说明护理系的教育理念，剖析目前之教育问题、推动 PBL 的原因、PBL 课程设计蓝图、学生将面临学习方法之转变、学系的因应策略及学校提供之经费等，并于课堂间介绍 PBL 学习模式。编印中山医大护理学系“问题导向学习法学生手册”以促进学生对 PBL 之认识；内容包含 PBL 之基本概念、PBL 进行步骤、学生在 PBL 课程中的角色、如何做个称职的小组讨论主席、资料收集方法及评量表等章节。

另外，为累积实际经验及了解可能面临的问题，因护研所学生之年级学生仅 8 人，非常适合进行 PBL，于是挑选“护理专业问题研讨”科目进行 PBL 学习模式试行。从教案设计、小组进行、学生回馈的历程中，不断记录与讨论形成经验，并于教师共识营中分享。

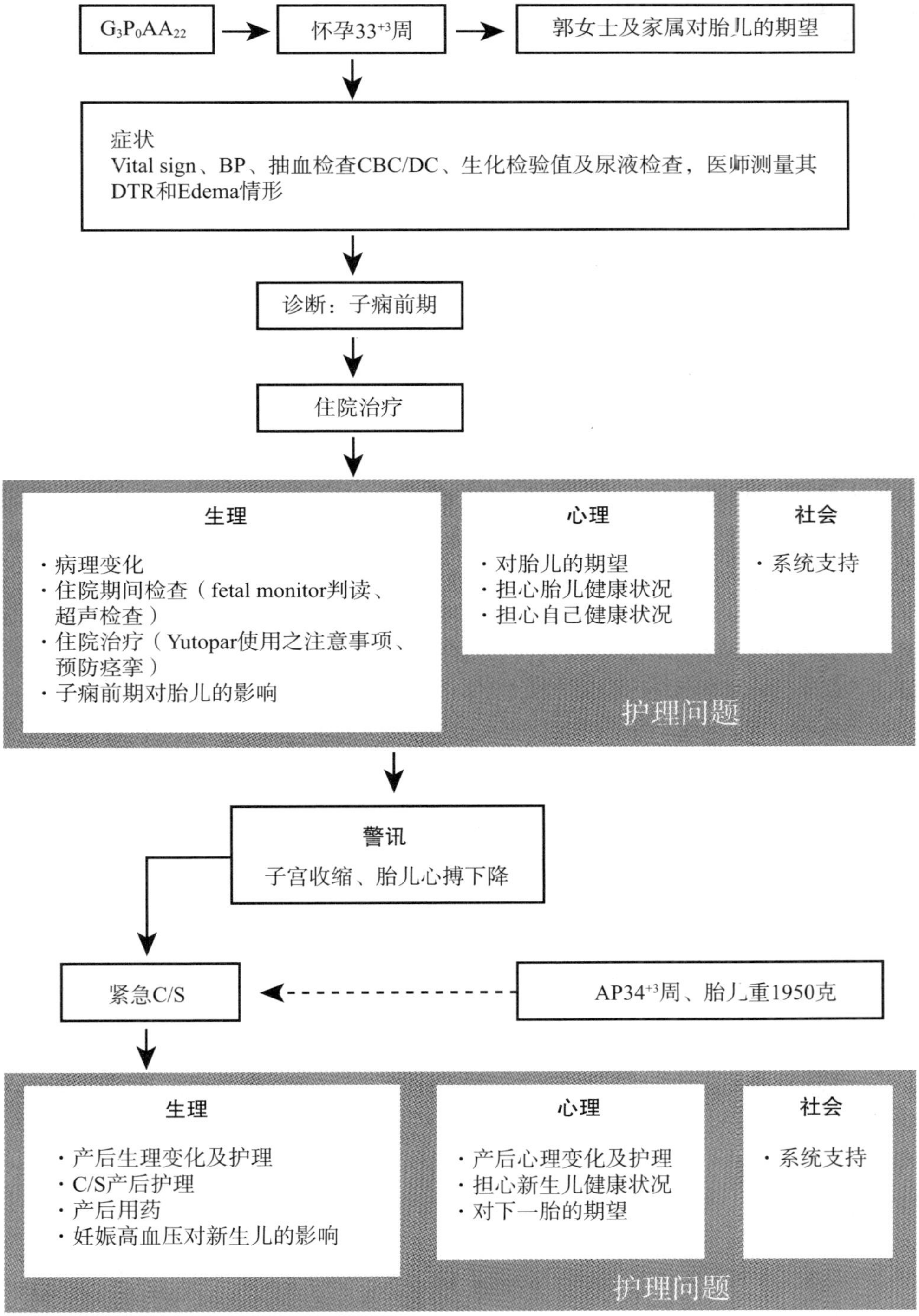

图 18-5　妇婴护理学“高危妊娠与护理”教案形成之概念构图

实施期（2004—2006 年）

于 2004 年上学期按照之前计划各年级相关课程开始实施 PBL。实施期主要着重了解各科师生进行 PBL 的过程、评估及对 PBL 的反应与回馈。

师生进行 PBL 的过程

为使所有师生尽快适应此课程变革，因此编印“问题导向学习法教师指引”及“问题导向学习法学生手册”发放给所有师生。强化师生于 PBL 过程中的角色与责任，如下：

学生在 PBL 中的角色

学生须知道自己是学习的主体，在 PBL 课程中他们拥有学习的主控权。因此学生要：

1. 完全地参与：除了为自己的学习负责，也要为小组其他人的学习负责。
2. 确认自己与小组的学习议题、收集与整理资料。
3. 课堂中踊跃发言，加强脑力激荡与批判思维之训练。
4. 学习分享自己所知的知识、经验及所统整过的资料。
5. 决定学习优先顺序与学习目标。

小组教师（tutor/facilitator）的角色

1. 在学生分析案例的过程中提出具启发性、非指导性的问题来促进小组讨论与激发学生思考。
2. 协助学生确认过去相关的经验。
3. 协助学生讨论，厘清及注意其学习议题。
4. 协助学生确认可能的学习资源。
5. 成为学生的资源及咨询者。
6. 学习中提供学生学习成效之评估。
7. 提供学生正向肯定与支持。

PBL 进行过程

PBL 小组讨论由 10 ～ 12 名学生组成，人数不宜过多。在讨论案例前须征求一名同学担任主席以带领小组讨论，一名负责记录讨论过程中的重点或结论，一名时间控制者。一个教案至少有两次讨论时间，每次时间依课程学分数而定。两次讨论中间则为学生自己收集资料及整理、学习的时间。进行的步骤如下：

步骤一：问题确立

由主席指派或其他组员自愿将教案中各幕的内容大声念出。念完一幕后开始整理该幕所提供的资讯、厘清幕中的情节及一些名词。以脑力激荡的方式来确立问题或有兴趣的议题，之后再进行下一幕。根据现有已知的知识，将问题或情境为何发生的可能假设列出。列出待学习的未知知识之范畴，并依照小组的学习需求排出学习议题的优先排序、制订学习目标及分配各组员负责收集资料的主题与范围。

步骤二：学生自我导向学习

此阶段为收集与筛选资料，评估学习资源，以系统化与批判方式整合相关资料，准备报告。

步骤三：团体导向资料分析报告与讨论

解释所收集及整合后的资料，以批判性的眼光评价组员们所呈现的知识，测试或修正之前所设立的假设，试着运用所学得的概念，经过资料分享与讨论后，如果还有不清楚、想再学之处，可再发展出新的学习议题。

步骤四：概念架构图

确认出由案例讨论发现及学习到的概念，做逻辑性的连结，形成概念构图。

步骤五：学习整合

测试或修正假设以改进或扩展概念构图，列举出还未学到的议题，设计出解决问题的计划及整体学习评价。

评价

传统“科目导向教学”（subject-based learning，SBL）多以纸笔考试作为评量学生的方法，而本系在 PBL 课程中对学生进行多元化的评量，且经由开课教师与学生讨论其比例而后订定：① PBL 过程：参与度、对团体的贡献、资料资讯的整合与分享；其资料来源为学生自评、同伴互评、小组引导老师评分（附录1）。②书面报告：案例讨论后之知识整合。③科目的纸笔测验。此外，tutor 另有“问题导向学习之小组日志”质性之文字评价，记录内容为：①学生反应、表现、回馈情况；②教师回馈情况（附录2）。

附录 1

PBL 课程评价

姓名	学号	思考力（1~10分）	创意性（1~10分）	勇于发表（1~10分）	对本案提供之资讯（1~10分）	尊重他人与团队配合（1~10分）	总分（满分50分）	备注（回馈与建议）
自评								

1．请于每次 PBL 课程下课前填写本评价表。
2．包含自评、互评及教师评价。
3．1 ～ 5 项总分 50 分，计分时为自评、互评平均分数与教师部分相加后即为最后总分。

附录 2

台湾中山医学大学护理学系 问题导向学习之小组日志	
科目：	教师：
小组成员：	
内容：（文字评值） 例如：1．学生反应、表现、回馈情况 2．教师回馈情况	

学生对 PBL 的反应与回馈

在第一门科目“基础护理学”实施 PBL 后，课程委员会做了课程评价调查以了解学生的反应，并作为 PBL 改进的依据。96 位学生分成 8 小组，经历为期 8 周 4 个教案之问题导向学习方式，于实施前及实施后填写问卷，共有 85 位学生（88.5%）完成完整的前后问卷填写。问卷内容包含：自我导向学习、沟通技巧及团队合作等向度之结构式问题、对问题导向学习方式的质性回馈。结果显示：学生于后测之自我导向学习与团队合作两项之平均得分均比前测之平均得分高，且达统计显著水准（$P < 0.05$）。后测之自我表现及团队表现的满意度亦较前测高，且达统计显著水准（$P < 0.05$）。有关对 PBL 质性的回馈结果显示；PBL 能强化自我导向学习及增强自信心，能增强问题解决能力，能发展有效的沟通能力等正向回馈反应。负向回馈反应如需要非常多时间准备 PBL（time consuming）、自我表达能力不好、引起焦虑等。综合学生的反应结果显示学生对于问题导向学习经验有较多的正向回应。据此，教师们亦常规地根据课程评价来进行改善。

精进期（2007 年至今）

实施 PBL 进入稳定期后，其他相关的学生学习辅助与评价系统之建置，谓之精进期。学生学习辅助系统均以案例与家庭的概念来呈现，包括网络社区健康中心自学平台、精神科护理学案例分析数位学习平台、妇婴护理学“NOELLE maternal and neonatal birthing stimulators”。实施 OSCE（objective structured clinical examination）来评价技能及师对生与生对师之线上评价系统。

建置案例与家庭概念的学生学习辅助系统

网络社区健康中心自学平台是以模拟中山医大所在的台中市南屯社区（电子地图），以社区至家庭延伸各年龄层（老人、成人、妇女、儿童）之健康议题呈现，着重在健康评估，用以辅助目前多数之临床情境教案。精神科护理学案例分析数位学习平台规划目的以辅助精神科 PBL 课程为主，学生借由 PBL 课程讨论，再辅以此系统课程，加强学生对精神疾患照顾之理解，学生可依自己的学习状况重复使用自学课程以澄清学习问题，确保学生能有整体概念。妇婴护理学“NOELLE”是以电脑设定各种生产情境的母婴数位模型，用以辅助妇婴护理学“生产家庭”教案；输入教案中产程进展的数据，其胎儿监测器的图形及产妇生产历程即以此情境呈现，学生们更有身临其境的感受。

实施 OSCE（objective structured clinical examination）

OSCE 乃是依据课程的目标，设计提供学生收集病史、探索问题的能力、查询与批判资料的能力、进行病人健康教育、整合解释资讯能力的客观评价方式，其应用的策略可包含模拟测验等多种方式。Examiner station：由测试员依据标准化的测验评分标准，评价学生表现。其主要测试学生的临床技能、身体评估技巧、病患健康教育、会谈技巧。Marker station：由学生回答简答题或解释病人的资料，记录病人的评估表现。

以往之技术测验可能以病人需要的技术名称进行考试，没有实际的情境背景，以致学生的认知是“做一项技术”，而没有护理“人”的概念。为强调护理人员依所照护“病人”的需要或情况来执行护理，因此 OSCE 测试均以情况题呈现。以下例题：王先生 65 岁，肺炎入院有呼吸困难的情形，现气管插管使用中，目前 coma scale E3M5Ve。您是他的主护护师，现依医嘱给予 Vitacicol 1Amp IM st.，于照护过程中发现个案口鼻分泌物很多。学生需根据此情境之描述，判断需给予的护理是什么，然后开始执行相关技术。

PBL 线上评价系统

PBL 线上评价系统可同时进行量性评分及质性评价，可大量缩减教师统计学生成绩之负荷，亦可看到学生们对于每一位 tutor 的评价。线上评价系统具有保密性，更可真实了解学生们的反应，借此回馈系统可调整或改善课程。

建立“问题解决能力”的年级评价

本系实施 PBL 已多年，为评估学生问题解决能力之发展，自 2010 年起建立对 1 ~ 4 年级学生评价，问卷内容含“态度、确认、分析、解决问题及终生学习”之概念，由学生自评其各项能力之达成率，作为实施 PBL 的成效探讨，往后建立世代（cohort）的资料。

展望

台湾中山医大护理学系因应时代的快速变迁及知识的暴增，为培养学生未来能具备人本学习（humanistic）、自我学习（self-learning）与终生学习（life-long learning）之理念，且训练学生批判思维与团队合作之精神，自 2004 年起规划护理专业课程开始采用混合式 PBL。基于提升教学品质之共识，历经规划与执行过程，无数次的沟通、讨论与反思，教师们也实践了自我学习成长及团队合作的 PBL 精神。或许这不是标准的 PBL 模式，但这是经由我们全体教师努力改变形成的台湾中山医大护理学系 PBL 特色。实施至今，我们确实还有许多需改善的空间，然而我们也在这过程中看到学生学习行为的改变，他们学习的责任感增强、主动性提高，教师与学生互动距离拉近并且一起关心学习成效！

期待我们谨守护理信念，秉持 PBL 精神，为教与学注入活泉以开创更多的未来，谨以此与护理教育者共勉之。

参考资料

1. 李选、李淑杏*（2004）加拿大麦大参访记实—问题导向学习法与教学资源，医学教育 8（4），447-454。
2. 李孟智、翁国昌、陈进典、许绩男、林俊哲、苏建铭、谭台笙、林同森、曾桢皓
3. 陈家玉、周明智、林中生（2003）“临床问题导向学习课程”之评估。医学教育 17，282-290。
4. 李孟智、杨仁宏、李淑杏、赖德仁、黄启洲、翁国昌、詹明修、李洁、林俊哲、林隆尧、周明智、林中生、蔡宗博、周明仁、陈家玉（2006）台湾中山医学大学医学院如何推动问题导向学习，“中国”循环医学杂志 6（10），699-704。
5. 李孟智、蔡嘉哲、陈进典、翁国昌、黄建宁、苏本华、李淑杏、李选、曾桢皓、陈家玉、林中生（2004）加拿大麦克马斯特大学 PBL 课程参访纪要，医学教育 8（2），211-215。
6. Chen JY, Lee MC, Lee HS, Wang YC, LinLY, Yang JH.（2006）. An Online Evaluation ofProblem-based Learning（PBL）in Chung ShanMedical University, Taiwan-A Pilot Study. AnnalsAcademy of Medicine Singapore. 35，624-633.
7. Kwan，C.Y.（2003）. So You Will Be a PBL Tutorin a Medical School. Journal of Medical Education，7（3），313-322.
8. Meleis，A. L.（2007）. Theoretical Nursing-Development & Progress.（4th Ed.），Phiadelphia：Lippincott Williams & Wilkins.Rideout，E.（2001）. Transforming Nursing Education ThroughProblem-Based Learning. Toronto：Jones andBartlett.
9. National League for Nursing（2005）. CoreCompetencies of Nurses Educator with TaskStatements. Retrieved from http：//www.nln.org/aboutnln/index.htm
10. Taiwan Nursing Accreditation Council.（2006）.Professional Core Values of Nursing Education. HighEducation Evaluation & Accreditation Council ofTaiwan：http：/www.heeact.org.tw.

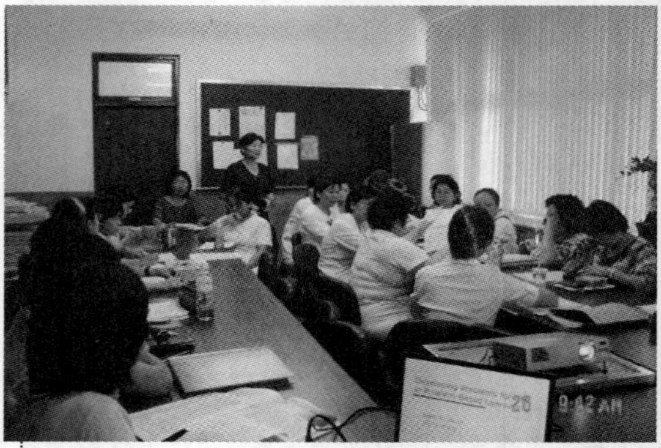

护理系全体教师PBL成长营

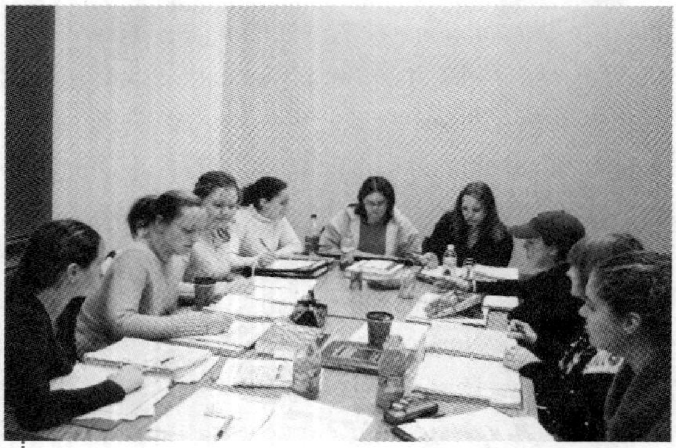

参访McMaster护理系大二PBL上课情形

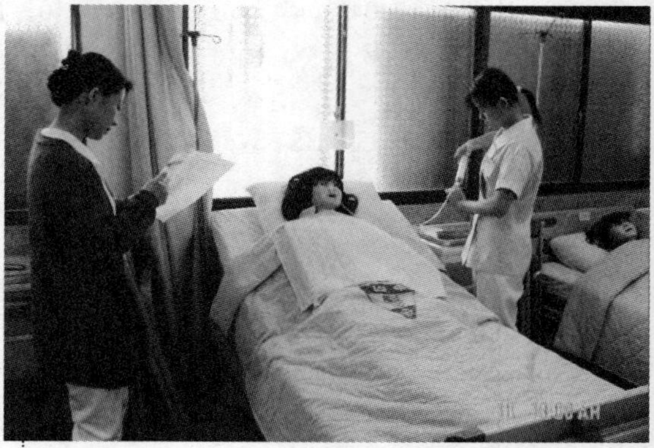

基础护理学OSCE

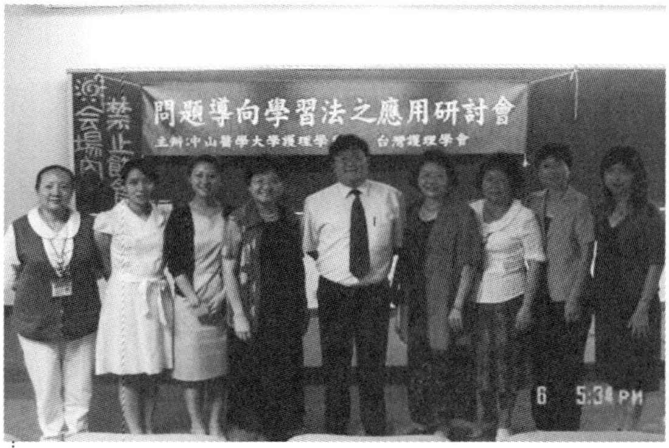

邀请关超然教授之PBL研习会

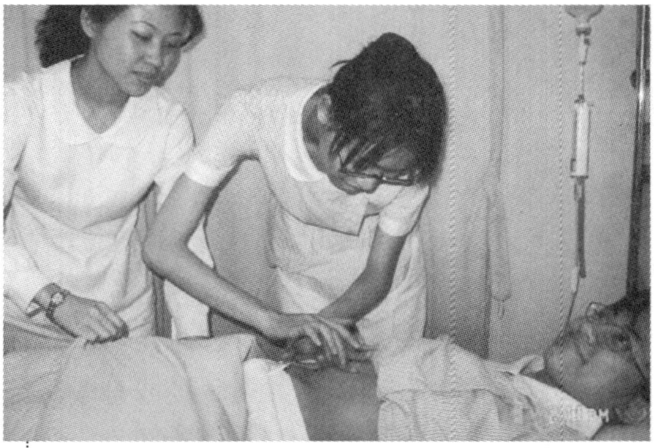

身体评估OSCE

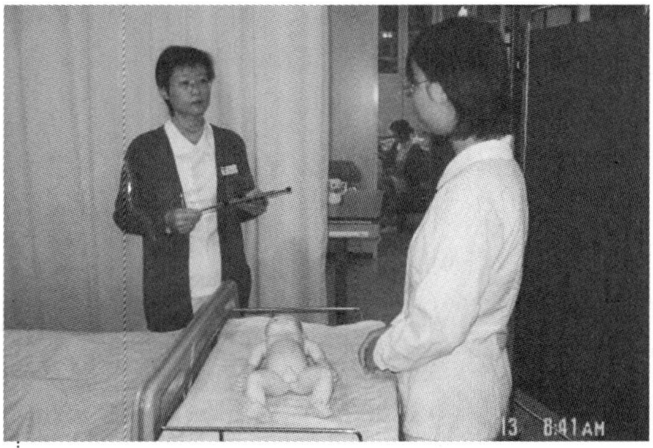

产科OSCE

第十九章

引用“问题导向式学习”（PBL）于大学通识课程：以“生命与伦理”通识选修课程为例

■ 辛幸珍　撰

前言：带动人文涵养与博雅教育之通识课程

自 1985 年以来，台湾各大学即已全面实施通识教育，历经多年提倡的结果，近十年来通识教育之重要性与必要性已获得普遍的共识。然而在真正付诸实践的过程上，却有着相当的困难（黄俊杰，2005）。究其原由，大学教授多以各自专长进行深而窄的专业研究，对开设广博而适合不同科系学生的通识课程并不热衷是其一；而在学生方面，则多以将来职场或升学上能“学以致用”的专业训练为其接受大学教育之目的，往往视通识为简易课程，甚至用来纾解主修课业之压力。师生皆未尽力投入下，通识课程于是流为大家心目中之“营养学分”。

回归专业之概念，以医学专业教育为例，医学工作并非为个人谋生需要而存在，其“利他”与“服务社会”之角色鲜明，长久建立起之公信力更需要小心维护，是故医学知识应建立在广泛的知识以及对社会运作了解的基础上（林孝信，2008），此亦即所谓“先学做人，再学医”之说法也（黄昆巖，20××）。因应台湾医学教改，目前七年制医学系前两年的非专业课程，皆是以通识教育为主。然，诚如各方所疑虑，究竟在推动科学与人文教养理念下，如何借由通识教育来开启专业之门，才不至于浪费了医学教育前两年宝贵的修业时光。

虽然大多数从事教育者皆认同，大学通识不应只停留在学科的教导，而必须深化生命价值观（戴正德，2008），然而如果只是一味地讲求教养与人文关怀，而忽略了知识面的扎根与生命价值的深化，也并非通识教育之本意（黄荣村，2008）。再者，应用通识课程推广医学人文教育是为现代社会中逐渐失去之人文关怀与教养力挽狂澜，然而若过度强制学生修习为数不少的相关课程，不但容易激起学生对道德教育的反弹，也可能催化出其对人文理念的倦怠。这个现象就有如目前强势要求医疗执业人员每年修习一定的伦理学分一般，在现实与理想的落差下，无法让“善”的意图达成“好”的效果，更说明了权力体系下规范出来的“人文”并不真实。

因此通识教育要能重建人文关怀与社会意识，不但应**选择合宜之主题**，设计出同时能深化知识，并能将知识转化为素养，融入日常生活与专业行为中的通识课程，还要**透过创新的教学理念与有效之教学方法**，揭发学生之学习动机，引发理性思辩，让学生在初入大学之阶段即有机会对自身价值信念与人文理想之潮流做对话，诱发其真心诚意向往，进而在专业生涯中坚持信仰、砥砺向上，才是通识课程开启“全人教育”的契机。

本文撰写之目的在于说明如何设计“生命与伦理”课程，实现通识教育之理想。并以 PBL 创新的教学理念，实践生命教育与伦理学习的目标。并借由分享以 PBL 用在“生命与伦理”一门课程之经验，探讨经此模式介入伦理学习可能达到的境界。

“生命与伦理”——开启科学与人文对话的通识课程

“生命与伦理”是学习一切与生命有关之伦理议题，其包含生命教育与伦理学习的范围。课程中所关注之“生命”不仅是人自身的生命，还有动物的生命及自然界所有的生命，因此在伦理议题之讨论上是由“人与人间”的关系，扩大到“人与动物间”乃至于“人与自然间”“人与宇宙间”的关系，是一种包含人文关怀、生命科学及社会行为三方面内容之跨领域学习。课程中除了要培养人的充分自觉、促成主体意识与独立完整人格外，还强调应与人所生存之人文与自然环境建立互为主体性之关系，符合通识教育之理念（黄俊杰，2005），不但是成为世界公民所应拓展之知识视野，更是将来从事健康专业者在进入“专业人”之前充实“社会人”必需的涵养与修为。

Van Potter 在 1991 年出版《生命伦理——生存的科学》（*Bioethics*，*the science of Survival*）一书时即已揭示：随着科技发达，人类为掌控一个可以承受的未来，必须不断增进其“伦理的成熟度”来有效平衡现代社会中存在之利益、风险与义务。而“生命伦理学”肩负了此项任务，鼓励人文与科技积极的对话，期望人类社会在受益科技文明之余，也能面对科技文明带来的难题与挑战。适合大学新生通识选修之“生命与伦理”其课程设计即是在此思维中孕育而出，期望在课堂中能透过对现代科技文明之理解与价值教育的启发，同时提升人文与科学的素养，准备学生将来在面对科技造成生命的难题时，能有理性思维并能做出符合伦理之决策。

以往岛内中小学的教育虽倡导“生命”教育与“伦理”教育，然其教学模式却鲜少提供空间与时间给学生去思考、探索实用知识以外但却攸关生命意涵的课题（孙效智，2008）。大学阶段重启生命教育，应以生命伦理为素材，让学生有机会借由讨论生活中实务性之议题，如环境保护、动物权、人工避孕、堕胎、安乐死、临终照护等，乃至于攸关人类社会公平正义之基因科技的研究与应用等议题，从而引发他们自己去思考、探索生命的议题。这种培养以理性的角度去思考、探索来提升人与人、人与万物乃至于人与宇宙之间的关系以达人类至善的境界，不但是伦理教育之核心价值，也是通识教育不可或缺之精神。就读大学的学生在进入其专业领域前，若能借着此类课程而有机会对自己将来的工作与社会的互动进行有系统的窥视，则将大大提升其日后对人类社会关怀的能力。

课程宗旨

教育改革之过程中，通识课程背负着极大的使命。“生命与伦理”既然加入通识教育改革行列，在课程设计、教学理念与落实上皆须跳脱与以往不同之运作与思维，才能落实改革的成效。为接续本书宗旨，说明“生命与伦理”课程如何以**问题导向式学习（PBL）**来完成大学通识教育之目标，仅提出以下几点“生命与伦理”**课程宗旨**做进一步说明。

宗旨一：结合现代科技知识与人文价值观

科技的发展本身并没有错，会造成伦理问题的通常是在科技的应用方面（Macer，1990）；因此，生命伦理教育的任务应是让学生对生命议题在知识上有了充足的准备后，再去做价值的澄清与行为的抉择。20 世纪 80 年代后以美国为首之科学教育极力倡导有关社会议题并注重科学技能运用的 STS 课程（科技与社会，science-technology-society），期望培育出具有科学素养及负起社会责任之未来公民。本课程可视为 STS 潮流的一部分，以生命议题为起点，探讨生物科技应用于人类社会所造成之冲击，并深入个人之价值层面，使学生在面对将来科技引发人文冲击时，能做出理性且符合伦理之决策（Macer，1996）。让伦理教育成为科学人性化的一个媒介，培养出具道德责任感、能对自我觉知与对他人关怀的各种专才。

宗旨二：涵盖并落实生命教育的目标

生命教育是近年来世界各国的一项趋势，由 1979 年澳大利亚成立第一所“生命教育中心”开始，美、英等国亦纷纷实施生命教育。台湾中等学校自 1998、1999 年全面实施生命教育课程，然岛内中小学的生命教育多以强调生命的重要性为主，关心的是生命的存续并以降低自杀率为其成效指标。而英美及澳大利亚等国之生命教育中心则多注重药物滥用以及艾滋病的防治等实务课题。事实上生命教育之目标必须起自了解生命、尊重生命，才能到达享受与珍惜生命之务实面。因此生命教育之意义实际上可以上纲至引导学生了解有关人之所以为人的意义，及如何建立与实践生命的理想（孙效智，1996）。本课程统合生命教育之任务于伦理教学中，以生活的素材为内容来探讨攸关生命意涵的课题，从讨论尊重动物生命、胚胎生命以至于末期生命等价值来落实生命教育之目的，并主张以伦理的求真与力行迈向理想的生命境界。

宗旨三：实践抽象、范围广泛的伦理教育

大多数人皆会同意伦理方面的真知与力行，是每个人迈向理想生命境界所不可或缺的条件。然而，伦理的定义对大多数人而言太过抽象空泛，伦理的范围也至为广大。以往大多数伦理课程多注重传授德育的理论，少有提供伦理学思辨熏陶的机会，以致常流于形式与八股，学生往往以“说教”“空谈”来看待这门知识，既无法提升现今科技文明中知识分子应有之伦理成熟度，也就无法实现伦理教学的意义。本课程以实务为重，以生命伦理学宏观的角度，将目前人类世界所面临与生命相关的困境，如医疗抉择两难处境、经济开发对环境保护之冲击、基因科技衍生之道德难题等攸关人类永续生存问题，又是目前全球最瞩目的话题放入通识议题中。用务实的方法来增进伦理“知”的管道，并激起学生对参与现实议题之热忱与学习动机，最终目的是成就出一个有能力接受科学讯息及参与伦理抉择的知识分子。

教学的重点

根据以上课程宗旨，课程实施特别强调的是有效的伦理教学必须要能**深化知识**、**培养思辨与判断的能力**，并且**提升态度与实践**。

一、深化知识（超脱道德层面之教导）

伦理的学习必须通过价值教育的启发，而价值观的形成必须是一种知识负载（knowledge-laden）的过程，是故生命与伦理教育的任务应是让学生对生命的议题在知识上有了相当的准备后，才能做价值的澄清与行为的抉择。推动生命教育不遗余力的学者孙效智也曾进一步指出，此种抉择并非仅以动机上的善恶决定道德上的正误，同时也要以行为本身所造成的客观结果作为判断正误的标准（孙，1996）。而当此种效益的评估关系着人类与大自然永续发展的生命，过程中需要充分摄取知识的重要性也就更是不言而喻。伦理教育学家指出，伦理学习的阶段若缺乏背景知识，将成为思考与讨论伦理问题之障碍（Macer，2004；Conner，2003），发展学研

究也证实当知识理解提升时，思辨能力才能跟着改善（Derek，2008）。以上说明生命伦理教育与传统道德教育有所不同，并非在于灌输学生社会的价值标准，而是在深化知识之下启发具有价值观的选择能力，并提升教育的目的至有效解决人类生命问题之层次。

二、培养思辨、推论之能力（而非被动地接受资讯）

培育思辨（critical thinking）能力是大学教育的主要目标，而理性思辨行为的良、善更是伦理学的目的。伦理的学习既不应来自权威的循证资料传授，更不该以主观见地来认识其学问的本质。而是应培养以理性的角度去思考、探索，来提升人与人之间的关系，并帮助人类达到至善的境界（辛幸珍，2006）。然目前一般教师伦理养成的过程中多是被动接收德育的理论，少有伦理学思辨熏陶的机会，以致自身都难以进行严谨的伦理思考及价值澄清，对启发学生慎思明辨的能力确有不足（孙效智，1996）。是故，极需要一套创新的学习方法来促成师生间双向成长，增进彼此伦理思辨的能力之外也广博吸取各方观点，以达教学相长之成效。

根据美国哲学学会所述，思辨能力是一种有目的及自我引导式的判断，然也有学者指出凡分析性思考、解决问题、反省式判断、应用逻辑或实务推理等概念皆可称之（Derek，2008）。对于一贯仰仗专家或权威人士提供标准答案的大学新鲜人，若能借由伦理思辨之过程认识到许多问题并没有确切之答案，然人终需要判断，必须经过完善推理过程来决定如何选择，则学生较愿意在往后课程中，努力寻找、研读资料，尝试思辨以寻找解决问题方法，并且能评断出来自专家之价值观、经验和信仰等主观意见，哪些较为有说服力。同时，可以确信的是，经过适当的教学法维持下来的思辨能力，将在日后的专业生涯与日常生活中不断派上用场。

三、提升态度与道德实践（非只限于理论与原则的理解）

根据后现代主义之观点，教育意在“激发”作用，而非“灌输”作用。说教式或权威式地回答当下道德议题，显然不符合当今学子们对伦理教育之期待。而参与式地讨论伦理难题则远比传统在课室中传授道德理论能激发**道德思辨**、启动内在之同理心、进而提升**道德实践**之意愿。事实上，学生是学习之主体，教师的角色则是帮助学生将其生活经验注入学习文本（text）中，并与学生共同解读人类多元复杂之现象（许朝信，2004）。当学习与经验相结合，学生在过程中培养出自觉与改变的能力，所成就的则是质的转变而非量的累积，将伦理思考之习惯应用到日后生活，成为一种涵养，即所谓态度的提升与伦理的实践。

本课程重视学习之过程与实践，期望能务实地将课程所学与生活情境结合，培养人文关怀与社会意识的知能。在学生进入大学早期所接触的课程中，即养成习惯，能很快地辨认出生活周遭的道德问题，理性面对，并作道德判断。而要达成此种成效，课室中的互动分享、主动参与以及自觉反思的经验殊堪重要，PBL 之教学理念与模式正是提供此种经验的最佳途径。

“生命与伦理”课程意涵与 PBL 教学理念之契合

综合前面章节所述，“生命与伦理”课程讲究的是一种跨领域之学习，打破以往人文与科学壁垒分明的学术架式，而寄望以科学与人文对话来解答目前科技带来的与生命相关的道德问题。其教学目标中，除了**强化知识**、**培养思辨与做决定**的能力外，还寄望能成就学生道德与价值信念之内化过程，而达**态度改变与生活实践**。而传统的单科大班授课，教师大部分时间用于对学生单向传授权威性之知识，不仅在培养学生主动学习的态度上及整合知识应用于生活情境中有所限制，在营造推理、价值反思的互动学习上也是难有成就。为了全面推行生命伦理教育于大学通识，**创新的学习理念**与**有效可行的学习方法**应属当务之急。

采用 PBL 之教学理念

问题导向式学习（problem-based-learning，PBL）属成人教育，其理论来自建构主义，认为学习为主动之互动过程，而不应是被动地填塞知识（梁继权，2008）。于通识阶段采用 PBL 主要是：①预估大学生在修习通识教育阶段已有足够智能，并能连结过去之经验去理解新的事物，而建构出自己的知识。②由学习者自我建构，具有个人意义的知识必定比单向授课、被动接受而未经仔细思辨的知识来得持久，且较容易奉行于实际生活中。

PBL 之教学理念是以问题为中心，讲究提升学生主动学习的能力与养成终生自我学习之习惯，并能整合各领域的知识，于真实的生活与专业情境中学习。学习过程中，以小组讨论为基础，借由真实、有趣、吸引人之伦理教案作为媒介，引爆学习之动机。学生在阅读教案后，全组脑力激荡，利用其原有知识去分析、讨论、思考问题后，确立出学生自己的学习目标。接着以各种渠道搜寻多元观点的资讯，精研细读后，回到小组中借由互动讨论来加深思辨与澄清，最后在反思回馈中达到理解、内化之成效。

以 PBL 达伦理学习四阶段目标

根据前列课程宗旨与目标，伦理学习的过程可以设定出以下四阶段的目标：**提升伦理知觉**、**完备相关资讯**、**增进思辨能力**而最终能达成伦理之成熟度。而完成以上目标的过程则包含：①以个案引导进入认知阶段（当它是回事）；②搜寻资料帮助了解问题与理解各种不同观点，并寻求可以引用之规范、原则及理论（知道它的轻重）；③分析问题及进入有根据之伦理思维（有着力点之理性思考）；④厘清个人之伦理取向，在每日临床工作、无数价值判断与决定中做出合于善的抉择，此亦即期望同时达道德之敏感度与伦理之识别能力。而前述 PBL 进行的步骤，**脑力激荡**、**寻找资料**、**讨论切磋**、**反省回馈**恰是提供一实际方法，以达成以上伦理学习之过程。尤其是一个脉络分明的叙事伦理案例，贴近生活的情境，却适时反映出真实世界中不明确与没有绝对答案的现实，不但可以激起学生投入议题的兴趣，同时也能激励小组成员根据以往之经验与知识去分析思考议题。引导老师若能存着开放的态度，学生在此过程中就更愿意分享彼此对伦理两难处境的看法。在假设面对伦理处境、脑力激荡与尝试厘清问题过程中，学生道德的敏感度提高，对日后生活与工作中所存在之伦理问题的识别能力也会增加。理想上一个优质的教案可唤起学生发自内心学习的动机，当学生察觉到自己对议题之所知有限，自然主动投入搜寻资料，经过多方摄取、细读、研究而完备了来自各方不同观点之相关资讯。当学生再度进入小组，借由彼此挑战、质疑与澄清来进行互动学习，不断地演练思辨与推论能力，在多元认知与深思熟虑中寻求解决伦理难题之方案。几个教案下来，培养出学生仔细思考道德困境、评估各方论点以及决定怎么做才对的能力。而伦理推论的步骤：澄清确立问题（define issue）、做伦理抉择（make decision）、厘清行动背后的理由（reason for actions），皆可在小组讨论中一再地演练而达成熟境界。

伦理议题讨论，传统之大班授课为何不行？

传统之大班授课难道就无法达成前述伦理教学之目标？一般所公认理想之伦理教学，教师在课室中要能抛出引发讨论之议题，导引学生积极思索并表达看法。然而，在有限之课堂时间内，能让每位学生发言诚属不可能，而且要能充分思考与讨论，还得看学生当时之先备知识与立即分析的能力。比起只是复习一下长年累积的笔记或简单修改一下去年之教材就上场授课，大堂课中的讨论对老师而言是费力费时，而且需要有相当的技巧，不熟悉讨论技巧的老师，并无法把学生的兴趣带上来。常见的场面是，在冗长沉闷的伦理课堂中，一位卖力的老师面对着一群郁闷、不领情与没有反应的学生，这些冷漠的学生浇熄了教师尝试与学生互动之企图，于是伦理课程又回复到传统单向、教导式的演说。除此之外，即使是有经验之老师，能让学生在课堂中聚精会神、回答问题，然而大部分学生仍然无法在众目睽睽下从容表达，而只是激化了少数活跃分子与老师对话，也并不是伦理课堂上理想的互动模式。何况课室中及时之应答往往只是表现出直觉的意见，深思熟虑的辩论需要有事前之准备。习惯于大堂授课的学生，通常也容易安于讲授法，即使在伦理的课堂中，也只是坐着听讲，完全不必参与或做任何事，更不必费事地回去查资料。一旦养成被动填鸭、服膺于权威知识的学习方式后，学生对于课堂中教授不直接给予答案，却要求进行讨论与辩论时，很可能抗拒之心油然而起，认为是在浪费时间，甚至不知为何要修此门课。

相较于伦理大班授课或课堂上公开讨论，PBL 之方式让每一位学生参与其中，可以避免学生仰仗权威或专家来提供答案，或带着先入为主之观念做直觉判断。课程讨论中事先准备好完善之真实景象，因循着剧幕的发展所引发的议题让学生充满好奇。在寻找答案之过程中学生各自搜寻资料，而能在理解伦理议题背后相关的资讯后定义出问题，接着以寻得的多方论点做小组互动讨论，在推敲、互换及总结下尝试解决问题。

PBL 用于伦理教学之各种有利点

澳大利亚学者 Parker 指出，源于伦理特质之学习过程与 PBL 间存在着高度相容性（Parker，1995）；例如二者皆以问题为前提，伦理所探讨的问题即使较为抽象，所环绕的还是生活中两难之处境；一如 PBL 鼓励学生认清现实中存在着不确定性，伦理哲理上之争议一向也没有绝对的答案；而小组讨论更是伦理一贯的作法，主张积极交换意见来刺激创新的想法，并借由不同观点激发对知识的好奇心，进而发展成能反思的实践者（Schmidt，1993）。

然而也有学者疑虑全面以 PBL 来进行伦理教学，区区几个教案做小组讨论就能涵盖所有伦理教学的内容吗？另外，借由某单一、特殊的真实案例就可完整传达道德理论深而广的意涵吗（Tysinger，Klonis，Sadler，& Wagner，1997）？ 对于此项质疑，Goldi 的回答是，当大学全面以 PBL 进行所有课程，伦理之议题融入每一教案中，自然就没有此疑虑（Goldie，2000）。这说明了课程整合之理念对伦理教学的重要。PBL 的模式让教师容易将伦理思考注入各领域教学中，而不同领域教师参与包含有伦理议题之教案讨论（担任 tutor），引导学生之余也会增进自我伦理之反思，教学相长的结果将会提升教师伦理的素养，未尝不是另一收获。

反观传统的伦理大班授课由特定教师担任，课堂中教师以单向传授理论性知识为主，无法顾及每位学生的想法，学生缺少独立思考与表达自我意见的机会，形成被动学习，然而，却又无法借由考试来激励或引导学习。在知识来源较权威、多元视野之刺激较缺乏，学习乐趣不足且无法充分运用时，学生往往失去了伦理学习的动力。反传统的 PBL 却是以专业情境及生活化的素材撰写成教案，结合小组讨论与自主学习建立学习平台，并加强对个别学生的关注，依此较能期待学生达成主动参与学习，并将所学知识应用于生活情境。这种生活化、情境化及终生学习的特质，既是生命伦理学习之要素，也符合目前通识教育革新的策略。而其课程整合性的概念，不但能打破以往人文与科学壁垒分明的态势、开启科技与社会人文之对话，理想上更是可以实践医疗专业对人类社会现况之关怀，化解先进科技所带来之道德难题。

总括而言，伦理教学的理想，以学习者为中心，鼓励积极参与、多重领域（multidisciplinary）、跨专业（inter-professional）的学习，纵向持续凝聚（longitudinal cohesiveness）以及横向整合各学科（vertical integration）的愿景（consensus statement，1998；Fox，Arnold，& Brody，1995；Miles，Lane，Bickel，Walker，& Cassel，1989），在 PBL 之模式下，皆较有机会达成。

以 PBL 进行"通识伦理"课程务实的做法

伦理学习需要纵向之凝聚（Miyasaka，Akabayashi，Kai，& Ohi，1999）、长时间的沉浸与持续的反思才能营造在现实生活中实践的可能。理想之伦理学习是在学习生涯中，以固定间距安插不同层次之伦理课程，让学生根据其不同阶段之学习经验做生命与伦理之反思。**"生命与伦理"**课程为本校三阶段伦理教学之初阶，属于通识的伦理，除了开启学生伦理宽广之视野外，也为将来高年级专业伦理（生命医学伦理）与实务伦理（临床伦理）建立先备知识与正确概念。

混杂型（hybrid）之课程设计

"生命与伦理"之课程设计是以 PBL 小组讨论为主，大堂授课为辅。此种混杂型（hybrid）之设计意在汲取大堂授课与小组讨论两者间之有利点。除前几周的概论及伦理通则介绍，以及课程结束前的课程讨论、回馈及评价外，其余皆以 PBL 小组讨论进行主要课程。

保留传统之大堂授课主要是认为，伦理教学有其理论与原则等结构清楚之学习内容，必须保证每位学生皆能灵活运用，才能在小组讨论中进行有着力点的理性思考，因此以效率较高的大班教学来达成此目标势必不能免。而集合全体学生，开宗明义地阐述学科的理念与教学的理想，对征得学生认真修课的承诺也是颇有助益。依此而言，大堂授课的理想是要成就学生一生的记忆，是故除了内容、组织外，讲者之投入、个人特质以及表现出对学门之执着与热情都是成功的必备条件。也唯有讲者浑身解数地现身说法，表现出悠游于伦理领域的意境，才能传递给学生此科目的整体感觉，开启学生对这门课的好奇与兴趣。因此本课程中几个小时的单向传递讯息，辅以大班高互动教学系统（interactive response system，IRS）进行概论及伦理通则介绍，让伦理的讨论有基础点，是很值得的。

小组讨论的进行首先是依照修课人数将学生分组，依组数招募合宜之小组引导老师（tutor）。接着根据课程计划的目标自伦理教案库中选定出合适之教案。教案与小组引导老师是 PBL 课程的核心，教案设计之品质与引导老师能否固守 PBL 教学理念以及伦理讨论之原则，是本课程能否达成以上目标宗旨之关键。

伦理教案之设计

教案品质关乎小组学习之成败，生命与伦理之教案必须有深度脉络的叙事，以故事的方式让真实的场景呈现在学习者面前。并且依照学习之需求，整合大学低年级学生先前人文、社会方面的学习经验，将伦理难题中每一环节的细项融入剧幕，以触动学生理性与感性的层面，引发寻找真相的决心。生命与伦理之教案或许不需如医学临床个案般有系统地铺陈相关资料，以利后续抽丝剥茧地做推理与诊断，然而仍须营造一复杂与矛盾的状况，一方面要高潮迭起、引人入胜，另一方面则要能真实合理、打动人心。仿佛一部活生生的故事，贴切每一个人的生活，才能引发高度兴趣，探讨与解决问题。

依笔者之经验，对于此类包含人文学习之教案，还可进一步采用“叙事伦理”学习上的观点，教案内容中尽量以“说故事”的方式将当事者的情感与处境充分述说，而让伦理的场景呈现在学习者面前。其所浮现的是深度事实、聚焦与脉络分明之真实个案，会使学习者自然进入相互认知、理解与情感反应中，“同理”与“反省”于是显现，而伦理最深层之“内化”与“实践”也可顺此进行。目前临床医学教育的模式，伦理的讨论常常汇入以疾病与治疗为重点之“案例”中，没有完整的叙事，学习者无法全盘理解病患受苦经验与造成伦理冲突的脉络，伦理之讨论只停留在“原则性”的假设状态，伦理之要求则容易沦为制式教条。反之，借由 PBL 模式中一个完善的伦理教案，可以启发学生同理之理解（empathic understanding），具体实现医学人文之理想。

小组引导老师之准备

引导老师能否固守 PBL 教学理念以及伦理讨论之原则，是课程能否成功的另一关键。针对伦理之教案讨论，小组引导教师的功能在于鼓励学生发展思考技能、协助以理论原则为根据讨论问题、刺激寻找与议题相关之讯息，以及确认学生面对问题的思考方式与态度。

以 PBL 原始理念，小组教师教学方法及引导技巧之教学专业远比其拥有学科之专业知识重要（Barrows & Tamblyn，1980），然而也有不少教师认为拥有学科知识的专家经 PBL 训练后才是最恰当的学习引导者，因为唯有他才能熟知哪些理论、真相或论点不宜太早揭露，以免妨碍刺激自我学习（Parker，1995）。也有哈佛学者依照其研究结果，主张将 PBL tutor 由小组讨论的“促进者（facilitator）”角色提升至小组讨论的“领导者（discussion leader）”，以担负更多提问、总结与概念说明等专家的职责（Shields et al.，2007）。而在台湾从事 PBL 实务工作的医学学者则认为专家与非专家不应作截然的二分法，一位称职的引导者除了对教案内容有相当程度的理解外，更重要的是确定能维持小组学习的动力（梁继权，2008）。

本课程中，认同 Parker 部分之说法，主张专家与非专家的说法并不存在于伦理的 PBL 课程，因为并没有所谓灌输学生知识的伦理专家，真正的伦理学专家并不致力于传授或说服其本位的价值观与真理，其所倡导的是应用思辨的方法来做伦理推论（Hare，1977）。依此，参与伦理 PBL 之引导老师，除了应接受 PBL tutor 训练外，能熟悉伦理讨论中以开放态度接纳多元观点，进行分析与思辨的过程才是最重要的。针对此项议题，本课程结合本校教师培育暨发展中心的重点工作，将伦理之知识、技能与素养，视为教师发展的重要项目，规划一系列初阶、中阶与高阶伦理种子师资培训课程，让接受培训之学校教师与临床师资皆能理解在小组中促进伦理学习应有之态度与技巧，为将来学校与临床伦理教学储备 PBL 引导教师（tutor）与临床伦理讨论的领导者（discussion leader）。

课程内容之进行

课程前几周为大班的概论及伦理通则介绍，紧接着以 PBL 学习理念与执行方式的说明开启 PBL 小组讨论进行。课程准备之教案涵盖如**基因改造食物**、**器官捐赠**、**干细胞研究**、**动物权**、**基因资讯与隐私**、**安乐死与自然死**、**艾滋病伦理**、**末期维生设施**与**末期癌症真相告知**等议题。2 学分的课程通常依选修学生之背景选取 3 ~ 5 个**教案**贯穿学习内容，每教案各进行四至六小时之小组讨论。**教案**是由生命伦理专长教师撰写，经跨领域教师审查通过后使用。版权属于学校，可重复使用于各系所之伦理相关课程。

为彰显学习主题并提升学习之兴趣，选取令人印象深刻的教案名称，如：

物美价廉的基因改造食物让你不安吗？（基因改造食物之伦理议题）
我要不惜代价让我的女儿可以“活得下去”！（器官捐赠之伦理议题）
不会动的超人会有重新站起来的那天吗？（干细胞研究之伦理议题）
……要不然动物是做什么用的？（动物权之伦理议题）
堂堂大男人，我总有拒绝知道的权利吧！（基因资讯与隐私之伦理议题）
教皇保罗二世“甜蜜”之死？（安乐死 / 自然死之伦理议题）
告诉她，还是不要告诉她？（晚期癌症真相告知）
如此判决，医师的权利何在？（艾滋病医师执业之伦理议题）

如果有机会再次选择，情况会有不同吗？（末期维生设施之伦理议题）

引爆多层面学习内容之教案撰写

生命与伦理之教案最能体现社会群体（**P**opulation）、行为伦理（**B**ehavior）与生命科学（**L**ife science）三个层面学习内容整合，将此三个层面资料融入同一教案中，进而实现前述生命与伦理课程所重视的三要务：**深化知识，培养思辨与推论能力**，并且**提升态度与实践**。而如何整合通识教育中多领域之议题于教案故事中，以引爆此三个层面（另类 P.B.L.）知识的学习，是教案写作最大的挑战。

在决定教案内容时，教案中事件之困难度与获得相关知识的渠道是否通畅都要考虑在先，才能适度地挑战学生，引诱其全心投入，共同寻找答案。而为营造充分讨论的空间，选择之案例必须是具争议性且无一定答案的。然而议题若能与先前知识相关并连结出新的知识，同时也能让每位学生参与其中，最终获得某部分的共识，则最能激励小组之成就感。因此，寻找标准答案的意图虽然落空，但对学习过程之满意度依旧很高，即可谓成功的伦理教案。兹举下列教案作说明。

教案名称：

堂堂大男人，我总有拒绝知道的权利吧！（基因资讯与隐私之伦理议题）

（撰写人：辛幸珍。审查者：关超然、洪美龄、陈安琪）

第一幕

（50 ～ 120 分钟）

阿美是一位新进来台之外籍配偶，自印尼来台与先生结婚后，立即生了一个女儿，与先生生活安乐。但阿美一直对先生家的几位亲友（大伯、叔叔与堂哥）都有着不等程度的肢体不便感到不解，而且听说先生过世的爸爸与一位伯父生前也是如此。阿美渐渐知道先生家族中，隐藏某一严重的遗传疾病，然而先生与婆家人大都不愿多谈，阿美只好将此疑虑摆在心中。直到一天，无意间由邻居口中得知，追问下证实原来先生家族肢体不便的原因是罹患所谓小脑萎缩症。阿美隐约了解这种慢性疾病是由于基因缺陷造成，容易遗传下一代，且由于是晚发性遗传疾病，很可能在未发病时即将基因传给了下一代。为了决定要不要生养下一胎，阿美主张先生应去医院做基因检测。

万万想不到先生断然拒绝，完全避开讨论此话题，而且气愤地表示：“即使我将来会得此病，也不想知道，至少还有十几年好日子可以过。”并且威胁道：“万一知道有，还不如现在就去死！”阿美在全家的压力之下只好放弃，但是也暗自决定，除非有进一步沟通，暂不考虑生育子女。

第二幕

（50 ~ 120 分钟）

这件事因此沉淀了一阵子，直到一天阿美发现自己居然意外地怀孕了。全家大小都很高兴，阿美却心事重重，当她提议要做胎儿基因检测时，没想到仍被先生一口否决，阿美极度气愤，扬言要自行堕胎，没想到先生仍然不肯答应，最后阿美是铁了心，自己偷偷到医院寻求帮助。

阿美在医院妇产科的遗传咨询门诊，遇上了一对与自己有同样困扰的夫妻。阿美非常羡慕这对夫妻能共同面对问题，一同寻求帮助。这对夫妻与阿美交谈后，对其处境非常同情，同时也为她感到愤愤不平，依他们所言，阿美的先生家庭当初隐瞒家族疾病，迎娶阿美，这种行为就应受谴责，阿美有权控告他们。

阿美问了法律专家后得知，结婚超过半年内对配偶隐瞒疾病，等于默认了，而且配偶事实上并未发病也无法构成隐瞒疾病之事实。

第三幕

（50 ~ 120 分钟）

阿美得知胎儿基因检测结果为阳性后，坚决堕胎，男方家族对阿美的一意孤行很不谅解，阿美却认为自己完全是为了下一代之利益，并没有错。尽管先生在婚后几年对她很好，婆婆也很照顾她，但接触医院里遗传门诊的其他人后，觉得整个过程受到严重欺骗，是先生一家人对不起她。既然先生无法原谅她的行为，阿美也就毅然决然地离开了先生与夫家。

离婚后的阿美将何去何从？被迫离开与先生共同生育之女儿回印尼吗？阿美在坚持维护下一代之利益过程中伤害了先生的自尊，也让自己的婚姻被迫走向了不归路，事隔年余，阿美开始怀疑当初这样做是否值得。

回顾本教案撰写过程，首先将教学目标建立在学生能：①了解何为基因资讯；②分析基因检测带来之好处与坏处（advantage/disadvantage）；③思考该如何因应才能蒙其利而不受其害（即严重缺陷之基因不要传给下一代，又让受检者的隐私权受到尊重）。

在确立目标后随即开始撰写教案。通常日常生活的情境是最理想之学习环境，故决定以目前台湾社会常见之场景为剧幕。选择单纯的直述方式，以时间顺序发展故事内容，将伦理相关的情境脉络资料做有系统的铺陈，且仔细描述剧中人物行为与问题相关的情境，并加入现实社会的元素，交织成一部活生生的案例。以符合现实而有真实感的故事情节引发学生共鸣后，再运用两难处境的矛盾与复杂，导引学生认清现实事件中常有的不确定性与多层面价值判断。

在以上基因隐私的案例学习中，为理解事件冲突的脉络轨迹，基因资讯、基因检测与晚发性遗传疾病等**生命科学**（**L**ife Science）层面之学习必须先完成。接着进入**社会群体**（**P**opulation）的学习，即基因科技，遗传性疾病对个人、家庭及社会所造成的冲击。最后引导出思考如何尊重个人基因隐私以及遗传咨询的伦理原则等，则为**行为伦理**（**B**ehavior）层面的学习。

学生的主动学习，常会自主决定与教案相关的多层面学习，以本教案为例：婚姻及两性关系、遗传咨询、缺陷儿养育之压力、未来人种的优生考量、基因产业、外籍配偶、女性自主、胚胎成长权利与**堕胎问题**等皆曾出现于学生讨论中。而学生因对某方面的议题兴趣特高，往往会深入收集各类资料分享，如台湾婚姻中介不堪的广告辞令、沙文主义的由来，以及女性团体抗议生育保健法中堕胎前 72 小时思考及强制咨询的立场，都是主要目标之外的额外的学习。在不占用过多时间、影响主要学习目标达成下，都乐见其进行。然而遇上大家都关注之议题，收集之资料丰富，踊跃发言下讨论时间往往不敷使用，网络学习平台的建置，正好提供课后持续学习，并满足学生纾解与发表心声的需求。

审视本教案所引爆的学习内容，除了事先设定之学习目标外，还涵盖了目前大学教育中普遍强调**生命教育**（**Life education**）、**两性平等权**（**Gender equality**）以及外籍配偶等**本土化议题**（**Local issues**），确实达成通识教育宽广融会而非专业卓越之理想。经同意，特以某一小组同学作业为例，摘录学生部分心得之原始词句，来说明此方面之事实。

生命教育

“……我不断思索，基因有重大的缺陷，就无法成就有价值的生命吗？生命的价值，来自于有生命力去克服生命中的种种不完美，去担待更多的责任使自己与他人的生命品质更好。我认为。生命品质不同于生活品质，有时生活品质好的人不见得拥有美好的生命品质，生命品质的指标是‘感受爱’与‘付出爱’。”

“父母都希望自己的小孩是健康聪明的，借助基因检测的方式能得知腹中的小孩是否有着基因的缺陷本无可厚非，但完美才能存在吗？人生本来就有许多意外与不完美，面对生命的态度应是：‘能改变就改变，不能改变就改善，不能改善就面对，然后放下’。我真的很佩服这句话……”

"基因科技用于筛检遗传疾病本是基于善意的立场，但无形中也建构出某种优生的生命价值观，那么不完美的生命是否就没存在的意义？这样的优生学忽略了价值的多元化。社会是由各式各样的人所组成，就算是最最卑微的人物也有其贡献。没有人是真正十全十美的，就如同我们生命中的另一半也没法十全十美，但这样的不完美却会在夫妻两个人同心扶持下变得更美好。"

两性关系

"近年来因为妇女团体的提倡，过去的'优生'保健法，已经改为'生育'保健法。然而，却仍然有许多不合理的条例，例如堕胎前需有 72 小时的思考期及强制咨询，仍有潜在的歧视女性。根据世界卫生组织的建议（WHO，2003），女性在人工中止怀孕前接受咨商，应完全出自于自愿，且应给予绝对的保密，并由受过训练的专业人员提供服务。妇女可依据其自身的生活条件、身心状况、价值观以及信仰等因素，在没有批评的压力下作决定。"

"虽然基因检测是个人隐私应受到尊重，但婚姻是两个人的事，应当坦承相对，互相扶持，一起面对问题，而不是让婚姻中的另一个人独自承受着痛苦。""基因生殖科技上的长足进步，引发了伦理与社会面的诸多争议。首先，胎儿性别筛选很可能造成整体社会中性别比例失衡。台湾胎儿的男婴与女婴性别比 1999 年仍有 109.4 ∶ 100 的数值（高于自然比例之 106 ∶ 100），显示对性别的偏好仍明显存在。'禁止性别筛选'应严格执行以宣示杜绝性别歧视。"

"所谓'妇女的身体自主权'，不但指妇女有权利选择是否堕胎，更有权利选择安全的堕胎方式和环境。挣脱了不断生育的苦练之后，女人才有可能广泛地接受教育，进而争取权利，并与男人公平一搏。然而站在不伤害生命的价值判断上，比起堕胎，我认为避孕药对性别平等的贡献更多。"

当然，两性关系的议题是相当多元化的，除了是本土的，也是国际性，更是具历史性的议题。第五章附件三以居里夫人作为范本的通识案例，也是为了鼓励学生去探讨两性在科学领域的定位，以及一位女性科学家的人格气质和不屈不挠的气节。这一类的案例讨论通过学生自主地搜寻与内化，相对于专家直接授课的被动学习，会有迥然不同的成效。

本土化议题（外籍配偶）

"婚姻中两个生命能互相平等尊重，将来才有幸福继续发展的可能，不管是婚姻关系还是任何关系。且优势的一方应该要有悲悯的心去同理弱势的一方，去担待、爱护，避免弱势继续被剥削。无辜的是被欺骗的外籍配偶，纵使因为经济地位居于弱势才嫁到本地而享有比较好的生活条件，但也应该拥有被充分告知的权利。”“外籍配偶有居留权的问题，他们并不会因为与台湾男性有婚姻关系而能直接成为台湾居民，所以在台湾的男性形势比女人强，再加上会选择外籍配偶的男性，大多都是属于社会的中低以下阶层，所以对于女性尊敬的观念较少，自然就会产生很多外籍婚姻两性平等权的问题。”

“配偶所生的子女，发展迟缓与身心障碍的比例只有 0.3%，甚至远远低于岛内 4.6% 的平均值。此项客观事实，有助于免除烙印以及去标签化，对于外来移民之接纳与扶持是我们社会应该要学习的。”

除了以上三个层面的心得，学生在此教案学习过程中的体会，也能适度地回馈教师，让撰写个案教师对其伦理教案能否达成目标做一番省思，以下为一位学生的心得原文摘录：

> 根据教案的叙述，此基因隐私之议题可以由多方面去想，从为人父母、沙文主义和堕胎议题，从胎儿、优生保健和何谓生命的形式，从疾病、晚发遗传性疾病之疑惑，从基因、个人隐私权和基因缺陷的查询等。各种议题源自一个故事，一个剧幕，错综复杂却又耐人寻味，又是日常生活有可能遇到的事件。也许，答案因人而异，也许，双方各持己见，但，我们试着找寻其共同性，甚至以他人论点补足自己的缺失，答案就是如此显现……

后序

中国古代全人教育的通识理念，不仅重视人的内在整合，同时也注重人与世界的贯通。这种通识的学习既是广博深远，却又不离日常人伦（黄俊杰，2004），选择**生命与伦理**课程作为现代通识之主题，最能延续这种自古而来通识全人教育的理想。

然而学生进入大学前已长时间在家庭与社会中形成了品德，大学阶段的教育究竟对生命教育与伦理学习的贡献能有多少，仍是大家的疑虑。笔者以为，关键在于大学教育的学习是否能激发生活应用，整合以往家庭与社会教育所塑成之教养，于日常与专业的行为中表现出来。进一步说明，伦理的实践必须有两个层面的条件：其一，不但要有辨识道德困境、评估各方论点以及决定怎么做才对的能力；其二，还要有把自己所做的道德结论付诸实践的决心与勇气。社会环境与家庭教养所塑造的品格及价值观或许对后者有很大的影响，但前者能力之培养则是大学教育不可推脱的功能。在大学入门阶段，借由 PBL 这种成人学习的方法，不仅养成学生思辨的习惯，也促使成为明辨是非的积极参与者，对往后一生的学习有关键性的影响。

目前台湾大学大多朝顶尖研究的方向发展，网罗不少精英与专才投入高等教育，却往往忽略了在教学方法的扎根与改革。大学行政单位所设立的教师教学发展中心，虽提供了教学方法的研习课程，却必须由教师的主动与自愿参与才能受惠。保守而形式化的教育措施充斥着大学入口的通识学习，学生一旦养成被动敷衍的学习方式，对往后大学阶段的学习形成了无比的阻碍。是故必须在初入高等学府之际，利用创新的教学理念与方法，让学生耳目一新，建立起求知与好学的心智习惯，而成为有目的与方向的学习者。而教师方面，若能改正教学法为教师个人特权的观念，重新审视长久以来的习惯教法是否能因应新时代学习的需求，让学习法成为教师间共同讨论的议题，则能建立一个持续的改革过程来改善大学教学与学习的品质。而在大学入口的通识教育中倡导 PBL 的学习方式与学习环境，恰可提供老师沟通现代教学理念与调整自我角色的机会，并促使学生主动积极、自我引导并对自己的学习负责，值得尝试。

参考文献

1. 王丽雅（2002/01）. 生命教育希望给学生什么？咨商与辅道，193 期，x2-x2。
2. 李瑞全（2006）. 生命伦理学的回顾与发展. 应用伦理研究通讯，41，11-19。
3. 李坤崇（2006）. 实做评量. 载于李坤崇主编，教学评量（P215-250）. 台北：心理出版社。
4. 辛幸珍、戴正德（2006）. 伦理理论之运用. 载于戴正德、李明滨编著，医学伦理道论（增订版）（P27-40），台北：台湾教育主管部门。
5. 林孝信（2008）. 引领台湾医学教育的先驱者：专访黄昆巖教授. 通识在线，16，27。
6. 许朝信（2004）. 后现代课程理论的省思. 课程与教学季刊，7（4），27-42。
7. 陈立言（2004）. 生命教育在台湾之发展概况. 哲学与文化，31（9），21-46。
8. 黄俊杰（2004）. 大学通识教育的理念与实践（四版）. 台北：通识教育学会。
9. 黄俊杰（2004）. 大学通识教育的理论（一）：传统通识教育理念的分析. 载于黄俊杰著，大学通识教育的理念与实践（四版）（P4750）. 台北：通识教育学会。
10. 德瑞克. 柏克（Derek Bok）（2008）. 学习思考. 载于德瑞克. 柏克主编，大学教了没？哈佛校长提出的 8 门课（张善楠译）（P127）. 台北：天下文化。（原著出版年 2006 年）
11. 梁继权（2008）. Problem Based Learning—教师手册. 台北：台大医学院。
12. 蔡甫昌、李明滨（2002）. 当代生命伦理学. 医学教育，6（4），381-395。
13. 谢正源、戴剑雄、杨顺晴、王如娥、何善台、张圣原（2003）. 问题导向学习法在医学伦理课程应用之评估. 医学教育，7（2），140150。
14. 戴正德（2008）. 引领台湾医学教育的先驱者：专访黄昆巖教授. 通识在线，16，27。
15. 简丽瑜、黄翠媛、黄秀梨（2006）. 后现代主义思潮对护理课程的影响及护理教师的因应策略. 医学教育，10（4），259-266。
16. 孙效智（无日期）. 生命教育之伦理学基础. 2008.12.10 取自：Life 网络大学 http://210.60.194.100/life2000/net_university/paper/net_uni_paper_O1.htm
17. 孙效智（1996）. 两种道德判断—论“道德善恶”与“道德正误”的区分. 哲学评论，19，223-254。
18. 钮则诚（2004）. 生命教育的哲学反思.

哲学与文化，31（9），47-57。
19. 潘靖瑛、刘修吟（2003）．生命教育课程的设计与实施．慈济护理杂志，2（4），14-21。
20. Achike，F.I.，（2003）.Sustaining the Effectiveness of PBL in a medical curriculum. Journal of Medical Education，7（3），298-305.
21. Barroes HS，Tamblyn R：Problem -based learning：an approach to medical education. New York：Springer.1980.
22. Consensus Statement-Teaching medical ethics and law within medical education：a model for the UK core curriculum.（1998）. J Med Ethics，24（3），188-192.
23. Conner，L.（2003）.The importance of developing critical thinking in issues education.New Zealand Biotechnology Association Journal，56，58-71.
24. Dena Hsin- Chen Hsin，（March. 2007）：The Application of PBL（Problem-based Learning）in Bioethics Education.Eighth Asian Bioethics Conference.（ABC 2007）Cebtury Park Hotel，Bangkok，Thailand March 19-23，2007
25. Fox，E.，Arnold，R. M.，& Brody，B.（1995）. Medical ethics education：past，present，and future. Acad Med，70（9），761-769.
26. Goldie，J.（2000）. Review of ethics curricula in undergraduate medical education. Med Educ，34（2），108-119.
27. Hare RM.Medical ethics：can the moral philosopher help? In：Spicker S F，Engelhardt HT，ed. Philosophical medical ethics：its nature and significance. Dordrecht：Reidel，1977：50-51.
28. Kwan，C.Y.（2001）.A note of caution in conducting PBL tutorials.Journal of Medical Ch_19.indd 378 6/18/2013 11：31：01 AM Education，5（2），87-93.
29. Macer，D. R. J.（1996）. Bioethics in high schools in Australia，Japan and New Zealand. NZ：Eubios Ethics Institute.
30. Macer，D. R. J.（1990）. Shaping genes：Ethics，law and science of using new technology in medicine and agriculture. NZ：Eubios Ethics Institude.
31. Macer，D. R.（2004）. Bioethics education for informed citizens across cultures. School Science Rev 86（315），83-86.
32. Miles，S. H.，Lane，L. W.，Bickel，J.，Walker，R. M.，& Cassel，C. K.（1989）. Medical ethics education：coming of age. Acad Med，64（12），705-714.
33. Miyasaka，M.，Akabayashi，A.，Kai，I.，& Ohi，G.（1999）. An international survey of medical ethics curricula in Asia. J Med Ethics，25（6），514-521.
34. Parker，M.（1995）. Autonomy，problem-based learning，and the teaching of medical ethics. J Med Ethics，21（5），305-310.
35. Schmidt，H. G.（1993）. Foundations of problem-based learning：some explanatory notes. Med Educ，27（5），422-432.
36. Shields，H. M.，Guss，D.，Somers，S. C.，Kerfoot，B. P.，Mandell，B. S.，Travassos，W. J.，et al.（2007）. A faculty development program to train tutors to be discussion leaders rather than facilitators. Acad Med，82（5），486-492.
37. Statement，C.（1998）. Teaching medical ethics and law within medical education：a model for the UK core curriculum. J Med Ethics，24（3），188-192.
38. Tysinger，J. W.，Klonis，L. K.，Sadler，J. Z.，& Wagner，J. M.（1997）. Teaching ethics using small-group，problem-based learning. J Med Ethics，23（5），315-318.

第二十章

PBL在台湾非健康领域的中、高等教育之尝试与实践

■ 杨坤原　张赖妙理　撰

处于此一科技发达、知识爆增的知识经济时代，学校教育除了要使学生习得必备的专业知识外，也应培养他们成为具备解决问题、高层思考、团队合作和自律学习（self-regulated learning）等终生学习技能的现代公民（Hmelo-Silver，2004；Gibbons，2002）。归纳岛内外重要的教育文献可以发现，现今各国、地区教育改革的趋势多主张依据建构主义（constructivism）的原理来设计学校的课程与教学，使学生能主动地通过独立自主与小组合作的学习历程，将个人所学到的专业知识与技能应用于解决真实性的问题，从而发现知识的意义与价值，建立正确的学习观（Duffy & Raymer，2010；Tan，2003）。

PBL 是一种“以学生为中心”的学习模式，符合“以问题为中心、学生拥有问题的所有权和学习可获得支持”三项探究取向学习环境的特征（Duffy & Raymer，2010），也具有“让学生动手操作、营造社会性互动、解谜的活动与教学者的支持”等激发科学情境兴趣的教学条件（Bergin，1999；Rotgans & Schmidt，2011），因而受到许多学者的重视，一致强调可将 PBL 运用于教室之中以达成当前教育改革目标的特征与功能（Rotgans & Schmidt，2011；Williamson，2007）。PBL 于 20 世纪 60 年代末源自加拿大 McMaster 大学，系为发展医学生的专业知识与临床技能而设计的（Barrows & Tamblyn，1980；Torp & Sage，2002），然而，随着 PBL 在各级教育上的应用，各学科领域的研究已经陆续发现，PBL 有助于促进学生的高层思考、小组合作与自律学习技能，也可促进正向之学习态度与学习动机（Boud & Feletti，1997；Torp & Sage，2002；Hmelo-Silver，2004），对学生的认知、技能和情意各方面的学习成效都有实质的助益。曾婉宜、杨坤原（2008）曾以统合分析法（meta-analysis）针对岛内 2003 至 2007 年关于 PBL 的学位论文与期刊论文中属定量研究设计者（共 21 篇）加以分析，结果也发现 PBL 对岛内学生的学

习成就（效果量：0.458）、学习态度（效果量：0.474）和问题解决能力（效果量：0.715）皆有正向、显著之影响，而评量类型则为共同的调节变项（moderator）。

然而，PBL 与传统以教师讲述为主的教学存有很大的差异，且在不同年级与学科领域的教室中也发展出许多不一样的运作模式。由于 PBL 的设计和实施成效可能会受到诸如学生的学习习惯、教师的教学知能、课程与教学的安排与学校的行政支持等多项因素之影响，因此，值此岛内各级学校尝试将 PBL 应用于各学科领域以落实卓越的教学之际，实应对 PBL 的意义、PBL 与其他教学模式的差别、设计与实施方式与以往在教室中实施时可能遭遇的困难等方面有所认识，以便能由前车之鉴中寻求改进之道，充分发挥 PBL 的教育功能，达成这一波教育改革的理想与目标。

Problem-Based Learning（PBL）、Project-Based Learning、Team-Based Learning（TBL）与 Case-Based Instruction（CBI）的区别

Problem-Based Learning

PBL 系以杜威的实用主义（Dewey pragmatism）、建构主义、讯息处理（information-processing）、情境学习（situated learning）与后设认知（metacognition）等哲学与认知心理学理论为基础（杨坤原和张赖妙理，2005；Bredo，1996；Hung，2002；Torp & Sage，2002）。PBL 的活动设计是以结构模糊的问题来发展课程和学习情境，作为引导学生学习、发展专业知识与解题技能的起点。在 PBL 历程中，学生扮演问题持有者（stakeholder）的角色，运用他们的先备知识来规划问题解决的架构，进行自律学习。教学者则担任认知教练的角色，通过诊断、监控、发问和示范来促进学生的思考与理解，持续由过程中的评量来判断学生的学习进程与结果。在复杂真实性问题的驱使下，学生将组成合作学习小组，依其特质的差异而分工合作。PBL 所搭配之多元化评量涵盖学习的内容、过程与结果，同时由学生自我评量、同伴评量与导师评量等多种方式来提供学生与教师关于学习及教学效能的回馈（Hmelo-Silver，2004；Torp & Sage，2002）。这些特征不但使 PBL 与其他问题解决的教学设计有所不同，也让 PBL 兼具促进建构知识、培养团队合作、发展问题解决、自主学习（self-directed learning，SDL）技能，以及激励内在学习动机等多重功能（Hmelo-Silver，2004；Torp & Sage，2002）。Kwan 把 PBL 广义地解释为“以学生为本”的 5-S 原则（student-centeredness；self-directedness；small goup；supportive facilitation and scenario-based learning），对群体（population）、行为（behavior）及生命生活（life/living）做整合性探讨的学习理念

（Kwan，2009）。

Project-Based Learning

project-based learning（中文多译为“专题导向学习”，类似于“任务导向学习”）与 PBL 都是属于探究取向、以学生为中心的学习模式。在专题导向的学习历程中，学生自行选择和规划一个感兴趣的专题，再经由相关资料的收集、组织和分析等非线性的自我导向学习过程而获得和呈现探究的结果或产品（Henry，1994；Krajcik，Czerniak，& Berger，2003）。根据各学者的论述可以得知，专题导向学习如同 PBL 一般，也是以杜威的进步主义教育哲学、建构主义、情境学习与合作学习等理论为基础而发展的（王致远、林千惠，2011；Krajcik et al.，2003；Polman，2000）。Henry（1994）与 Krajcik 等人（2003）指出，专题导向学习的目标在帮助学生主动学习与其生活相关的议题。在专题导向学习历程中，教学者首先以真实性的驱使问题（driving questions）来组织和引导学习任务与活动，学生个人除进行自我导向学习外，并通过学生社群、教师和社会成员的协同合作来解决驱使问题，获得最后的结果或产品。在此学习历程中，教师扮演学习促进者的角色来引导学生从事主动的学习。专题导向学习的这些基本特征使其发挥促进学生的高层思考、团队合作与问题解决等相关技能之发展的功能，而获得各年级和不同学科领域的教育之广泛使用（Henry，1994；Marx，Blumenfeld，Krajcik，& Soloway，1997）。

Team-Based Learning

TBL 是 Larry Michaelsen 在 20 世纪 70 年代末期所发展而使用于商学领域的一种辩证式教学方法，其设计的原理同时涵盖成人学习与合作学习理论，目前已被推广于国外的医学教育中（王英伟、谢至鎠，2010；Michaelsen et al.，2004）。在 TBL 的教学历程中，教学者扮演部分指导者的角色，学生为主动的学习者，而教学目的在于促使学生能将其所习得的知识实际应用于临床问题的解决。TBL 的实施通常可分成三个阶段，但在课堂运用时仍可依据实际情况而调整。在“准备期”的阶段，教师先向学生介绍 TBL 的教学目的、学习方式（小组的团队合作）及团队评分制度。第二阶段为“课前预习评量”，学生在上课之前将先进行课前预习评量测验（readiness assessment process，RAP），以了解学生对所要学习内容的先备知识或经验，包括指定读物（assigned readings）、个别测验（individual test）、团体测验（team test）、辩解申诉（appeals）和教师回馈（instructor feedback）等项目。接着是“应用”阶段，让学生运用先前所习得的知识来解决临床可能遇到的问题。最后，再由教师对该主题单元进行总结和评分。TBL 的功能主要在于通过小组讨论的方式来促进学生的主动学习与同伴间的口语互动，使学生能学得解决临床问题所需的专业知识，并培养批判思考与团队合作的能力（王英伟、谢至鏗，2010；Michaelsen et al.，2004；Michaelsen & Richards，2005）。

Case-Based Instruction

CBI 系于 1870 年由哈佛大学法学院的 C. Langdell 所倡导。CBI 是一种以案例为基础，进行讨论的教学方法，其特色在于借由案例作为教学材料，通过师生互动和学生主动学习的历程，达成培养学生的专业知识与高层能力的目标（张民杰，2001；Kowalski，1991）。CBI 的教学理念深受杜威"从做中学"的观点、培养学生主动学习的建构主义与以实际情境来激发思考与学习的情境认知（situated cognition）等理论的影响，采取"以问题为中心的合作学习"之策略，教师扮演促进者的角色，让学习者在主动建构与学习社群的对话与反省历程中，习得解决结构模糊（illstructured）或特定情境问题的专业知识与技能。CBI 通常以模拟真实情况的问题（事件）作为案例来呈现，供学生在阅读案例后针对案例内容进行分析、反省和回应（responses），再运用教材或教师所传授的知识，与教师和同伴进行讨论，借以交换彼此的意见或相互辩驳，最后再提出合适的解决方案。为了使学生在案例讨论时能集中注意，教师通常会事先准备一些问题作为讨论的基础，学习的重心则置于师生的互动和讨论（王丽云，1999；张民杰，2001；Kowalski，1991）。由于 CBI 除了可以用来教导学科知识外，亦可训练学生的推理、批判思考和问题解决的技能，对学习动机和语文表达能力的提升也有所助益，并可促进学生主动学习与师生互动，故在法学教育之外，也逐渐推广而应用在医学、企管、师资培育、公共行政、政治、工程、艺术等学科领域的教育上（王丽云，1999；Kowalski，1991）。在 20 世纪 50 年代，CBI 也被采用于临床医学教育，以病例作为个案对医学实习生进行教学，成为 PBL 的前身。

Problem-Based Learning 与 Project-Based Learning 的差异

PBL 与专题导向学习虽在理论基础和学习历程均十分相似，都属于以学生为中心的学习（陈毓凯、洪振方，2007；Barrows，1986），然综合岛内外多位学者的观点，二者之间仍存有若干差异之处（洪荣昭、林展立，2006；陈毓凯、洪振方，2007；张民杰，2003；杨坤原、张赖妙理，2005；Barrows，1986；Esch，2000；Kain，2003；Levin，Dean，& Pierce，2001）。其主要的差异包括：

1．专题导向的学习属于"生产模式"（production model），以专题作为学习的起点，利用驱使问题使学生聚焦于主要议题的探讨上，运用自己的想法和做法，经历问题解决历程而获得结果或产品（production）。专题导向学习较看重学习的结果或产品，将之视为学生进行专题导向学习的驱使力量，并由此来展现学生在专题导向历程所习得的知识与技能。虽然最后的结果或产品可能会因人而异，但在结果或产品的重要性质上则彼此相似。相对而言，PBL 使用的学习历程为“探究模式”（inquiry model），学生须由结构模糊问题的探究过程经历如同解谜般的历程。每位学生都可以对其感到兴趣的学习议题（learning issues）加以探讨，而即使学习议题相同也允许提出不同的解答。所以，PBL 以发掘及探索问题为前提，而专题（或任务）导向学习则以解决问题完成任务为前提。因此医学教育 PBL 接近临床训练时就以解决病人的问题为主轴，而在学基础医学时则以探索式的 PBL 为平台。这是很多初入门 PBL 者常会感到混淆之处。

2．在某些专题导向学习中，学习者常被要求以独立的方式来完成自己的学习任务，但 PBL 则多采用小组合作学习的方式。

3．在学习的运作架构上，PBL 是让学生由自我引导学习的历程（自我学习和小组讨论）来探究结构模糊的问题，然专题导向学习则是由学生就已知的问题进行解决而获得结果或完成作品。此外，专题导向学习常被涵盖于 PBL 过程之呈现解决方案的阶段，且与 PBL 强调问题的处理与解决方案的多元性有所不同。如前所述，problem-based learning 有比较多对问题的探索，project-based learning 则比较注重解决问题。

PBL 与 TBL 的差异

TBL 的教学目标主要在于促进学生对课程内容的了解与提升团队的向心力。就实施方式而言，TBL 适于在大班教学的课堂中以小组讨论的方式进行，使学生得以学习如何运用教师指定的课程内容及知识来解决问题。教师的角色在于设定学习目标、选择学习内容与学习资源、准备可引发讨论的题目、回应学生提出的问题并改正不正确的观念。学生必须在课前先作准备，而于课堂中则应用所习得的知识于小组讨论以找到共同答案，解决教师所设定的问题。由此可见，TBL 的核心在于发展学生应用学科知识来解决问题的能力（王英伟、谢至鏗，2010；Michaelsen et al.，2004）。此外，TBL 的教师须具备与学习内容相关的专业知识以回应学生的疑问，并保有对学生学习内容和学习方向的控制权，掌控整个讨论的流程，扮演讨论促进者的功能（Kelly et al.，2005）。因此，TBL 在学习目标、教师的专业知识、实施流程、师生角色与学生间的互动程度等层面均与 PBL 有所差异。TBL 比 PBL 有较多以老师为中心的成分，对老师专业的要求也比较高。

PBL 与 CBI 的差异

讨论是 CBI 的核心项目之一，教师为使学生在案例讨论时能够聚焦，一般都会预备一些问题作为讨论的基础。相对的，学生在 PBL 所遇到的是结构模糊问题情节，虽然在情节中也带有一些资料或线索，但学习小组必须经由检查各项资料来决定问题的本质，接着才根据解题的规划以自我学习和小组讨论寻求解答。Barrows（1986）也指出，在 CBI 的教学历程中，教师提供一个完整的案例作为学生研究的主题，并据之准备后续讨论的问题来引导学生学习的方向，如此的做法将因案例研究已经被教师预先加以组织和综合成有利于学生学习的材料，因此学生在进行 CBI 时所涉及之提出假说、资料分析和做决定（decision-making）等主动建构知识和推理思考的程度，将不如 PBL。此外，PBL 虽也强调以真实性问题为学习的起点，但并不一定是案例，而可以有不同的设计（Kain，2003）。

经由上述之比较得知，PBL 与 TBL、CBI 和 project-based learning 等在学习目标、基本特征和学习活动设计、实施流程、师生角色等方面的着重点仍有不同，故不宜贸然将之相互混淆。

PBL 在台湾非健康领域的中、高等教育之发展概况

非健康科学领域之 PBL 的设计与实施

多位学者曾经提出 PBL 问题与教案设计的步骤，并建议中学与一般大学的课程发展者以协同发展（co-development）的方式来发展 PBL 单元或学习模组（Jones，Rasmussen，& Moffitt，1997）。Torp 和 Sage（2002）主张在设计 K-16 的 PBL 课程时，教师应同时从问题的情境、学生的特性与兴趣、课程内容与目标加以考量。综合 Delisle（1997）、Stepien 和 Pyke（1997）、计惠卿和张杏妃（2001）等人的建议，中小学教师在设计 PBL 单元与实施流程时，可采取下列步骤：①拟定教学计划—进行课程纲要、学习目标与学习者背景的分析，选择 PBL 涵盖的内容与技能、实施模式与实施时间。②设计 PBL 问题情境——从各种媒体、书籍中寻找可运用的资料和学习资源，依据学习目标和学习资源撰写问题情节。③设计各项 PBL 的学习活动与评量工具。④实施与评鉴——规划 PBL 的实施进程并通过各种形成性和总结性评量，随时修正学习活动内容以确保实施品质。

Duch（2001）曾将不同学校与学科领域实施 PBL 的方式区分为：**“A：医学院模式”**（medical school model）（学生每八至十人编成一组，每组由一名 PBL 导师担任学习的促进者）、**“B：走动的促进者”**（floating facilitator model；有点像 team-based learning。由一名导师在小组学习与讨论时巡回各组：见之后较深入的诠释）、

“C：同伴导师模式”（peer tutor model）（教学助理分担导师所扮演之促进者的责任：通常是因为有资格 PBL 老师人数不够的退一步变通方式）与**“D：大班级模式”**（large class model）（由教师掌控整个 PBL 历程：其实这根本不应被称为 PBL，那是典型的 case-based teaching）。文献分析显示，岛内实施 PBL 并无固定的教学模式，而多为上述四种模式的混合（曾婉宜、杨坤原，2008）。

香港科技大学的教学发展中心 [Instructional Development Experiences，Application，& Solutions（IDEAS）]（2002）也将 PBL 课程的实施方式归类成：①**“PBL 补充于传统课程之中”**（supplementary PBL component）；②**“混合式 PBL—学生自愿参与”**（hybrid-voluntary student participation）（将课程分成讲述为主的教学与 PBL 两部分，PBL 部分由学生自愿参与）；③**“混合式—全体学生参与”**（hybrid-total student participation）（一门或多门课程的全部学生均实施 PBL）；④**“完全的 PBL”**（full PBL implementation）（将 PBL 应用于全系或全校的所有课程，并重新制订教学目标，规划、设计教学及评量方法以配合 PBL 所需）。Kwan & Tam 最近也将医护健康学院校实施的混合式 PBL 重新给予较具体的定义（Kwan & Tam，2009）。根据曾婉宜、杨坤原（2008）的研究发现，目前台湾的学校实施 PBL 较少采用“完全原汁原味的 PBL”，而大多以第二、三种形式行之，但在第二种方式中并非由学生自愿参与，而是由教师随机分派班级中的部分学生参与。

尽管 PBL 的实施可能随教学目标、教学设计与教师的教学技能之不同而异（Barrows，1986），但不同机构或学者所设计的 PBL 通常都会包含遭遇问题、构思解题计划、自我导向学习、小组讨论、展现结果与评鉴等几个主要的步骤（Barell，2007；Delisle，1997；Torp & Sage，2002）。近年来为响应中小学科学教育重点研究、高瞻计划与台湾教育主管部门在各大学推动之优质通识教育计划、教学卓越计划等措施，岛内已有不少学者 [如：洪荣昭、林展立（2006）、徐静娴（2009）、杨坤原、张赖妙理（2005）等] 和学校 [如：台湾中原大学问题本位学习推动小组（2008）、台湾宜兰大学 PBL 推动小组（2012）等] 积极致力于投入发展中学与大学科学与技术教学、通识教育等适用之 PBL 课程与教学，以落实提升卓越教学之理想与目标。洪荣昭、林展立（2006）为科技学院所设计的 PBL 实施步骤包括：借由问题引起学生的疑惑、学生着手组织该议题的先备知识、提出任何额外的问题、确定所需知识的范围、提出计划来获取更多资讯、进行必要的研究、分享与总结所习得的新知识、发表结论八项。徐静娴（2009）为师资培育“教学实习”课程所需而设计之 PBL 实施阶段则分为呈现问题、分析问题（通过小组讨论完成“PBL 讨论框架”）、探究问题与呈现解决方案（结案报告）四阶段，并搭配“走动的促进者”模式进行。杨坤原、张赖妙理为推动 PBL 于中学科学与大学通识课程上的应用，在考虑目前台湾中学班级和大学通识课的教师与学生人数之实际情况后，设计出包含呈现问题、规划解题、自我学习、小组讨论、展现结果与进行评鉴等活动的 PBL 模式，并在提升学生的科学本质观、数学学习态度、学习策略、自我导向科学学习和科学探究技能等方面获得显著的效果（杨坤原，2008；张赖妙理、杨坤原，2009；Changlai & Yang，2010；Changlai，Chen，& Yang，2012；Yang & Changlai，2010）。

台湾非健康领域的中、高等教育 PBL 研究之内容分析

为了进一步了解近年来台湾非健康领域的中、高等教育 PBL 研究之发展概况，作者以“problem-based learning”“问题本位学习”“问题引导学习”等为关键字检索“台湾博硕士论文知识加值系统”（National Digital Library of Theses and Dissertations in Taiwan）、“台湾期刊论文索引系统”（Index to Taiwan Periodical Literature System）、“台湾电子期刊服务网”［Taiwan Electronic Periodical Service（TEPS）］等几个台湾社会科学研究常用的线上资料库，共寻得 116 篇（排除仅为文献探讨者）文献（79 篇为博硕士学位论文，37 篇为期刊论文，均为非健康领域之 PBL 研究）而进行内容分析（content analysis）。所有文献的年代分布为 2001—2012 年，其中以 2009 年的 12 篇最多（图 20-1）。就学生就读的年级而言，中学有 28 篇，高中（职）（含专科学校的一～三年级）有 23 篇，大学（含技职院校）有 40 篇，以成人为研究对象者有 4 篇，其他（未涉及任何样本者，如 PBL 电脑学习环境的开发等）则有 22 篇。若以学科领域来分类，属自然科学（含物理、化学、生物、地球科学、基础科学等）领域者有 18 篇，数学领域有 7 篇，中学的健康与体育领域有 10 篇，应用科技领域（含工程、资讯、汽车、纳米科技等）有 22 篇，语文领域 3 篇，艺术领域（含设计类科）7 篇，社会科学领域（含地理、教育、社会学、商管类科、心理等）有 20 篇，人文领域（文、史、哲等）有 5 篇，其他（未表明任何学科领域者）则有 23 篇。在各种研究方法中，以准实验研究法（quasi-experimental design）的 30 篇为最多，个案研究法（case study）的 14 篇次之。在 117 个研究中，有 63 篇为面对面（face-to-face）的 PBL，54 篇则以搭配电脑科技（ePBL）融入学习的方式行之。

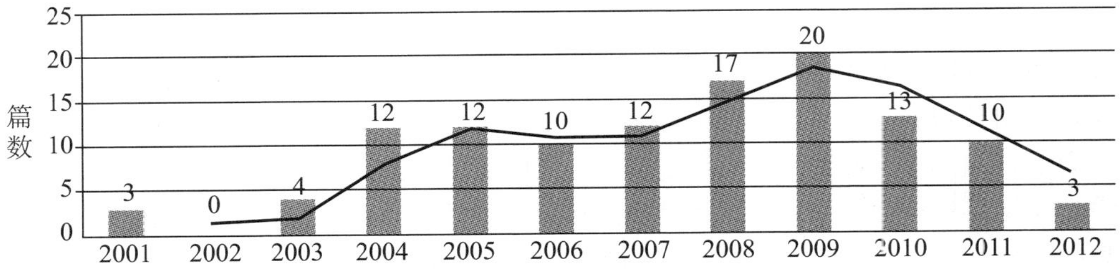

图 20-1　PBL 研究年代与篇数分布图

根据上述的资料分析可知，台湾非健康领域的中、高等教育PBL的研究自2004年起呈现逐年增加的趋势，在2011—2012年则稍有下降的情形。整体而言，每年的研究数量还不算多（不超过20篇）。由于岛内各级学校此刻正积极推动创新教学以追求卓越，诸如PBL这种符合岛内外教改趋势与教育理念的学习方式实应受到各级学校的重视与推动，相关的研究也有待投入更多的努力，以提供教室教学、课程设计与评量各方面的参考，促使教改目标能早日实现。研究对象涵盖中、大学生与成人，可见岛内PBL的研究范围也逐渐由高等教育扩及中等教育与成人教育，这对PBL的原理与实务之应用及推广深具意义，说明PBL虽源自医学教育，但其教育理念、学习原理与教学目标已获得各界的重视。此外，从各研究所涉及的学科领域分布广泛（包括数理科学、人文科学、社会科学与应用科学）的现象也显示PBL并不局限于医学教育，而在各学科领域的教学依然值得尝试。在这几年各领域的PBL研究数量中，以自然科学和应用科学的篇数较多，这可能是因为PBL所具备的探究学习历程与科学理论发展或科技产品研发的本质相似，于是特别适用于科学与科技教学的实务之中。然而，因教育改革已将培养学生具备问题解决、终生学习能力等列为各学科领域教学的重要目标，故在社会科学、人文科学领域的教学应多借助PBL来发展学生必备的各项能力。过去几年的PBL研究较多采用准实验研究法行之，这类研究虽有助于了解PBL与各个变项之间的关系、PBL的实施效果，但如果要了解学习者在PBL过程的表现程度或思考历程等更深层的真相，就须借助于质性研究或质量并行的混合研究设计加以揭示。相较于以往PBL多在教室中以面对面的方式进行，随着电脑科技的发展及其在教育上的应用日益普遍，通过电脑线上学习环境的设计来促进PBL实施成效的研究也不断在增加中，如何开发适当的辅助工具以融入教室来促进像PBL这种较为复杂、探究取向的学习，应为未来PBL研究与实务重要的发展趋势。

学校实施PBL时常见的困难

虽然各级学校和不同领域在实施PBL之后，对学生的认知、技能和情意的学习成就多呈现显著、正向的效果（Hmelo-Silver，2004），但仍有一些研究指出，各级学校在执行PBL时仍会遭遇一些困难与挑战而有待进一步研究以谋求合适的改进之道（Chin & Chia，2006；Savin-Baden & Wilkie，2004），尤其岛内各级学校以往多采用教师讲述为主的教学，因此，许多教师初次在教室中接触PBL这种以学生为中心的学习模式时，多少都会遭遇不适应的情形。兹将岛内中小学与非健康科学的大学在尝试运用PBL时所遇到的困难，综合整理如下。由于调查PBL实施困难的研究不多，期盼本文列举的项目能提供给教师与研究者作为未来PBL研究与实务之参考。

台湾中小学实施 PBL 时遭遇的困难

1. 学生不适应 PBL 的学习方式（林怡珊，2008；陈美华，2009；陈毓凯，2005；曾孟慧，2006）。

由于台湾中小学生长期接受而习惯了“以教师为中心”的被动学习方式，因而在从事 PBL 这种“以学生为中心”的主动学习方式时，可能因为学习目标不清楚、教师的讲述内容或讲义资料减少等与以往不同的学习经验而多少会感到惶恐不安、不知所措。此外，少数学生仍然抱持传统“成绩至上”的观念，而认为 PBL 太费时、麻烦且会耽误其他科目的学习而不太愿意利用课余时间进行资料搜寻与整理。

2. 学生缺乏部分自我导向学习的相关技能（徐崇城，2005；曾孟慧，2006）

可能因为中小学生较缺乏主动探究、小组讨论等自我导向学习的相关技能，因此虽然经过教师的示范与说明，仍有一些学生不会从已知的事实中发现有待研究的学习议题。其次，学生所收集的资料虽然丰富，但对于资料适用性的判断能力、资料的版权等应注意的问题仍有待加强和提醒。再者，或许因为中小学生不明白“讨论”的意义或缺乏相关的技能，也可能是因自己准备的资料不够，因而在 PBL 小组讨论的阶段，常见学生分心、聊天、偏离讨论主题而无法聚焦、缺乏对他人意见的批判质疑、深受组长或能力较强者的影响、依赖他人发言、重复他人的发言、很少或几乎不参与讨论等情形。

3. PBL 的问题设计不易（曾孟慧，2006）

教师因惯用教师手册或坊间的参考书作为问题的来源，较少自行设计与学生生活相连结的问题情境，尤其 PBL 要求之问题类型为结构模糊者，这也与教科书中常见之结构良好的问题有所不同，故教师在开始设计 PBL 教案时便会遇到设计问题的困难。有些任教数学学习领域的教师认为数学的学科结构严谨，欲将之转变为结构模糊的问题实属不易。

4. 教师不熟悉引导学生进行 PBL 的相关技能（陈毓凯，2005；徐崇城，2005；曾孟慧，2006；廖欣姿，2012）

虽然中小学教师平时都会参加校内外举办的教学研习，但他们对如何引导学生进行诸如 PBL 这类探究取向的学习历程，未必具备实际的经验，因而在问题设计、参与小组讨论、设计合适的学习辅助框架、如何扮演促进者的角色、小组讨论时的班级经营、实施形成性评量等引导学生进行 PBL 的相关教学技能方面仍出现些许困难。

5. 学习资源有限而影响学习历程（林怡珊，2008；曾孟慧，2006）

大多数学生都偏好通过网络来搜寻文献资料以进行学习议题之探讨，然而，并非每位学生在离开学校后都能够通过电脑与及其周边设备来查询和打印网络资料，使得学生在课余时间的主动学习和小组讨论受到限制。即使是到学校图书馆中借阅书籍，也常因一般中小学图书馆中期刊、专业书籍的数量不足而无法取得所要的资料。

6. 学习时间不足以让学生彻底完成 PBL 历程（林怡珊，2008；曾孟慧，2006）

PBL 各步骤的进行需花费比讲述式教学更多的课堂及课外学习时间，但是教师因为受限于课堂教学时间与教学进度，往往无法提供足够的时间让学生充分执行 PBL 的每项历程，这种情形在师生接近学校考试时则更为严重。

台湾非健康科学之大学实施 PBL 时遭遇的困难

1. 学生被动学习的习惯难以立即改变（林柏东，2012；中原大学问题本位学习推动小组，2008）

台湾大学教学常用的方式仍是以教师讲述为主，因此，部分大学生在 PBL 的学习历程之初也会因为被动学习方式已根深蒂固，而觉得难以适应 PBL。也有学生指出他们无法适应 PBL 的原因在于 PBL 的学习目标、学习主题、学习范围等较为模糊，而教师的教学又比较少，因而执行不易。他们甚至认为执行 PBL 要耗费不少时间，所以会影响其他科目的学习时间。有些学生还是很担心 PBL 可能无法帮助他们学到所要的知识，故不愿投入时间从事 PBL 的学习活动。

2. 小组讨论的内容与参与不足（中原大学问题本位学习推动小组，2008；林柏东，2012；郑天爵，2012）

部分学生可能因为事前的准备不够，因此在小组讨论时很少发言或导致讨论内容不够深入，只是徒具形式而无法聚焦，或流于人云亦云的情形，只是文献内容的摘要报告，尚不足以称为讨论。

3. 教师引导学生进行 PBL 的相关技能尚未娴熟（中原大学问题本位学习推动小组，2008；林柏东，2012；黄丽君，2012）

教师如何在小组讨论与其他学习阶段时提供适时的引导、小组讨论时的班级管理、小组合作探究过程的解说、用学习辅助工具等学习历程扮演促进者的角色和技巧，均有待更多的充实。再者，由于岛内大学多数课程（如通识课程）的修课学生较多，如何在这种难以克服的情况下仍能发挥 PBL 的实质精神与效益，也需要教师对各种 PBL 模式有所了解方能致之。

4. 学习时间不足以让学生彻底完成 PBL 历程（中原大学问题本位学习推动小组，2008）

即使大学课堂较不受到课程进度的影响，但为了使课程内容能涵盖必要的主体内容和考试的需要，有些科目所安排的学习时间还是不足以让学生彻底执行每项 PBL 的活动，例如：搜寻资料、小组讨论与成果报告的时间常是学生感到不足者。学校为实施 PBL 所能提供的场地与设备，也必须因 PBL 与传统学习方式的差异而有所调整，以利学生在进行小组讨论、资料搜寻等步骤的需求，也方便教师的教室管理。

上述问题往往有共生及因果关系，而非单纯独立的原因

从上述所列台湾学校在 PBL 实施时遭遇的各项常见的困难中，可以发现中小学与大学的学生都因为长期接受教师为中心的教学方式而养成被动式学习的习惯，因此，虽然不同年级的学生在认知发展能力上有所差异，但他们在进到 PBL 这种主动学习的环境时，多会因不适应 PBL 或难以改变旧方式而感到迷惘、惶恐甚至产生一些负面的情绪反应，进而有所质疑而不愿全心投入 PBL 的学习历程。再者，不同年级的学生在执行 PBL 所需的自我导向学习相关技能上，也还不够纯熟或有所不足；而教师在 PBL 问题的设计与引导学生主动探究的教学技能上仍有待持续加强。另外，学校在推动 PBL 时除应提供学习时的场地、图仪设备等软硬件资源外，对于课程的安排与学习时间的规划等也都必须有所调整或支持，以利学生能在充足资源供应的环境中，经历完整的 PBL 历程而发展其专业知能。

即使大学生具有较多的学习经验与较好的学习能力，但由于在课堂很少进行主动学习，因而欠缺从学习中发展自主学习之能力与策略的机会。教师们虽然也会参加校内外举办之各种教师专业发展的研习或进修活动，然而可能一般的研习大都以聆听学者专家演讲的静态方式进行，于是教师即使能从中获取教育理论，但因缺乏实际演练的机会而使得理论与实务之间有所差距。为了能贯彻当前“以学生为中心”的教育理念，未来的教师成长活动应可考虑多以工作坊等实际操作的方式来取代静态的演讲，让参与的教师能亲身借由活动中所安排的观摩、实作、讨论和分享等过程，提升学以致用的效能，促进教师在教室中实际运用教学知能的信心和表现，同时也增加学生通过从做中学的情境来激发其学习策略和思考技能。学校行政的支持是推动教育改革的动力来源之一，行政主管除应具备教育改革的理念外，也应善用学校资源与设备，鼓励教师勇于开发和尝试创新的教学。唯有在教师与学生、课程与教学、教学与行政等多层面的相互配合之下，PBL 的实施才能立竿见影，

达成教改的目标。

结语

PBL 是一种符合探究取向的多功能学习模式，对学生的专业知识、自我导向学习技能与学习动机和兴趣等方面，都具有正向积极的成效，对培育各领域的专业人才而言，不啻是个颇为理想的选择。在诸多为改进学习成效而发展的学习或教学模式中，PBL 与 TBL、CBL、project-based learning 等均受到许多学校和学者的倡导，然而这几个看似相同的学习方式在学习目标、基本特征和学习活动设计、实施流程、师生角色等方面仍有差异，因此教师在决定采取何种方式之前，应对各种模式有所认识和区隔，以免影响实施成效。

近年来在台湾有关部门推动一连串的教改计划和专题研究的邀请与鼓励之下，台湾已有不少学者、学校在相关文献和循证研究的基础上，致力于发展台湾非健康科学领域之中学与大学适用的 PBL 模式，以促进教学卓越与学习成效。由近年来 PBL 相关文献的内容分析得知，台湾非健康领域的中、高等教育 PBL 的研究自 2004 年起呈现逐年增加的趋势，虽然每年的研究还为数不多，但由这些研究所涵盖的研究对象、学科领域之广泛性来看，显示 PBL 的教育理念、学习原理与教学目标已逐渐受到各级学校和研究者的肯定与欢迎。日后若能持续运用不同的研究方法，针对 PBL 和 ePBL 的学习历程与教学设计深入分析，相信更能对 PBL 的实施成效与推广产生实质的影响。

尽管 PBL 已陆续在台湾各级学校、各学科领域的教室中实施，但执行上仍存在一些困难，这些来自学生学习习惯、教师教学技能与学校行政配合方面的挑战，未来仍需要通过教学、行政与研究的多方合作，共同为营造适合学生需求的 PBL 学习环境而努力，寻找 PBL 未来发展的契机。

参考文献

1. 王英伟、谢至鏜（2010）。团队导向学习简介。医学教育，14（1），79-89。
2. 王致远、林千惠（2011）。专题导向学习与问题导向学习教学法之异同探讨。研习资讯，28（1），41-47。
3. 王丽云（1999）。个案教学法之理论与实务。课程与教学，2（3），117-134。
4. 中原大学问题本位学习推动小组（2008）。问题本位学习手册。桃园：中原大学。
5. 宜兰大学 PBL 推动小组（2012）。大学 PBL 课程教学实务：宜兰大学的经验与省思。宜兰：宜兰大学。
6. 林怡珊（2008）。自然科问题本位学习对六年级学生科学概念与科学学习动机之影响。中原大学教育研究所硕士论文，未出版，桃园。
7. 林柏东（2012）。我的 PBL 教学经验与反思 - 以“当代法政思潮”课程为例。载于宜兰大学 PBL 推动小组合著大学

PBL 课程教学实务：宜兰大学的经验与省思（页 54-63）。宜兰：宜兰大学。

8. 洪荣昭、林展立（2006）。问题导向学习课程发展理论与实务。台北：师大书苑。

9. 计惠卿、张杏妃（2001）。全方位的学习策略：问题导向学习的教学设计模式。教学科技与媒体，55，58-71。

10. 徐静娴（2009）。问题导向学习理论与实践的反思：以辅大师资培育为例。台北：高等教育。

11. 徐崇城（2005）。“问题本位学习”教学模式对国二学生问题决能力与合作学习之影响。中原大学教育研究所硕士论文，未出版，桃园。

12. 陈美华（2009）。问题本位学习对国二学生数学学习态度与数学学习策略之影响。中原大学教育研究所硕士论文，未出版，桃园。

13. 陈毓凯（2005）。“问题本位学习”教学模式对国中二年级学生自我导向科学学习倾向与科学学习动机之影响。中原大学教育研究所硕士论文，未出版，桃园。

14. 陈毓凯、洪振方（2007）。两种探究取向教学模式之分析与比较。科学教育月刊，305，4-19。

15. 黄丽君（2012）。我的 PBL 教学经验与反思 - 以“历史思维与社会脉动”课程为例。载于宜兰大学 PBL 推动小组合著，大学 PBL 课程教学实务：宜兰大学的经验与省思（页 7192）。宜兰：宜兰大学。

16. 张民杰（2001）。案例教学法 - 理论与实务。台北：五南图书公司。

17. 张民杰（2003）。超学科统整模式之一问题导向学习在中学九年一贯课程的设计与实施。新竹师院学报，17，389-424。

18. 曾孟慧（2006）。“问题本位学习”教学模式对五年级学童数学学习的数学态度和后设认知之影响。台湾中原大学教育研究所硕士论文，未出版，桃园。

19. 曾婉宜、杨坤原（2008）。问题本位学习对学生学习成效的影响：统合分析。数学与科学教育，4，1-13。

20. 杨坤原（2008）。问题导向学习在通识课程与教学的应用。“通识教育课程与教学实务 - 行动导向与问题解决导向之理论与实务”研讨会论文集，5-22。

21. 杨坤原、张赖妙理（2005）。问题本位学习的理论基础与教学历程。中原学报，33（2），215-235。

22. 廖欣姿（2012）。不同分组方式的问题本位学习对八年级学生批判思考能力之影响。台湾中原大学教育研究所硕士论文，未出版，桃园。

23. 郑天爵（2012）。我的 PBL 教学经验与反思 - 以“环境与永续发展”课程为例。载于宜兰大学 PBL 推动小组合著，大学 PBL 课程教学实务：宜兰大学的经验与省思（页 64-70）。宜兰：宜兰大学。

24. 张赖妙理、杨坤原（2009）。以“问题本位学习”促进大一学生对科学本质的了解与学习策略之研究。论文发表于第二十五届科学教育学术研讨会。台北市：台湾师范大学。

25. Barell J.（2007）. Problem-based learning：An inquiry approach（2nd ed）. Thousand Oaks，CA：Crown Press.

26. Barrows HS，Tamblyn RM.（1980）. Problem-based learning：An approach to medical education. Springer，New York.

27. Barrows H.（2002）. Is it truly possible to have such a thing as dPBL? Distance Education，23（1），119-122.

28. Bergin DA.（1999）. Influences on classroom interest. Educational Psychologist，34（2），87-98.

29. Boud D，Feletti，G.（1997）. The challenge of problem based learning（2nd ed）. New York：St. Martin's Press.

30. Bredo E.（1996）. Cognitivism，situated

cognition, and Deweyian pragmatism. Retrieved from: http: //www.ed.uiuc.edu/COE/EPS/ PESYearbook/94_docs/BREDO.HTM

31. Changlai ML, Yang, KY. (2010). Constructing the ideas and the modules of problem-based learning through collaborative inquiry. Paper presented at the 1th Asia-Pacific Joint PBL Conference 2010 (Taipei, Taiwan, 22-25 October, 2010).
32. Changlai ML, Chen MH, Yang KY. (2012). Promoting eighth graders' mathematics learning attitudes and mathematics learning strategies through problem-based learning. Paper presented at the 2nd Asia-Pacific Joint Conference on PBL (Oct. 24-28, 2012, Sganghai, China).
33. Chin C, Chia LG. (2006). Problem-based learning: Using ill-structured problems in biology project work. Science Education, 90 (1), 44-67.
34. Delisle R. (1997). How to use problem-based learning in the classroom. Alexandria, Virginia: Association for Supervision and Curriculum Development.
35. Duffy TM, Raymer PL. (2010). A practical guide and a constructivist rationale for inquiry based learning. Educational Technology, 50 (4), 3-15.
36. Esch C. (2000). Project-based and problem-based: Same or different? Retrieved from: http: //pblmm. k12.ca.us/PBLGuide/PBL&PBL.htm.
37. Gibbons M. (2002). The self-directed learning handbook-Challenging adolescent students to excel. New York: John-Willey & Sons, Inc.
38. Henry J. (1994). Teaching through projects. London: Kogan Page Limited.
39. Hmelo-Silver, C. E. (2004). Problem-based learning: What and how do students learn? Educational Psychology Review, 16 (3), 235-266.
40. Hung D. (2002). Situated cognition and problem-based learning: Implications for learning and instruction with technology. Journal of Interactive Learning Research, 13 (4), 393-414.
41. Kain DL. (2003). Problem-based learning: For teach-ers, grades 6-12. Boston: Pearson Education, Inc.
42. Kowalski, T. J. (1991). Case studies on educational administration. New York: Longman.
43. Krajcik, J. S., Czerniak, C. M., Berger, C. F. Ch_20.indd 395 6/18/2013 11: 32: 54 AM (2003). Teaching science in elementary and middle school classrooms: A project-based approach (2nd ed). New York: The McGraw-Hill Companies, Inc.
44. Kwan CY (2009). The spirits of PBL: its power, beauty and lessons. In: Problem-based learning: theories, methods, applications and experiences. Eds. Kwan TY and Lee MC, Elsevier, Taiwan. pp. 3-16.
45. Kwan CY & Tam L. (2009). Hybrid-PBL: what in a name? J. Med. Educ. 13: 76-83.
46. Kwan CY (2012). The yin-yang dichotomy of PBL: an Asian perspective. In: Student matters: the rewards of university teaching. Editors: Doresey JK & Rangaxhari, PK. SIU Press. USA, pp.112-122.
47. Levin BB, Dean CD, Pierce JW. (2001). Frequently asked questions about problem-based learning. In Levin, B. B. (Ed.), Energizing teacher education and professional development with problem-based learning. Alexandria, VA: ASCD. pp. 121132.
48. Michaelsen LK, Knight AB, Fink LD,

et al.（2004）. Team-based learning: A transformative use of small groups in college teaching. Virginia, Sterling: Stylus Publishing.

49. Michaelsen L, Richards B.（2005）. Drawing conclusions from the team-learning literature in health science education. Teaching and Learning in Medicine, 17, 85-88.

50. Polman L.（2000）. Designing project-based science: Connecting learners through guided inquiry. New York: Teachers College Press.

51. Rotgans JI, Schmidt HG.（2011）. Situational interest and academic achievement in the active-learning classroom. Learning and Instruction, 21, 58-67.

52. Savin-Baden M, Wilkie K.（2004）. Challenging research in problem-based learning. Berkshire, England: Open University Press.

53. Stepien W J, Pyke SL.（1997）. Design problem-based learning units. Journal for the Education of the Gifted, 20（4）, 380-400.

54. Tan O-S.（2003）. Problem-based learning innovation: Using problems to power learning in the 21st century. Singapore: Thomson Learning.

55. Torp L, Sage S.（2002）. Problems as possibilities: Problem-based learning for K-16 education（2nd ed.）. Alexandria, VA: Association for Supervision and Curriculum Development.

56. Williamson SN.（2007）. Development of a self-rating scale of self-directed learning. Nurse Researcher, 14（2）, 66-83.

57. Yang KY, Changlai ML.（2010）. The impact of science problem-based learning on cognitive strategies, self-directed science learning and inquiry skills. Paper presented at the 6th International Conference on Science, Mathematics and Technology（Hualien, Taiwan, R.O.C. 19-22 January, 2010）.

第七篇
总结与前瞻

第二十一章

PBL在华人地区的前因后果与何去何从

■ 关超然　撰

PBL 从 20 世纪 60 年代后期问世至今已超过了四十个年头，应当不能算是什么新潮时尚的教育思维；世界各地包括了已有不少的医学学校接纳采用了 PBL 且行之有年，而且这些学校共通的特色是崭新成立的院校，历史包袱较轻的学校或学术领导具有魄力的机构。即使如此，PBL 医学教育虽在台湾实施已十年有余，不过大多数仅是在方法实务上的采纳，对教育理念上的贯彻尚有很多改善的空间。直至今日，尚有不少对 PBL 一知半解的高等院校老师认为 PBL 是西方教育衍生出来的产物，不适用于东方的学生或华人的社会。不同于外国的 PBL 宣道者或外国人所撰写的 PBL 专著（原文或译本），此书特别地从文化的角度将先秦孔儒的教育思想衍生发展来比较及阐释 PBL 的精神，打破中华文化与 PBL 精神相悖的迷思。

PBL 是随着资讯科技的迅速发展导致不可避免的而且日益加重的、知识爆炸所引致的对应产物。过去以教师为中心的传统填鸭被动式教育已不可能满足学生现在及将来应对日新月异的生活变数之需要。因此，PBL 医学教育所代表的是让学生自发自主性地搜索“多元性”的资讯，经过集思广义的互动凝聚成“整合性”的思维，然后共事合作以循证精神与关怀态度去做“全人化”的医疗行为。因此，由“多元”至“整合”的步骤是要经过自主与内化的过程，并有策略性及阶段性地由个别的“点”连结成相关的“线”，终至广阔的“面”，才能达到 PBL 可预期的成效；医学教育的经营管理不应急功近利，抄短路，走捷径，将 PBL 用“人有，我亦有”的心态仅施加于“点”就期望麻雀变凤凰。以下是我在台湾七年来在亚太各地观察（尤其是中国大陆、香港、台湾）所做出的总结及对未来 PBL 持续发展的前瞻。

PBL 在医学教育与终生学习之因果关系

目前台湾医学教育随着“台湾医学教育评鉴委员会（Taiwan Accreditation of Medical Education；TMAC）”之成立及中湾教育主管部门对于各大专院校之考核评鉴奖励制度而进行多元化之改革，例如医学课程规划之多元化、人文素养之注入、伦理概念之加强与基础和临床之衔接。以上几项医学教改之目标并非各自区分独立而是紧密串联相关；传统之医学教育最大的缺点在于过分依赖会导致学生被动填鸭式的大堂课教学，以及基础与临床过度的区隔而未能相互为用，造成台湾医学教育领域事倍功半的成效。事实上，台湾基础与临床医学之教学领域的规划与管理往往是各自为政的、河水不犯井水的分割局面；即使至今，基础医学与临床医学教育领域的评鉴也是分别由台湾教育主管部门及卫生主管部门分别负责，却没有“衔接”与“以一贯之”概念层面的处理。在教育的理念上，过去医学教育在基础与临床间人为性的高度楚汉分界非但没有必要，而且严重地阻碍了教育的永续性。PBL 课程的核心概念不外乎是将这些被刻意区隔的教学科目单位在知识层面上化零为整的“组合”体，蜕变成在功能层面上彼此环环相扣相融的“整合”体。

历年传统在学填鸭式教育已养成学生被动学习的恶习，由中学延伸至大学，造成特别是应对川流不息的考试而产生的“共笔”及“补习”文化，医学教育由基础到临床皆沿袭此等劣风而别于在欧美截然不同之自主学习文化，造成学生对“终生受教”之依赖而未能建立“终生学习”之态度。本来“以人为本”的教育宗旨却被扭曲成“以知识为本”的教学目的。教学变成了知识层面的“授业”与“解惑”，跳过了以“传道”为首的教育核心价值；古语之所谓“天命之谓性，率性之谓道，修道之谓教”，这里的道就是人性的内涵所代表以“正心诚意”去“格物致知”所做的“修身”。能修身方能修道，以道教人。终生学习的理想必须以具备“自主学习”精神为前提，而临床教育之精神乃是“以病人为中心”，此种概念于基础学习阶段就应开始培育“以学生为中心”的概念，建立起自主求知的技能，并及时养成良好为人处世的态度与习惯，而非只是专注生物科学等学科教学的知识内容，却忽略了自动自发、为人处世的基本核心精神。求学时若不能了解以学生为中心的核心概念，怎能体会行医时以病人为中心的价值观？故基础与临床教育应及早加以整合衔接，才能养成正确的专业态度与精神。

当前之医学教育若欲达成以上之教育目标，唯有推广以学生为本、自主学习的“问题导向学习（PBL）”，其学习理念与模式方能改正长久以来根深蒂固之“权威式的授课与被动式的学习”；因此，PBL 不应只被视为一种表面形式化的教学方法，而是要贯彻其内涵理念与态度，以达成终生学习之理想与目标。在本书中仍有些大学院校的作者习惯称 PBL 为教学法，我大致上都不特意更正，而让读者自己去发掘并领悟心态的改变（change of mindset）及典范的转移（paradigm shift）是何其的困难。虽然 PBL 在台湾十二所医学院校都做了有限度的实施（也许部分是为了内源性的驱动力，但绝对有一大部分是应对外源性教学评鉴或申请教学补助的压力），除非 PBL 的精神在学生求学阶段能尽早实施，并且真正贯彻始终深入临床，否则基础与临床的衔接仍将沦为无济于事的例行口号；而医学生毕业后及在职成长的后续教育亦将继续沦为被动的终生受教。在此增订版新加入有关跨专业学习（inter-professional learning，IPL）的章节就是为了引入医学教育在基础与临床临界培训的交接概念。其实 IPL 代表的就是临床的 PBL。因此，在医学院实施的 PBL 进化到职场中实施的 IPL，就是“以一贯之”迈向跨专业医疗（inter-professional practice，IPP）的表现，达到符合系统医疗的医事行为之核心价值（systems-based practice）。

PBL 在通识教育与专业教育的因果关系

过去十余年来，PBL 在台湾的发展与医学教育改革形成了非常密切的关系，甚至造成一般人误解 PBL 为医学专业特属的教育改革手段；这种误解可能基于两个因素：一是 PBL 起源于 McMaster 大学新成立的医学院，二是台湾严格的教育评鉴始于医学专业。我在台湾受邀宣道 PBL 教育的过去七年中，前半段的邀请乃多来自医护领域的院校，而后半段的邀请仍多来自非医护领域的院校，如商业学院、管理学院、社会学院、艺术学院、体育学院、通识学院及教育学院等。当然，这也表示 PBL 的普遍认知已经引起了从基本通识教育到高等专业教育及对跨学科、跨领域及软实力的关注和以学生为本、自主学习的重视。

由于台湾的大学教育在进入专业教育之前，把最初的两年纳入为通识教育，但是通识教育并没有广泛地受到 PBL 的洗礼，大多数的通识科目仍然传承自在中学传统大堂课教学的方式去授课。一般大学并没有利用这两年的黄金时光（没有密集专业课程的压力）好好去改善学生学习的心态（如由被动蜕变为自主，由归纳蜕变成演绎，由默记蜕变成推理），并建立起应用软实力的技巧（如人际沟通、专业素养、人文伦理、团队精神等）。这种心态与软实力的获取一定要经过学生自己亲身感受及内化才学得到。因此，并不难理解台湾的通识课程及科目被一般大学生赋予一个嘲弄与轻率的称号——“营养学分”。综合大学的通识科目一般是由多个学院的老师照本宣科地以学科专业方式授课，通识老师在内容方面自然也不会考虑到该通识科目对学生将来专业的相关性与衔接性。数年前一位英语老师来到教师发展中心，向我哭诉医学院的学生认为她的英文课犹如传统高中英语教法，并抱怨所教的英语与医学扯不上任何关系。最后这位老师自行离职，我只好暂时接管这英语课程。我秉着以学生为主及自主学习的原则，以日常学生会接触到的医学常识及新闻让学生以 ppt（例如痛风的现象及机制）、戏剧（如扮演急诊室发生的事件）、辩论（如吸毒合法化的优劣）及自制十分钟影片（如模拟老师上课）等方式表达英语；

目的是让学生通过说、写、设计与角色扮演来学习英语，并能与医学挂钩。同学发挥了高度的幽默及创新，学习充满了期待与乐趣。后来因行政相当繁忙，而且教英语亦非我的“专业”，仅开了两年的英语课。过去，院级及校级的课程委员会审核开课，通常只要有老师愿意开课或可以讲授该内容相关的通识科目（典型的“以老师为中心”的心态），就批准开课，而不会用“以学生为中心”的角度去对其做评比或要求改善。

因此，最初医学教育引入 PBL 之时，主要是由大学三年级开始（开始医学专业的教学），而四年级以后就得进入医院见习及实习，这短短的一年半载对 PBL 的接触，再加上普遍采纳的是牺牲了不等程度 PBL 精神的第二、三手的混杂型 PBL（hybrid-PBL），其中稀少的点缀性 PBL 课程往往被淹没在以传统授课为主轴、以考试为驱动力的被动学习理念之中，根本发挥不出 PBL 应可注入的概念及有效的应用。如果又加上对 PBL 的理念认知不足、对 PBL tutor 的培育不够及对 PBL 案例撰写的训练不力，PBL 仅会令师生“食之无味，弃之可惜”，而踏上使师生都会怨声载道，又劳民伤财的歧途。

台中的台湾“中国医药大学”医学系已实施了十年的 hybrid-PBL。在 2005 年的第二波医学教育改革声浪中曾有昙花一现扩展 PBL 课程的建议，但并未受到普遍的支持。于是 PBL 在原地踏步之时，便潜移默化地将医学系的 PBL 课程推展到医学相关的通识领域，使医学生能提早接触并得益于 PBL 的培育。倘若要达到衔接基础“在学教育”与临床“在职教育”的目的，PBL 教育理念必须背负起“承先启后”以一贯之的责任角色：“承先”就是把 PBL 植入同质性较高的通识教育中，得以建立对正确的学习心态与对待人处世基本能力的认知；“启后”就是将 PBL 置入临床初期异质性较强的在职训练中，得以应用到跨专业领域的医疗行为及终生学习的至高境界。到目前为止，台湾医学教育界已实施了十年的 PBL，但也仅是在现有的传统教育制度下做了移花接木，以照本宣科的形式或方法展现，虽然根生苗长，有的苗而不秀，也有的秀而不实。因此，PBL 之承先与启后尚有一段须努力不懈的日子。

PBL 在国民教育与国际视野的因果关系

一个国家的教育制度与其社会文化犹如心脑之间相互密切的联系，教育的理念并不受制于静止不变的体系，而是随着时代巨轮的不断转动进行蜕变。教育的目的不但是要从历史的过程及教训中汲取经验，而且要创新（包括温故而知新），经由洞察省思自己的所为而了解自身的实力（知己知彼），才能储备能量去培育未来人才的国际竞争力（教育兴国）。例如，台湾过去在国际上经济发展的竞争力是以代工制造业作为主力，因此填鸭式的教育、权威式的教学，所培育出服从性高的乖乖牌学生，尚能符合那时缺乏深度的企业界管理要求：“服从领导，一个指令，一个动作”。但是在现今的经济情势之下（中国大陆、韩国、越南、印尼的经济起飞），产业的竞争环境、管理体制及人才的需求已出现转型：“需要具有维新、创意、自主并有批判性思考的人才”。台湾的基本教育理念必须突破传统考试升学的框架（那是被动的心态；学习的目的是为了升学考试，并以考试去驱动教学方法，因而产生恶性循环）；然而，这绝对不会是个单纯的突破，而是取决于五个层面：教育体制的变革，师资专业的素质，学生求知的心态，课程设计的规划及民众对教育的认知。台湾教育主管部门前负责人杨朝祥在十多年前已洞察到这趋势，并计划将才落实不久的九年教育延长三年成为十二年基本教育。但是这个设想并未说服社会大众人士，无疾而终。

当今的台湾社会，政治分歧尖锐化，经济日渐萧条，功利主义崛起，社会公平正义感薄弱，传统制造业流亡出走，技职体系学校没落转型，大学林立暴增如雨后春笋，欠缺国际视野的本土封闭意识高涨，促使高等教育品质滑落，与国际失钩脱节，降低了台湾整体在亚太的竞争力。中低等教育也因数十年来根深蒂固的升学考试教育体系（这体系所造成的恶习也泼染到高等教育），非但无助于本地优秀人才的培养，更是雪上加霜，造成人才逐年短缺（自身人才来源与训练不足，人才不断流失，国外人才也驻足不来）。现任的台湾教育主管蒋伟宁认为台湾未来的教育需要从根本的层面开始改变，而又提出“十二年基本教育”的计划去涵盖三大愿景：①提升中小学教育品质；②成就每个孩子受教机会；③厚植台湾竞争力。理论上，这个计划的重要政策就是要打破传统思维，消弥考试制度的弊端及跻身名校的迷思；让教育回归五育均衡学习（整合的概念），建立终身保持主动学习的能力（自主的概念）。这项计划将于 2014 年启动，距今也仅有一年半载的日子，目前台湾社会对此计划似乎尚未达到共识，部分学者与民众对台湾教育主管部门推动的变革充满了期待，也伴随着迷惑，也有部分则表示对台湾教育主管部门缺乏信任，认为它仅代表台湾教育主管部门继十余年来的教育改革声浪中，司空见惯的口号政策之一。其实“十二年基本教育”在欧美及日韩等国早已行之有年，犹如 PBL 在欧美也进行了三四十年，为什么新的策略来到中国台湾就会产生巨大的反弹？

我刚来台湾执教时就深感大学内教育国际化的必要，我很早就建议将 PBL 理念广泛采用，研究生的专题讨论课（seminar courses）英语化，设立多种全英语科目课程（all English courses）及建立英语社交角落（English corner），这些建议都一一以学生的英语能力不足，或不合岛情 / 校情为由，而不适于推动被否决；原本为了鼓励师生日常英语会话特别建立的“社交场所”——English corner，结果也转变成了传统排课的“英语教室”。

四五年后的现在，大学对学术国际化及课程英语化却一反过去的“无为”，而开始极力推展，我想这与应对当前的政府评鉴、冲刺顶尖大学的巨大金额补助、争取教学卓越计划奖励及冲刺世界大学排名应有很密切的关系，因为台湾“中国医药大学”在我短短的七年任职期间内，医学系的评鉴获评优等并在七年内可以免评，教学卓越计划之资助为全台之冠，PBL 实施点之多也为所有大学院校之首，今年更迈入了上海交大的世界大学评比第 453 名。在欢欣庆祝大学名声在台湾本地蒸蒸日上、受人羡慕之余，我个人却感受到一些隐忧（也许是我未雨绸缪、庸人自扰的危机感在作祟）。以上种种所展示出来的成果与努力若是源自于“外在动机的绩效导向”所代表的本土传统策略及手段，犹如我们熟悉的“考试驱动学习”“重金之下，必有勇夫”及“排斥忠言逆耳之异己”“犒赏唯唯是诺的附庸者”的心态，在国际教育界的认同与共识上不但站不稳脚（shaky），也难以持续（sustain）。因此，认同 PBL 的理念，以自主、自强、自省的内在动机，去做内化的学习，才能在教育的层面上有效地并且有意义地与国际接轨，成为文质并重、知行合一真正的世界一流大学。

以上是我对此增订新版回顾 PBL 后所做的展望，其实就是 PBL 讨论过程后的综合评价与回馈。它是凭我以“国际人”的角色在台湾“中国医药大学”服务的经验，也结合了我在整个亚太地区，多个国家地区，数十所大学做顾问及讲学所聚集的个人观点（我亦被戏称为“亚太 PBL 教父”），希望借由 PBL 分享成果的精神，对高等教育界同仁能有借鉴可取之处。